R. Böhmer-Breuer

Aufbauwissen Pflege
Lebensweltorientierung

Die Aufbauwissen-Reihe

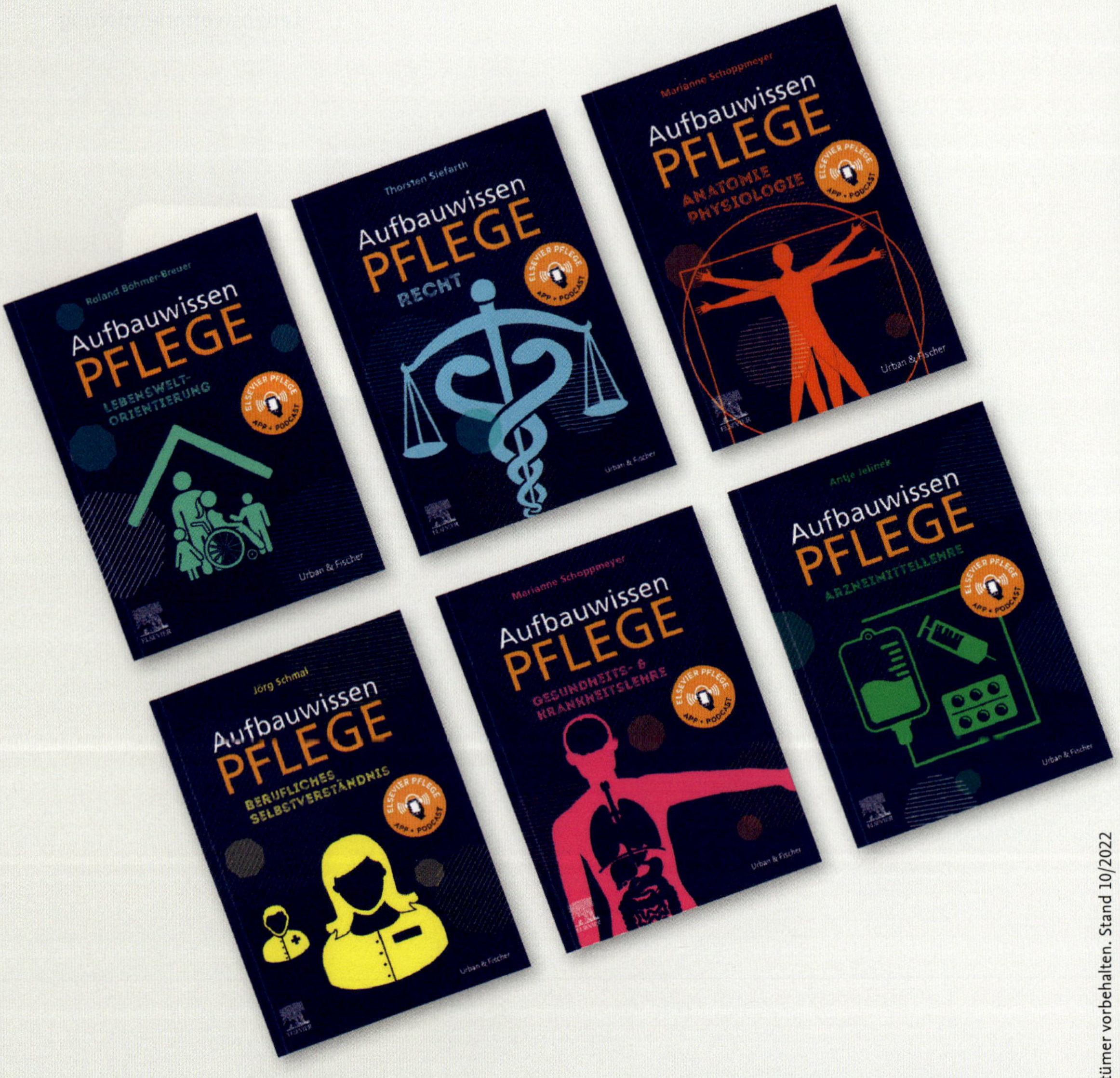

Melden Sie sich für unseren Newsletter an unter www.elsevier.de/newsletter

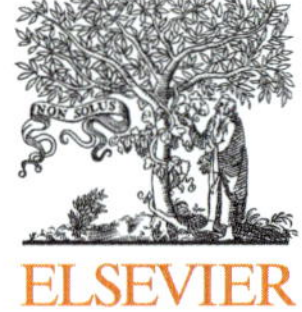

Diese und viele weitere Titel sowie die aktuellen Preise finden Sie in Ihrer Buchhandlung vor Ort und unter **shop.elsevier.de**

20221020c1 Irrtümer vorbehalten. Stand 10/2022

Roland Böhmer-Breuer

Aufbauwissen Pflege Lebensweltorientierung

1. Auflage

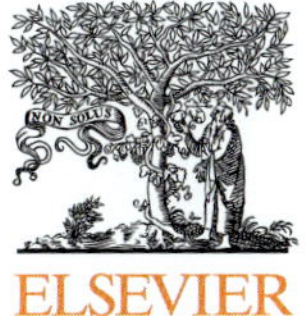

Elsevier GmbH, Bernhard-Wicki-Str. 5, 80636 München, Deutschland
Wir freuen uns über Ihr Feedback und Ihre Anregungen an kundendienst@elsevier.com

ISBN 978-3-437-28551-6
eISBN 978-3-437-05111-1

1. Auflage 2023

Wichtiger Hinweis

Die medizinischen Wissenschaften unterliegen einem sehr schnellen Wissenszuwachs. Der stetige Wandel von Methoden, Wirkstoffen und Erkenntnissen ist allen an diesem Werk Beteiligten bewusst. Sowohl der Verlag als auch die Autorinnen und Autoren und alle, die an der Entstehung dieses Werkes beteiligt waren, haben große Sorgfalt darauf verwandt, dass die Angaben zu Methoden, Anweisungen, Produkten, Anwendungen oder Konzepten dem aktuellen Wissensstand zum Zeitpunkt der Fertigstellung des Werkes entsprechen.
Der Verlag kann jedoch keine Gewähr für Angaben zu Dosierung und Applikationsformen übernehmen. Es sollte stets eine unabhängige und sorgfältige Überprüfung von Diagnosen und Arzneimitteldosierungen sowie möglicher Kontraindikationen erfolgen. Jede Dosierung oder Applikation liegt in der Verantwortung der Anwenderin oder des Anwenders. Die Elsevier GmbH, die Autorinnen und Autoren und alle, die an der Entstehung des Werkes mitgewirkt haben, können keinerlei Haftung in Bezug auf jegliche Verletzung und/oder Schäden an Personen oder Eigentum, im Rahmen von Produkthaftung, Fahrlässigkeit oder anderweitig übernehmen.

Für die Vollständigkeit und Auswahl der aufgeführten Medikamente übernimmt der Verlag keine Gewähr.
Geschützte Warennamen (Warenzeichen) werden in der Regel besonders kenntlich gemacht (®). Aus dem Fehlen eines solchen Hinweises kann jedoch nicht automatisch geschlossen werden, dass es sich um einen freien Warennamen handelt.

Bibliografische Information der Deutschen Nationalbibliothek
Die Deutsche Nationalbibliothek verzeichnet diese Publikation in der Deutschen Nationalbibliografie; detaillierte bibliografische Daten sind im Internet über https://www.dnb.de abrufbar.

23 24 25 26 27 5 4 3 2 1

In ihren Veröffentlichungen verfolgt die Elsevier GmbH das Ziel, genderneutrale Formulierungen für Personengruppen zu verwenden. Um jedoch den Textfluss nicht zu stören sowie die gestalterische Freiheit nicht einzuschränken, wurden bisweilen Kompromisse eingegangen. Selbstverständlich sind **immer alle Geschlechter** gemeint.

Planung: Regina Pappers, München
Projektmanagement: Martina Gärtner, München
Redaktion: Christine Bier, Nußloch
Bildrechteklärung: Niklas Borck, München
Herstellung: Der Buchmacher, Arthur Lenner, Windach
Satz: STRAIVE, Puducherry/Indien
Druck und Bindung: Drukarnia Dimograf Sp. z o. o., Bielsko-Biała/Polen
Umschlaggestaltung unter Verwendung von Motiven aus: Shutterstock.com Zero Werbeagentur, München
Umschlagherstellung: SpieszDesign, Neu-Ulm

Aktuelle Informationen finden Sie im Internet unter www.elsevier.de

Vorwort

Liebe Leserinnen und Leser,

das Buch, für das Sie sich entschieden haben, befasst sich mit einem Thema, das allgegenwärtig und für jeden Menschen von Bedeutung ist: die Lebenswelt. Diese wird in hohem Maße subjektiv erlebt und konstruiert und bildet den Hintergrund für unterschiedliche Lebensaktivitäten, Einstellungen und Entscheidungen. So gesehen ist die Lebenswelt gleichermaßen ein Produkt und die Bedingung, unter der sie sich weiter ausformt.

Das Buch unternimmt den Versuch, unterschiedliche Facetten des Begriffs Lebenswelt für die verschiedenen, an der Pflege beteiligten Gruppen zu beleuchten, Begriffe zu klären und Sachverhalte in ihrem Bezug auf die Lebenswelt der Betroffenen darzustellen. Dabei werden alltagsrelevante Themen wie Familie, Wohnen, Aktivitäten oder Lernen angesprochen, gleichzeitig auch theoretische Konzepte wie Person, Identität, Entwicklung oder Kultur in ihrer Tragweite für die Lebensweltorientierung erläutert. Ein Kapitel widmet sich ausdrücklich den Einflüssen, die Pflege auf die Lebenswelt der betroffenen Menschen hat, sei es, wenn ein Kind ins Krankenhaus kommt oder chronisch kranke Menschen mit ihrer Erkrankung zurechtkommen müssen. Den Schluss des Buches bilden Prüfungsentwürfe für die schriftliche Zwischenprüfung, die schriftliche Abschlussprüfung und die schriftliche Abschlussprüfung der Hochschulausbildung. Zusätzlich wurde eine Lern- und Arbeitsaufgabe konzipiert, die den Theorie-Praxisbezug vertieft.

Zu Ihrer Veranschaulichung wurden die Pflegeschülerinnen Susanne Fischer und Karla Stein erfunden. Die beiden jungen Frauen begleiten die Lesenden durch alle Kapitel hindurch und verdeutlichen in Fallsituationen, welche konkreten Fragen eine Thematik aufwerfen kann und welche Erkenntnisse daraus gewonnen werden können.

In der generalistischen Ausbildung wird die Bedeutung lebensweltorientierter Pflege aller Altersgruppen durch die Curriculare Einheit 09 „*Menschen in der Lebensgestaltung lebensweltorientiert unterstützen*“ (vgl. Rahmenlehrplan der Fachkommission für die theoretische Ausbildung nach § 53 PflBG) ausdrücklich betont. Dementsprechend thematisiert das Buch nicht nur die Perspektive älterer Menschen, sondern immer auch alle Altersgruppen. Dies ist umso bedeutsamer, weil auch die Lebenswelterfahrungen von Kindern und Jugendlichen teilweise fragil und vulnerabel sind und in der Pflege entsprechende Berücksichtigung finden müssen.

Das Buch ist verbunden mit der Hoffnung, dass Sie von den Inhalten, der Gestaltung und den Anregungen profitieren können. Wenn Sie einen Nutzen für Ihre Ausbildung, Ihr Studium, der Vorbereitung auf Prüfungen und auch im Berufsalltag ziehen können, hat das Buch sein Minimalziel erreicht. Wenn Sie den Text als anregende Lektüre und als Aufforderung zum Weiterdenken empfunden haben, freue ich mich ganz besonders.

Folgt man dem Lebensweltgedanken, ist auch dieses Werk ein Ausdruck der subjektiven Sicht auf den Lebensweltbegriff. Damit sind die für die Thematik ausgewählten Stichworte diskutabel; wenn Sie Anregungen oder Kommentare haben, freue ich mich auf Ihre Rückmeldungen

Ich bedanke mich beim Elsevier-Verlag, insbesondere bei Frau Gärtner; für die immer konstruktive Zusammenarbeit sowie bei meiner Lektorin Frau Bier, die mir stets mit Rat und Tat beigestanden und wesentlich dazu beigetragen hat, dass das Buch formal und inhaltlich möglichst korrekt ist.

Ilshofen im Oktober 2022

Roland Böhmer-Breuer

Hinweise für Leserinnen und Leser

In diesem Buch haben wir uns um genderneutrale Formulierungen bemüht. Um den Textfluss sowie die gestalterische Freiheit nicht zu stören, wurden bisweilen Kompromisse eingegangen. Selbstverständlich sind **immer alle Geschlechter** angesprochen.

Berufsbezeichnung für Pflegende

Nach dem Pflegeberufegesetz (PflBG) 2019/20 beenden Auszubildende in der Generalistischen Pflege ihre Ausbildung mit der geschützten Bezeichnung Pflegefachfrau und Pflegefachmann.

Diese Berufsbezeichnungen sind für die Lesbarkeit eher umständlich und lang. Daher wird in der Regel von Pflegefachpersonen oder Pflegenden gesprochen. Gemeint sind hiermit stets die Personen, die eine dreijährige Ausbildung absolviert und das Recht erworben haben, eine der oben genannten Berufsbezeichnungen zu tragen. Die Auszubildenden in diesen Berufen werden ebenfalls einbezogen, wenngleich sie viele Pflegetätigkeiten erst nach Abschluss der Ausbildung eigenverantwortlich ausführen dürfen.

Im allgemeinen Sprachgebrauch werden auch Angehörige als „Pflegende" bezeichnet, z. B. wenn sie einen pflegebedürftigen Verwandten zu Hause betreuen. Um hier eine Unterscheidung zu treffen, werden pflegende Angehörige stets als „Angehörige" und nicht als „Pflegende" bezeichnet.

Farbleitsystem der Kästen

Kästen in verschiedenen Farben heben unterschiedliche Informationen hervor, so dass eine gute Orientierung über den zu erwartenden Inhalt möglich ist:

Überblick

Einführungskasten nennt die Lernziele in Anlehnung an die Kompetenzbereiche:

Welche Inhalte werden im folgenden Kapitel behandelt und für welche Situation brauche ich dieses Wissen?

Definition

Kurze und prägnante Erklärung wichtiger Fachbegriffe.
Was bedeutet das?

Checkliste/Merke/Tipp

Checklisten und Eselbrücken helfen dabei, sich Inhalte gut zu merken.

Praxistipp

Tipp zur Umsetzung aus der Praxis.
Wie setze ich das im beruflichen Alltag um?

Kritischer Blick

Inhalte werden aus unterschiedlichen Positionen dargestellt und ermöglichen somit, Dinge kritisch zu hinterfragen, zu reflektieren und auf andere Situationen zu übertragen.
Was ist meine Meinung dazu? Wie würde ich entscheiden?

Vorsicht / Notfall

Warnhinweise und Hinweise auf vermeidbare Fehler.
Wo muss ich aufpassen?
Erstmaßnahmen bei häufigen Notfällen.
Was mache ich bei einem Notfall?

Fallbeispiel/Erläuterung zum Fallbeispiel

Fallbeispiele aus unterschiedlichen Altersgruppen und verschiedenen Berufsfeldern – Klinik, Pflegeeinrichtung, ambulante Pflege - stellen authentisch den Bezug zum beruflichen Alltag her und zeigen die Anwendung im Berufsfeld auf.

Wiederholungsaufgaben/Reflexion

Fragen am Ende jedes Kapitels dienen zur Überprüfung der gelernten Inhalte.
Was habe ich mir gemerkt? Was weiß ich noch nicht? Was sollte ich noch mal wiederholen?

Kapitel Lernsituationen

Das letzte Kapitel **Lernsituationen** dient zur konkreten Vorbereitung auf Prüfungen:

- Tabelle mit Überblick der relevanten Kompetenzen
- Beispielhafte Lernsituationen für die Zwischen-, Abschluss- und Bachelorprüfung mit Aufgaben
- Lösungsvorschlag.

Fehler gefunden?

An unsere Inhalte haben wir sehr hohe Ansprüche. Trotz aller Sorgfalt kann es jedoch passieren, dass sich ein Fehler einschleicht oder fachlich-inhaltliche Aktualisierungen notwendig geworden sind.
Sobald ein relevanter Fehler entdeckt wird, stellen wir eine Korrektur zur Verfügung. Mit diesem QR-Code gelingt der schnelle Zugriff.

https://else4.de/978-3-437-28551-6

Wir sind dankbar für jeden Hinweis, der uns hilft, dieses Werk zu verbessern. Bitte richten Sie Ihre Anregungen, Lob und Kritik an folgende E-Mail-Adresse: kundendienst@elsevier.com

Abbildungsnachweis

Der Verweis auf die jeweilige Abbildungsquelle befindet sich bei allen Abbildungen im Werk am Ende des Legendentextes in eckigen Klammern. Alle nicht gekennzeichneten Abbildungen sind © Elsevier.

E273	Mir, M. A.: Atlas of Clinical Diagnosis. 2. A. Philadelphia: Elsevier Saunders, 2003
F654-002	Wilson, D./Hockenberry, M.: Wong's Nursing Care of Infants and Children. Elsevier/Mosby, 11. Aufl. 2018.
G1180 / P644	Baltes, P./ Baltes, M.: Optimierung durch Selektion und Kompensation. Ein psychologisches Modell erfolgreichen Alterns. In: Zeitschrift für Pädagogik. Volume 35, Issue 1, Pages 85–105. Beltz Juventa, 1989. / Roland Böhmer-Breuer, Ilshofen
G1181	von Hebra, F.: Atlas der Hautkrankheiten. Kaiserlich & Königliche Hof und Staatsdruckerei, Wien 1856-1876.
G1182	Pedgley, O./Rognoli, V./Karana, E.: Materials Experience 2 - Expanding Territories of Materials and Design. Elsevier/Butterworth-Heinemann, 1. Aufl. 2021.
G1186	Cash, T.F.: Encyclopedia of Body Image and Human Appearance. Elsevier/Academic Press, 1. Aufl. 2012.
G1187	Potter, P./Perry, A.G./Stockert, P./ Hall,A.: Fundamentals of Nursing. Elsevier, 11th Ed. 2022.
H282-001	Gardill, K.: Bedeutung des EMG für die Beantwortung klinischer Fragen. In: Das Neurophysiologie Labor. Volume 41, Issue 1, Pages 210-217. Elsevier, December 2019.
J787	colourbox.com
J803	Biederbick & Rumpf, Adelsdorf
K115	Andreas Walle, Hamburg
K157	Werner Krüper, Steinhagen
K313	Stefan Vavra, München
L119	Karin Wurlitzer, Greifswald
L134	H. Keller, Freiburg
L138	Martha Kosthorst, Borken
L141	Stefan Elsberger, Planegg
L143	Heike Hübner, Berlin
L157	Susanne Adler, Lübeck
L231	Stefan Dangl, München
L234	Helmut Holtermann, Dannenberg
M221	Ruth Mamerow, Hamburg
M322	Kai Gold, Ibbenbüren
O359	Regina Papadopoulos, München
O556	Stephan M. Abt, Hersbruck
P1029	Manuela Pelz, Markt Erlbach
P1270	Tanja Holzmann, Haar
P1271	Anne Utikal, München
P644	Roland Böhmer-Breuer, Ilshofen
P666	Ingeborg Hartmann
R471	Hruby, R./Tozzi, P./ Lunghi, C./Fusco, G.: Die fünf Modelle der Osteopathie. Elsevier/Urban & Fischer, 1. Aufl. 2020.
T450	Prof. Dr. Gian Domenico Borasio, Universität Lausanne
V143	Thomas Hilfen für Behinderte GmbH & Co. Medico KG, Bremervörde
V430	GODO Systems GmbH, Neuss
V712	Owen Mumford GmbH
W252	gegen-missbrauch e.V., Göttingen
W267	DBfK-Bundesverband, Berlin
X229	Kaiserswerther Diakonie, Düsseldorf

Inhaltsverzeichnis

Inhaltsverzeichnis

1 Einführung

Vor dem Hintergrund von ausgeprägten Individualisierungstendenzen in unserer Gesellschaft mit Stichworten wie Selbstverwirklichung, Identitätsfindung und Privatsphäre kommt den Begriffen **Lebenswelt** und **Lebensweltorientierung** nicht nur im Pflege- und Gesundheitszusammenhang eine besondere Bedeutung zu. Die Gestaltung des eigenen Umfelds, in dem sich ein Mensch bewegt, fußt auf der jeweiligen Sichtweise, wie dieses Umfeld betrachtet, erkannt und interpretiert wird. Dabei wird berücksichtigt, dass sich Menschen in jedem Augenblick und abhängig zur jeweiligen Situation verändern.

Fallbeispiel

„Bestehen inmitten von Veränderung oder „Der Fluss fließt und bleibt doch immer derselbe"

Die Auszubildenden Susanne Fischer und Karla Stein überlegen sich, was es bedeutet, dass sie „ich" zu sich sagen können und jeden Morgen im Spiegel sich selbst erkennen. Schließlich haben sie in ihrer Pflegeausbildung gelernt, dass sich ihr Körper in jedem Augenblick verändert und dass sie immer Neues dazulernen. Bei all diesen Veränderungen erkennen sie sich gegenseitig als Freundinnen wieder, die sich aufeinander verlassen können. Sie leben in einer Welt, die sie mit den eigenen Sinnen ergreifen, interpretieren und gestalten. Dabei wissen sie, dass aufgrund der unterschiedlichen Perspektiven für jede von ihnen eine eigene Lebenswelt besteht. Diese Welt teilen sie als Freundinnen miteinander, obwohl sie sie letztlich nicht mit den Augen der anderen sehen können.

Diese Konstante inmitten aller Veränderung beruhigt sie. Sie denken allerdings an den demenzerkrankten Herrn Bader, der sich nicht mehr im Spiegel erkennt und immer wieder völlig verändert wirkt. Er scheint zwischen verschiedenen Ebenen des Erlebens hin- und herzuwechseln, was ihn augenscheinlich verstört und verunsichert. Seine Lebenswelt weist also nicht diese Konstante auf, die Susanne und Karla bei sich bemerken und schätzen. Wo erleben Sie an sich Veränderungen, wo haben Sie den Eindruck, Sie bleiben gleich?

Der deutsch Soziologe *Lothar Krappmann* hat das dynamische Verhältnis der Identität (► Kap. 3.4) beschrieben (Krappmann 2021):

Jeder Mensch verhält sich in unterschiedlichen Kommunikationssituationen je nach Gegenüber unterschiedlich. Die Identität ist also dynamisch und nicht festgelegt. Die Schwierigkeit für die kommunizierende Person besteht darin, dass sie einerseits auf ihr gegenüber eingehen will und andererseits sich selbst als eigene Person zeigen, also ihrer eigenen Identität treu bleiben will. Hier zeigen sich also zwei Identitäten:

- Die **personale Identität** (Kombination von Eigenschaften des Individuums) und
- die **soziale Identität** (Erwartungen an das Individuum und seine Rolle in der Gesellschaft).

Das Individuum balanciert das Verhältnis zwischen beiden Identitäten stets neu aus, wägt dabei ab und entscheidet, inwieweit es sich zeigt. Diesen Prozess mit dem Ziel der erfolgreichen Interaktion nennt Krappmann **„balancierende Identität"** (Krappmann 2021: 8).

Pflege hat sich immer schon als höchstindividuelle Dienstleistung verstanden, die sich auf die zu Pflegenden einlässt, einen Perspektivwechsel hin zu den zu Pflegenden vollbringt und mithilfe von Empathie und dialogischer Offenheit ein verlässlicher Partner in der Pflegebeziehung ist. Das Erleben der Pflegebedürftigen ist also Maßstab und Orientierung für die Pflegefachpersonen im gesamten Pflegeprozess, wiewohl die pflegefachliche Perspektive in diesem Prozess selbstverständlich auch eine Rolle spielt. Somit wird die Pflegefachperson einerseits Bestandteil der Lebenswelt des zu pflegenden Menschen, andererseits nimmt sie als jeweils handelndes Subjekt Abstand von der individuell erlebten Welt des Pflegebedürftigen und kann in diesem Abstand neue Sichtweisen einbringen.

Besonders am Beispiel von Demenzerkrankten zeigt sich das Zusammentreffen zweier grundverschiedener Perspektiven in aller Deutlichkeit (► Kap. 17.7) und stellt nicht selten für Pflegefachpersonen eine Herausforderung dar, Verständnis für die Dynamik in der Lebenswelt der Demenzerkrankten zu entwickeln.

Die Lebensweltorientierung wird zuerst begrifflich gefasst und in verschiedenen Kontexten differenziert (► Kap. 2). Begriffe wie Person, Persönlichkeit, Selbst oder Identität (► Kap. 3) bilden den

Ausgangspunkt für das Verständnis lebensweltlicher Konzeptionen. Bei der Betrachtung verschiedener Kontexte spielen besonders die Lebensalter (► Kap. 4), die Entwicklungsaspekte (► Kap. 5), das Bestreben nach Autonomie (► Kap. 6), biopsychosoziale Konzepte wie Gesundheit, Krankheit, Behinderung und Pflegebedürftigkeit (► Kap. 7) und der Umgang mit der eigenen Gesundheit (► Kap. 8) eine Rolle. Lernprozesse (► Kap. 9) sind für die Lebenswelt ebenso konstitutiv wie kulturelle (► Kap.10), familiäre (► Kap. 11) und soziale Einflüsse (► Kap. 12). Die Dimensionen des Wohnens (► Kap. 13) und der Aktivitäten (► Kap. 14) stellen ureigenste Bedürfnisse der Menschen dar, mit denen sie ihre Lebenswelt gestalten. Die jeweilige persönliche Lebensperspektive wird im Gesundheits- und Pflegebereich durch unterschiedliche Anamneseverfahren (► Kap. 15) ermittelt.
Zu den spezifischen Lebenswelterfahrungen (► Kap. 16) gehört untrennbar der Bezug zum Lebensalter sowie die kontextspezifischen, lebensweltgestaltenden Angebote, die die Pflege für verschiedene Betroffene bereithält (► Kap. 17).
Die Reflexion der Lebensweltperspektive beinhaltet abschließend auch die Bedingungen, unter denen Pflege stattfindet, insbesondere die Aspekte Teamarbeit (► Kap. 18) sowie die Wahrnehmung der Pflege in der Gesellschaft (► Kap. 19).

Praxistipp

Nutzung der Kapitel und der Literatur

Die Kapitel müssen nicht chronologisch durchgearbeitet werden. Lediglich die ► Kap. 2 (Lebenswelt und Lebensqualität), ► Kap. 3 (Persönlichkeitstheorien und -modelle) und ► Kap. 4 (Lebensalter) haben einen eher grundlegenden Charakter, andere Kapitel beziehen sich teilweise auf diese Kapitel.
Die angegebene Literatur dient der Referenz und der weiteren Vertiefung; mit den Wiederholungsfragen können wichtige Aspekte des gesamten Kapitels nochmals wiederholt werden.

Zur Erweiterung des Nutzwerts des Bandes Aufbauwissen: Lebenswelten werden Anregungen für diverse Prüfungen sowie Transferaufgaben für die Praxis gegeben (► Kap. 20).

Erläuterungen zum Fallbeispiel

„Bestehen inmitten von Veränderung oder „Der Fluss fließt und bleibt doch immer derselbe"

Alles Leben ist Veränderung. *Johann Wolfgang von Goethe* hat beschrieben, wie die Veränderung und das Vergehen zur Natur und zur Schöpfung dazugehören: „Die Natur: Ihr Schauspiel ist immer neu, weil sie immer neue Zuschauer schafft. Leben ist ihre schönste Erfindung und der Tod ist ihr Kunstgriff, viel Leben zu haben." *(Goethe 1998 : 46).* Dies gilt auch für Menschen. Allerdings ist der menschliche Geist, wenn er nicht beeinträchtigt ist, in der Lage, sich in aller Veränderung wiederzuerkennen und als Einheit zu empfinden. Dies gibt in der Tat Sicherheit für die eigene Lebenswelt, die über rein körperliche Unversehrtheit hinausgeht.
Pflegefachpersonen berücksichtigen diese Konstanz in der Veränderung, indem sie sich auf die Lebenswelt eines Menschen einlassen und so die subjektive Konstante im Erleben der Pflegebedürftigen berücksichtigen. Dies gilt für alle Lebensalter, insbesondere für Kinder mit ihren spezifischen Deutungsmustern der Welt.

LITERATUR

Goethe JW. Die Natur. Band 13: Naturwissenschaftliche Schriften I. München: dtv; 1998.

Krappmann L. Soziologische Dimensionen der Identität. Strukturelle Bedingungen für die Teilnahme an Interaktionsprozessen. 13. A. Stuttgart: Klett Cotta; 2021.

2 Lebenswelt und Lebensqualität

Überblick

In diesem Kapitel werden die für Pflegeausbildung und -studium relevanten Begriffe **Lebenswelt** (▸ Kap. 2.1) und **Lebensqualität** (▸ Kap. 2.2) erläutert. Dabei werden im Bereich der Lebensqualität exemplarisch verschiedene Teilkonzepte wie die Lebensqualität der WHO (▸ Kap. 2.2.1), der Begriff der Lebensqualität in Deutschland (▸ Kap. 2.2.2) sowie die gesundheitsbezogene Lebensqualität (▸ Kap. 2.2.3) dargestellt. Dabei wird auch die Frage aufgegriffen, wie sich Lebensqualität messen lässt. Wichtig erscheint auch das Praxisbeispiel eines konkreten Konzepts für die Definition und Sicherung der Lebensqualität eines Altenhilfeträgers (▸ Kap. 2.2.3). Über diese Betrachtungen ist das Konzept des Lebensrhythmus (▸ Kap. 2.3) konstitutiv für das Leben des Menschen und wirkt als Taktgeber für die individuell erlebte Lebenswelt.

2.1 Lebenswelt

Definition

Lebenswelt

Resultat der subjektiven Wahrnehmung der Umwelt eines Menschen.

Der Begriff **Lebenswelt** ist nicht eindeutig gefasst. Die Lebenswelt wurde bereits von *Edmund Husserl* mit der Welt der reinen Erfahrung gleichgesetzt (Husserl 2012), um sie einer reinen Objektivierung gegenüberzusetzen. Die Erfahrung der Welt ist nun durch verschiedene Faktoren beeinflusst:

- Die **Erfahrungen,** die das Subjekt im Laufe seines Lebens gemacht hat und die seine aktuelle Wahrnehmungswelt beeinflussen.
- Die **Sozialisation** des Subjekts, also die Art und Weise, wie das Subjekt gesellschaftliche Orientierung, Beziehungen und Bindungen jeglicher Art gestaltet.
- Die **Kultur** (▸ Kap. 10), in der das Subjekt eingebunden ist und die den Verlauf des Lebens des Subjekts in unterschiedlichsten Dimensionen geprägt hat.

Die Lebenswelt eines Menschen ist im Allgemeinen auf **zweifache Weise subjektiv** gefärbt:

- Die Situationen, die einen Menschen umgeben, unterscheiden sich immer von denen anderer Menschen, da Menschen per se verschieden sind.
- Diese umgebenden Situationen werden von den Menschen unterschiedlich erlebt, weil sie immer eine unterschiedliche innerpsychische Konstellation aufweisen.

Somit stellt der Begriff Lebenswelt ein Konstrukt einer erlebten Bedeutung der jeweiligen tatsächlichen Rahmenbedingungen dar, in denen ein Mensch lebt. So ist der Verlust einer Körperstruktur wie der eines Beins ein objektiver Fakt, doch dieser Verlust kann völlig unterschiedlich erlebt werden, was für Phänomene wie die psychische Stabilität, Coping (▸ Kap. 16.2.3) oder Compliance gänzlich unterschiedliche Auswirkungen hat.

Der deutsche Philosoph *Jürgen Habermas* erweitert den Lebensweltbegriff und differenziert drei Aspekte, die sich je nach der **Handlungs- oder der Sprechsituation** zeigen:

- „Kultur nenne ich den Wissensvorrat, aus dem sich die Kommunikationsteilnehmer, indem sie sich über etwas in einer Welt verständigen, mit Interpretationen versorgen."
- „Gesellschaft nenne ich die legitimen Ordnungen, über die die Kommunikationsteilnehmer ihre Zugehörigkeit zu sozialen Gruppen regeln und damit Solidarität sichern."
- „Unter Persönlichkeit verstehe ich die Kompetenzen, die ein Subjekt sprach- und handlungsfähig machen, also instandsetzen, an Verständigungsprozessen teilzunehmen und dabei die eigene Identität zu behaupten." *(Habermas 2019: 209).*

Ein Pionier auf dem Gebiet der Lebensweltorientierten Sozialen Arbeit ist der Professor für Erziehungswissenschaft und Sozialpädagogik *Hans Thiersch.* Er stellt für seinen Ansatz den **Alltag des Individuums** mit allen förderlichen und hinderlichen Faktoren in den Mittelpunkt. Neben diesen Rahmenbedingungen spielt die subjektive Betrachtung und Einschätzung des

Individuums eine gleichwertige Rolle bei der Gesamtbetrachtung der Lebensverhältnisse. Mittels dieser Gesamtbetrachtung ist es überhaupt möglich, das Verhalten und Handeln eines Menschen nachzuvollziehen. Mit der Erfassung lebensweltlich bedeutsamer Eckpunkte bei Adressaten der Sozialen Arbeit können Interventionen wie Prävention, Integration, Partizipation und Reflexion überhaupt zielgerichtet stattfinden (Thiersch 1992).

Fallbeispiel

„Was soll diese Lebensweltorientierung?"

Die Auszubildenden Susanne Fischer und Karla Stein unterhalten sich über den Begriff Lebensweltorientierung, den sie in der generalistischen Pflegeausbildung nahegebracht bekommen haben. Karla meint zu ihrer Freundin: „Ich habe den Eindruck, Lebenswelt ist ein so bedeutsamer Begriff mit vielen Facetten, dass wir dem in unserer täglichen Arbeit gar nicht gerecht werden können. Wenn ich mir denke, wie unterschiedlich die Menschen sind, dann frage ich mich wirklich, wie man die Lebenswelt der Menschen erschließen und in der Pflege berücksichtigen kann. Man kann ja viel Theoretisches lernen, aber hilft das denn wirklich in einer konkreten Situation?" Ihre Kollegin Susanne bekräftigt sie darin: „Zumal es ja für Menschen in den verschiedenen Lebensaltern ganz unterschiedliche Lebenswelten geben muss. Nimm mal ein kleines Kind. Wie das sein Leben erlebt, ist doch so ganz anders wie bei einem Erwachsenen oder einem älteren Menschen …"
Welchen Begriff von Lebenswelt haben Sie?

Im Bereich der Gesundheitsförderung und Prävention finden sich die Begriffe Lebenswelt und Setting, sie werden häufig synonym verwendet. Im Präventionsgesetz (PrävG) werden Lebenswelten definiert als „für die Gesundheit bedeutsame, abgrenzbare soziale Systeme insbesondere des Wohnens, des Lernens, des Studierens, der medizinischen und pflegerischen Versorgung sowie der Freizeitgestaltung einschließlich des Sports" (§ 20a Abs. 1 SGB V). Bei der „Prävention und Gesundheitsförderung in Lebenswelten" sollen die Krankenkassen „insbesondere den Aufbau und die Stärkung gesundheitsförderlicher Strukturen" fördern (§ 20a Abs. 1 SGB V). Hier findet sich eine begriffliche Einengung auf den Bereich der sozialen Systeme, ohne den subjektiv erlebten Anteil am Begriff Lebenswelt zu betonen.

Die Autorin und Pflegeberaterin *Karla Kämmer* hat 2014 auf dem Hintergrund der Abgrenzung zu anderen Pflegemodellen und -theorien ein „Konzept der Lebensweltorientierung in der Seniorenbetreuung" erarbeitet (Kämmer 2014). Dieses Konzept fußt auf vier Eckpfeilern:

- Vertrautheit,
- Aufrechterhaltung individueller Normalität,
- autonome Lebensführung und
- Mitarbeiter befähigen.

Dabei schlägt sie für jeden dieser Eckpfeiler verschiedene Maßnahmen vor (Kämmer 2014: 9–10).

Vertrautheit:

- Offene Biografieorientierung,
- individuelle Anregungsorientierung,
- Integration Angehöriger und
- Zugehörigkeit stärken.

Aufrechterhaltung individueller Normalität:

- Diskrete Pflege und Begleitung,
- Aufrechterhalten vertrauter Abläufe und
- therapeutisches Bündnis als Grundlage.

Autonome Lebensführung:

- Positive Beziehungsgestaltung,
- selbstständigkeitsorientierte Kommunikation und fördernde Pflege sowie
- soziale Integration vor Beginn des Einzuges.

Mitarbeiter befähigen:

- Ressourcenorientierung,
- Förderung von Mitunternehmen und
- angemessene Übernahme der Steuerungsfunktion.

Für die Umsetzung ihrer Konzeption macht sie umfangreiche Vorschläge zu verschiedenen Aspekten wie dem Wohn- und Lebensraum oder der Beziehungsgestaltung und betont die zentrale Rolle der Berücksichtigung der Biografie der Pflegebedürftigen.

Merke

Individualisierung des lebensweltlichen Konzepts

Die Beschreibung eines solchen lebensweltorientierten Konzepts bietet eine Fülle von Anregungen für eine Individualisierung der Pflege. Diese Anregungen werden jeweils für die eigene Einrichtung angepasst und weiterentwickelt.

Der Begriff der Lebenswelt steht in nächster Nähe zum Begriff der Lebensqualität. Dieser ist genauso wenig exakt beschreibbar, dabei ist das Konzept der Lebensqualität gerade in der stationären Langzeitpflege von besonderem Interesse.

Erläuterungen zum Fallbeispiel

„Was soll diese Lebensweltorientierung?"

Susanne und Karla haben durchaus recht, wenn sie die Individualität eines Menschen betonen, woraus die Schwierigkeit resultiert, dieser Individualität gerecht zu werden. Alle Aussagen zur Lebensweltorientierung betonen den subjektiven Blick auf die Welt und gleichzeitig, dass die Verhältnisse, in denen ein Mensch lebt, unbedingt berücksichtigt werden müssen. In der Tat ist – konsequent gedacht – die Lebenswelt eines Menschen untrennbar mit den Verhältnissen und seiner Sicht auf die Dinge verbunden. Dies gilt unabhängig vom Alter, vom Geschlecht, aber auch vom Gesundheitszustand und den vorhandenen Ressourcen. Somit kann Pflege gar nicht anders, als sich von einem objektiven Standpunkt zu verabschieden und sich auf die Perspektive des zu Pflegenden einzulassen. Auf andere Weise kann Pflege nicht gelingen.

2.2 Lebensqualität

Definition

Lebensqualität

Begriff für eine Sammlung von Eigenschaften, die die Lebensbedingungen von Menschen grundlegend beeinflussen.

Die **Lebensqualität** erscheint schwer zu beschreiben, gleichzeitig ist Lebensqualität ein Thema, das bewusst oder unbewusst viele Menschen beschäftigt. Dabei ist – wie beim Thema Qualitätsmanagement allgemein – die Frage zentral, was denn Lebensqualität überhaupt ist und an welchen Kennzeichen man sie erkennt. Darüber hinaus ist es von besonderem Interesse, die Lebensqualität messen zu können, um Settings miteinander vergleichen zu können.

2.2.1 Lebensqualität der WHO

Die Weltgesundheitsorganisation hat Lebensqualität wie folgt definiert: „Lebensqualität ist die subjektive Wahrnehmung eines Individuums, ihrer Stellung im Leben im Kontext zur Kultur und den Wertsystemen, in denen es lebt, und in Beziehung auf ihre Ziele, Erwartungen, Standards und Anliegen. Es handelt sich um ein breit angelegtes Konzept, das in komplexer Weise durch die körperliche Gesundheit, das psychologische Befinden, den Grad der Unabhängigkeit, durch soziale Beziehungen und persönliche Überzeugungen und ihrer Beziehung zu Besonderheiten der jeweiligen Umwelt beeinflusst wird." („WHO defines Quality of Life as individuals' perception of their position in life in the context of the culture and value systems in which they live and in relation to their goals, expectations, standards and concerns. It is a broad ranging concept affected in a complex way by the person's physical health, psychological state, level of independence, social relationships, personal beliefs and their relationship to salient features of their environment." (*WHO 1997: 1;* eigene Übersetzung).

Mit dieser Definition sind einige Anhaltspunkte für die Bestimmung der Lebensqualität gegeben:

- **Körperliche Gesundheit:** Diese korreliert in besonderem Maß mit der Qualität, die dem eigenen Leben beigemessen wird. Dabei muss allerdings beachtet werden, dass auch das Konstrukt Gesundheit nicht so einfach zu fassen ist, wie im Alltag angenommen (► Kap. 14.1).
- **Psychologisches Befinden:** Psychisches Wohlbefinden entspricht nicht nur psychischer Gesundheit, sondern auch einem Maß an Ausgeglichenheit und der Balance zwischen Anforderung und Ressourcen (► Kap. 1). Mit der Erfassung dieser Komponente lässt sich ein wesentlicher Aspekt von Lebensqualität beschreiben.
- **Grad der Unabhängigkeit:** Unabhängigkeit ist einerseits ein wünschenswertes Ziel, andererseits möglicherweise eine Illusion. Wird „indepedendence" mit Autonomie (► Kap. 6) gleichgesetzt, lassen sich nach der Differenzierung des Begriffs Aspekte der Lebensqualität in diesem Bereich darstellen.
- **Soziale Beziehungen:** Die Annahme, dass ein Mensch ein soziales Wesen ist und Beziehungen (► Kap. 12) für sein Leben braucht, ist unumstritten. Daher ist der Anteil gelingender Beziehungen ein Gradmesser für Lebensqualität.
- **Persönliche Ansichten und Überzeugungen:** Die Autonomie der Gedankenwelt einschließlich der Dimension des persönlichen Glaubens trägt

zur Lebensqualität bei, indem sie innere Freiheit ermöglicht.

Wird der Versuch unternommen Lebensqualität genauer zu fassen, beginnen je nach Bezugswissenschaft die begrifflichen Schwierigkeiten, z. B.:

- **Medizin:** erfolgreiche medizinische Behandlung (gesundheitsbezogene Lebensqualität),
- **Sozialwissenschaft:** Merkmale eines „guten Lebens" und der „guten Gesellschaft" und
- **Ökonomie:** materieller Wohlstand (objektiv oder ökologisch verträglich).

Breit gefasst definiert Noll Lebensqualität als „Konzept, das sowohl materielle wie auch immaterielle, objektive und subjektive, individuelle und kollektive Wohlfahrtskomponenten gleichzeitig umfasst und das ‚besser' gegenüber dem ‚mehr' betont" (Noll 2000: 3).

2.2.2 Zwölf Dimensionen der Lebensqualität in Deutschland

Im Bericht der Bundesregierung zur Lebensqualität in Deutschland (Bundesregierung 2016) werden **zwölf Dimensionen der Lebensqualität in Deutschland** erfasst und beschrieben:

- **Unser Leben**
  - Gesund durchs Leben,
  - Bildungschancen für alle,
  - gut arbeiten und gerecht teilhaben,
  - Zeit haben für Familie und Beruf sowie
  - ein sicheres Einkommen.
- **Unser Umfeld**
  - Sicher und frei leben,
  - Zuhause sein in Stadt und Land sowie
  - Zusammenhalten in Familie und Gesellschaft.
- **Unser Land**
  - Wirtschaft stärken, in die Zukunft investieren,
  - Natur erhalten, Umwelt schützen,
  - frei und gleichberechtigt leben sowie
  - in globaler Verantwortung handeln und Frieden sichern.

Auf der interaktiven Seite der Bundesregierung lassen sich insgesamt 46 Dimensionen dieser zwölf Indikatoren abfragen und betrachten (Bundesregierung 2022). Hier ergibt sich ein differenziertes Bild der Sicht von Lebensqualität der deutschen Bevölkerung, das ebenfalls dazu benutzt werden kann, die eigene Lebenssituation anhand der gegebenen Kriterien zu überprüfen.

2.2.3 Gesundheitsbezogene Lebensqualität (WHO)

Die **gesundheitsbezogene Lebensqualität (GLQ)** der WHO umschreibt innerhalb der Medizin, der Gesundheits- und Pflegewissenschaften Aspekte des persönlich erlebten Wohlbefindens in klinischen, medizinischen, pflegerischen und weiteren Settings des Gesundheitswesens. Die **Definition der WHO von Gesundheit** gibt Hinweise darauf, wie gesundheitsbezogene Lebensqualität (► Abb. 2.1) zu operationalisieren und zu erfassen ist (► Kap. 14.1).

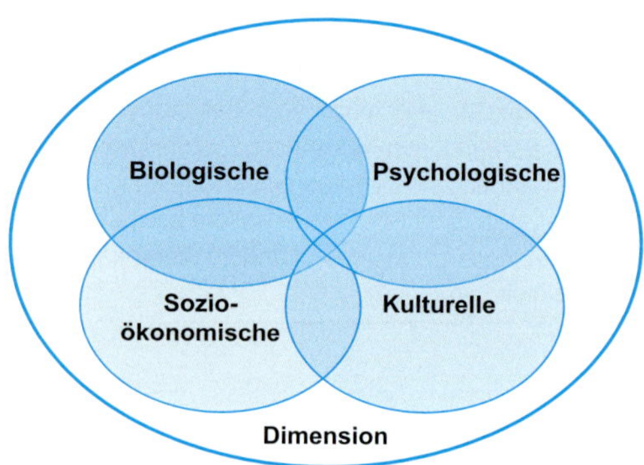

Abb. 2.1 Gesundheitsdimensionen [L143]

Die deutsche Version des **Short Form-36 Health Survey** (Morfeld, Kirchberger und Bullinger 2011) spiegelt diese Operationalisierung wider, indem unterschiedliche Items die gesundheitsbezogene Lebensqualität zu erfassen versuchen, während **Rahmenbedingungen** wie der Zugang und die Verfügbarkeit medizinischer Versorgung und entsprechende Ressourcen in dem Fragebogen nicht abgebildet werden, obwohl sie ebenfalls als relevant erachtet werden. Der Short Form-36 Health Survey gliedert sich in folgende Items:

- körperliche Funktionsfähigkeit,
- körperliche Rollenfunktion,
- körperliche Schmerzen,
- allgemeine Gesundheitswahrnehmung,
- Vitalität,
- soziale Funktionsfähigkeit,
- emotionale Rollenfunktion und
- psychisches Wohlbefinden.

Merke

Konzept Lebensqualität eines Altenhilfeträgers

Der Altenhilfeträger „Altenhilfe Zieglersche" hat in einem Rahmenfachkonzept bereits früh neben den üblichen Qualitätsdimensionen Struktur-, Prozess- und Ergebnisqualität die Lebensqualität als Qualitätskriterium hinzugefügt (Altenhilfe Zieglersche 2005). Dieses Rahmenfachkonzept schlägt eine Brücke des Konzepts Lebensqualität zu dem Leitbild der Altenhilfe Zieglersche und beschreibt verschiedene Qualitätsdimensionen, die wertsteuernd und handlungsleitend wirken sollen:

- selbstbestimmt und selbstständig leben,
- körperlich und seelisch unversehrt in Freiheit und in Sicherheit leben,
- Privat- und Intimsphäre wahren und schützen,
- Pflege, Betreuung und Behandlung am persönlichen Bedarf ausrichten,
- durch Information, Beratung und Aufklärung selbstbestimmt und selbstständig leben und sterben,
- Kommunikation, Wertschätzung und Teilhabe an der Gesellschaft
- Religion, Kultur und Weltanschauung sowie
- palliative Begleitung, Sterben und Tod.

Dabei geht das Konzept von dem Grundsatz aus, „Der Kunde ist Experte seiner persönlichen Lebensqualität und Lebenszufriedenheit." (Altenhilfe Zieglersche 2005: 5) und ordnet dem Rahmenfachkonzept folgende fachliche Teilkonzepte und Arbeitsgrundlagen unter:

- Pflegekonzept,
- Demenzkonzept,
- Palliative Care,
- Gewaltprävention,
- Betreuungskonzept(e),
- Seelsorgekonzept,
- Verpflegungskonzept und
- Wohngruppenkonzept.

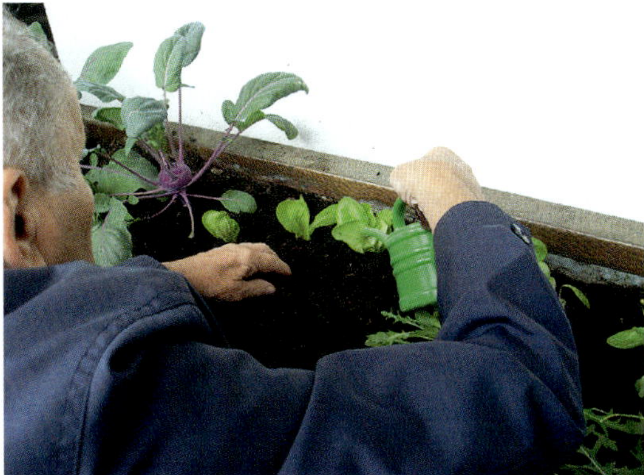

Abb. 2.2 Lebensqualität – Sinnerfüllte Tätigkeiten [O556]

Für die Messung der Lebensqualität (▸ Abb. 2.2) existieren verschiedene, unterschiedlich gebräuchliche Instrumente, z. B.:

- **The Quality of Life Scale** (Flanagan 1978) – umfangreiches Assessmentinstrument mit diversen Items, keine valide deutsche Übersetzung;
- **Assessment of Quality of Life** (AQoL) **Instrument** (Hawthorne, Richardson und Osborne 1999) – umfangreiches Assessmentinstrument mit diversen Items, keine valide deutsche Übersetzung;
- **McGill Quality of Life Questionnaire – Expanded** (Cohen et al. 2019) – aktualisiertes Assessmentinstrument ohne valide deutsche Übersetzung;
- **Heidelberger Instrument zur Erfassung der Lebensqualität demenzkranker Menschen** (H. I. L.DE.; Becker, Kaspar und Kruse 2010) – spezialisiertes und differenziertes Assessmentinstrument, valide und handhabbar;
- **EQ-HWB** (EQ Health and Wellbeing Instrument; Euroqol 2021) – europäisches Projekt der Erfassung der Lebensqualität und des Wohlbefindens, dynamisch im Prozess befindlich.

Im weiteren Sinne gehört auch das Beobachtungsinstrument **Dementia Care Mapping** (DCM) zu den Methoden, wie das Wohlbefinden und die Lebensqualität bei demenzerkrankten Menschen ermittelt werden kann (Riesner et al. 2014). Das Instrument beobachtet die Interaktion zwischen den Demenzerkrankten und den Betreuungspersonen und differenziert zwischen dem, was der Meinung der Pflegenden nach für die Demenzerkrankten gut ist und den Interaktionen, die tatsächlich und effektiv Wohlbefinden schaffen.

Miguel Verdugo et al. haben sich systematisch mit den Grundvoraussetzungen der Messung von Lebensqualität auseinandergesetzt und vier Axiome aufgestellt (Verdugo et al. 2005: 4; eigene Übersetzung):

1. Die Messung der Lebensqualität umfasst das **Ausmaß von Lebenserfahrungen,** das Menschen **wertschätzen.**
2. Die Messung der Lebensqualität spiegelt Bereiche wider, die zu einem **umfassenden und in sich verbundenen Leben** beitragen.
3. Die Messung der Lebensqualität berücksichtigt den **Kontext physischer, sozialer und kultureller Umgebungen,** die Menschen wichtig sind.

4. Die Messung der Lebensqualität beinhaltet **nachvollziehbare Erfahrungen,** die einerseits allen Menschen gemeinsam und andererseits für Einzelpersonen **einzigartig** sind.

Diese Items lassen sich auf verschiedenste Lebenssituationen anwenden. Sie sind universell formuliert und dienen der Beschreibung der jeweils individuell empfundene Lebenswelt.

2.3 Lebensrhythmus

Definition

Rhythmus

Wiederholung von Ereignissen in regelmäßigen, nicht immer identischen Zeitintervallen.

Ein besonderer Ausdruck der individuellen Lebenswelt ist der **Lebensrhythmus**. Dieses ist nicht nur eine subjektive Größe, sondern auch von unterschiedlichen **Faktoren** abhängig:

- **Physiologische Rhythmen:** Alle Lebensvorgänge im menschlichen Körper verlaufen in fein aufeinander abgestimmten Rhythmen, z. B. der Herzschlag, die Atmung, die Körpertemperatur oder die Verdauung.
- **Zirkadianer Rhythmus:** Der menschliche Organismus synchronisiert seine Lebensvorgänge auf eine Periodenlänge von etwa 24 Stunden. Dabei ist der bedeutendste der Schlaf-Wach-Rhythmus. Dieser Rhythmus ist die Grundlage der erlebten Lebenswelt, er prägt wie kein anderer den steten Wechsel zwischen Aktivität und Ruhe. Die Ausdrücke Lerche für Morgenmenschen und Eulen für Spätaufsteher sind stellvertretend für die Individualität des eigenen Zeitempfindens.
- **Verarbeitungsgeschwindigkeit:** Menschen verarbeiten Informationen unterschiedlich schnell, was sich auch an der individuellen Reaktionszeit liegt. Diese Zeit ist von physiologischen Prozessen (z. B. der Nervenleitgeschwindigkeit) bestimmt, aber auch von psychologischen Einflüssen wie der Konzentration oder dem Interesse.
- **Tagesstruktur:** Die Aufteilung des Tages in verschiedene, wiederkehrende Ereignisse schafft einen flexiblen Rhythmus, beispielsweise die Abfolge von Mahlzeiten oder Zeiten, in denen Menschen zur Arbeit gehen.
- **Lebensstil:** Die Entscheidungen, welchen Aktivitäten der Vorzug gegeben wird, beeinflussen unseren Lebensrhythmus mit. Ständige Erreichbarkeit, Rast- und Strukturlosigkeit können ungesunde Auswirkungen haben und zu Stress (► Kap. 16.1.1) führen.

Externe Vorgaben wie feste Arbeits- und Pausenzeiten oder institutionelle Rhythmen beeinflussen die Möglichkeit, dem eigenen Rhythmus zu folgen. Pflegefachpersonen berücksichtigen die Individualität des Lebensrhythmus und flexibilisieren ihre Angebote. Sie bieten allerdings verlässliche Strukturen an, die für pflegebedürftige Menschen Halt und Orientierung bieten können.

Praxistipp

Auf die innere Uhr hören

Wenn Pflegefachpersonen auf ihre innere Uhr hören, können sie schneller einen Ausgleich zur anstrengenden Arbeit gewinnen und durch verschiedene Aktivitäten neue Kraftschöpfen:

- Einige Minuten vor dem Schlafengehen, in denen der Tag vergegenwärtigt wird.
- Kurze Zeit am Morgen, um achtsam in den Tag zu starten.
- Kleine bewusste Pausen im Alltag integrieren.
- Rituale im Alltag verankern, z. B. den Kaffee nach dem Mittagessen.

Lebensweltbezug

Lebensweltorientierung und **Lebensqualität** sind somit zwei eng miteinander verwandte Konzepte. Die Lebenswelt umschreibt den subjektiven Zugriff auf die erlebte Welt und Umwelt, während mit dem Begriff Lebensqualität die Beschaffenheit der Welt dargestellt wird, an die die jeweils eigenen Maßstäben angelegt werden.

Pflegefachpersonen berücksichtigen einerseits die von den zu pflegenden Menschen geäußerten Wünsche, die sich auf die Gestaltung der Lebenswelt beziehen (z. B. individuelle Gestaltung eines förderlichen oder wohnlichen Milieus, Verwirklichung einer passenden Tagesstruktur, Berücksichtigung der Rituale (► Kap. 9.3), Gewohnheiten, Vorlieben und Abneigungen), andererseits reflektieren sie ihre eigenen Vorstellungen von Lebenswelt und Lebensqualität im Rahmen von unterschiedlichen Pflegesettings.

Reflexion

- Wie kann Lebensweltorientierung bei Menschen gelingen, die sich nicht mehr äußern können?
- Welche Indikatoren für Lebensqualität würden Sie für einen ambulanten Dienst beschreiben?

Wiederholungsaufgaben

- Was ist das entscheidende Kennzeichen der Lebenswelt eines Menschen im Gegensatz zum Begriff Umwelt?
- Welche vier Eckpfeiler formuliert Karla Kämmer für ihr Konzept der Lebensweltorientierung?
- Welche Aspekte der Lebensweltorientierung spielen bei der Betreuung Sterbender eine Rolle?

LITERATUR

Altenhilfe Zieglersche. Rahmenfachkonzept Lebensqualität. Ein integratives Konzept zur Gestaltung der Lebensqualität und Zufriedenheit im Dialog. Kirchheim unter Teck: Zieglersche; 2005. Aus: https://docplayer.org/56349844-Rahmenfachkonzept-lebensqualitaet-altenhilfe-zieglersche.html (letzter Zugriff: 31.03.2022)

Becker S, Kaspar R, Kruse A. Heidelberger Instrument zur Erfassung der Lebensqualität demenzkranker Menschen (H. I. L.DE.). Bern: Hogrefe; 2010.

Bundesregierung. Bericht der Bundesregierung zur Lebensqualität in Deutschland. Berlin: Presse- und Informationsamt der Bundesregierung; 2016.

Bundesregierung. Gut leben in Deutschland. 2022. Aus: https://www.gut-leben-in-deutschland.de/index.html (letzter Zugriff: 31.03.2022)

Cohen R. et al. More comprehensively measuring quality of life in life-threatening illness: the McGill Quality of Life Questionnaire – Expanded. BMC Palliat Care. 2019; 18(1): 92–97. DOI: https://doi.org/10.1186/s12904-019-0473-y.

Euroqol. EQ-HWB (EQ Health and Wellbeing Instrument). Aus: https://euroqol.org/blog/eq-hwb/ (letzter Zugriff: 31.03.2022)

Flanagan JC. A research approach to improving our quality of life. American Psychologist. 1978; 33(1): 138–147.

Habermas J. Theorie des kommunikativen Handelns. Bd. 2. 9.A. Frankfurt: Suhrkamp; 2019.

Hawthorne G, Richardson J, Osborne R. The Assessment of Quality of Life (AQoL) instrument: a psychometric measure of health-related quality of life. Qual Life Res. 1999; 8(3): 209–224. DOI: https://doi.org/10.1023/a:1008815005736.

Husserl E. Die Krisis der europäischen Wissenschaften und die transzendentale Phänomenologie. Eine Einleitung in die phänomenologische Philosophie. Hamburg: Meiner; 2012.

Kämmer K. Das Konzept der Lebensweltorientierung in der Seniorenbetreuung. 2014. Aus: https://www.wels.gv.at/fileadmin/data/Leben_in_Wels/Senioren/Konzept_der_Lebensweltorientierung.pdf (letzter Zugriff: 31.03.2022)

Morfeld M, Kirchberger I, Bullinger M. SF-36 Fragebogen zum Gesundheitszustand: Deutsche Version des Short Form-36 Health Survey. 2.A. Göttingen: Hogrefe; 2011.

Noll H. Konzepte der Wohlfahrtsentwicklung: Lebensqualität und "neue" Wohlfahrtskonzepte. Working Papers P00-505. Berlin: Wissenschaftszentrum Berlin für Sozialforschung: 2000.

Riesner C et al. Dementia Care Mapping (DCM): Evaluation und Anwendung im deutschsprachigen Raum. Bern: Hogrefe, 2014.

Thiersch H. Lebensweltorientierte soziale Arbeit: Aufgaben der Praxis im sozialen Wandel. Weinheim: Juventa; 1992.

Verdugo M, Schalock R, Keith K, Stancliffe R. Quality of life and its measurement: Important principles and guidelines. Journal of Intellectual Disability Research 2005; 49(Pt 10): 707–717. DOI:https://doi.org/10.1111/j.1365-2788.2005.00739.x

WHO World Health Organization. WHOQOL. Measuring quality of life. 1997. Aus: https://www.who.int/mental_health/media/68.pdf (letzter Zugriff: 31.03.2022)

3 Persönlichkeitstheorien und -modelle

Überblick

In diesem Kapitel werden die für Pflegeausbildung und -studium relevanten Konzepte für den Themenkreis **Persönlichkeit** vorgestellt. Ausgangspunkt ist der Begriff Person (► Kap. 3.1), danach wird die Abgrenzung zu den Begriffen Persönlichkeit (► Kap. 3.2), Selbst (► Kap. 3.3) und Identität (► Kap. 3.4) vorgenommen. Ergänzt werden die Betrachtungen durch die humanistische Persönlichkeitsauffassung (► Kap. 3.5) als Grundlage für alle Entwicklungsannahmen.

Folgt man den Versuchen innerhalb der pflegerischen Psychologie, das Wesen, die Unverwechselbarkeit und die Gesamtheit der Charaktereigenschaften eines Menschen zu fassen, zeigt sich eine mitunter verwirrende Begriffsvielfalt. Verschiedene Autoren haben ganz unterschiedliche Terminologien wie Selbst, Identität, Persönlichkeit oder Personsein erarbeitet. Diese sind nicht deckungsgleich, obwohl sie häufig synonym verwendet werden.

Merke

Begriffsverwendung

Je nach Autor werden ähnlich klingende Begriffe bei der Erfassung der Eigenarten eines Menschen verwendet. Es kommt allerdings auf die Unterschiede in der Begriffsverwendung an, die die Begrifflichkeiten mehr oder weniger bedeutsam für die Lebenswelt eines Menschen machen.

Fallbeispiel

„Bin ich ein Mensch oder eine Person?"

Die Auszubildenden Susanne Fischer und Karla Stein haben in der Pflegeausbildung den Begriff Person-Zentrierung kennengelernt. Sie finden das Konzept sehr gut, haben aber gedacht, es reicht, wenn man ihren Pflegeansatz als individuelle Pflege bezeichnet. Dann hat Karla im Fernsehen, gesehen, wie der Bundeskanzler als „Person des öffentlichen Lebens" bezeichnet wurde. Ihre Eltern haben ihr erklärt, dass dieser Begriff eine besondere Rolle spielt, weil diese Menschen einen besonderen Bekanntheitsgrad haben. Damit sind aber Grundrechte wie das Recht auf Privatsphäre oder das Recht am eigenen Bild eingeschränkt. Schließlich wollten die Menschen von diesen Personen etwas erfahren. Soweit leuchtet Karla das ein, aber der Begriff Person ist damit noch nicht ganz klar. Der Bundeskanzler ist ein Mensch wie andere Menschen auch, was also ist der Unterschied zwischen den Begriffen Mensch und Person? Susanne teilt die Fragen ihrer Freundin. Beide beschließen diese Fragen im nächsten Unterricht vorzubringen.

Was meinen Sie? Gibt es einen Unterschied zwischen den Begriffen Mensch und Person? Fühlen Sie sich eher als Mensch oder als Person?

3.1 Person

Definition

Person

Resultat der Begegnung der Persönlichkeit eines Menschen mit anderen Menschen. Person entsteht in der Interaktion auf der Grundlage einer positiven Beziehung.

Definition

Personzentrierung

Begriff für die Konzentration auf das Personsein eines demenzerkrankten Menschen. Der Begriff wurde erstmals von Tom Kitwood für seinen Ansatz der personzentrierten Pflege verwendet (Kitwood 2019).

Der Begriff **Person** unterliegt je nach Kontext unterschiedlichen Bedeutungszusammenhängen. Allgemein kann Person synonym einen Menschen bezeichnen. Im Rechtswesen beschreibt eine (juristische) Person hingegen ein Rechts- oder Wirtschaftssubjekt, welches mit Rechten und Pflichten im Rechtsverkehr ausgestattet ist. Der Begriff

Person kann als Darsteller einer Figur oder Rolle im Theater oder in der Literatur verstanden werden. Dazu passt die etymologische Herleitung aus dem Lateinischen *„persona"*, was Maske, Rolle oder auch Charakter bedeutet. Der lateinische Begriff „per-sonare" verdeutlicht diesen Aspekt: „personare" heißt so viel wie „hindurch klingen", also dass durch die Theatermaske hindurchgesprochene Wort.

In seinen Untersuchungen mit demenzerkrankten Menschen hat *Tom Kitwood* auf den Umstand hingewiesen, dass das Personsein eines Menschen darin besteht, ihn in seinem vollen Menschsein anzuerkennen und wertzuschätzen. Das **Subjekt** steht im Mittelpunkt, das Personsein hingegen resultiert aus der **positiven Interaktion** zwischen dem Subjekt und der betreuenden Person. Der Begriff der „person-centred care" (Kitwood 1998: 24) begründet die zentrale Bedeutung beider an dem Begegnungs- und Betreuungsprozess Beteiligten, die das Personsein des demenzerkrankten Menschen sichern und positiv gestalten. Der personzentrierte Ansatz von *Kitwood* fußt auf einem humanistischen Menschenbild (► Kap. 3.5), das ausgehend von einer grundsätzlich positiven Sicht des Menschen den Nächsten immer wohlwollend im Blick hat. Menschen sind an sich eigenständige und wertvolle Individuen, die in jeder Lebenslage das Bedürfnis und den Antrieb haben, sich weiterzuentwickeln. Vor diesem Hintergrund hat *Kitwood* für das Personsein der demenzerkrankten Menschen verschiedene Grundlinien der positiven Arbeit mit demenzkranken Menschen formuliert, die häufig zu einer Stabilisierung und Stärkung des Personseins und damit zu einem relativen Wohlbefinden des betroffenen Menschen führen. Er nahm dabei an, dass eine Person ohne die Befriedigung ihrer menschlichen Grundbedürfnisse sich nicht weiterentwickeln kann, sondern in ihrem Personsein geschädigt wird. Daher sollten die Grundlinien der Bedürfnisse von den Pflegefachpersonen erkannt und berücksichtigt werden. Diese Haltung beschränkt sich im Übrigen nicht nur auf Menschen mit Demenz. Allerdings können Menschen mit Demenz häufig ihre Bedürfnisse nicht direkt und verständlich äußern, sodass Pflegefachpersonen diese Bedürfnisse sensibel erspüren und herausfordernde Verhaltensweisen interpretierend erschließen.

In seiner Arbeit mit Menschen mit Demenz hat *Kitwood* fünf zentral wichtige psychische **Bedürfnisse** identifiziert, die sich zwar nicht trennscharf voneinander abgrenzen, insgesamt aber das übergeordnete Bedürfnis nach bedingungsloser Liebe verkörpern (Kitwood 2019: 121 f.; ► Abb. 3.1):

- Trost,
- primäre Bindung,
- Einbeziehung,
- Beschäftigung sowie
- Identität.

Aus den Bedürfnissen lassen sich verschiedene **Interaktionsformen** des personzentrierten Ansatzes ableiten (► Tab. 3.1):

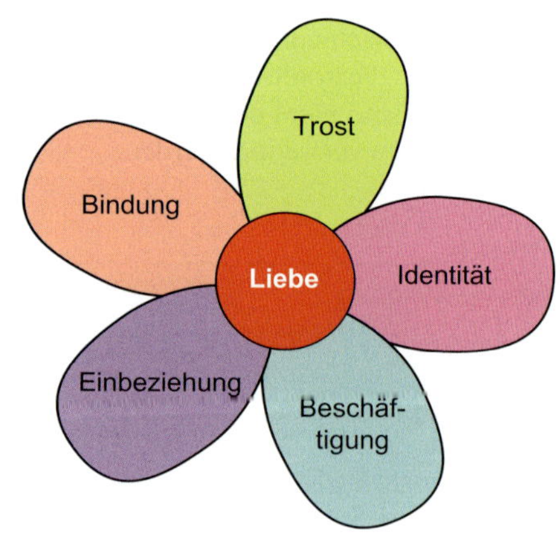

Abb. 3.1 Zentrale psychische Bedürfnisse von Menschen mit Demenz. (Nach Kitwood 2019) [L134]

Merke

Personzentrierung in einem anderen Kontext

Elisabeth Beikirch hat für die strukturierte Informationssammlung von Anfang an betont, dass dieses Assessmentverfahren (► Kap. 15.3.2) von einer **personzentrierten Grundhaltung** geprägt sein muss. Dabei bezieht sie sich nicht auf die Terminologie von *Kitwood,* sondern meint lediglich die konsequente Orientierung an den Äußerungen der betroffenen Person. Deren Sichtweise soll möglichst in wörtlicher Form übernommen werden, dazu ist Pflege als Aushandlungsprozess zwischen der betroffenen Person und der Pflegefachperson gekennzeichnet.

Tab. 3.1 Interaktionsformen des personzentrierten Ansatzes. (Mod. nach Kitwood 2019)

Interaktionsform	Erläuterung
Erkennen/ Anerkennen, Validieren	Die Äußerungen der Person als wertvoll erachten und mit Respekt und Achtsamkeit begegnen.
Zusammenarbeiten	Mit passgenauen Angeboten die Gemeinsamkeit des Handelns betonen und der Person Gelegenheit geben, ihre Ressourcen einzubringen.
Aushandeln	Alternativen mit der Person im dialogischen, gewaltfreien gegenüber besprechen und zu einer verträglichen Lösung kommen. Dabei wird ggf. von der eigenen Haltung und Überzeugung abgerückt.
Entspannen	Neben der absichtsvollen Beschäftigung Raum schaffen für niedrigschwellige Reizangebote und Rückzugsräume. Rhythmus schaffen zwischen Aktivität und Ruhe.
Feiern und sich freuen	Freude und Spaß kultivieren, indem Gelegenheiten für Humor, Lachen, Feste geschaffen werden.
Absichtsloses Spielen	Spiel als nicht zweckgebundene Tätigkeit als ebenso wichtig im Tages- und Wochenablauf planen wie zweckorientierte Aktivitäten. Dabei die Gewohnheiten der Person beachten.
Halten	Stabilität, Geborgenheit und Sicherheit bieten und als Ansprechpartner dienen. Dabei herausfordernde Verhaltensweisen mit Ruhe und einer offenen, um Verständnis bemühten Haltung begegnen.
Erleichtern (Fazilitieren)	Eine Haltung der Hilfe zur Selbsthilfe einüben. Selbstständigkeit im Kleinen und Großen begünstigen und auch emotionalen Ausdruck fördern.
Timalation	Im Sinne der basalen Stimulation die Wahrnehmungswelt einer Person erweitern und Sinnesanregungen biografieorientiert anbieten. Dabei die aktuellen Bedürfnisse und Grenzen der Person berücksichtigen.

3.2 Persönlichkeit

Definition

Persönlichkeit

„Gesamtheit der Persönlichkeitseigenschaften eines Menschen: individuelle Besonderheiten in der körperlichen Erscheinung und in Regelmäßigkeiten des Verhaltens und Erlebens" (Neyer und Asendorpf 2018: 2).

Wissenschaftliche Persönlichkeitstheorien unterscheiden sich dahingehend, welche psychologische Forschungsrichtung akzentuiert ist. Persönlichkeitstheorien geben verallgemeinernde Beschreibungen der Struktur und Funktion von Merkmalen, die sich als stabile Eigenschaften, Handlungs- und Reaktionsmuster sowie Eigenarten der Weltsicht und ihrer Interpretation beobachten lassen. Solche Merkmale sind z. B. Emotionen, Motive, Handlungsüberzeugungen und Leistungseinstellung, Intelligenz, Temperament, Motivation, Kreativität und Charakter.

Die Beschreibung der Persönlichkeit erlaubt eine Annäherung an die Individualität des Menschen sowie ein Verständnis für seine genetische, familiäre und soziokulturell bedingte Entwicklung.

Big-Five-Persönlichkeitsmodell

Für das Verständnis von Persönlichkeit hat sich in der Psychologie ein dynamisches Modell herausgebildet, das **Big-Five-Persönlichkeitsmodell** (► Abb. 3.2). Es erlaubt beispielsweise die Frage, warum Menschen in der gleichen Situation unterschiedlich reagieren. Die Big-Five-Faktoren der Persönlichkeit werden als fünf umfangreiche Gebiete umschrieben, die die Persönlichkeit einer Person definieren und daher individuelle Unterschiede ausmachen. Diese fünf Faktoren sind das Resultat langjähriger Persönlichkeitsforschung und gelten als eins der empirisch am besten nachgewiesenen Systeme von Persönlichkeitsmerkmalen.

Der Forschungsansatz ist die sog. lexikalische Hypothese, die die Annahme vertritt, dass alle wesentlichen Aspekte der menschlichen Persönlichkeit ihre Entsprechung in den Eigenschaftswörtern einer Sprache finden. Mittels der lexikalischen Hypothese wurden sämtliche Eigenschaftswörter, die in Lexika (z. B. deutschen oder amerikanischen) finden ließen, analysiert und zu Gruppen zusammengefasst. Aus diesem Ansatz heraus konnten Gruppen von Eigenschaftswörtern identifiziert werden, die gleiche Persönlichkeitsfaktoren widerspiegelten.

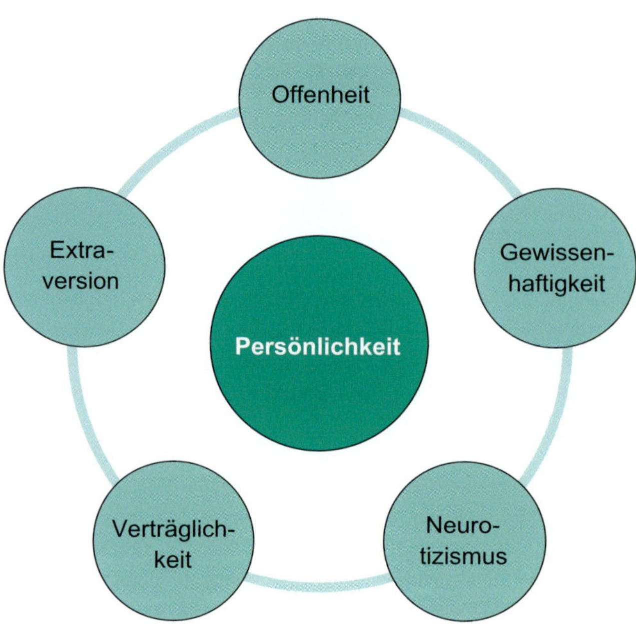

Abb. 3.2 Das Big-Five-Persönlichkeitsmodell [L231]

Aus diesen Untersuchungen ließen sich fünf große Eigenschaftsgruppen extrahieren, die den „Big-Five-Persönlichkeitsfaktoren" entsprechen (Begriff und in Klammern eine jeweils sehr knappe Beschreibung):

1. **Neurotizismus** (Neigung zu emotionaler Labilität, Ängstlichkeit und Traurigkeit, oft hohe Anspannung und wechselnde Launen),
2. **Extraversion** (Neigung zur Geselligkeit und zum Optimismus. Diese Personen sind energiegeladen und durchsetzungsstark und beziehen ihre Kraft aus der Interaktion mit anderen. Gegenpol: Introversion als Neigung zur Zurückhaltung),
3. **Offenheit für Erfahrung** (Neigung zur Wissbegierde, Interesse an neuen Erfahrungen, diese Personen sind einfühlsam und einfallsreich),
4. **Verträglichkeit** (Neigung zum Altruismus, zur Kooperation, Hilfsbereitschaft und Nachgiebigkeit. Diese Personen sind freundlich, herzlich und sympathisch) und
5. **Gewissenhaftigkeit** (Neigung zur Disziplin, zu hoher Leistungsbereitschaft, zur Zuverlässigkeit).

Die Big Five stellen eine Art „Übereinkunft" in der Persönlichkeitsforschung dar; sie sind keinesfalls abgeschlossen, sondern Gegenstand zukünftiger Forschungen.

3.3 Selbst

Definition

Selbst

Zentrale Einheit aller bedeutenden kognitiven Fähigkeiten, Haltungen und Affekte einer Person. Das zentrale kognitive Schema nimmt Informationen über die eigene Person und die eigene Umgebung aktiv auf, verarbeitet sie dynamisch und interpretiert diese Informationen im Sinne der Identität und Kontinuität einer Person (Romero 2004).

Barbara Romero hat – ebenfalls im Zusammenhang mit Menschen mit Demenz – ihr Konzept der **Selbsterhaltungstherapie** (SET) erarbeitet (Romero und Geschke 2021). Das Ziel der SET besteht vor allem in der Erhaltung der Stabilität des Systems **Selbst** und seiner Funktionsfähigkeit, auch wenn es viele bedeutsame krankheitsbedingte Veränderungen gibt (Romero 2004: 6). Negative Erfahrungen im Sinne einer Selbst-Unsicherheit können Gefühle wie Angst, Aggression, Scham oder Depression auslösen. Mithilfe der SET soll die Erhaltung des Selbst gefördert werden, womit Selbstwert, Selbstbewusstsein, Selbstsicherheit und auch Selbstständigkeit stabilisiert werden können.

Selbststärkende Interventionen zielen auf Erlebnisse ab, bei denen der Mensch sich als Einheit mit seinen Fähigkeiten und Funktionen empfinden kann. Die kognitiven Muster, die ein Mensch von sich hat, müssen mit seinem aktuellen Selbsterleben möglichst weit übereinstimmen. Treten Defiziterlebnisse des eigenen Selbst in den Vordergrund, werden sie mithilfe von drei Ansätzen bearbeitet:

- **Kommunikation:** Diese sollte möglichst mit einer validierenden Grundhaltung durchgeführt werden, um problematische Kommunikationsanteile zu vermeiden.
- **Aktivitäten:** Alltagsaktivitäten wie Haushaltstätigkeiten, Gartenarbeit oder musisch-kreative Tätigkeiten sollten gefördert und damit erhalten werden.
- **Erinnerungen:** Die systematische Beschäftigung mit verlorengehenden Erinnerungen wie autobiografisch-lebensgeschichtlichen Erinnerungen oder Allgemeinwissen kann ggf. diesen Vergessensprozess verlangsamen.

Ziel der Selbsterhaltungstherapie ist die Empfindung der personalen Kontinuität innerhalb der Lebenswelt des betroffenen Menschen. Dabei spielen die eigenen Selbstbilder eine zentrale Rolle (► Abb. 3.3).

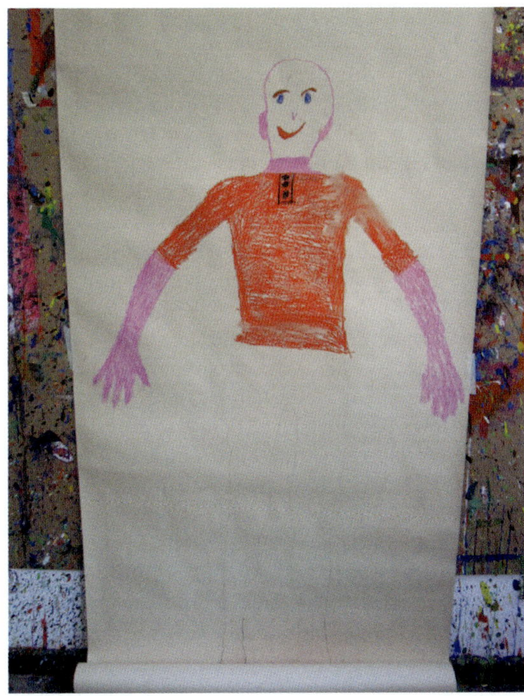

Abb. 3.3 Selbstbild [P1270/P1271]

3.4 Identität

Definition

Identität

Unscharf gefasstes psychologisch/soziologisches Konzept, das von dem einheitlichen Erleben (Selbstkonzept) eines Menschen ausgeht.

Nach *Carl Gustav Jung* repräsentiert die **Identität** eines Menschen die bewussten Anteile der Persönlichkeit eines Individuums, die sich im Alter von etwa vier Jahren zu entwickeln beginnen (Weber und Rammsayer 2005: 57). *Hilarion Petzold et al.* weisen darauf hin, dass je nach Standpunkt verschiedene Erscheinungsformen von Identität differenziert werden können:

- **Die numerische Identität:** Diese Annahme betont, dass mit Identität das Resultat der Beobachtung bezeichnet werden kann, dass es genau einen Menschen mit spezifischen körperlich-geistig-seelischen Eigenschaften gibt.
- **Die psychologische Identität:** Diese Theorie stützt sich auf die Beobachtung, dass mentale Zustände (z. B. Einstellungen, Motivationen, Überzeugungen) den Unterschied zwischen Person A und B ausmachen (Henning 2012: 28)
- **Die psychologisch-soziologische Identität:** eine Person identifiziert sich mit etwas. Merkmale einer bereits bestehenden Gruppenidentität werden als Merkmale des eigenen Wesens interpretiert und angenommen. Auf diesem Hintergrund werden eigene persönlich gefärbte Merkmale ausgebildet. *Erik H. Erikson* hat auf diesen Aspekt der Ich-Identität hingewiesen, indem die Ich-Identität das bewusst erlebte Selbst bezeichnet, *„das aus den wechselseitigen Beziehungen eines Individuums mit seiner sozialen Umwelt entsteht" (Weber und Rammsayer 2005: 58).*

Die psychische Identität des Menschen ist keineswegs ein klar definiertes und unveränderliches Konzept. Im Gegensatz zu Begriffen wie Selbst als innerpsychisches Konstrukt ist Identität mit der Annahme verbunden, dass ein Mensch im Wechselspiel mit Gruppenindividuen und -identitäten seine eigene Persönlichkeit und Identität herausbildet. Dabei kann das Bewusstsein der eigenen Identität nicht immer mit der Identifikation durch die Umwelt übereinstimmen (Nachfahren von Russlanddeutschen können sich als

Deutsche identifizieren, während sie von ihrem Umfeld möglicherweise als Menschen mit Migrantenhintergrund bzw. Fremde gesehen werden. Die Identitätsentwicklung verläuft in der Balance zwischen **Selbsterleben** (welches Bilder für das eigene Ich-Empfinden generiert wird) und **Zuschreibungen fremder Attribute** (die in das eigene Selbstbild mehr oder weniger aufgenommen werden). Identität basiert also einerseits auf der Erfahrung des Wir und der Gemeinschaft, andererseits ist Identität immer auch die Erfahrung der Einzigartigkeit und des Andersseins des unverwechselbaren Menschen. *Hilarion Petzold* hat den Versuch unternommen, konstitutive Elemente der Identität zu beschreiben. Er entwickelte die **fünf Säulen der Identität** (Petzold 1993):

- **Körper und Gesundheit** (auch psychische Gesundheitsaspekte),
- **soziale Beziehungen** (Familie, Freundschaften, Nachbarn, Arbeitskollegen),
- **Arbeit und Leistungsfähigkeit** (diese vermitteln Anerkennung, Erfolgserlebnisse und sinnerfüllte Tätigkeiten),
- **materielle Sicherheit** (Lebensstandard, Rücklagen, finanzielle Sicherheit) und
- **Werte und Ideale** (Einstellungen, Prioritäten, Gewohnheiten und Rituale, persönliche Überzeugungen, Moralvorstellungen).

Anhand dieser Säulen können die Faktoren beschrieben werden, die **seelische Stabilität** ausmachen. Alle fünf Säulen sollten fest entwickelt sein, allerdings können im Lauf des Lebens Säulen instabil werden, z. B. durch eine Krankheit, eine Trennung, eine Verlusterfahrung oder durch den Wegfall des Arbeitsplatzes beim Übergang in die Nacherwerbsphase. Kann eine Säule nicht einfach wieder stabilisiert werden (z. B. bei einer chronischen Krankheit), werden alternative Stabilisationsmechanismen wie beispielsweise Lernprozesse erforderlich. Insgesamt können sich die Säulen bis zu einem gewissen Grad untereinander stabilisieren. Ein stabiles Gleichgewicht ist allerdings Grundlage für die seelische Gesundheit.

Für die **Lebenswelt** eines Menschen bedeutet das Konzept der fünf Säulen die fortwährende Interpretation der eigenen Lebenswirklichkeit auf dem Hintergrund des Ziels der seelischen Gesundheit. Tatsächlich können im Sinne der fünf Säulen nicht nur die Verhältnisse (Umweltfaktoren, Rahmenbedingungen …), sondern auch das eigene Verhalten (Bevorzugen gesundheitsförderlicher Gewohnheiten, Weglassen schädlicher Verhaltensweisen) modifiziert werden.

Erläuterungen zum Fallbeispiel

„Was soll diese Lebensweltorientierung?"

Alle Aussagen zur Lebensweltorientierung betonen den subjektiven Blick auf die Welt und gleichzeitig, dass die Verhältnisse, in denen ein Mensch lebt, unbedingt berücksichtigt werden müssen. In der Tat ist – konsequent gedacht – die Lebenswelt eines Menschen untrennbar mit seiner Sicht auf die Dinge verbunden. Dies gilt unabhängig vom Alter, vom Geschlecht, aber auch vom Gesundheitszustand und den vorhandenen Ressourcen. Somit kann Pflege gar nicht anders, als sich von einem objektiven Standpunkt zu verabschieden und sich auf die Perspektive des zu Pflegenden einzulassen. Auf andere Weise kann Pflege nicht gelingen.

3.5 Humanismus

Definition

Humanismus

Grundauffassung, dass ein Mensch eine der Natur und der Freiheit verpflichtete Seite hat.

Auffassungen von der Freiheit und der Entwicklungsfähigkeit des Menschen begründen das Konzept und die Weltanschauung des **Humanismus.** Die vorwiegend in der Renaissance geformte Auffassung beinhaltet einen grundsätzlichen Optimismus, dass sich der Mensch zum Guten hin entwickelt. Der Mensch hat also eine naturgegebene (eher festgelegte) und eine darüber hinausgehende (eher freiheitliche) Seite. Mit dieser Orientierung an der Freiheit des Menschen ist der Gedanke verbunden, dass der Mensch sich entwickeln und seine Anlagen ausbilden kann. Der grundsätzliche Optimismus bezieht sich auf die Natur und auf den Menschen selbst, der zum Guten hinstrebt und seine besten Persönlichkeitseigenschaften entwickeln will. Der Glaube an Gott schränkt die humanistische Auffassung ein, weil der Mensch durch Gott eine gewisse Festlegung erfährt. Das humanistische Menschenbild ist Grundlage der modernen (humanistischen) Psychologie und Psychotherapie. Hier wird ebenfalls davon ausgegangen, dass ein Mensch einerseits entwicklungsfähig ist und andererseits sich auch entwickeln will. Die humanistischen

Annahmen in der Psychologie wurden hauptsächlich von *Abraham Maslow* und *Carl Rogers* geprägt. Mit den zentralen Annahmen

- **Bedürfnisorientierung** (höchstes Bedürfnis Selbstverwirklichung),
- **Potenzial zur Selbstverwirklichung** sowie
- Streben nach **Selbstverwirklichung** und **Selbstaktualisierung**

sollten Kräfte erschlossen werden, die Menschen auch in Krisen zu positivem Verhalten und zur eigenen Weiterentwicklung bzw. Problemlösung befähigen.

Die humanistische Grundauffassung kann hilfreich bei der **Annäherung an die Lebenswelt** eines Menschen sein. Wenn ein Mensch grundsätzlich das Bestreben und die Fähigkeiten zur Selbstaktualisierung und zur lebenslangen Entwicklung hat, können lebensweltbezogene, spezifische Förderangebote genauer auf die Rahmenbedingungen des Menschen zugeschnitten werden.

Reflexion

- Welchen Begriff aus dem vorangegangenen Kapitel würden Sie für Ihre persönliche Arbeit in der Pflege favorisieren, wenn Sie Ihre individuelle Pflege betonen wollen: Personzentrierung, Persönlichkeitsorientierung, Selbsterhaltung, Identitätsförderung oder humanistische Orientierung – und warum? Warum entscheiden Sie sich für das entsprechende Konzept? Welche Auswirkungen erhoffen Sie sich für Ihre Arbeit?
- Mit welchen Persönlichkeitseigenschaften würden Sie sich beschreiben? Reflektieren Sie dabei auch, warum es genau diese Persönlichkeitseigenschaften sind, die Ihnen als Erstes in den Kopf gekommen sind.
- Wie sehen Sie das Konzept des Humanismus im Zusammenhang mit Ihrer Vorstellung von Pflege? Gibt es Parallelen oder Widersprüche?

Wiederholungsaufgaben

- Was bedeutet der Begriff Person?
- Was verbindet diese unterschiedlichen Begriffe Person, Persönlichkeit, Selbst und Identität miteinander?
- Welches sind die fünf Säulen der Identität nach *Petzold*? Welche Rolle könnten die fünf Säulen der Identität für Sie selbst spielen?

LITERATUR

Henning T. Personale Identität und personale Identitäten. Ein Problemfeld der Philosophie. In: Petzold H. (Hrsg.). Identität. Ein Kernthema modernder Psychotherapie – Interdisziplinäre Perspektiven. Wiesbaden: Springer; 2012. S. 19–38.

Kitwood T. Demenz. Der person-zentrierte Ansatz im Umgang mit verwirrten Menschen. 8.A. Bern: Hogrefe; 2019.

Kitwood T. Toward a theory of dementia care: ethics and interaction. J Clin Ethics. 1998; 9(1): 23–34.

Neyer F, Asendorpf J. Psychologie der Persönlichkeit. 6.A. Berlin: Springer; 2018.

Petzold HG. Integrative Therapie. Modelle, Theorien und Methoden für eine schulenübergreifende Psychotherapie. Band 2: Klinische Theorie. Paderborn: Junfermann; 1993.

Romero B, Geschke K. Selbst bei Demenz: Verluste, individuelle Anpassungsmechanismen und psychosoziale Unterstützungsmöglichkeiten. Psychother im Alter. 2021; 18(1): 57–69.

Romero B. Selbsterhaltungstherapie: Konzept, klinische Praxis und bisherige Ergebnisse. Z Gerontopsych Psychiatrie. 2004; 17(3): 119–134.

Weber H, Rammsayer T. Handbuch der Persönlichkeitspsychologie und Differentiellen Psychologie. Göttingen: Hogrefe; 2005.

Lebensalter

4

Überblick

In diesem Kapitel wird die für Pflegeausbildung und -studium relevante Stufeneinteilung der **Lebensalter** vorgestellt und erläutert: nach einem Exkurs über die Schwierigkeit, Lebensalter abzugrenzen (► Kap. 4) werden die Kennzeichen und wesentlichen Elemente der Konzepte Kind (► Kap. 4.1), Jugendlicher (► Kap 4.2), Erwachsener (► Kap 4.3) und älterer bzw. hochaltriger Mensch (► Kap. 4.4) beleuchtet. Für die älteren Menschen spielt das Phänomen des erfolgreichen Alterns eine bedeutende Rolle. Daher wurden hier wesentliche theoretische Annahmen, die Disengagementtheorie (► Kap. 4.4.1), die Aktivitätstheorie (► Kap. 4.4.2), die Kontinuitätstheorie (► Kap. 4.4.3) und das Modell erfolgreichen Alterns von *Carol Ryff* (► Kap. 4.4.4) genauer fokussiert.

Für verschiedene **Lebensalter** lassen sich Grundannahmen und Beschreibungen grundsätzlicher Eigenschaften ableiten. Die Abgrenzungen der einzelnen Lebensalter sind dabei einerseits historisch-kulturell bedingt und daher in verschiedenen Kulturen unterschiedlich angelegt, andererseits ist gerade für den Bereich zwischen Erwachsenen und älteren Menschen die Abgrenzung unscharf und zum Teil höchst individuell erlebt. Der Begriff Alter wird – je nach Perspektive – völlig uneinheitlich verstanden, die *„Konkretisierung der Altersabgrenzung […] gibt es in der Literatur nicht“ (Moser und Führmann 2019: 8)*. Als Beispiel für viele Autoren wird Schelling zitiert, der neben dem kalendarischen Alter *„das biologische Alter (Veränderungen des biologischen Apparats, gemessen z. B. an der Dicke der Haut), das psychologische Alter (kognitive, emotionale und selbstreflexive Aspekte), das soziale bzw. soziologische Alter (Aspekte der Rollen und des sozialen Status‘ von Altersgruppen) und […] das funktionale Alter (Fähigkeit zur Bewältigung alltäglicher Anforderungen)“ (Schelling 2005: 48)* beschreibt. Die World Health Organisation (WHO) betont daher folgerichtig, *„dass das biologische Alter alleine nur ein unzulänglicher Maßstab für die Änderungen ist, die mit dem Älterwerden einhergehen“ (WHO 2002: 4)*.

Fallbeispiel

„Wird ein Kind gleich gepflegt wie ein Erwachsener?“

Die Auszubildenden Susanne Fischer und Karla Stein haben in ihrer Ausbildung gelernt, dass die neue Pflegefachausbildung Auszubildende befähigt Menschen aller Altersstufen in allen Versorgungsbereichen zu pflegen. Alle Auszubildenden starten zwei Jahre lang in der generalistischen Ausbildung, wo Pflegeaspekte für alle Lebensalter thematisiert werden. Für das 3. Jahr können die Auszubildenden wählen, ob sie weiter den generalistischen Abschluss anstreben oder den Berufsabschluss „Altenpfleger*in“ oder „Gesundheits- und Kinderkrankenpfleger*in“. Susanne und Karla fragen sich, ob die Lebenswelten von Menschen in verschiedenen Altersstufen nicht doch so unterschiedlich sind, dass lebensweltbezogene Pflege in der generalistischen Ausbildung möglicherweise zu kurz kommt. Schließlich ist ihnen klar, dass ein Kind die Welt ganz anders erlebt als ein Jugendlicher oder ein alter Mensch.
Was denken Sie?

4.1 Kinder

Definition

Kind

Mensch in einem Lebensabschnitt des Heranwachsens nach der Geburt bis zum Lebensabschnitt des Jugendlichen.

Gemäß der Entwicklung werden Kinder in verschiedene **Entwicklungsperioden** eingeteilt (► Tab. 4.1):
Rechtlich gesehen ist ein Kind definiert als eine Person vor Vollendung des 14. Lebensjahres (§ 7 Abs. 1 Satz 1 SGB VIII).
Die Altersgrenzen von Kindern sind in unterschiedlichen Gesetzen allerdings unterschiedlich präzisiert:

Tab. 4.1 Entwicklungsperioden bei Kindern

Entwicklungsperiode	Beschreibung (ungefähre Zeitangaben)
Neugeborenes	Periode von der 1.–4. Lebenswoche
Säugling	Periode bis zur Vollendung des 1. Lebensjahrs
Kleinkind	Periode vom 2.–3. Lebensjahr
Frühe Kindheit	Periode vom 4.–6. Lebensjahr
Mittlere Kindheit	Periode vom 7.–10. Lebensjahr
Späte Kindheit	Periode vom 11.–14. Lebensjahr
Kind in der Adoleszenz	Periode vom 14.–18. bzw. 20. Lebensjahr

- **Geschäftsfähigkeit:** Kinder, die das siebte Lebensjahr nicht vollendet haben, sind gemäß § 104 BGB nicht geschäftsfähig.
- **Haftung:** Kinder, die das siebte Lebensjahr noch nicht vollendet haben, sind gemäß § 828 Abs. 1 BGB auch für einen von ihnen verursachten Schaden nicht verantwortlich.
- **Strafmündigkeit:** Kinder, die das 14. Lebensjahr noch nicht vollendet haben, sind gemäß § 19 StGB bzw. § 2 JGG nicht strafmündig.
- **Jugendarbeit:** Gemäß § 2 des Jugendarbeitsschutzgesetzes (JArbSchG) gilt als Kind, wer das 15. Lebensjahr noch nicht vollendet hat.

In zahlreichen Gesetzen der Bundesrepublik Deutschland finden sich die Kinder- und Jugendrechte: z. B. im Familienrechtsabschnitt des BGB (Buch 4, §§ 1297–1921), im SGB VIII (Kinder- und Jugendhilfe), im Jugendgerichtsgesetz (JGG) oder im Gesetz über die religiöse Kindererziehung (KErzG). Die Familie und damit auch die Kinder (► Kap. 10) genießen in vielen Regelungen und der Rechtsprechung immer höchsten Vorrang. Weiter rechtlich relevante Regelungen sind die **UN-Kinderrechtskonvention (CRC),** die von den meisten Staaten der Erde ratifiziert wurde, sowie das **Haager Minderjährigenschutzabkommen (MSA),** ein internationaler Vertrag über die Zuständigkeit für Schutzmaßnahmen bezüglich Minderjähriger und das entsprechend anzuwendende Recht.

In der **UN-Kinderrechtskonvention der Generalversammlung der Vereinten Nationen** werden Kinder als Menschen definiert, die das 18. Lebensjahr noch nicht vollendet haben.

Generell gibt es drei **Arten von Rechten** zugunsten von Kindern:

- **Schutzrechte:** z. B. Schutz vor der Trennung von den Eltern, Schutz von Kinderflüchtlingen und Minderheiten.
- **Förderrechte:** z. B. das Recht auf Förderung der Zusammenführung der Familie, das Recht auf Leben, Entwicklung, kulturelle Entwicklung und einen angemessenen Lebensstandard.
- **Beteiligungsrechte:** z. B. das Recht auf Informationsbeschaffung- und Weitergabe, das Recht auf freie Meinungsäußerung, das Recht auf die Nutzung von kindgerechten Medien.

Die Schutzwirkung der UN-Kinderrechtskonvention entfaltet sich erst bei Kindern ab der Geburt. Daher enthält sie **keine Verpflichtung zum Schutz des ungeborenen Lebens.**

Merke

Schutzgedanke

Generell gesehen unterliegen Kinder dem Gedanken des Schutzes mit der Akzentuierung auf das Aufwachsen innerhalb der Familie, auf kindgerechte Entwicklungsbedingungen und Unversehrtheit angesichts der Vulnerabilität von Kindern.

Lebensweltbezug

Kindheit ist in vielen Ländern und Kulturen mit einem **Moratorium** (Freiheitsraum: Erwerbsfreiheit, Freiheit zum Lernen und Spielen) verbunden. Kinder müssen also geschützt werden, dass sie in einer behüteten Umgebung aufwachsen, die ihnen genügend Entwicklungsraum lässt und gleichzeitig die Anbindung an eine Gemeinschaft (z. B. die Familie) garantiert. Ein Grundprinzip einer gelingenden Kindheit ist die Kontinuität der Lebensverhältnisse. Auch wenn diese nicht immer gewährleistet werden kann (z. B. bei einer Scheidung), sollten stabile Verhältnisse weitestgehend aufrechterhalten werden. Die Schutzrechte von Kindern gelten selbstverständlich auch in Settings der Gesundheitsversorgung. Kinder müssen beispielsweise bei einem Krankenhausaufenthalt Entwicklungsmöglichkeiten geboten bekommen, die Einbindung in eine Gemeinschaft muss geschaffen werden und Schädigungen müssen auf jeden Fall vermieden werden. Die „Charta für Kinder im Krankenhaus" der European Association for Children in Hospital (AKIK 2016) beschreibt die Rechte von Kindern (das Alter der Kinder ist definiert von 0–18 Jahren) vor, während und nach einem Krankenhausaufenthalt. Die besondere Bedeutung der Bezugspersonen drückt sich in Artikel zwei aus: „Kinder im Krankenhaus haben das Recht, ihre Eltern oder eine andere Bezugsperson jederzeit bei sich zu haben." *(AKIK 2016: 8).*

4.2 Jugendliche

Definition

Jugendlicher
Mensch in einem Lebensabschnitt, der zwischen dem Kind und dem Erwachsenen liegt.

Rechtlich gesehen ist ein Jugendlicher, wer das 14. jedoch noch nicht das 18. Lebensjahr vollendet hat (§ 7 Abs. 1 Satz 2 SGB VIII). Im Jugendarbeitsschutzgesetz gilt die Definition vom 15. bis zum 18. Lebensjahr (§ 2 JArbSchG). Mit zunehmendem Alter erweitern sich die Rechte der Jugendlichen

- **Religionsmündigkeit:** Ein Jugendlicher ab 12 Jahren ist eingeschränkt religionsmündig, er darf nicht gegen seinen Willen zu einem anderen Bekenntnis als bisher erzogen werden. Ab 14 Jahren ist diese Religionsmündigkeit uneingeschränkt (§ 5 KErzG).
- **Strafrechtliche Verantwortung:** Jugendliche sind ab 14 Jahren strafrechtlich bedingt verantwortlich für ihre Taten. Die Verantwortlichkeit richtet sich nach der für ihre Tat erforderliche Einsicht.
- **Strafrechtliche Behandlung:** Jugendliche, welche eine strafbare Handlung begangen haben, werden gemäß dem Jugendstrafrecht verurteilt, welches erhebliche Unterschiede zum Erwachsenenstrafrecht aufweist. So ist z. B. der Grundsatz der Öffentlichkeit bei Verfahren im Jugendstrafrecht eingeschränkt. Das Jugendstrafrecht ist eine Art Sonderstrafrecht für junge Straftäter, die das 14. Lebensjahr vollendet haben. Jugendliche, die das 18. Lebensjahr vollendet, das 21. Lebensjahr aber noch nicht erreicht haben, werden sehr häufig ebenfalls nach dem Jugendstrafrecht verurteilt.
- **Jugendarbeit:** Ab 15 Jahren dürfen Jugendliche nicht mehr als acht Stunden täglich arbeiten und nicht mehr als 40 Stunden wöchentlich beschäftigt werden (§ 8 Abs. 1 JArbSchG).
- **Weitere Fähigkeiten:** Ab dem vollendeten 16. Lebensjahr dürfen Jugendliche ein Testament errichten, sich bis 24 Uhr an öffentlichen Plätzen aufhalten und vor Gericht als Zeuge vereidigt werden. Sie verfügen über ein Minderjährigenwahlrecht bei Kommunalwahlen.

In ihrer Stellung zwischen Kindern und Erwachsenen haben Jugendliche die Aufgabe, sich Fähigkeiten und Fertigkeiten anzueignen, die sie als Erwachsene benötigen. Dies betrifft nicht nur den Umgang mit Rechten und Pflichten, sondern auch eine fundierte Weltsicht, ein klares Urteilsvermögen, die Fähigkeit, Verantwortung zu übernehmen und die Folgen des eigenen Handelns abzuschätzen sowie ein Maß an Selbstständigkeit zu entwickeln. Die Einbindung in die Familie lockert sich, an ihre Stelle tritt der Austausch mit Gleichaltrigen und Gleichgesinnten.

Lebensweltbezug

In dieser Sonderrolle zwischen dem Kind- und dem Erwachsenensein ereignen sich bei Jugendlichen bedeutende sowohl körperliche als auch psychisch-seelische **Umwälzungen.** Gerade in der Pubertät sind diese Veränderungen deutlich erlebbar und gehören notwendigerweise zur Lebenswelt der Jugendlichen (▸ Abb. 4.1). Die damit einhergehende Instabilität sowohl im Bereich des Körpers als auch der Emotionen und auch der Weltsicht ermöglicht eine Neuorientierung und Stabilität, die allerdings nicht von heute auf Morgen eintritt. Daher kann der Umgang mit Jugendlichen in einer solchen Phase erschwert sein. Da sich die Veränderung beim Umbau des Jugendlichen nicht nur

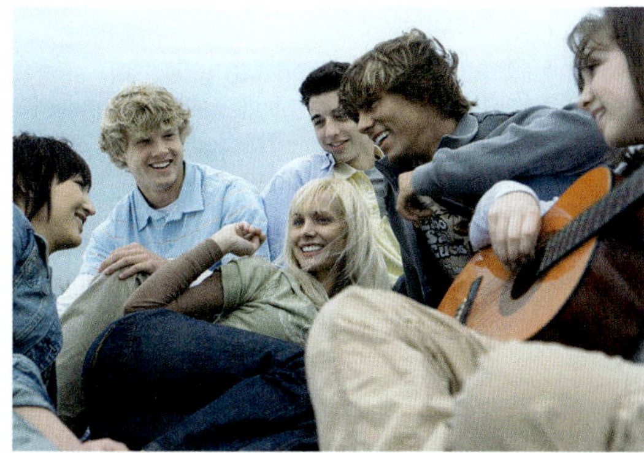

Abb. 4.1 Jugendliche Lebenswelt bedeutet Unsicherheit, Neugier und Ausprobieren, um die eigene Identität zu finden [J787]

in seinem Körper abspielt, sondern auch das Gehirn durch Neubildung und Abbau von neuronalen Zellverbindungen verändert wird, schaden ihm in dieser Phase Alkohol, Nikotin und andere Drogen besonders (Tovar und Aufmkolk 2017). Die zentrale Thematik des Jugendalters ist die Ausbildung der eigenen Identität (▸ Kap. 3.4) im Sinne einer *„einzigartigen Persönlichkeitsstruktur, verbunden mit dem Bild, das andere von dieser Persönlichkeitsstruktur haben" (Oerter und Montada 2008: 346).*

Befinden sich **Jugendliche in Settings der Gesundheitsversorgung,** spielen der Arzt, der Jugendliche selbst und die Eltern eine jeweils entscheidende Rolle bei der Behandlung. Die „Charta für Kinder im Krankenhaus" der European Association for Children in Hospital (AKIK 2016) betont im Artikel fünf, dass Kinder und Eltern das Recht haben, *„in alle Entscheidungen, die ihre gesundheitliche Betreuung betreffen, einbezogen zu werden" (AKIK 2016: 15).* Dieses Recht der Jugendlichen, bei der medizinischen Behandlung mitzuwirken, erfordert vom Pflege- und Gesundheitspersonal

- eine vertrauensvolle Gesprächsgrundlage,
- umfangreiche und orientierende Informationen,
- Respekt gegenüber der Meinung des Jugendlichen,
- die Einsichtsfähigkeit und die jeweils eigene Sicht des Jugendlichen angemessen zu berücksichtigen,
- das Recht des Jugendlichen zu respektieren, dass dieser sich durch die Eltern vertreten lässt und keine eigene Meinung von sich gibt (AKIK 2016: 15 f.).

Merke

Einwilligungsfähigkeit in eine Heilbehandlung

Der Beginn der **Einwilligungsfähigkeit in eine Heilbehandlung** ist an kein Mindestalter gebunden. Allerdings ist nach herrschender Meinung davon auszugehen, dass Jugendliche unter 14 Jahren nur in Ausnahmefällen einwilligungsfähig sind. Die Einwilligung erfolgt durch die Personensorgeberechtigten. Gleichwohl können auch Jugendliche vor allem bei geringfügigen Eingriffen wie z. B. eine Blutentnahme wirksam selbst einwilligen. Im Umkehrschluss kann der Fall eintreten, dass Jugendliche mit entsprechender Reife entgegen der Meinung der Eltern die Einwilligung zu einer Behandlung wirksam verweigern können. Dies ist allerdings vom jeweiligen Einzelfall abhängig und häufig eine schmale Gratwanderung.

4.3 Erwachsene

Definition

Erwachsener

Konstrukt, nach dem ein Erwachsener dem Lebensabschnitt des Kindes und des Jugendlichen entwachsen ist (Arnold, Nolda und Nuissl 2010).

Menschen werden als erwachsen bezeichnet, wenn sie den Abschluss der Adoleszenz (Phase zwischen Kindheit und Erwachsenenalter) erreicht haben. Verschiedene Kennzeichen werden für das Erreichen des Erwachsenenseins herangezogen:

- Im **Rechtsbereich** gilt ein Mensch als erwachsen, der das 18. Lebensjahr vollendet hat (**Volljährigkeit**). Im Strafrecht wird allerdings nicht automatisch ein Mensch, der das 21. Lebensjahr noch nicht vollendet hat, in jedem Fall als Erwachsener behandelt. Hier wird vielmehr geprüft, ob er die Reife eines Erwachsenen besitzt oder in seinem Entwicklungszustand noch einem Jugendlichen gleichzusetzen ist. Im letzten Fall wird das Jugendstrafrecht angewendet. Ein Mensch zwischen 18 und 21 Jahren wird im Strafrecht als „Heranwachsender" bezeichnet.
- Das Erwachsenensein bezieht sich auch auf die **Vollendung der Geschlechtsreife,** allerdings kann diese auch bereits früher erreicht worden sein.
- Das **Konzept der Reife** bezieht sich auch auf die notwendigen Fähigkeiten und Fertigkeiten, die ein erwachsener Mensch erworben haben sollte, um im Leben verantwortlich zurechtzukommen.
- Ein besonderer Mischbegriff findet sich im § 7 Abs. 1 Satz 1 SGB VIII. Hier wird von einem **jungen Volljährigen** gesprochen, wer 18, aber noch nicht 27 Jahre alt ist. Dieser Begriff ist insofern bedeutsam, weil es sich prinzipiell um einen Erwachsenen handelt, der unter bestimmten Voraussetzungen aber Anspruch auf Leistungen aus der Jugendhilfe haben kann.

Erwachsene haben im Vergleich mit Jugendlichen mehr Rechte und mehr Verantwortung. Im entsprechenden Alter wird angenommen, dass sie die erforderliche Reife erworben haben, dass sie selbstverantwortlich ihr Leben gestalten und für sich selbst sorgen können. Daher ist auch mit 18 Jahren die Personensorge durch die Eltern beendet. Einige Beispiel für Rechte und Pflichten:

- **Geschäftsfähigkeit:** Mit Erreichen der Volljährigkeit können Rechtsgeschäfte (z. B. Verträge) vollwirksam abgeschlossen werden.
- **Deliktsfähigkeit:** Erwachsene haften für Schäden, die sie verursacht haben.
- **Schuldfähigkeit:** Erwachsene können – wenn sie die Folgen ihrer Tat einsehen können – für die von ihnen begangenen Straftaten zur Verantwortung gezogen werden.
- **Autofahren:** Erwachsene haben das Recht auf das Autofahren (bei Vorliegen der einschlägigen Voraussetzungen).
- **Wahlrecht:** Erwachsene dürfen bei allen Wahlen ihre politische Mitbestimmung ausüben.
- **Ehemündigkeit:** Die Ehemündigkeit wird in Deutschland erst mit Eintritt der Volljährigkeit erlangt. Erst dann darf eine Ehe eingegangen werden (§ 1303 BGB).

Lebensweltbezug

Erwachsensein zeichnet sich durch ein hohes Maß an Freiheit und Freizügigkeit aus. Die Gestaltungsmöglichkeiten der eigenen Lebenswelt sind vielfältig und unterliegen der eigenen Kontrolle im Rahmen von Umgebungsfaktoren wie beispielsweise finanziellen Voraussetzungen. Gleichzeitig bietet diese Freiheit auch immer die Möglichkeit zu scheitern, indem der eigene Lebensentwurf nicht den gewünschten Erfolg bringt. *Ulrich Beck* hat in diesem Zusammenhang den Begriff **Risikogesellschaft** geprägt (Beck 2003). Erwachsensein beinhaltet allerdings auch eine immense Verantwortung, einerseits für sich selbst, andererseits möglicherweise für Ehepartner, Kinder, Eltern und andere Bezugspersonen. Darüber hinaus wird Verantwortung übernommen im Rahmen der eigenen Ausbildung, des Arbeitsverhältnisses, gegenüber eigenen Träumen und Visionen, gegenüber Potenzialen und Einstellungen wie auch einer globalen Verantwortung angesichts des Umgangs mit Ressourcen und der Verschmutzung der Umwelt. Erwachsenensein zeichnet sich neben der Freiheit und Verantwortung durch die Motive *„Partnerwahl, Partnerschaft und Elternschaft"* (Oerter und Montada 2008: 396) aus, da in dieser Phase die Familiengründung eine wesentliche Rolle spielt.

Eine lebensweltorientierte Pflege orientiert sich an dem Grundgedanken, dass ein Erwachsener voll für sein Leben selbst verantwortlich ist und das Interesse hat, dieses gemäß seinen eigenen Vorstellungen zu gestalten. Für Heilbehandlungen bedeutet dies, dass er selbst **wirksam einwilligen** muss *(„informed consent")*. Dabei müssen folgende Kriterien erfüllt sein:

- Der Patient muss **einwilligungsfähig** sein. Die Einwilligungsfähigkeit liegt vor, wenn der Patient in der Lage ist, die Bedeutung und Tragweite der eigenen Entscheidung zu erkennen, ihre Folgen angemessen zu beurteilen und danach handeln zu können. Dies ist bei geistig gesunden volljährigen Menschen der Fall.
- Die Einwilligung muss **frei** erteilt worden sein, der Patient darf **nicht getäuscht** worden sein (z. B. die Risiken eines Eingriffs werden nicht erwähnt).
- Die Einwilligung muss **für jeden Behandlungsschritt separat** erteilt werden (z. B. für die Anästhesie und separat für den Eingriff selbst).
- Der Patient muss seine Einwilligung grundsätzlich **in zeitlichem Zusammenhang** vor dem Eingriff abgeben. Bei sogenannten antizipierten Einwilligungen kann der Patient im Vorfeld eines möglichen Eingriffs seine Einwilligung erteilen, wenn eine Krankheit möglicherweise die Einwilligungsunfähigkeit des Patienten nach sich zieht.

Merke

Recht auf Unvernunft

Lebensweltorientierung bei Erwachsenen fokussiert den Willen des Gegenübers zur selbstverantwortlichen Gestaltung des eigenen Lebensumfelds. Dabei treten die eigenen Vorstellungen einer fördernden, vernünftigen oder angenehmen Lebenswelt in den Hintergrund. Bereits 2014 wurde im SPIEGEL angesichts der Frage der Helmpflicht bei Radfahrern thematisiert: „Bürgerrecht auf Unvernunft. Unsere Freiheit besteht auch darin, dass der Staat uns nicht vor uns selbst schützt." (Spiegel 2014: 10).

4.4 Ältere und hochaltrige Menschen

Definition

Ältere Menschen

Je nach Kontext unterschiedliche Definition eines Altersabschnitts nach der Erwachsenenphase. Abgrenzungen ergeben sich aus funktionsorientierten, kalendarischen oder sozialrechtlichen Aspekten.

Die Begriffe **Alter, Ältere und hochaltrige Menschen** sind selbst weder einheitlich definiert noch einheitlich verwendet. Der World Population Ageing Bericht (UN 2015) unterscheidet in einer groben Unterteilung zwischen „*older persons*" mit 60 oder mehr Jahren (UN 2015: 1) und „*oldest-old persons*" mit 80 oder mehr Jahren (UN 2015: 2), was im deutschen Sprachgebrauch in etwa dem Dritten bzw. Vierten Alter entspricht (Baltes 2009). Im deutschen Rechtssystem werden durchaus Altersgrenzen definiert, beispielsweise die Regelaltersgrenze im § 35 SGB VI (BMJV 2021). Für den Begriff Alter findet sich allerdings nicht einmal im Artikel 71 des SGB XII über die Altenhilfe (BMJV 2003) eine entsprechende Definition. Und auch der Begriff Hochaltrigkeit wird im Vierten Altenbericht allenfalls pragmatisch gefasst, der Beginn dieses Abschnitts wird zwischen 80 und 85 Jahren definiert (BMFSFJ 2002). Ältere Menschen sind im gesellschaftlichen Verständnis die Bevölkerungsgruppe, die nicht mehr im Erwerbsleben steht.

Eine zentrale Frage für die Lebenswelt älterer Menschen ist die Frage nach dem **erfolgreichen Altern.** Dieses Konzept beinhaltet Annahmen über die Erhaltung der subjektiv empfundenen Zufriedenheit mit dem eigenen Leben in Bezug auf physische, psychische, emotionale und soziale Aspekte der eigenen Lebensrealität. Dabei ist für diesen Lebensabschnitt kennzeichnend, dass es eine Vielzahl von Veränderungen gibt, die der ältere Mensch bewältigen muss. Zu diesen Veränderungen im Alter zählen u. a.

- **der Verlust der körperlichen Leistungsfähigkeit** (z. B. messbar durch die Abnahme der Masse der Skelettmuskulatur; ▸ Abb. 4.2),
- **die Verschlechterung der die Gesundheit stabilisierenden Faktoren** (z. B. Abnahme der Leistungsfähigkeit des Immunsystems),
- **Verschlechterung der Fähigkeiten der Sinnesorgane** (z. B. Altersweitsichtigkeit),
- **der Verlust der Berufstätigkeit** mit dem Übergang in die Nacherwerbsphase und
- **die Beschäftigung mit der eigenen Endlichkeit** (aufgrund der Aussicht auf eine kürzere Lebenszeit als in der Jugend).

Für die Annahmen, wann Altern erfolgreich ist, haben sich unterschiedliche Theorien herausgebildet. Im Folgenden werden einige Theorien exemplarisch dargestellt.

4.4.1 Disengagementtheorie

Die **Disengagementtheorie** wurde 1961 von *Elaine Cumming* und *Warren E. Henry* beschrieben (Cumming und Henry 1961). Ihre Annahme ist

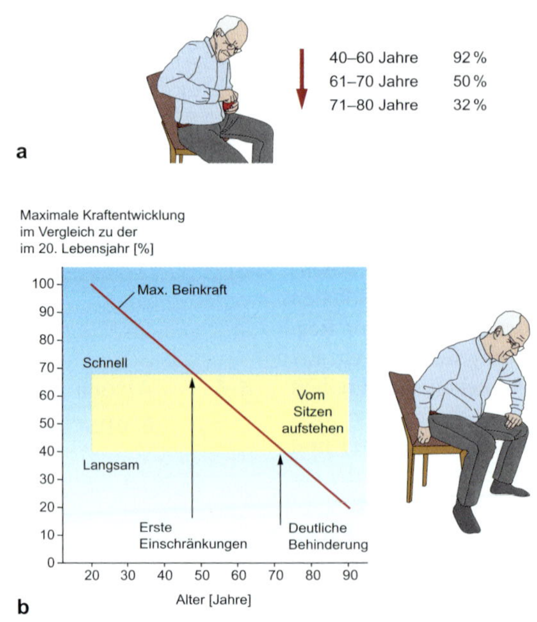

Abb. 4.2 Einschränkungen der Kraft und Muskelleistung im fortschreitenden Alter [L157/G1050]

eine im Alter natürliche und notwendige Dynamik des Rückzugs aus den bisher gewohnten Rollen und Funktionen. Sie begründen diese Annahme mit der im Alter charakteristischen Beschäftigung mit der Begrenztheit der Möglichkeiten und der Endlichkeit angesichts des eigenen nahen Todes. Die Aufgabe bisher bestehender Rollen- und Funktionsverpflichtungen setzt neue Kräfte frei, diese Beschäftigung zu bewältigen und somit Lebenszufriedenheit zu erreichen. Die Beschäftigung mit Themen wie Lebensbilanz und -rückschau, Beschäftigung mit dem körperlichen Verfall und dem nahen Tod sind Garanten erfolgreichen Alterns. Diese Auffassung korreliert stark mit *Erik Eriksons* Entwicklungsstufe für das höhere Erwachsenenalter (Erikson 1966), für das er den Konflikt Ich-Integrität gegenüber Verzweiflung als Aufgabe für eine integre Persönlichkeit setzt.

Die Disengagementtheorie gilt in der gerontologischen Forschung auf der individuellen Ebene zwar als widerlegt (Kolland 1996), dennoch bedeutet dies nicht, dass sie bei den Menschen keine Wirkung mehr hat. Sie beeinflusst auf einer eher unbewussten Ebene die Bilder, die Menschen sich vom Alter und vom Altern machen. Interessanterweise hat gerade die Diskussion über Ruhestand und Regelaltersgrenze *„wesentlich zum Entstehen eines ‚funktionslosen Alters' beigetragen" (BMFSFJ 2010: 373)*. Mischt sich die Vorstellung vom Disengagement mit defizitorientierten Altersstereotypen, verstärkt sich die Tendenz, alte Menschen inaktiv und uninteressiert zu sehen. Dies entspricht einer Negativetikettierung und konstruiert ein im höchsten Maß schädliches Altersbild.

Lebensweltbezug

Für die Lebenswelt eines alten Menschen ist dieser theoretische Ansatz dennoch bedeutend, denn er weist darauf hin, dass es tatsächlich **Rückzugsstrategien** alter Menschen im Sinne einer Form von Coping (▸ Kap. 16.2.3) geben kann.

4.4.2 Aktivitätstheorie

Die **Aktivitätstheorie** beschreibt eine Verbindung zwischen dem Gefühl des Gebraucht-werdens aufgrund des aktuellen Aktivitätsniveaus und der Zufriedenheit (▸ Abb. 4.3) mit dem eigenen Leben im Alter (Tartler 1961). Verluste von bisher gewohnten Rollen und Funktionen beeinträchtigen diese Lebenszufriedenheit und damit das erfolgreiche Altern. Dieser Ansatz wurde später auf ein Aktivitätsniveau innerhalb der sozialen Beziehungen ausgeweitet (Longino und Karl 1982). Diese Theorie ist also diametral entgegengesetzt zur Disengagementtheorie. Die Aufrechterhaltung des Aktivitätsniveaus stößt in der Gesellschaft allerdings an ihre Grenzen, wenn es keine adäquaten Rollen und Aufgaben gibt, die von den Älteren selbst als wert- und sinnvoll empfunden werden und die die Gesellschaft als bereichernd empfindet. Der sechste Altenbericht weist darüber hinaus darauf hin, dass *„die neu konzipierten, an Aktivität und Produktivität orientierten Altersbilder […] das Alter und die Vulnerabilität des Alters nicht abschaffen [können]. Wir müssen davon ausgehen, dass aktivitätsorientierte Altersbilder nicht vollständig auf ältere Menschen passen, weil ihre leistungsorientierten Kriterien nicht auf die Hochaltrigkeit übertragen werden können." (BMFSFJ 2010: 124 f.;* Ergänzung des Autors).

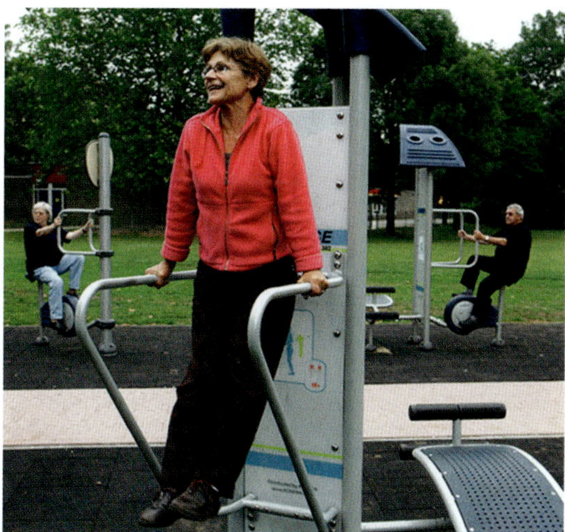

Abb. 4.3 Aktivitäten und körperliches Training erhalten Wohlbefinden und fördern die Gesundheit, besonders wenn sie dem früheren Lebensstil entsprechen [J787]

Was allerdings aktives Altern bedeutet, ist noch längst nicht geklärt. *Thomas Klie* und *Christoph Student* schlagen als eine Form der Aktivität vor, sich in *„sehr eigenständiger Weise mit dem eigenen Sterben und dem Tod auseinanderzusetzen und sich als selbstbestimmter und autonomer Mensch bis zum Ende des Lebens zu bewähren" (Klie und Student 2007: 20 f.)*. Diese Auffassung erweitern *Franz Kolland, Vera Gallistl* und *Anna Wanka: „Es geht nicht* *um eine Fortschreibung der Lebensverhältnisse der mittleren Generation bzw. des mittleren Lebensalters, sondern um reflexive Veränderung." (Kolland, Gallistl und Wanka 2018: 20 f.).* Diese Neubestimmung ist allerdings Gegenstand eines breiten Diskurses. Die World Health Organization hat in einer umfangreichen Schrift ihr Konzept vom aktiven Altern beschrieben: *„Unter aktiv Altern versteht man den Prozess der Optimierung der Möglichkeiten von Menschen, im zunehmenden Alter ihre Gesundheit zu wahren, am Leben ihrer sozialen Umgebung teilzunehmen und ihre persönliche Sicherheit zu gewährleisten, und derart ihre Lebensqualität zu verbessern." (WHO 2002: 12).*

Lebensweltbezug

Die Definition der WHO zeigt Grundlinien für mögliche Aktivitäten von älteren Menschen auf, die in jeweilige **lebensweltbezogene Angebote** umgesetzt werden müssen. Dabei ist zu berücksichtigen, dass nicht jede Lebenswelt eines alten Menschen mit einer einseitigen Aktivitätsorientierung zusammenpasst. Hier ist eine individuelle Differenzierung gefragt.

4.4.3 Kontinuitätstheorie

Ein Mittelding zwischen Disengagement- und Aktivitätstheorie stellt die **Kontinuitätstheorie** (Atchley 1989) dar. Die Anpassung an die Lebenssituation des Alters geschieht durch den Erhalt des bisher mehr oder weniger ausgeprägten Aktivitätsniveaus sowie der kontinuierlichen Anwendung lebenslang eingeübter Bewältigungsstrategien. Im Vordergrund steht also die Fortführung der Grundzüge der bisherigen Lebensweise, beispielsweise das Maß bisheriger Betätigung, die Möglichkeit weiterhin am gesellschaftlichen Leben teilzuhaben oder auch weiterhin offen für Neues zu sein. *Margaret Hellie Huyck* drückt die Bedeutung der Kontinuität für gelingendes Altern drastisch aus: *„Give me continuity or give me death" (Hellie Huyck 1989: 148).*

Lebensweltbezug

Im Zusammenhang mit erfolgreichem Altern erscheint die Kontinuitätstheorie überaus bedeutsam. Ein Mensch hat im Lauf seines Lebens **unterschiedlich und hochindividuelle Strategien** entwickelt, um Belastungen zu bewältigen und Leben zu gestalten. Dieser Ausdruck seiner Lebenswelt ist Teil seiner Identität (► Kap. 3.4), die im Alter gewürdigt werden muss. Aus dieser Identität heraus ist ein selbstbestimmtes und würdevolles Leben in dem Maß möglich, wie diese Lebensstrategien eingesetzt werden können. Stößt ein alter Mensch an Grenzen, werden spezifische Hilfeleistungen unabdingbar.

4.4.4 Erfolgreiches Altern

Carol Ryff hat unter Einbezug verschiedener Entwicklungstheorien ein Konzept von **Wohlbefinden** (*Well-being*) entwickelt, das subjektive, soziale und psychologische Dimensionen mit gesundheitsbezogenen Verhaltensweisen kombiniert. Dieses Konzept lässt sich auch auf die Vorstellung vom **erfolgreichen Altern** übertragen.
Wohlbefinden und erfolgreiches Altern werden durch **sechs Dimensionen** erfasst (Ryff 1989) und mit folgenden Begriffen charakterisiert:

- **Autonomie** („*autonomy*"): *Ausgeprägte Autonomie zeigt sich durch Selbstständigkeit und die Ausprägung eigener innerer Werte, die gegenüber sozialem Druck und Konventionen aufrechterhalten werden. Merksatz: Ich vertraue auf meine eigenen Überzeugungen, auch wenn sie im Gegensatz zur allgemeinen Meinung stehen* (Seifert 2005: 2; Übersetzung des Autors).
- **Umweltkontrolle** („*environmental mastery*"): *Die individuelle Umgebung wird gestaltet, Ziele verfolgt und umgesetzt. Es stellt sich ein Gefühl der Könnerschaft im Umgang mit Umweltfaktoren und -aktivitäten ein. Dabei werden alltägliche Angelegenheiten bewältigt und Situationen kreiert, die den persönlichen Bedürfnissen zugutekommen. Merksatz: Generell fühle ich mich verantwortlich für die Situation, in der ich lebe.* (Seifert 2005: 2; Übersetzung des Autors).
- **Persönliches Wachstum** („*personal growth*"): *Der Lauf der Zeit bringt Weiterentwicklung, man freut sich über neue Erfahrungen und erkennt mehr und mehr eine Verbesserung des Verhaltens und des Selbst. Merksatz: Ich denke, es ist wichtig neue Erfahrungen zu machen, die herausfordern, wie man über sich selbst und die Welt denkt* (Seifert 2005: 2; Übersetzung des Autors).
- **Positive Beziehungen zu anderen** („*positive relations with others*"): *Es wird in sinnvolle Be-*

ziehungen zu anderen investiert, die gegenseitige Empathie, Intimität und Zuneigung beinhalten. Merksatz: Menschen würden mich als eine freigiebige Person beschreiben, die bereit ist, die eigene Zeit mit anderen zu teilen (Seifert 2005: 2; Übersetzung des Autors).

- **Lebenssinn** („*purpose in life*"): *Ausgeprägte Orientierung auf Ziele und auf die Überzeugung, dass das Leben einen Sinn hat. Merksatz: Manche Menschen irren ziellos durchs Leben, aber ich gehöre nicht dazu* (Seifert 2005: 2; Übersetzung des Autors).
- **Selbstakzeptanz** („*self-acceptance*"): *die generell positive Einstellung zu sich selbst und zu seiner Vergangenheit, die Überzeugung vom eigenen Wert und die emotionale Stabilität. Merksatz: Ich mag die meisten Aspekte meiner Persönlichkeit* (Seifert 2005: 2; Übersetzung des Autors).

Ryff hat mittels Fragebögen die Ausprägung der beschriebenen Dimensionen im mittleren und höheren Erwachsenenalter untersucht (Ryff und Keyes 1995) und somit Einflussfaktoren auf das erfolgreiche Altern herausgearbeitet. Dabei zeigte sich, dass Lebenssinn und persönliches Wachstum im mittleren Erwachsenenalter deutlich höher ausgeprägt waren als im Alter, während Umweltkontrolle und positive Beziehungen im Alter deutlicher ausgeprägt waren. Bei der Autonomie und der Selbstakzeptanz gab es keine wesentlichen Unterschiede zwischen dem mittleren und höheren Erwachsenenalter.

Lebensweltbezug

Die Dimensionen erfolgreichen Alterns nach *Ryff* zeigen die Facetten auf, die in der Lebenswelt älterer Menschen eine Rolle spielen, damit Altern gelingt und positiv erlebt wird. Dabei betont die Autorin, dass generell Wachstum und positive Entwicklung im Alter förderliche Faktoren darstellen. Allerdings wird nicht präzise dargestellt, welche Dimensionen in welchem Ausmaß die Lebensqualität unterstützen. Die Umweltkontrolle, die *Ryff* als unter Älteren verbreitete Dimension herausgearbeitet hat, kann als Bestreben verstanden werden, die eigene Lebenswelt gestalten und kontrollieren zu können, während die Dimension der positiven Beziehungen auf das Interesse älterer Menschen verweist, positiven emotionalen Gewinn aus der Investition in Beziehungen zu ziehen (▸ Kap. 11).

Merke

Nutzen von Theorien über erfolgreiches Altern

Alle Theorien über erfolgreiches Altern sind wissenschaftliche Versuche, eine Erklärung für Lebenszufriedenheit im Altere zu finden. Dabei sind Lebensverläufe und -erfahrungen immer individuell, was theoretische Erkenntnisse limitiert. Dennoch können solche Theorien als Instrumente zur Reflexion nicht nur der Lebenssituation alter Menschen genutzt werden, sondern auch der Überprüfung der eigenen Haltung gegenüber alten Menschen dienen.

Für die Lebenswelt von älteren Menschen ergeben sich folgende **Eckpunkte:**

- Die **Alltagskompetenz** mit den Kompetenzen, Fähigkeiten und Fertigkeiten für eine erfolgreiche Selbstversorgung und Lebensbewältigung ist teilweise beeinträchtigt und wird unterschiedlich kompensiert.
- Die **Überzeugung das eigene Leben noch selbst kontrollieren** zu können, sind vorteilhaft für das subjektive Wohlbefinden und die Förderung der Gesundheit, da sich die Menschen um sich selbst kümmern und Verantwortung für sich behalten.
- Die **Lebenszufriedenheit** nimmt nicht ab, sondern bleibt relativ konstant. Die Anpassung an veränderte, eigentlich beeinträchtigende Lebensumstände führt zu einem **Zufriedenheitsparadoxon:** Die älteren Menschen zeigen sich zufriedener als ihre äußere Lebenssituation es vermuten ließe, da sie sich aktiv dem Positiven zuwenden.
- Das **Selbstkonzept** (Selbstbild, kognitive Vorstellung, in der ein Mensch eigene Fähigkeiten, Schwächen und Bewertungen von sich vereint) bietet einen kritisch-realistischen Blick und schützt damit vor riskanten Entscheidungen und Handlungen.
- Die **Erwartung der eigenen Selbstwirksamkeit** führt zu einem höheren Aktivitätsniveau und einer positiven Grundeinstellung.
- Erfahrungswissen und Weisheit erwachsen aus der **Reife des Alters** und helfen bei der Bewältigung kritischer Lebensereignisse (▸ Kap. 5.3).
- **Persönlichkeitsmerkmale** wie Offenheit, Neugier oder Extraversion führen zu einem Gefühl des Wohlbefindens, während eine depressive Auslenkung zu einem Gefühl der Verletzlichkeit (Vulnerabilität) führen kann.

- Einen entscheidenden Faktor für die Lebenswelt älterer Menschen bildet das **psychosoziale Umfeld.** Dieses kann sich förderlich auf die psychische Gesundheit auswirken, während negative Einflüsse psychosoziale Stressoren wie Deprivation oder Isolation bewirken können.

Erläuterungen zum Fallbeispiel

„Wird ein Kind gleich gepflegt wie ein Erwachsener?"

Susanne und Karla haben ein Thema angeschnitten, das im Vorfeld der Einführung der generalistischen Pflegeausbildung heftig diskutiert wurde. Tatsächlich gibt es etliche Vertreter aus der Altenpflege und der Gesundheits- und Kinderkrankenpflege, die den generalistischen Anspruch der Pflege bezweifelt und auf den originären Beitrag ihres Berufszweigs hingewiesen haben. Werden unterschiedliche Aspekte von Pflege betrachtet (z. B. die technische Seite der Pflege versus die psychosoziale Dimension), zeigt sich, dass der technische Aspekt tatsächlich in weiten Teilen für jedes Lebensalter identisch ist. Für den psychosozialen Aspekt muss dafür umso mehr auf die Differenz im Erleben und damit auf die Lebenswelt hingewiesen werden.

Reflexion

- Gibt es bei allen Verschiedenheiten auch Gemeinsamkeiten aller Lebensalter, besonders für den Bereich der Pflege?
- Wenn Sie Ihre Kindheit reflektieren, finden Sie sich in der oben geschilderten Charakterisierung wieder?
- Wie haben Sie Ihre Jugend erlebt? War sie durch Phasen bedeutender Instabilität gekennzeichnet? Wurde sie durch externe Faktoren stabilisiert? Welche Faktoren finden Sie?
- Welche Vorstellungen von erfolgreichem Alter haben Sie? Kennen Sie Menschen, bei denen Sie von gelingendem Alter sprechen würden? Welche Faktoren haben zum Gelingen im Alter beigetragen?

Wiederholungsaufgaben

- Welche Arten von Rechten werden den Kindern in der UN-Kinderrechtskonvention zugesprochen?
- Was bedeutet im Kindesalter der Begriff Moratorium?
- Welches ist die „Grundstimmung" bei Jugendlichen in der Pubertät?
- Was bedeutet der Begriff „junger Volljähriger"?
- Welche Kriterien müssen für eine wirksame Einwilligung erfüllt sein?
- Welches sind die Unterschiede zwischen der Disengagement-, der Aktivitäts- und der Kontinuitätstheorie? Welches Thema steckt hinter allen diesen Theorien?
- Beschreiben Sie, was *Ryff* mit den Begriffen Umweltkontrolle und Lebenssinn meint.

LITERATUR

AKIK Aktionskomitee Kind im Krankenhaus (AKIK). DIE EACH CHARTA mit Erläuterungen. Frankfurt: AKIK; 2016.

Arnold R, Nolda S, Nuissl E. Wörterbuch Erwachsenenbildung. 2.A. Bad Heilbrunn: Klinkhardt; 2010.

Atchley R. A continuity theory of normal aging. Gerontologist. 1989; 29(2): 183–190. DOI: https://doi.org/10.1093/geront/29.2.183.

Baltes P. Das hohe Alter – mehr Bürde oder Würde. In: Kochsiek K. (Hrsg.). Altern in Deutschland. Bd. 7. Stuttgart: Wissenschaftliche Buchgesellschaft. 2009. S. 241–246.

Beck U. Risikogesellschaft. Frankfurt: Suhrkamp. 2003.

BMFSFJ Bundesministerium für Familie, Senioren, Frauen und Jugend (BMFSFJ). Vierter Bericht zur Lage der älteren Generation in der Bundesrepublik Deutschland. Risiken, Lebensqualität und Versorgung Hochaltriger – unter besonderer Berücksichtigung demenzieller Erkrankungen. 2002. Aus: https://tinyurl.com/333wdfah (letzter Zugriff: 31.03.2022)

BMFSFJ Bundesministerium für Familie, Senioren, Frauen und Jugend (BMFSFJ). Sechster Bericht zur Lage der älteren Generation in der Bundesrepublik Deutschland. Altersbilder in der Gesellschaft. 2010. Aus: https://tinyurl.com/46t7zra9 (letzter Zugriff: 31.03.2022)

BMJV Bundesamt der Justiz und für Verbraucherschutz (BeMJV). Das Zwölfte Buch Sozialgesetzbuch – Sozialhilfe – (Artikel 1 des Gesetzes vom 27. Dezember 2003, BGBl. I S. 3022, 3023), das zuletzt durch Artikel 47 des Gesetzes vom 20. August 2021 (BGBl. I S. 3932) geändert worden ist. 2003. Aus: https://www.gesetze-im-internet.de/sgb_12/SGB_12.pdf (letzter Zugriff: 31.03.2022)

BMJV Bundesamt der Justiz und für Verbraucherschutz (BMJV). Das Sechste Buch Sozialgesetzbuch – Gesetzliche Rentenversicherung – in der Fassung der Bekanntmachung vom 19. Februar 2002 (BGBl. I S. 754, 1404, 3384), das zuletzt durch Artikel 40 des Gesetzes vom 20. August 2021 (BGBl. I S. 3932) geändert worden ist. Aus: https://www.gesetze-im-internet.de/sgb_6/SGB_6.pdf (letzter Zugriff: 31.03.2022)

Cumming E, Henry W. Growing old. The process of disengagement. New York: Basic Books; 1961.

Erikson E. Identität und Lebenszyklus. Frankfurt am Main: Suhrkamp, 1966.

Hellie Huyck M. Give me continuity or give me death. Gerontologist. 1989; 29(2): 148–149. DOI: https://doi.org/10.1093/geront/29.2.148.

Klie T, Student C. Sterben in Würde: Auswege aus dem Dilemma Sterbehilfe. Freiburg: Herder; 2007.

Kolland F. Kulturstile älterer Menschen. Jenseits von Pflicht und Alltag. Wien: Böhlau; 1996.

Kolland F, Gallistl V, Wanka A. Bildungsberatung für Menschen im Alter. Grundlagen, Zielgruppen, Konzepte. Stuttgart: Kohlhammer; 2018.

Longino C, Karl C. Explicating activity theory: a formal replication. J Gerontol. 1982; 37(4): 713–722.

Moser M, Führmann B. Kommunikation in altersgemischten Teams. Forschungsstand und -perspektiven. Wiesbaden: Springer Gabler; 2019.

Oerter R, Montada L. (Hrsg.) Entwicklungspsychologie. 6.A. Weinheim: Beltz; 2008.

Ryff CD. "Happiness is everything, or is it? Explorations on the meaning of psychological well-being". J Personal Soc Psychol. 1989; 57(6): 1069–1081. DOI:https://doi.org/10.1037/0022-3514.57.6.1069.

Ryff CD, Keyes CLM. The structure of psychological well-being revisited. J Personal Soc Psychol. 1995; 69(4): 719–727. DOI:https://doi.org/10.1037/0022-3514.69.4.719.

Schelling H. Der Alltag alter Menschen. In: Boothe B, Ugolini B. (Hrsg.). Lebenshorizont Alter. Zürich: vdf Hochschulverlag; 2005. S. 47–67.

Seifert T. The Ryff scales of psychological well-being. 2005. Aus: https://cpb-us-e1.wpmucdn.com/blog.uta.edu/dist/1/4994/files/2021/07/The-Ryff-Scales-of-Psychological-Well-Being-Seifert.pdf (letzter Zugriff: 31.03.2022)

Spiegel. Bürgerrecht auf Unvernunft, Unsere Freiheit besteht auch darin, dass der Staat uns nicht vor uns selbst schützt. Leitartikel. Der Spiegel. 2014; 26: 5.

Tartler R. Das Alter in der modernen Gesellschaft. Stuttgart: Enke; 1961.

Tovar C, Aufmkolk T. Pubertät. 2017. Aus: https://www.planet-wissen.de/gesellschaft/psychologie/pubertaet_das_leben_ist_eine_baustelle/index.html (letzter Zugriff: 31.03.2022)

UN United Nations, Department of Economic and Social Affairs, Population Division (UN). World Population Ageing 2015 (ST/ESA/SER.A/390). New York: UN.

WHO World Health Organization (WHO). Aktiv Altern. Rahmenbedingungen und Vorschläge für politisches Handeln. Deutschsprachige Fassung herausgegeben vom Bundesministerium für soziale Sicherheit, Generationen und Konsumentenschutz, Kompetenzzentrum für Senioren- und Bevölkerungspolitik Wien. Genf: WHO; 2002.

5 Entwicklung

Überblick

In diesem Kapitel werden die für Pflegeausbildung und -studium relevanten Begriffe und Konzepte im Zusammenhang mit **Entwicklung** dargestellt. Ausgehend von Grundsätzen der menschlichen Entwicklung auf dem Hintergrund der Annahme der lebenslangen Entwicklung werden exemplarisch die Theorie der Stufenentwicklung kognitiver Entwicklung von *Jean Piaget* und die Stufen moralischer Entwicklung von *Lawrence Kohlberg* beschrieben (▶ Kap. 5). Danach wird die Biografie (▶ Kap. 5.1) als Ausdruck der menschlichen Lebenslinie mit dem Teilthema Biografisches Arbeiten (▶ Kap. 5.1.2) entfaltet und die Lebens- und Entwicklungsphasen (▶ Kap. 5.2) anhand zweier prominenter Beispiele erläutert: den Phasen psychosozialer Entwicklung nach *Erik Erikson* (▶ Kap. 5.2.1) und das Konzept der Entwicklungsaufgaben von *Robert Havighurst* (▶ Kap. 5.2.2). Die Betrachtung des Konzepts der Kritischen Lebensereignisse (▶ Kap. 5.4) von *Sigrun-Heide Filipp* betont in der Folge die Auswirkungen von Stressoren im Lebenslauf und die Aufgabe, die Person-Umwelt-Passung wiederherzustellen.

Definition

Entwicklung

Gleichförmig verlaufende Zeitspanne, die Phasen beobachtbarer Veränderungen aufweist.

Hans Thomae definiert **Entwicklung** als *„Reihe von miteinander zusammenhängenden Veränderungen, die bestimmten Orten des zeitlichen Kontinuums eines individuellen Lebenslaufs zuzuordnen sind“* (Thomae 1959: 10). Thomae verzichtet also auf die Nennung von Einflussfaktoren und beschreibt lediglich die Natur von Entwicklung. Die Vorstellung einer lebenslangen Entwicklung fußt auf den Grundannahmen der Psychologie der Lebensspanne *(„life span development“;* Baltes 1987). Diese Entwicklung verläuft kontinuierlich, multidirektional, in verschiedenen Dimensionen und Kontexten des Lebens, ist durch Gewinne und Verluste gekennzeichnet (▶ Abb. 5.1) und immer auch in einen historisch-gesellschaftlichen Zusammenhang eingebettet.

Ein sich entwickelnder Mensch verändert sich also im Lauf seines Lebens ständig und bleibt dennoch immer derselbe Mensch.

Entwicklung kann durch folgende **Eigenschaften** beschrieben werden (Rothgang und Bach 2020):

- **Universalität:** Menschen entwickeln sich im Groben gesehen ziemlich ähnlich. Unterschiede ergeben sich durch individuelle Ausprägungen und die Geschwindigkeit, wie schnell sich Entwicklungsschritte vollziehen.
- **Sequenzialität:** Diese Eigenschaft beschreibt die Beobachtung, dass sich innerhalb einer Entwicklungslinie Abschnitte, Phasen oder Stufen darstellen lassen.
- **Unidirektionalität:** Entwicklungsvorgänge gehen in eine Richtung und zielen auf einen neuartigen Zustand ab, der sich vom Ausgangszustand unterscheidet.
- **Irreversibilität:** Veränderungen im Entwicklungsprozess sind primär erst einmal nicht umkehrbar, können allerdings durch neue Entwicklungen modifiziert werden.

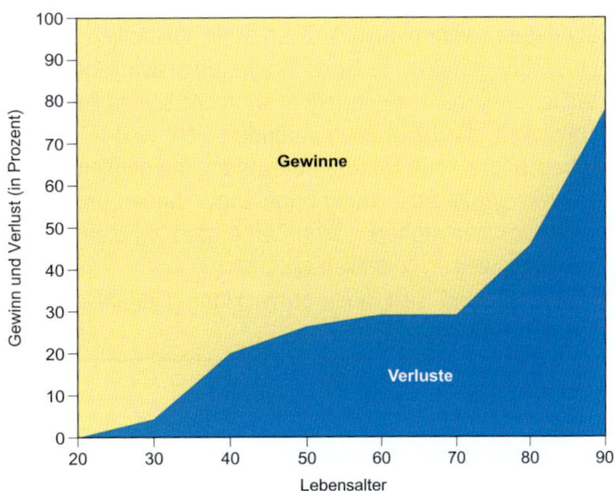

Abb. 5.1 Gewinn- und Verlusterfahrungen im Lauf des Lebens. (Mod. nach Baltes und Baltes) [G1180/P644]

- **Veränderungen in Qualität und Struktur:** Die Veränderungen betreffen nicht nur quantitativ beobachtbare Aspekte, sondern wirken sich strukturell und qualitativ aus. Damit sind sie wesentlich für den aktuellen Zustand von Individuen.

Die Lebensspanne ist durch verschiedene Phasen und Ereignisse gekennzeichnet, die je nach Autor unterschiedlich beschrieben sind, beispielsweise durch das Konzept der Entwicklungsaufgaben (Havighurst 1953) oder das Stufenmodell der psychosozialen Entwicklung (Erikson 1966). Dabei gibt es die übereinstimmende Vorstellung, dass Entwicklungsphasen beschrieben werden können, allerdings sind die Faktoren, die Entwicklung beeinflussen, Gegenstand einer breiten Diskussion. Bei diesen Einflüssen werden grob folgende Faktoren unterschieden:

- **Anlage** (z. B. Eigenschaften wie genetisch festgelegte körperliche Merkmale) und
- **Umwelt** (z. B. Einflüsse wie die Familie, die Bedingungen, unter denen das Individuum aufwächst, oder Wohn- und Lebensbedingungen).

Für die körperliche Entwicklung, z. B. die Bewegungsentwicklung von Säuglingen oder die Sprachentwicklung gibt es Normallinien, die allerdings lediglich Mittelwerte abbilden und einen Vergleich der individuellen Entwicklungsstufe mit allgemeinen Entwicklungslinien erlauben.

Fallbeispiel

„Jeder entwickelt sich doch ..."

Die Auszubildenden Susanne Fischer und Karla Stein überlegen, warum man sich so viele Gedanken über Entwicklung macht. Es ist doch eine offensichtliche Tatsache, dass man sich in jedem Moment seines Lebens entwickelt, das heißt, man verändert sich, weil in jeder Lebensphase neue Faktoren einwirken. Sie denken daran, wie sie die Ausbildung angefangen haben und wo sie inzwischen stehen. „Schon eine ganz schöner Entwicklungsweg ...", denken sie.

Macht es Sinn sich über Entwicklung Gedanken zu machen? Was denken Sie?

Eine besonders prominente Entwicklungstheorie hat *Jean Piaget* für die **Entwicklung des Denkens** erarbeitet. Er geht davon aus, dass sich die Denkstrukturen der Kinder von denen der Erwachsenen grundlegend unterscheiden. Er beschreibt, wie ein Kind durch die aktive Auseinandersetzung mit seiner Umwelt und die Verarbeitung von Reizen zu immer neuen Denkstrukturen kommt, indem diese Denkstrukturen der jeweiligen Weltsicht dynamisch angepasst werden. Somit ergibt sich eine Art **Stufenentwicklung kognitiver Entwicklung.**

Bei der kognitiven Entwicklung unterscheidet *Piaget* folgende vier Stadien (Piaget 2016):

1. **Stadium der sensomotorischen Intelligenz** (ca. 0–2 Jahre). Hier stehen die Verbindungen zwischen Wahrnehmungsaktivitäten und motorischen Aktivitäten im Vordergrund, z. B. wenn ein Kind etwa ergreift und in den Mund nimmt. In diesem Stadium wird auch die Fähigkeit erworben, dass erkannt wird, dass ein Objekt weiterhin vorhanden ist, auch wenn es sich nicht mehr im Wahrnehmungsfeld befindet (Objektpermanenz) (▸ Abb. 5.2).
2. **Stadium des voroperationalen Denkens** (ca. 2–7 Jahre). Die Wahrnehmungswelt des Kindes ist für das Kind selbst unmittelbar und ohne Zweifel richtig. Dabei können sich Denkfehler einstellen wie beim Umschüttversuch (gleiche Flüssigkeitshöhen in Gefäßen werden immer als gleich viel angesehen, egal wie weit das Gefäß selbst ist, auch wenn die Flüssigkeitsmenge direkt umgefüllt wird).
3. **Stadium der konkreten Operationen** (ca. 7–11 Jahre). Denkvorgänge werden beweglicher, der

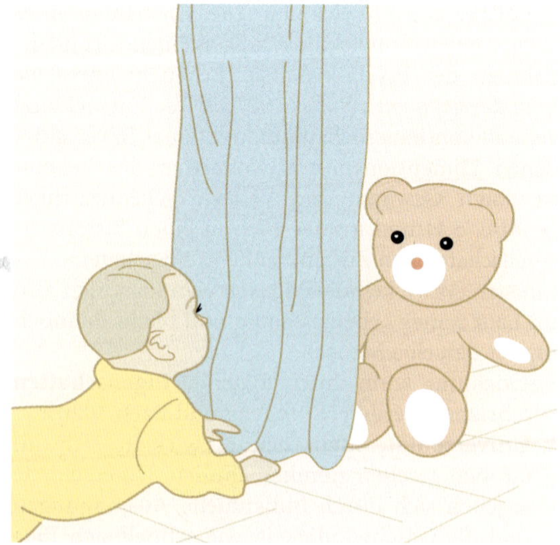

Abb. 5.2 Kognitive Entwicklungsphasen nach Piaget: Objektpermanenz [L231]

Umschüttversuch wird korrekt erkannt. Auch können vorangegangene Operationen im Nachhinein erinnert und auf den aktuellen Zustand bezogen werden.

4. **Stadium der formalen Operationen** (ab ca. 11 Jahren). Das Denken der Jugendlichen löst sich von den Wahrnehmungen und erstreckt sich nun auf mögliche Zustände, beispielsweise das, was eben nicht ist oder sein könnte. Logisches Denken wird möglich, damit können Schlüsse gezogen werden, die rein durch das Denken bestätigt werden.

Für die **moralische Entwicklung** hat *Lawrence Kohlberg* ein prägnantes Stufenmodell erarbeitet (Kohlberg 2020), das eine Vorstellung zeigen soll, wie sich in Kindern die Überzeugung vom richtigen und falschen Handeln bildet:

Vormoralische Stufe: Das Kind tut das, was es will, was für es angenehm und gewünscht ist und wo es Unangenehmes vermeidet. Regeln werden noch nicht verstanden, eine Unterscheidung zwischen Gut und Böse existiert noch nicht.

Präkonventionelle Phase: Kinder bis etwa zum 9. Lebensjahr

1. *Orientierung an Strafe und Gehorsam* (Befolgung von Regeln durch externe Autoritäten).
2. *Instrumentell-relativistische Orientierung*: Orientierung an dem, was einem selbst und vielleicht auch anderen nützt.

Konventionelle Phase: Jugendliche und Erwachsene

3. *Orientierung an personengebundener Zustimmung:* Orientierung an dem, was Andere gut finden.
4. *Orientierung an Recht und Ordnung:* Erkenntnis, dass Regeln für das Zusammenleben von allen gut sind.

Postkonventionelle Phase: Erreichen nicht für alle Menschen selbstverständlich

5. *Legalistische Orientierung am Sozialvertrag:* Moralische Normen werden mit dem eigenen Gewissen hinterfragt im Sinne eines Gesellschaftsvertrags.
6. *Orientierung an allgemeingültigen ethischen Prinzipien:* Moral entspringt nicht mehr konkreten Regeln, sondern abstrakten Prinzipien wie der allgemeinen Menschlichkeit.

Obwohl das Modell teilweise kritisch betrachtet wird, veranschaulicht es den Fortgang zu immer universelleren ethischen Positionen oder das Verbleiben bei eher egoistischen Positionen.

Lebensweltbezug

Die Einsicht in diese kognitive Entwicklung ermöglicht ein tieferes Verständnis der Kinder und auch ihrer Lebenswelt. Wenn ein Kind die Realität beispielsweise magisch-symbolhaft erlebt, bedeutet dies, dass in der kindlichen Vorstellung tatsächlich alles möglich ist und direkte Beziehungen zwischen Gedanken und der Realität bestehen. So kann ein Kind die Vorstellung bilden, die Mutter sei krank, weil das Kind nicht brav war oder das Kuscheltier tatsächlich sprechen kann. Dies ist für das Kind lebensweltliche Realität, weit entfernt von der Annahme, das Kind würde lügen oder sich die Wirklichkeit zurechtinterpretieren. Pflegefachpersonen berücksichtigen das Wissen um diese Entwicklungsphasen bei der Gestaltung lebensweltlich orientierter Angebote im Sinne einer förderlichen Haltung.

Auch der Einblick in die Entwicklung einer moralischen Haltung, kann von Pflegefachpersonen als Hilfe genutzt werden, damit insbesondere Entscheidungen für sich oder andere auf einer fundierten Basis getroffen werden. Dies trifft besonders bei moralischen Dilemmata zu, wo es keine eindeutige gute Lösung gibt.

Vorsicht

Pflegende nutzen Entwicklungsmodelle und Vergleichslinien um einen Hinweis darauf zu bekommen, inwieweit eine individuelle Situation einer erwartbaren Normalität entspricht. Dabei respektieren sie, dass das Spannungsfeld zwischen Individualität und Normalität die Einzigartigkeit der Entwicklung eines Menschen ausmacht.

Erläuterungen zum Fallbeispiel

„Jeder entwickelt sich doch …"

Selbstverständlich haben Susanne und Karla recht: Entwicklung findet in jedem Moment des Lebens statt, insbesondere weil in jedem Moment Lernvorgänge stattfinden (► Kap. 9). Die Betrachtung von Entwicklung ist deswegen so bedeutsam, weil man auf diesem Weg den Versuch unternehmen kann, eine individuelle Situation anhand eines Modells, wie es sein sollte, zu interpretieren und ein tieferes Verständnis zu erlangen. Besonders bei Verhaltensweisen, die sich möglicherweise nicht unmittelbar erschließen, kann der Blick auf Entwicklungsphasen hilfreich sein, beispielsweise bei den Gefühlsschwankungen von Jugendlichen, die sich durch den Entwicklungsabschnitt Pubertät erklären lassen.

Entwicklung zeigt sich also bei Menschen in unterschiedlichen Erscheinungsformen. Für die Pflege sind dabei die Biografie des Einzelnen, typische Entwicklungsphasen und Entwicklungsaufgaben an Übergängen besonders bedeutsam.

Merke

Theorie und Anwendung

Jede Entwicklungstheorie ist nur so gut wie ihre Anwendung in einer Praxissituation.

5.1 Biografie

5.1.1 Grundlagen

Definition

Biografie

Biografie: Beschreibung der Lebensgeschichte eines Menschen im gesellschaftlich-historischen, sozialen und kulturellen Kontext.

Die Biografie eines Menschen umfasst zwei Aspekte:

- ***individuelle Lebensgeschichte*** *(subjektive Empfindungen und Einstellungen innerhalb des Lebenslaufs) und*
- **äußere Lebensumstände** (Zeitgeschichtliche Begleitumstände, historische Ereignisse).

Die individuelle Lebensgeschichte eines Menschen ist von den jeweiligen zeitgeschichtlichen, sozialen und kulturellen Verhältnissen beeinflusst. Ältere Menschen erinnern sich meist sehr gut an herausragende zeitgeschichtliche Ereignisse. Viele Menschen kennen zum Beispiel genau den Tag der ersten Mondlandung 1969. Sie erinnern, womit sie zu diesem Zeitpunkt beschäftigt waren, was sie damals dachten und fühlten und wo sie sich befanden. Als weniger bedeutend empfundene Ereignisse hingegen bleiben nur teilweise im Gedächtnis oder verschwinden ganz daraus. Die Lebensgeschichte hat also immer einen subjektiven, gedeuteten Anteil.

Merke

Lebensereignisse und ihre Bedeutung

Lebensereignisse, die für ältere Menschen besonders bedeutend und mit starken Empfindungen und Gefühlen verknüpft sind, erhalten viel Platz in ihren lebensgeschichtlichen Erinnerungen. Der genaue Zeitpunkt, an dem das Ereignis stattfand, wird jedoch oft nicht mehr erinnert oder falsch zugeordnet. Korrekturen durch Pflegefachpersonen sind nicht angebracht.

Äußere Lebensumstände wie zeitgeschichtliche Ereignisse zeigen sich in verschiedenen historischen Begebenheiten, die Pflegefachpersonen mit einem lebensweltorientierten pflegerischen Anspruch kennen sollten. Von Bedeutung sind hier:

- **politische Veränderungen** (z. B. das Ende des Zweiten Weltkriegs),
- **gesellschaftliche Veränderungen** (z. B. das Wirtschaftswunder),
- **regionale Herkunft und Milieus** (z. B. Herkunft aus dem ländlichen Raum),
- **interkulturelle und religiöse Aspekte** (z. B. griechisch-orthodoxe Christen) und
- **Traditionen und Werte** (z. B. Verbundenheit mit jahreszeitlich orientierten Festen).

Selbstverständlich sind biografische Erfahrungen nicht nur rein positiv oder negativ. Traumatische Erfahrungen (z. B. Kriegserlebnisse) können ebenso bedeutsam sein wie fördernde Erfahrungen (z. B. Geburt der Kinder). Behutsam unterstützen Pflegefachpersonen die Pflegebedürftigen mit einem biografischen Arbeitsansatz.

5.1.2 Biografisches Arbeiten

Biografisches Arbeiten bedeutet die **ganzheitliche Wahrnehmung** des Menschen und kann als Grundhaltung bei der individuellen Pflege verstanden werden. Wertschätzung und echtes Interesse an den Pflegebedürftigen, an seinen Geschichten, Erinnerungen, Erlebnissen und Lebenserfahrungen prägen diese Grundhaltung.

Voraussetzung für gelingendes biografisches Arbeiten ist der Aufbau von **gegenseitigem Vertrauen.** Dieses Vertrauen stellt sich nicht von selbst ein, es wird durch respektvolles Verhalten, Zuwendung, Feingefühl und Diskretion ermöglicht.

Für lebensweltlich und biografisch orientierte Pflege können folgende **Ziele** erreicht werden:

- gegenseitiges Vertrauen,
- verbesserte Kommunikation,
- Bedürfnisse und Wünsche sind bekannt, daher individuelle Pflege,
- Aktivitäten und Kooperation sind gefördert, ablehnendes Verhalten reduziert,

- Erinnerungen sind geweckt und wertgeschätzt und
- soziale Integration ist gefördert.

Pflegefachpersonen ermitteln mit unterschiedlichen Methoden die Biografie. Dabei sind früher gebräuchliche Biografiebögen immer noch hilfreiche Instrumente, sie werden allerdings durch differenziertere Methoden ergänzt (▸ Kap. 15.2).

Eine Vielzahl von Methoden steht den Pflegefachpersonen zur Verfügung, wenn sie biografisch orientiert arbeiten:

Gesprächsorientierte Methoden

- Einzelgespräche
- Gruppengespräche.

Aktivitätsorientierte Methoden

- Themenbezogene Gruppenarbeit,
- Malen,
- Basteln,
- (kunst-)handwerkliche und hauswirtschaftliche Tätigkeiten,
- Museumsbesuche,
- alte Filme, vertraute Musik, z. B. Kinderlieder, Volkslieder, alte Schlager oder
- Literatur.

Dokumentationsorientiertes Arbeiten

- Fotoalben,
- Tagebücher,
- alte Poesiealben,
- Niederschreiben der eigenen Lebensgeschichte oder
- Andenken, z. B. Orden, Postkarten.

Milieugestaltung

- Vertraute Möbel und Gegenstände aus der „guten alten Zeit" oder
- Erinnerungszimmer.

Einbeziehen alter Gewohnheiten

- Langes Ausschlafen oder frühes Aufstehen,
- Essenszeiten, Lieblingsspeisen oder
- Zigarette nach dem Essen oder Viertel Wein am Abend.

Einbeziehen der Sinne

- Hören, Sehen, Riechen, Schmecken.

Vorsicht

Biografiebezogenes Interesse

Biografisches Arbeiten ist eine Grundhaltung. Sie erstreckt sich auf die Pflege aller Lebensalter, auch wenn Kinder oder Erwachsene über eine kürzere Lebensgeschichte verfügen. Entscheidend ist das Interesse am „Woher" des Pflegebedürftigen, die eine lebensweltliche Kontinuität stabilisiert.

5.2 Lebens- und Entwicklungsphasen

Definition

Entwicklungsphasen

Modell, demzufolge das Leben in aufeinanderfolgenden Abschnitten abläuft. Diese Abschnitte bauen aufeinander auf und bedingen sich.

5.2.1 Psychosoziale Entwicklung

Erik H. Erikson hat **psychosoziale Phasen der Ich-Entwicklung** formuliert (Erikson 1966). In diesen Phasen sucht das Individuum für jede Entwicklungsphase eine neue Ausrichtung zu sich selbst und zu seiner Umwelt. Diese neue Ausrichtung wird jeweils in einer Entwicklungsaufgabe formuliert und kann erfolgreich oder nicht erfolgreich bewältigt werden. Die Überschriften zu den Entwicklungsphasen beschreiben die Linien dieser Aufgaben. Allerdings sind sie für westliche Industriegesellschaften formuliert, was eine universelle Übertragbarkeit einschränkt:

- **Vertrauen gegen Misstrauen** (1. Lebensjahr): Ein Neugeborenes ist völlig abhängig von der Versorgung durch andere, insbesondere durch seine Eltern. Wird das Kind entsprechend versorgt, erwächst aus dieser Erfahrung ein Vertrauen primär gegenüber Mutter und Vater. Dadurch, dass die Welt und die persönlichen Bedürfnisse übereinstimmen, vertieft sich dieses Vertrauen zu einem Urvertrauen. Dieses ist die Basis für jegliches weitere Vertrauen im Leben. Kann sich dieses Urvertrauen nicht bilden, werden im Lauf des Lebens Defizite in der Fähigkeit Vertrauen aufzubauen auftreten.
- **Autonomie gegen Scham und Zweifel** (2., 3. Lebensjahr): In dieser Phase vollzieht sich die Emanzipation von der Mutter, unterstützt von neuen Fähigkeiten wie die des Gehens, des Sprechens und der Stuhlkontinenz. Die Anforderung der Autonomie mündet in die Fähigkeit der Unterscheidung zwischen Festhalten und Loslassen. Gegenspieler dieser Fähigkeiten sind Scham und Zweifel. Diese Phase ist Grundlage für eine gesunde Autonomie im späteren Leben.
- **Initiative gegen Schuldgefühl** (4., 5. Lebensjahr): Die selbstständige Erforschung der Umwelt stärkt das Kind. Es erlebt mit der Zeit auch

die eigene Geschlechtlichkeit. Geht das Kind nicht gestärkt aus diesen Erfahrungen hervor, können sich unbewusst Schuldgefühle bilden, aus denen im späteren Leben Empfindungen der Unsicherheit auch gegenüber der eigenen Geschlechtsrolle resultieren können.

- **Werksinn gegen Minderwertigkeitsgefühl** (6. Lebensjahr bis Pubertät): Aus dem Lernen und erweitern der eigenen Fähigkeiten gewinnt das Kind Stärke und neben dem Spiel das Gefühl, etwas Sinnvolles selbst geleistet zu haben. Bleiben solche Erfolgserlebnisse und Bestätigungen allerdings aus, können sich mit der Zeit Minderwertigkeitsgefühle entwickeln, die sich als Versagensängste verfestigen können. Im weiteren Leben kann ein solches mangelndes Selbstbewusstsein zu einer Versagensangst führen, die Betroffenen können eine Vermeidungshaltung entwickeln.
- **Identität gegen Identitätsdiffusion** (13–20 Jahre): Die bisherigen Phasen ermöglichen grundlegende Fähigkeiten wie Selbstvertrauen, Autonomie oder Mut zur Initiative. Im Austausch mit Gleichaltrigen bildet sich Identität aus, die umso mehr gelingt, je positiver die vorangegangenen Erfahrungen waren. Identitätsdiffusion entsteht, wenn die Ausbildung der eignen Identität unzureichend gelingt oder negativ geprägt ist. Solche Jugendlichen suchen Gruppen auf, die über klare Strukturen verfügen und in denen sie selbst aufgehen können. Dieses Grundmuster kann sich mehr oder weniger ausgeprägt durchs Leben ziehen.
- **Intimität und Solidarität gegen Isolierung** (20 bis etwa 45 Jahre): In dieser Phase spielt das Einlassen auf einen Partner eine wichtige Rolle. Das Erleben von Intimität gelingt, wenn mithilfe einer soliden Ich-Identität die Paarbeziehung als erfüllend und stabilisierend erlebt wird. Wird Intimität nicht zugelassen, kann daraus Isolation resultieren. Letztlich besteht die Aufgabe in einer vernünftigen Ausgewogenheit zwischen Intimität und Isolierung.
- **Generativität gegen Selbstabkapselung** (45–65 Jahre): Intimität führt letztlich zu der Gründung einer Familie und damit möglicherweise zur Geburt von Kindern. So werden für künftige Generationen Werte geschaffen, die sich in einem grundsätzlichen Gefühl des Vertrauens entwickeln. Nicht gelingende Generativität führt zu Selbstabkapselung, Vereinsamung und einem Verlust sozialer Beziehungen.
- **Integrität gegen Verzweiflung** (65 Jahre bis Tod): In dieser Phase besteht die Aufgabe, das eigene Leben im Rückblick als einen individuellen Lebensverlauf zu akzeptiere. Dieser ist gekennzeichnet durch positive wie negative Erlebnisse, die als Ganzes integriert werden müssen. Nicht gelingende Integration kann zu Unzufriedenheit, Lebensüberdruss und Enttäuschung führen. Damit steigt die Wahrscheinlichkeit psychischer Krisen im Alter, insbesondere im Angesicht des Todes, wo häufig eine Lebensbilanz vorgenommen wird.

5.2.2 Entwicklungsaufgaben

Robert Havighurst hat beschrieben, dass sich im Lauf des Lebens **Entwicklungsaufgaben** stellen (Havighurst 1953). Die Bewältigung dieser Aufgaben führt zu Glück und Zufriedenheit, während ungelöste Aufgaben eher unglücklich machen und möglicherweise zu Problemen bei der Bewältigung weiterer Entwicklungsaufgaben führen. Entwicklungsaufgaben werden durch drei Quellen begründet:

- **individuelle Zielsetzungen oder Werte** (z. B. Coming-out einer homosexuellen Person zu einer selbstgewählten Zeit),
- **soziokulturelle Erwartungen** (z. B. Berufstätigkeit, Familiengründung, wann es zu erwarten ist) und
- **Reifungsprozesse** (z. B. Überwinden der Pubertät).

Havighursts Ansatz verklammert die Faktoren Person und Umwelt, indem die eigene Leistungsfähigkeit mit den Anforderungen der Gesellschaft und Prozessen der (erwartbaren) Reifung verbunden wird. Die Perspektive von Entwicklung beschränkt sich nicht auf Faktoren, die in der Vergangenheit liegen, sie wird durch die Zukunftsperspektive erweitert.

Merke

Zukunftsperspektive

Entwicklungsaufgaben nach Havighurst beziehen sich auf die Zukunftsperspektive, also gewissermaßen auf das, was das Individuum werden will oder eben nicht.

5.3 Sozialisation

Definition

Sozialisation

„Geschlechts-, bildungs-, milieu- und (sub)kulturtypischer [...] und entsprechend variabel und komplex verlaufender lebenslanger Prozess der Anpassung und Auseinandersetzung eines menschlichen Organismus mit seiner personalen, soziokulturellen und materiellen Um- und Mitwelt" (Arnold, Nolda und Nuissl 2010: 91).

Die **Sozialisation** als Hineinwachsen eines Menschen in die Gesellschaft ist ein Prozess, der primär ungeplant und automatisch abläuft. Als Bestandteil der Sozialisation läuft Erziehung allerdings weitgehend bewusst ab und findet an verschiedenen Orten statt.
Sozialisation ist ein **lebenslang ablaufender Prozess,** der sich in fünf **Phasen** einteilen lässt.

Primäre Sozialisation

Die **primäre Sozialisation** findet in den ersten drei Lebensjahren statt und ist besonders wichtig, weil sich in dieser Zeit die Grundlagen des Menschseins herausbilden. Die primäre Sozialisation ist die Zeit in der Familie. Es geht um die Regeln des Zusammenlebens und um die Herausbildung der Moral (Einleitendes zu ▸ Kap. 5). In den ersten Jahren ist die Familie (▸ Kap. 11) das Wichtigste für den Menschen. Sie stellt die kleinste Form der Gesellschaft dar und benötigt den Schutz und die Unterstützung des Staates, um diese Aufgabe gut ausführen zu können.

Sekundäre Sozialisation

Die **sekundäre Sozialisation** findet vom dritten Lebensjahr bis zum Schuleintritt statt. Sekundäre Sozialisation findet in der Kleingruppe außerhalb der Familie statt. Zum Beispiel in der Krabbelgruppe, im Kindergarten oder im ersten kleinen Freundeskreis. Eine Kindertagesstätte ermöglicht den Kindern die soziale Entwicklung, die Eltern erfahren Entlastung und können wieder arbeiten gehen. In der Gruppe von Gleichaltrigen (Peergroup) werden neue soziale Rollen eingeübt und die Abgrenzung von den Erwachsenen eingeübt. Die Möglichkeit der Auseinandersetzung mit gleichaltrigen Kindern, besonders wenn keine Geschwister vorhanden sind, gibt Orientierung und Sicherheit.

Tertiäre Sozialisation

Die **tertiäre Sozialisation** findet in der Zeit der Bildung statt und teilt sich in zwei Bereiche auf: von der Schule an bis hin zur Ausbildung. Für die tertiäre Sozialisation werden keine Altersangaben gemacht, weil sie individuell unterschiedlich ist (z. B. die Einschulung mit fünf, sechs oder sieben Jahren, der Schulabschluss mit 15, 16, 17 oder 18 Jahren). In dieser Zeit werden die Kinder und jungen Menschen durch das Bildungssystem in Hauptschule, Realschule, Gymnasium oder Förderschule (Sonderschule, Schule mit sonderpädagogischem Förderschwerpunkt, Förderzentrum) „sortiert". Zu dieser Sozialisationsstufe gehört auch die berufliche Bildung. Die Menschen werden nach ihren Fähigkeiten eingeteilt. In der beruflichen Bildung kann man sich nach seinen Fähigkeiten entwickeln. Zum Beispiel in handwerklichen oder sozialen Berufen etc. An Fähigkeiten werden insbesondere Lesen, Schreiben und Rechnen vermittelt, die Persönlichkeitseigenschaften Pünktlichkeit, Ordnung, Fleiß werden geschult und Kompetenzen wie Kommunikationsfähigkeit, Kooperationsfähigkeit, Einfühlungsvermögen und Problemlösungsfähigkeiten angebahnt.

Quartäre Sozialisation

In der **quartären Sozialisation** geht es um die Entwicklung des Menschen im Erwerbsleben. Die soziale Lebenslage (der Zustand und die Möglichkeiten, die dem Menschen zur Verfügung stehen) wird durch Einkommen, Besitz, Berufsposition und Wohnsituation gefestigt. Als Sozialisationsinstanzen kommen vor allem der Arbeitsplatz (Betrieb, Unternehmen), aber auch Sozialisationsinstanzen im Freizeitbereich (z. B. Vereine) oder die Partnerschaft bzw. die eigene Familie infrage.

Quintäre Sozialisation:

In der Zeit nach dem Ausscheiden aus dem Erwerbsleben findet die **quintäre Sozialisation** statt. Die Nacherwerbszeit ist für manche Menschen eine angenehme Zeit ohne Verpflichtungen, andere Menschen empfinden diese Phase als starke Belastung, weil ihnen sinnvolle Aufgaben fehlen. Der jahre- oder jahrzehntelang vorherrschende Lebensrhythmus wird unterbrochen. In diesem Abschnitt stellen sich die Menschen Fragen nach dem Sinn ihres bisherigen Lebens, die eigene Endlichkeit und Begrenztheit wird realisiert. Neben dem eigenen privaten Umfeld spielen Einrichtungen der

Altenhilfe und der stationären Langzeitpflege eine besondere Rolle. Pflegefachpersonen können solche Sozialisationserfahrungen positiv gestalten durch

- gemeinsame Gespräche,
- Zuhören,
- Körperkontakt, z. B. die Hand halten,
- gemeinsame Aktivitäten,
- sich für die Menschen Zeit nehmen,
- Bestrebungen die Menschen kennenlernen und Vertrauen und
- Respekt vor den alten Menschen.

5.4 Kritische Lebensereignisse

Definition

Kritische Lebensereignisse

Annahme, dass es im Lebenslauf stressauslösende Veränderungen gibt, die auf eine mangelnde Übereinstimmung zwischen den Lebensumständen und der erlebten Lebenswelt zurückzuführen sind.

Für die Betrachtung der Übergänge im Lebenslauf, beispielsweise der Eintritt ins Rentenalter, hat sich das **Modell der kritischen Lebensereignisse** von *Sigrun-Heide Filipp* und *Peter Aymanns* (Filipp und Aymanns 2018) als fruchtbar erwiesen. In diesem Konzept dienen kritische Lebensereignisse der *„Beschreibung von Entwicklungs- und Lebensverläufen. Sie markieren Zeiten des Umbruchs und Wendepunkte, sie mögen Phasen des Stillstands ebenso abbilden wie Entwicklungssprünge" (Filipp und Aymanns* 2018*: 43).* Sie kennzeichnen gewissermaßen stressauslösende Ereignisse, die für den Entwicklungslauf eine Anstrengung zur erneuten Anpassung bedeuten.

Die Autoren unterscheiden

- **normative Ereignisse,** die aufgrund von biologischen Veränderungen oder alterstypisch auftreten (z. B. Pubertät, Einstieg in den Beruf, Elternschaft) und
- **nicht-normative Ereignisse,** die unerwartet, meist unvorhersehbar und auch zufällig auftreten (z. B. Krankheit, Behinderung, Verlust des Arbeitsplatzes, Naturkatastrophen, Verlusterfahrungen).

Diese Ereignisse werden von Menschen unterschiedlich erlebt, da sie herausfordernd oder aber überfordernd wirken können. Nicht-normative, negativ empfundene Ereignisse werden in der Regel schwerer verarbeitet als normative Ereignisse.

Im Konzept der Kritischen Lebensereignisse können sehr **unterschiedliche Ereignisse und Bedingungen** zusammengefasst werden, die sich als Stressfaktoren, traumatische Erlebnisse oder belastende Umstände erweisen:

- **Lebens- und Entwicklungsaufgaben** (z. B. die Überwindung der Pubertät),
- **nicht vorhersehbare Ereignisse, die das Leben verändern können** (z. B. der Verlust einer Körperstruktur; ► Abb. 5.3),
- **Belastungen im täglichen Alltag** (z. B. ständig hoher Lärmpegel, ungesunde Arbeitsbedingungen),
- **Länger andauernde Stressoren** (z. B. die Pflege eines chronisch kranken Familienangehörigen),
- **Belastungen durch unerfüllte Wünsche und beeinträchtigende Rahmenbedingungen** (z. B. finanziell beschränkte Lage durch Sozialhilfe, Unfruchtbarkeit),
- **akute Gewalt- und Opfererfahrungen** (z. B. schwerste Unfallerfahrungen, Vergewaltigungen),
- **traumatische Ereignisse in der Vergangenheit mit Auswirkungen auf den Alltag** (sexueller Missbrauch oder Misshandlungen in der Kindheit) oder
- **Krisen und Katastrophenereignisse** (z. B. Covid-19-Pandemie, Überflutungen durch Hochwasser).

Dabei führen die unterschiedlichen kritischen Lebensereignisse nicht automatisch zu einer aktuellen Gefährdung der Person mit möglicher Erkrankungsfolge. Das **Gefährdungspotenzial** ist abhängig von

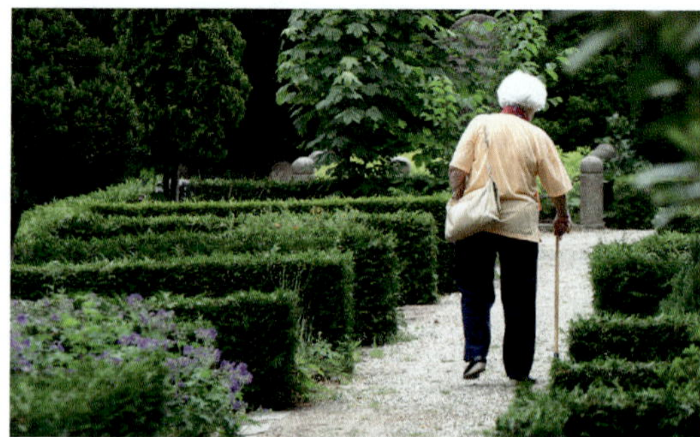

Abb. 5.3 Verlusterfahrungen können kritische Lebensereignisse darstellen [J787]

- den **Schutz- und Resilienzfaktoren,** die der Person zur Verfügung stehen (▸ Kap. 16.2.2);
- dem Grad der **Empfindung des Ausgeliefertseins** an die schädigende Situation;
- der Empfindung der **Kontrollierbarkeit** der schädigenden Erfahrung;
- dem Ausmaß, inwieweit das schädigende Ereignis auf **unterschiedliche Lebensbereiche** eine Auswirkung hat und
- der **Dauer** und der **Wiederholungsrate** der schädigenden Ereignisse.

Welche Person durch ein kritisches Lebensereignis geschädigt wird, hängt an der genetischen Ausstattung, vorausgegangenen Belastungs- und Bewältigungserfahrungen und Merkmalen der eigenen Persönlichkeit (▸ Kap. 3.2) wie beispielsweise der Motivation, der Intelligenz und dem eigenen Selbstkonzept zusammen. Man spricht hier von der **Vulnerabilität** (Verwundbarkeit, Verletzlichkeit) einer Person. Wenn persönliche Schutz- und Resilienzfaktoren sowie soziale Unterstützung durch verlässliche Beziehungen vorhanden sind, kann auch eine vulnerable Person kritische Lebensereignisse ohne Schädigung bewältigen. Diese Auffassungen werden im **Vulnerabilitäts-Stress-Coping-Modell** zusammengefasst. Die kritischen Lebensereignisse entsprechen in diesem Modell weitgehend den Stressoren, während es je nach Autor verschiedene Copingstrategien gibt. Eine grobe Einteilung unterscheidet problemfokussierte und emotionsfokussierte Bewältigungsstrategien.

Kritische Lebensereignisse werden aber bei weitem nicht immer schädigend erlebt. Die mangelnde Passung zwischen der eigenen Lebenswelt und den aktuellen Lebensumständen führt zwar oft zu Stress, dieser kann aber Anstrengungen zur Bewältigung der nicht mehr passenden Situation auslösen.

Praxistipp

Nutzen des Konzepts der kritischen Lebensereignisse

Das Konzept der kritischen Lebensereignisse kann von Pflegefachpersonen genutzt werden, um Menschen in jedem Lebensalter in ihrer jeweils aktuellen Situation zu verstehen. Dabei beachten die Pflegefachpersonen allerdings unbedingt, dass kein Leben nach einem theoretischen Konzept abläuft, sondern höchst individuell. Konzepte und Modelle können also allenfalls Hilfsmittel für die eigene Reflexion darstellen.

Lebensweltbezug

Die unterschiedlichen Entwicklungstheorien stehen in engem Bezug zum Konzept der **Lebenswelt.** Die Phasen der psychosozialen Entwicklung sind nicht nur von außen betrachtbare Lebensabschnitte, sie werden individuell von Menschen erlebt und unbewusst bearbeitet. Die Entwicklungsaufgaben entspringen gerade der individuellen Sicht auf das Leben mit der Perspektive auf das, was das Individuum werden will, wie es mit Reifungsprozessen umgehen will und wie es die Einflüsse der soziokulturellen Umwelt bewertet und für sich gelten lässt. Diese hochindividuelle Perspektive ist eine Möglichkeit für Pflegefachkräfte, für Menschen in allen Lebensaltern ein Verständnis zu entwickeln, Beratungsangebote passgenau zu gestalten und in allen Settings Pflege- und Betreuungsangebote theoriegeleitet und zugleich spezifisch anzubieten.

Reflexion

- Was bedeutet die Entwicklungsphase „Integrität gegen Verzweiflung“ nach *Erikson?* Welche Aufgaben stellen sich für einen Menschen in dieser Phase? Was kann geschehen, wenn diese Phase nicht erfolgreich durchlaufen wird?
- Warum werden Lebensereignisse, die *Filipp* beschreibt, als kritisch bezeichnet? Welches Gefährdungspotenzial steckt hinter solchen Ereignissen?

Wiederholungsaufgaben

- Was bedeutet lebenslange Entwicklung („life span development“)?
- Welche Bedeutung haben die Begriffe Anlage und Umwelt in der Diskussion über die Entwicklung des Menschen?
- Welche vier Stufen der kognitiven Entwicklung hat *Piaget* beschrieben?
- Was bedeutet Biografie und welche Methoden stehen Pflegefachkräften für biografisches Arbeiten zur Verfügung?
- Was ist der Unterschied zwischen Sozialisation und Erziehung?
- Wie können Pflegefachpersonen die quintäre Sozialisation älterer Menschen positiv beeinflussen?
- Was sind Resilienzfaktoren? Wie können sie gestärkt werden?
- Was sagt das Vulnerabilitäts-Stress-Coping-Modell aus?

LITERATUR

Arnold R, Nolda S, Nuissl E. Wörterbuch Erwachsenenbildung. 2.A. Bad Heilbrunn: Klinkhardt; 2010.

Baltes P. Theoretical propositions of life-span developmental psychology: On the dynamics between growth and decline. Develop Psychol. 1987; 23(5): 611–626.

Baltes P, Baltes M. Optimierung durch Selektion und Kompensation. Ein psychologisches Modell erfolgreichen Alterns. Z Päd. 1989; 35(1): 85–105.

Erikson E. Identität und Lebenszyklus. Frankfurt am Main: Suhrkamp; 1966.

Filipp S, Aymanns P. Kritische Lebensereignisse und Lebenskrisen: Vom Umgang mit den Schattenseiten des Lebens. Merkmale und Besonderheiten kritischer Lebensereignisse. 2.A. Stuttgart: Kohlhammer; 2018.

Havighurst R. Human Development and Education. New York: Longmans Green; 1953.

Kohlberg L. Die Psychologie der Moralentwicklung. 9.A. Frankfurt: Suhrkamp; 2020.

Piaget J. Meine Theorie der geistigen Entwicklung. Weinheim: Beltz; 2016.

Rothgang GW, Bach J. Entwicklungspsychologie. 4.A. Stuttgart: Kohlhammer; 2020.

Thomae H. Entwicklungsbegriff und Entwicklungstheorie. In: Thomae H. (Hrsg.). Handbuch der Psychologie. Bd. 3: Entwicklungspsychologie. Göttingen: Hogrefe; 1959. S. 3–20.

6 Autonomie

Überblick

In diesem Kapitel werden die für Pflegeausbildung und -studium relevanten Begrifflichkeiten im Bereich des Konzepts der **Autonomie** dargestellt. Dabei wird zuerst die Unterscheidung zwischen Selbstbestimmung (► Kap. 6.2) und Unabhängigkeit (► Kap. 6.3) als zwei Facetten des Begriffs Autonomie geklärt und mit einem theoretischen Modell veranschaulicht. Für die Pflege ist das Konzept Autonomie von grundlegender Bedeutung, da es Ansätze wie die Lebensweltorientierung, die aktivierende Pflege oder Würde und Selbstbestimmung der zu Pflegenden begründet. Nicht selten ist allerdings ein Grundmuster verbreitet, das Autonomie systematisch verhindert und Menschen dazu bringt, sich selbst weniger selbstständig zu verhalten, was in letzter Konsequenz zu einem fatalen Teufelskreis des Kompetenzverlusts führt.

Definition

Autonomie

Gr. αὐτός = selbst, νόμος = Gesetz: Zustand der Selbstständigkeit, Entscheidungsfreiheit oder Selbstbestimmung.

Die deutsche Pflege-Charta versteht sich als Zusammenfassung der Rechte im Alltag hilfe- und pflegebedürftiger Menschen. Der Artikel 1 weist ausdrücklich auf die Selbstbestimmung und Hilfe zur Selbsthilfe, also die **Autonomie** der zu Pflegenden hin: *„Jeder hilfe- und pflegebedürftige Mensch hat das Recht auf Hilfe zur Selbsthilfe sowie auf Unterstützung, um ein möglichst selbstbestimmtes und selbstständiges Leben führen zu können."* (BMFSFJ 2022). Diese Formulierung wird durch eine ausführliche Beschreibung verschiedener **Aspekte der Selbstbestimmtheit und Selbstständigkeit** ergänzt:

- Willens- und Entscheidungsfreiheit, Fürsprache und Fürsorge,
- selbstbestimmtes Leben,
- Wahl von Leistungen und Anbietern,
- Respektierung der Lebensweise,
- Gesundheitsförderung, Prävention,
- Regelung finanzieller, behördlicher oder rechtsgeschäftlicher Angelegenheiten sowie
- Berücksichtigung von Vollmachten und Verfügungen.

In dem Artikel wird auch ausdrücklich auf die Einschränkungen der Autonomie hingewiesen: *„Die Selbstbestimmung hat ihre Grenzen, zum Beispiel dort, wo Rechte und Entfaltungsmöglichkeiten anderer berührt oder verletzt werden. Bei Konflikten zwischen Ihrem Recht auf Selbstbestimmung und den Fürsorgepflichten der Pflegenden und Behandelnden können Sie erwarten, dass mit allen Beteiligten gesprochen und abgewogen wird, wie Ihr Selbstbestimmungsrecht umgesetzt werden kann." (BMFSFJ 2022).*

Edward Deci und *Richard Ryan* haben die **Selbstbestimmungstheorie** (*Self-Determination Theory, SDT*) erarbeitet (Deci und Ryan 2008), in der drei umfassende Grundbedürfnisse das Verhalten, die Motivation und – damit verbunden – das Wohlbefinden eines Menschen beeinflussen:

- **Kompetenz:** Die Überzeugung, in bestimmten Bereichen leistungsfähig zu sein und die dazugehörige Handlungsfähigkeit.
- **Soziale Eingebundenheit:** Gefühl der Verbindung und Zugehörigkeit zu anderen und die Fähigkeit zu sozialem Kontakt.
- **Autonomie:** Gefühl der Kontrollmöglichkeit im eigenen Leben mit den Aspekten der Selbststeuerung und der selbstbestimmten Entscheidung.

Autonomie ist also als ein **Grundbedürfnis** anzusehen, das sich entwicklungsgeschichtlich als wirksamer Mechanismus herauskristallisiert hat um sich bestmöglich an Umweltbedingungen anzupassen. Autonomie entspricht dem Bestreben nach **Selbstregulation,** indem eigene Handlungen im Einklang mit selbst gesetzten Zielen gebracht werden. Selbstregulierte Handlungen zeichnen sich dabei durch vermehrtes Wohlbefinden, größere Handlungseffizienz, höhere Übereinstimmung mit der eigenen Lebenswelt sowie der Förderung der eigenen Entwicklung aus.

Auch die Definition der Lebensqualität der WHO (► Kap. 2.2.1) beinhaltet den Begriff Unabhängigkeit (*Independence*), während das Konzept des erfolgreichen Alterns von *Carol Ryff* (► Kap. 4.4.4) den Begriff Autonomie ausdrücklich aufführt und durch die Dimension der Umweltkontrolle erweitert.

Linus Geisler eine umfangreiche **Differenzierung des Begriffs Patientenautonomie** vorgenommen (Geisler 2004). Er unterscheidet die Rechte auf

- Zustimmung bzw. Ablehnung in Bezug auf geplante Maßnahmen,
- umfangreiche Information,
- eigene Definition, wann ein Zustand des Wohlbefindens erreicht ist,
- Auswahl bei verschiedenen zur Verfügung stehenden Alternativen und
- möglichst geringe Einschränkungen durch institutionelle Strukturen im System von Gesundheit und Pflege.

Mit dieser Differenzierung wird verdeutlicht, dass Autonomie ein Begriff ist, der sowohl das Recht auf Ressourcen umfasst wie auch das Recht auf Widerstand gegen die Intentionen Anderer. Autonomie versteht sich als Gegenbegriff zur **Fremdbestimmung,** die extrinsisch beispielsweise durch Zwang, Strafe oder Belohnungen oder intrinsisch durch Selbstbestrafung oder Vermeidung von Angst oder negativen Gefühlen verursacht wird. Die Möglichkeit, gerade in der Pflege einen Verlust der eigenen Autonomie zu erleiden, ist außerordentlich hoch. Dafür gibt es viele **Gründe,** z. B. ► Tab. 6.1.

Fallbeispiel

„Ich will autonom bleiben …"

Die Auszubildenden Susanne Fischer und Karla Stein machen sich Gedanken über den Begriff Autonomie. Karla ist bereits volljährig, also geht sie davon aus, dass sie ganz autonom handeln und entscheiden kann. Karla ist erst 17 Jahre alt und in gewisser Weise noch von ihren Eltern abhängig. Einerseits macht ihr das wenig aus, andererseits kann sie froh sein, dass ihre Eltern sehr tolerant sind und ihr viele Freiheiten lassen. Sie durfte schon den Führerschein machen und darf jetzt im Rahmen des begleiteten Fahrens mit 17 Jahren (BF17) Autofahren. Als sie sich vor kurzem ein Tattoo stechen lassen wollte, hatte sie der Inhaber des Tattoostudios allerdings darauf hingewiesen, dass sie eine schriftliche Einverständniserklärung ihrer Eltern braucht.

Wie denken Sie über Autonomie? Fühlen Sie sich autonom? Woran machen Sie das fest?

6.1 Autonomieentwicklung im Lebenslauf

Autonomie ist in der Entwicklung des Menschen und in krankheitsbedingten Veränderungen ein wichtiges Thema. Je nach Entwicklungsstand und Lebensperspektive werden Aspekte der Autonomie allerdings unterschiedlich wahrgenommen und akzentuiert. Dies zeigt sich insbesondere, wenn Autonomie bedroht ist, beispielsweise durch krankheitsbezogenem Autonomieverlust. Dieser weist je

Tab. 6.1 Gründe für Autonomieverlust in der Pflege

Grund	Erläuterung
Mangelndes Berufsverständnis der Pflegenden	Die Asymmetrie in der Beziehung zwischen Pflegefachperson und zu pflegenden Menschen kann dazu führen, dass die Pflegefachperson ihre Rolle als die im Pflegeprozess Bestimmende sieht.
Überzogene protektive Überzeugungen	Pflegefachkräfte können geneigt sein, die Autonomie der zu Pflegenden einzuschränken, um sie vor Gefahren zu schützen. Sie können beispielsweise bei erhöhter Temperatur den Pflegebedürftigen noch nicht angebrachte Bettruhe vorschreiben.
Defensive Überzeugungen bei den zu Pflegenden	Es kann beispielsweise die Überzeugung vorhanden sein, die Pflegefachperson weiß es besser und die zu Pflegenden stecken besser ihre Wünsche zurück.
Institutionelle Rahmenbedingungen	Die Vorgaben einer Institution verhindern die freie Entscheidung in vielen Teilbereichen, z. B. der Gestaltung des Tagesrhythmus im Krankenhaus oder die Einschränkung, dass in einer Einrichtung der stationären Langzeitpflege ein eigenes Bett mitgebracht werden kann.
Defizite in der Leistungsfähigkeit	Ein körperlicher oder geistiger Leistungsverlust kann die Autonomie beeinträchtigen, indem beispielsweise bei gesundheitsbedingten Einschränkungen der Mobilität wie einer Hemiparese die Möglichkeiten der selbstständigen Körperpflege vermindert sind.

nach Lebensalter eine unterschiedliche Bedeutung für die Betroffenen auf und erfordert differenzierte Interventionen.

6.1.1 Kindheit

Kleinkinder durchlaufen im zweiten und dritten Lebensjahr die **Autonomie- oder Trotzphase.** Sie beginnen sich in dieser Phase mehr und mehr von ihren Eltern zu lösen und ihren eigenen Willen zu entwickeln. Wenn sie auf Widerstand stoßen, ihren Willen nicht bekommen oder ihr Vorhaben sich nicht so entwickelt, wie sie es gerne gehabt hätten, beginnen sie mit heftigen Reaktionen des Trotzes und der Auflehnung. Die Trotzreaktionen können dabei sehr heftig sein, die Kinder können weinen, schreien oder auch um sich schlagen, sie lassen sich oft auch nur schwer beruhigen. Diese Autonomiephase ist allerdings für die Entwicklung eines Kindes von großer **Bedeutung,** es lernt,

- dass es eine eigenständige Person ist, die über ein Bewusstsein des eigenen Ichs verfügt,
- dass es einen eigenen Willen hat und
- dass es die Welt eigenständig entdecken will.

In dieser Phase erweitert das Kleinkind seine eigene Lebenswelt, indem es selbstbewusster und selbstbestimmter durchs Leben geht, den eigenen Lebensraum aus der eigenen Perspektive heraus erweitert und mit Gefühlen umgeht, die es bisher noch nicht regulieren konnte. Bei diesem Lernschritt brauchen Kinder eine **dreifache Unterstützung:**

- Ein Gefühl der **Freiheit,** um neue Welten zu erkunden, neue Erfahrungen zu machen die Folgen dieser Erfahrungen zu spüren.
- Klare **Regeln und Grenzen,** z. B. nein zu sagen bei Dingen, die das Kind nicht machen darf oder bei Dingen, die das Kind nicht bekommt. Damit bekommt das Kind die Chance zu lernen, wie man mit Frustration und negativen Gefühlen umgeht.
- Eine Atmosphäre des **Wohlwollens,** die auf das Kind entwicklungsfördernd einwirkt, ohne es zu sehr zu behüten.

Die Autonomie- oder Trotzphase entspricht der zweiten Stufe der psychosozialen Entwicklung **Autonomie gegen Scham und Zweifel** (2., 3. Lebensjahr) nach *Erikson:* in der neben der Emanzipation von der Mutter neue Fähigkeiten wie das Gehen, das Sprechen und die Stuhlkontinenz erworben werden (▸ Kap. 5.2.1).

Krankheitsbedingter Autonomieverlust wird vom Kind häufig als Bedrohung empfunden, da

- die Lebenswelt des Kindes, das Ausleben von Gewohnheiten, Ritualen und Hobbys beeinträchtigt wird,
- Kinder solche Krankheitsprozesse und -folgen nicht einfach kognitiv relativieren können,
- krankheitsbedingte negative Einflüsse wie Schmerzen oder Untersuchungsverfahren die Empfindung des Autonomieverlusts verstärken und
- die soziale Einbindung des Kindes häufig beeinträchtigt wird (z. B. Bettruhe, Krankenhausaufenthalt ohne die Eltern).

Dieser Bedrohung wirken Pflegefachkräfte entgegen, indem Gewohnheiten und Rituale in jedem Setting weitgehend ermöglicht werden, krankheitsbedingte Einflüsse keine negativen Erfahrungen nach sich ziehen und soziale Einbindung in jedem Setting unterstützt wird (z. B. durch Rooming-in im Krankenhaus).

6.1.2 Adoleszenz

In der **Adoleszenz** zeigt sich bei Jugendlichen ein weiteres Streben nach Autonomie. Die Entwicklung in Richtung Eigenständigkeit, vor allem in der Pubertät, benötigt eine Erweiterung des jugendlichen Handlungs- und Entscheidungsspielraums. Die Individualisierung des Jugendlichen spielt sich im Spannungsfeld zwischen dem Streben nach Autonomie und dem Bedürfnis nach Bindung ab. Die Ablösung von den bisherigen Autoritäten führt zu einer größeren Verantwortlichkeit, die allerdings auch zu verstärkter Verunsicherung führen kann.

Verläuft der **Ablösungsprozess vom Elternhaus** in einer Atmosphäre des Friedens und der gegenseitigen Achtung, indem die Jugendlichen ihr eigenes Leben, ihre eigenen Werte und Ziele entwickeln und Eltern und Kinder in respektvoller Weise verbunden bleiben, wird dies als bezogene Individuation (Stierlin 2016) bezeichnet. Für die Entwicklung der Autonomie in dieser Phase spielt die Anerkennung durch die **Gruppe der Gleichaltrigen** (*Peergroup*) eine wichtige Rolle. Eine Peergroup zeichnet sich nicht nur durch Gleichaltrigkeit aus, sondern auch durch gemeinsame Interessen, die in besonderem Maß der Identitätsentwicklung dienen, beispielsweise in einer Fußball-Jugendmannschaft. Durch gelingende

Ablösung und die Bestätigung durch Gleichaltrige kann der Selbstwert eines Jugendlichen stabilisiert und seine Identität in sozialen Rollen gesichert werden.

Wird die Ablösung von der Familie zu spät oder nicht erfolgreich vollzogen, ist die selbstständige Entwicklung des Jugendlichen ebenso gefährdet wie bei einer zu frühen Ablösung. Diese kann Jugendliche in die vermeintliche Sicherheit von anderen Gruppen treiben, wo sie durch andere Erwachsene verführt oder ausgenutzt werden könnten.

Erik H. Erikson hat diese Phase mit **Identität gegen Identitätsdiffusion** (13. bis 20. Lebensjahr) genannt, in der sich- besonders im Austausch mit Gleichaltrigen – die Identität ausbildet bzw. diffus bleibt (► Kap. 5.2.2).

Krankheitsbedingter Autonomieverlust wird von Jugendlichen weniger als Bedrohung, sondern vielmehr als Einschränkung ihrer Freiheit empfunden, da diese eine besondere Rolle in ihrer Lebenswelt spielt. Dies resultiert daher, dass

- die Jugendlichen in ihrem direkten Austausch mit Gleichaltrigen eingeschränkt sind,
- Jugendliche in der Lage sind, krankheitsbedingte negative Einflüsse wie Schmerzen weitgehend adäquat zu äußern und sich damit Hilfe zu verschaffen,
- Autonomieverlust möglicherweise nicht in die Lebenswelt der Jugendlichen hineinpasst und Verweigerungsstrategien auftreten können und
- Jugendliche ihre Sozialkontakte durch soziale Medien aufrechterhalten könne, soweit es die Institution Krankenhaus zulässt.

Jugendliche sind je nach Entwicklungsstand in der Lage ihre Situation kognitiv einzuschätzen und auf dem Hintergrund vom Einschätzungen und Bewertungen ihrer Lage Copingstrategien anzuwenden. Der konkrete Hilfs- und Behandlungsbedarf wird bei Jugendlichen durch Informationen ergänzt, die sonstige Beeinträchtigungen bei dem Jugendlichen selbst und in seinem sozialen Umfeld betreffen. Gerade bei chronischen Erkrankungen können Lernvorgänge dazu beitragen, dass Teile der Autonomie zurückgewonnen werden können. So kann ein jugendlicher Diabetiker lernen, mit Blutzuckersensoren seine BZ-Werte in Echtzeit zu scannen und zu protokollieren sowie mit der passenden Insulingabe seinen Alltag kompetent und autonom zu bestreiten.

6.1.3 Erwachsenenalter

Im **Erwachsenenalter** zeigt sich als Grundmotiv neben der Freiheit und Verantwortung das Motiv Bindung durch Partnerschaft, die mit der Aufgabe der Familiengründung verbunden ist. Eine gesunde Partnerschaft gelingt allerdings nur, wenn ein ausgewogenes Verhältnis zwischen Autonomie und Nähe, zwischen Selbstständigkeit und Abhängigkeit besteht. Menschen wünschen sich Nähe und Unterstützung in Partnerschaften, geben allerdings einen Teil ihrer Autonomie ab, weil sie in der Partnerschaft nicht mehr als Einzelwesen leben, sondern aufeinander bezogen sind. Das Gefühl der Abhängigkeit vom Partner muss allerdings nicht negativ erlebt werden, wenn die Bezogenheit freiwillig ist, auf Symmetrie beruht und von beiden Partnern positiv erlebt wird. Dann ergeben sich folgende **Merkmale:**

- Die Beziehung des Paares zueinander ist qualitativ unterschiedlich zu den Beziehungen zu anderen Menschen.
- Das Paar ist als Paar erkennbar, fühlt sich als zueinander zugehöriges Paar und hat ein gemeinsames Privatleben.
- Beide Partner sind Individuen und auch klar vom jeweils anderen unterscheidbar.
- Beider Partner respektieren die Individualität des jeweils anderen und akzeptieren Grenzen, die der andere Partner setzt.

Eine **fehlgeleitete Form von Abhängigkeit** in Partnerschaften ist die „Symbiose", in der die Partner ihre Individualität weitgehend aufgeben und sich durch den anderen Partner definieren. Die Aufgabe von Autonomie ist dann motiviert durch die Angst vor Einsamkeit oder verlassen zu werden. Menschen halten an solchen symbiotischen Konstellationen aufgrund der vorherrschenden Angst teilweise auch dann noch fest, wenn die Beziehung die Einzelpersonen schädigt (z. B. bei häuslicher Gewalt).

Erik H. Erikson hat diese Phase im Leben mit den Begriffen **Intimität und Solidarität gegen Isolierung** (20 bis etwa 45 Jahre) bezeichnet (► Kap. 5.2.1). Die Grundlage der Intimität ist eine solide Ich-Identität in der Paarbeziehung. Kann Intimität nicht zugelassen werden, resultieren daraus möglicherweise Isolation und eine Abhängigkeit aus der Isolation heraus (► Kap. 5.2.3).

Ein **krankheitsbedingter Autonomieverlust** kann von einem Erwachsenen unterschiedlich erlebt werden (► Abb. 6.1).

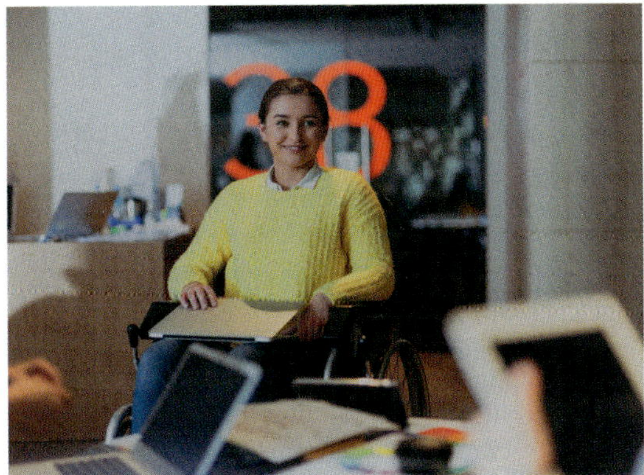

Abb. 6.1 Eine junge Frau ist mit ihrem Rollstuhl weitgehend autonom [J787]

- Der Verlust der Autonomie kann sich z. B. nur kurzfristig auf den Erwachsenen auswirken, was dieser realistisch einschätzen kann. So kann ein Erwachsener einer Vollnarkose zustimmen in dem Wissen, dass der damit verbundene Autonomie- und Kontrollverlust reversibel ist.
- Der krankheitsbedingte Autonomieverlust kann durch Lernprozesse kompensiert werden, wenn Kompetenzen erworben werden, die der Krankheitsbewältigung dienen, beispielsweise das schonende Aufrichten im Bett nach einer Bauch-OP.
- Ein Erwachsener kann beeinträchtigende Faktoren wie Schmerzen verständlich und nachvollziehbar äußern, sodass ihm geholfen werden kann.
- Eine nicht unumkehrbare Schädigung kann durch Umorientierung in seiner Alltagsbedeutung relativiert werden, wenn beispielsweise ein Mensch mit Querschnittslähmung Behindertensport macht und dort eine neue Orientierung für sein Leben findet.
- Ein Erwachsener kann Einschränkungen in sozialen Kontakten durch Telefonate, Audio- und Videoanrufe sowie Kontaktpflege in sozialen Netzwerken ausgleichen.

6.1.4 Alter

Im **Alter** spielt das Konzept Autonomie ebenfalls eine bedeutende Rolle. Alter ist häufig mit Defizit- und Verlusterfahrungen verbunden (▸ Kap. 4.4). Daher erscheint die Autonomie in diesem Lebensabschnitt besonders gefährdet. Kompetenzverluste können nicht immer durch spezifische Strategien wie der Kompensation aus dem SOK-Modell (▸ Kap. 6.3.1) ausgeglichen werden. Gerade Pflegebedürftigkeit ist vielfach mit der Angst besetzt, nicht mehr selbst entscheiden und seine Lebenswelt nicht mehr befriedigend gestalten zu können, sowie mehr und mehr hilfsbedürftig zu werden. Pflegebedürftigkeit ist der Definition nach gekennzeichnet durch die Notwendigkeit von Hilfe, während die meisten Menschen auch im Alter möglichst unabhängig bleiben wollen. Im Unterschied zu einer Krankheit, bei der es die Hoffnung auf Genesung gibt, ist Pflegebedürftigkeit mit der Vorstellung verbunden, der Zustand ändere sich nicht mehr und könne nicht mehr rückgängig gemacht werden. Selbst für multimorbide Menschen werden in einer Studie mögliche Quellen für Lebensqualität und Autonomie erforscht (Schüz et al. 2011).

Stereotype Vorstellungen vom Alter tragen darüber hinaus bei, dass die Autonomie von älteren Menschen häufig nicht automatisch gefördert wird. Hier spielen die Konzepte **gelernte Abhängigkeit** und **Dependency Support Script** (s. u.) eine wichtige Rolle.

Krankheitsbedingter Autonomieverlust bedeutet für ältere Menschen eine Konstellation, die die ursprüngliche Situation von Defiziterfahrungen verstärken. Damit bedeutet ein solcher Autonomieverlust, dass

- Der alte Mensch mindestens temporär abhängig und pflegebedürftig wird
- Die Abhängigkeit die Sozialkontakte des alten Menschen einschränkt, was zu sozialer Isolation und Einsamkeit führen kann
- Als Bedrohung der Selbstständigkeit erlebt wird, die bleiben wird
- Autonomieverlust dazu führen kann, dass der alte Mensch keinen Sinn mehr in seiner Lebensperspektive wahrnimmt und sich unwert und überflüssig fühlt
- Dass er Scham empfindet Hilfe annehmen zu müssen und diese Hilfe abwehrt

Der Autonomieverlust eines älteren Menschen erscheint aus dieser Perspektive sehr dramatisch. Darüber hinaus ist längst prognostiziert und vorausberechnet, dass der Verlust an Selbstständigkeit im Alter zu einer Versorgungskatastrophe ungeheuren Ausmaßes führen wird. Die sozioökonomischen Folgen werden angesichts der demografischen Entwicklung mit herkömmlichen Modellen nicht mehr tragbar sein. Allein daher müssten der Erhalt und die Förderung der Autonomie im Alter mit breit angelegten Konzepten oberste Priorität haben.

Gelernte Abhängigkeit

Studien von *Margret Baltes* und *Hans-Werner Wahl* haben festgestellt, dass sich Pflegekräfte mit ihrer verbalen und nonverbalen Interaktion nicht an den tatsächlich vorhandenen Kompetenzen der älteren Menschen orientieren, sondern eine übermäßige Hilfeleistung anbieten, um die vermuteten fehlenden Kompetenzen auszugleichen (Baltes und Wahl 1992). Der Mechanismus geht von einer generalisierenden Wahrnehmung der älteren Menschen aus, worauf eine unbewusst ablaufende Fehldeutung einsetzt, die sich nicht mehr auf die aktuelle Situation bezieht, sondern von einem Stereotyp ausgeht, beispielsweise der zu pflegende Mensch könne sich nicht selbst versorgen. Als Ausgleich wird Hilfe in einem unangemessenen, überkompensierenden Maß geleistet und Selbstständigkeit ignoriert.

Dieses Angebot löst nun aber einen **pathologischen Lernvorgang** aus: Das übermäßige Hilfsangebot, das der Situation des älteren Menschen nicht angemessen ist, führt zu einer unbewussten Verhaltensänderung des älteren Menschen, der sich abhängiger und unselbstständiger verhält, als er es eigentlich ist. Somit wird ein fataler Teufelskreis begründet, denn die Pflegekraft hat nun Ansatzpunkte, ihre Überzeugung von der Hilfsbedürftigkeit des älteren Menschen bestätigt zu sehen. Dieses Verhaltensanpassung des älteren Menschen wird **gelernte Abhängigkeit** genannt.

Das Konzept der gelernten Abhängigkeit ist eingebettet in das **Dependency-Support Script.**

Dependency Support Script

Das **Dependency Support Script,** das *Margret Baltes* und *Hans-Werner Wahl* beschrieben haben (Baltes und Wahl 1996), erweitert die Dynamik der gelernten Abhängigkeit. Der Name Dependency Support Script wird am besten mit Abhängigkeitsunterstützungsskript oder Abhängigkeits-Unterstützungs-Verhaltensmuster übersetzt. Dabei zeigt sich in diesem (unbewusst ablaufenden) Verhaltensmuster, dass Menschen im Alter Kompetenzen einbüßen und Abhängigkeiten entwickeln können, was durch Umweltbedingungen und die Menschen in der Lebenswelt verursacht sein kann.

Dieses Skript weist ein etwas **komplexes Muster** auf:

- Die Kommunikation jüngerer Menschen gegenüber den Älteren kann aufgrund von stereotypen Vorstellungen und Defizitorientierungen negativ beeinflusst werden.
- Diese stereotypen Vorstellungen und die Orientierung an Defiziten des älteren Menschen führen zu einem veränderten Verhalten in der konkreten Pflegesituation. Dabei wird, wie bei der gelernten Abhängigkeit ausgeführt, unselbstständiges Verhalten der älteren Menschen durch verstärkte Hilfeleistung unterstützt, während Signale der Selbstständigkeit ignoriert werden. Dabei zeigte sich, dass abhängigkeitsfördernde Interventionen wesentlich häufiger auftraten als Pflegeverhalten, das die Autonomie der zu Pflegenden förderte.
- Darüber hinaus führt dieses Skript dazu, dass ältere Menschen sich teilweise abhängiger verhalten, als sie tatsächlich sind. Dies ist einerseits Ausdruck der gelernten Abhängigkeit, andererseits der Versuch Zuwendung und sozialen Kontakt durch die Hilfeleistung zu bekommen.

Letzten Endes zeigen sich in diesen Konzepten **Lern- und Anpassungsvorgänge** an Begleitumstände und Überzeugungen von Menschen, die die Autonomie nicht fördern, sondern eher blockieren und Selbstständigkeit durch Ignorieren zum Schwinden bringen.

Lebensweltbezug

Die **Gefahr des Verlustes von Autonomie** zieht sich durch alle Lebensalter und kann auch für den Gesundheits- und Pflegebereich charakterisiert werden. Die Unabhängigkeit von anderen Menschen, insbesondere von deren Hilfeleistung, ist ein Grundzug im Erleben der eigenen Fähigkeiten und Möglichkeiten. Am meisten merken Menschen die Bedeutung der Unabhängigkeit, wenn diese bedroht oder beeinträchtigt wird. Ein unabhängiges Leben erscheint als anzustrebendes Ziel, weil Abhängigkeit die eigene Freiheit und damit die vielfältigen Möglichkeiten die eigene Lebenswelt zu gestalten einschränkt. Diese Sicht beruht allerdings auf einer Täuschung, denn die meisten Menschen gestalten ihre Lebenswelt in der Weise, dass sie sich von anderen Dingen oder Menschen abhängig machen. Menschen geben auch in Teilen ihrer Lebenswelt die Unabhängigkeit ausdrücklich auf. Nicht umsonst spricht man bei Angestellten von abhängig Beschäftigten, sie sind in Art, Ort und Zeit der Arbeitsleistung dem Weisungsrecht des Arbeitgebers unterworfen. Auch in einer Partnerschaft wird ein wenn auch kleiner Teil von Autonomie aufgegeben. Darüber hinaus kann die Aufgabe von Autonomie eine Strategie darstellen um Zuwendung und positive Emotionen zu erhalten.

Zur Lebenswelt gehört auch ein **Umfeld, das Autonomie ermöglicht.** Einrichtungen aller Art können die Regeln für das interne Zusammenleben so gestalten, dass sie möglichst autonomiefördernd wirken. Dabei versteht sich die Autonomie des Einzelnen als Grenze zur Autonomie des Anderen in der Einrichtung. Eine Institution begünstigt durch die Autonomieförderung ein positives Erfahren der eigen Lebenswelt. Dies gilt in ähnlicher Weise auch in einem größeren Zusammenhang. Wenn eine Regierung die Autonomie der Bürger beeinträchtigt oder durch kriegerische Handlungen die Autonomie eines anderen Landes bedroht, wirkt sich das unmittelbar auch auf die Lebenswelt jedes Einzelnen aus. Unsicherheit, Angst, Leid und Verzweiflung sind Folgen dieser Einschränkung der Autonomie.

6.2 Selbstbestimmung

Autonomie mit dem Fokus auf **Selbstbestimmung** bedeutet, Entscheidungen eigenständig und unabhängig zu treffen. Damit kann das eigene Leben aktiv beeinflusst und gestaltet werden. Die Selbstbestimmung wird durch den Gebrauch der eigenen Ressourcen und Kompetenzen wie den Fähigkeiten zur Beurteilung einer Situation und der Analyse der Unterschiede zu den eigenen Bedürfnissen realisiert.

Gerade im Bereich der stationären Langzeitpflege stellt ein **Heimeinzug** in der Regel eine einschneidende Veränderung bzw. ein kritisches Lebensereignis (▸ Kap. 5.4) dar. Der Dritte Altenbericht weist darauf hin, dass der Heimeinzug in der Regel kein geplanter Umzug ist, sondern eine Maßnahme, die aus der Not entsteht, dass im Krankenhaus oder in der häuslichen Umgebung die pflegerische Versorgung nicht mehr möglich ist (BMFSFJ 2001). Der Heimeinzug wird wie folgt charakterisiert:

„Man tritt ein in eine Institution bzw. einen Großhaushalt, der nach völlig anderen Regeln strukturiert ist als ein Privathaushalt. Der dadurch bedingte Verlust an individuellen Entscheidungsspielräumen – unabhängig davon, ob man alle Entscheidungsspielräume auch wirklich nutzen kann – korrespondiert bei (zunehmender) Pflegebedürftigkeit mit einer häufig abnehmenden Selbstständigkeit und Selbstbestimmungsmöglichkeit."
(BMFSFJ 2001: 126).

Durch den Umzug ergeben sich viele **Bereiche der Anpassung an Institutionen** (▸ Tab. 6.2).

Tab. 6.2 Bereiche der Anpassung an Institutionen

Bereiche der Anpassung	Beispiele
Neue Alltagsabläufe	Essenszeiten, Besuchszeiten
Neue räumliche Strukturen	Aufteilung zwischen Privaträumen, Gemeinschafts- und Funktionsräumen
Veränderte soziale Beziehungen	Pflegekräfte, Hausleitung, Mitbewohner
Anpassung an die von der Institution bereitgestellten Leistungen	Formen der Nachtbetreuung durch Rundgänge, Essensauswahl, Zimmerreinigung
Möglichkeiten der Beeinträchtigung der Privatsphäre	Betreten des Zimmers ohne Anzuklopfen, Betreten des Zimmers durch Demenzkranke
Begrenzte Entscheidungsmöglichkeiten	Wenig Aushandlungsprozesse bei pflegerischen Interventionen, kaum Einfluss auf die betreuende Pflegeperson
Begegnung mit unerwünschten Phänomenen	Erinnerung an Verfall, Hilflosigkeit, Abhängigkeit

Zu der Selbstbestimmung gehört untrennbar das Maß an bereitgestellten Informationen und die dadurch bedingte **Transparenz.** Diese Transparenz unterliegt allerdings einer jeweils individuellen Deutung, die Menschen können sich bei gleichen Informationen mehr oder weniger informiert fühlen.

Heime werden als **Institutionen** verstanden, die einen bestimmten Zweck haben und auf Dauer eingerichtet sind. Sie zeichnen sich durch interne

Regelungen aus, die das reibungslose Zusammenleben der Menschen in der Institution bestimmen und garantieren. Damit ist allerdings die Freiheit des einzelnen eingeschränkt. Die Auswirkungen solcher Regelungen bestehen allerdings in einem „hohen Anpassungsdruck, dem die BewohnerInnen aus Angst vor Übertretung der Regeln und vor negativen Folgen oder aus Hoffnung dadurch erzielbarer vermehrter Zuwendung weitgehend nachgeben" (Koch-Straube 2002: 344 f.). Regelungen schaffen also eine faktische Einschränkung der Autonomie und eine Reaktion der Überanpassung, also einen weitergehenden Verzicht auf Selbstbestimmung. Die Förderung der **Selbstbestimmung in Institutionen** bedarf unterschiedlicher Ansätze (Huber 2005):

- **Planung des Eintritts in die Institution:** Die Umstände, wie ein Mensch in eine Einrichtung kommt, wirken sich entscheidend für sein Erleben in der Einrichtung aus. Die frühzeitige Planung und Gestaltung des Übergangs (z. B. einer Krankenhausaufnahme oder eines Heimeinzug) helfen Menschen bei der Bewältigung dieses Übergangs. Häufig wird eine Krankenhausaufnahme als reiner Verwaltungsakt erlebt, dem man passiv ausgeliefert ist. Der Übergang in die Patientenrolle erfolgt als Einschränkung von Lebensraum und Fähigkeiten (z. B. die Begrenzung des Lebensraums auf ein Bett in einem Patientenzimmer oder die Einschränkung der Beweglichkeit, wenn man sich ins Bett legen soll). Zur Planung gehören ein Konzept der an der Person orientierten Aufnahme, der Ermöglichung von Begleitung und die weitgehende Individualisierung der Aufenthaltsbedingungen.
- **Sensibilität für die Biografie und die Lebensbedingungen:** Die Berücksichtigung der Biografie (► Kap. 5.1) und der Bedingungen, aus denen die Menschen in die Einrichtung kommen, hilft die Selbstbestimmung dieser Menschen zu stärken und zu wahren. Vor allem in der stationären und ambulanten Langzeitversorgung spielt die Lebensgeschichte der Menschen eine bedeutende Rolle, da diese einen maßgeblichen Einfluss auf das Erleben des Alltags und der pflegerischen Intervention haben. Biografisches Arbeiten (► Kap. 5.1.2) hilft die Identität der Betroffenen wahrzunehmen und zu stärken, es wird Verständnis geschaffen und Sinn gestiftet. Auch in Einrichtungen der stationären Akutversorgung spielt der Lebensweltbezug des pflegerischen Handelns eine wichtige Rolle, insbesondere in der psychiatrischen Versorgung, bei der Versorgung von Kindern, älteren Menschen und in Grenzsituationen. Dabei wird im Allgemeinen keine ausführliche Biografiearbeit vorgenommen; allerdings kann ein Mindestmaß an biografischen Bezügen erfragt werden, die für die Individualisierung der Versorgung und die Förderung der Selbstbestimmung elementar sind.
- **Zugängliche Informationen:** Für den Erhalt der Selbstbestimmung ist die umfangreiche Information über den Aufenthalt in einer Institution unbedingt erforderlich. Neben der üblichen Aufklärung vor medizinischen Eingriffen (► Kap. 7.2.4) sind vielfältige Informationen über Möglichkeiten, zeitliche Abläufe und Regeln, die in der Institution gelten, niederschwellig zugänglich zu machen und bereitzuhalten.
- **Qualifikation der Pflegefachpersonen:** Für die Pflegefachpersonen sollten Angebote zur Qualifizierung angeboten werden, die zur Entwicklung von Kompetenzen (z. B. die Kommunikations- und Konfliktfähigkeit, die Fähigkeit zur Reflexion, die Ambiguitätskompetenz und die Fähigkeit zur Gestaltung von dialogischen Aushandlungsprozessen).

Praxistipp

Institutionalisierungstendenz von Einrichtungen

Die Institutionalisierungstendenz von Einrichtungen lässt sich gut daran ablesen, in welchem Maß Regeln und Grenzen die freie Entfaltung des Einzelnen beschränken. Diese Regeln können

- **räumlicher Natur sein,** z. B. die Beschränkung bestimmte Räume nicht zu betreten,
- **organisatorisch begründet sein,** z. B. dass Patienten sich bereithalten, damit Untersuchungen dann stattfinden, wenn es freie Kapazitäten gibt,
- **an festgelegten Abläufen orientiert sein,** z. B., dass die Arztvisite am frühen Vormittag stattfindet und die Patienten im Zimmer zu warten haben.

Pflegefachpersonen überprüfen den Grad der Einschränkung durch den Institutionalisierungseffekt, indem sie sich in die Lage der Betroffenen versetzen und Regelungen, die nicht sachlich, sozial oder vernünftig nachvollziehbar begründet sind, kritisch hinterfragen. Dabei berücksichtigen sie, dass die Regeln in der Einrichtung der freien Entfaltung aller dort lebenden und arbeitenden Menschen dienen.

Autonomie im Sinne der selbstbestimmten Entscheidungsfreiheit hat allerdings noch weitaus mehr Dimensionen, beispielsweise in **Grenzbereichen:**

- **Verweigerung der Einnahme von Medikamenten:** Die Einnahme von Medikamenten bedarf der Einwilligung des Betroffenen. Wenn Menschen ihre Medikamente nicht einnehmen wollen, müssen die Pflegefachpersonen ihre Autonomie respektieren, obwohl sich die Betroffenen schaden könnten. Eine Verabreichung von Medikamenten ohne Zustimmung der Betroffenen erfüllt den Straftatbestand der Körperverletzung (§ 223 StGB).
- **Hinlauftendenz:** Das Bedürfnis demenzerkrankter Menschen an einen Ort zu gehen, entspringt der Deutung eines inneren Gefühls. Hier kollidiert Autonomie mit einer möglichen Selbstgefährdung.
- **Freiwilliger Verzicht auf Nahrung und Flüssigkeit:** Der freiwillige Verzicht auf Nahrung und Flüssigkeit stellt die Medizin und Pflege häufig vor bedeutende ethische Probleme, da die Folgen eines solchen Verzichts lebensbedrohlich sind. Dieser kann im Rahmen eines Sterbeprozesses persönlich aber sinnvoll und Teil des natürlichen Sterbeprozesses sein.
- **Verzicht auf pflegerische Eingriffe:** Im Falle der palliativen Pflege werden bestimmte Aspekte der Lebensqualität zu Lasten anderer Aufgaben der Pflege favorisiert. Menschen in palliativen Situationen sollten über das Ausmaß und das Ziel pflegerischer Interventionen weitestgehend selbst entscheiden, Pflegefachpersonen vertreten anwaltschaftlich die Interessen der Pflegebedürftigen.
- **Suizid:** Die Selbsttötung ist ein Ausdruck der autonomen Entscheidung über das eigene Leben bzw. den eigenen Tod. In Deutschland ist das Verhältnis zum Suizid gespalten, denn die Politik tut sich schwer, Regelungen zu schaffen. Dies drückt sich in der Definition unterschiedlicher Formen der Sterbehilfe aus (▸ Kap. 17.8), die zum Teil strafbar sind.

Kritischer Blick

Konflikt zwischen Fürsorge und Selbstbestimmung

Am Beispiel der **Verweigerung der Medikamenteneinnahme** zeigt sich deutlich der Konflikt zwischen der fachlich begründeten Fürsorge und dem Recht auf Selbstbestimmung der betroffenen Menschen. Da die Rechtslage klar und eindeutig ist, bleiben den Pflegefachpersonen nur zwei Wege aus dem Dilemma:

- Eine durch andere Instanzen gerechtfertigte Behandlung oder Zwangsbehandlung, beispielsweise durch einen Betreuer oder eine gerichtliche Anordnung oder
- den Einbezug der beteiligten Personen (Arzt, Angehörige, Bezugspersonen ...), um die Einwilligung des Betroffenen durch Überzeugungs- und Beziehungsarbeit zu erlangen.

Die Thematik **Zwangsbehandlung** ist dabei eher schwierig: Sie stellt auf jeden Fall einen Verstoß gegen die Selbstbestimmung des Einzelnen dar und kann nur in sehr engen Grenzen gewährt werden, z. B. bei akuter Selbstgefährdung, durch die Zustimmung des Betreuers. Diesen schmalen Grat verdeutlicht eine aktuelle Entscheidung des Bundesverfassungsgerichts, in der die Anforderungen an eine Zwangsbehandlung präzisiert werden:

„Eine Zwangsbehandlung darf als letztes Mittel aber nur eingesetzt werden, wenn mildere Mittel nicht (mehr) in Betracht kommen und eine weniger in die Grundrechte des Betroffenen eingreifende Behandlung mithin aussichtslos ist. Weiterhin ist erforderlich, dass der Betroffene krankheitsbedingt nicht einsichtsfähig ist oder sich nicht einsichtsgemäß verhalten kann und dass der Behandlung der ernsthafte, mit dem nötigen Zeitaufwand und ohne Ausübung unzulässigen Drucks unternommene Versuch vorausgegangen ist, seine auf Vertrauen gegründete Zustimmung zu erlangen. Der Grundsatz der Verhältnismäßigkeit fordert darüber hinaus, dass die Zwangsbehandlung im Hinblick auf das Behandlungsziel, dem sie dient, Erfolg verspricht und der zu erwartende Nutzen den möglichen Schaden einer Nichtbehandlung sowie die mit der Maßnahme verbundene Beeinträchtigung deutlich überwiegt."

(BVerfG 2021, Teil C I, Ziff. 2b, Abschn. aa).

Pflegefachpersonen kommen möglicherweise in Situationen eines **ethischen Dilemmas:** Sie wollen helfen und Pflegebedürftige vor Schaden bewahren, doch die Pflegebedürftigen wollen nicht so, wie die Pflegefachpersonen wollen. Mit ihrer Expertise können Pflegefachpersonen die Folgen einschätzen, die die Medikamentenverweigerung nach sich zieht. Auf keinen Fall sind allerdings Maßnahmen gerechtfertigt, die die mangelnde Einwilligung unterlaufen, z. B. heimliches Untermischen der Medikamente in die Nahrung. In diesen ethischen Grenzfällen bedienen sich Pflegefachpersonen klinischer Ethikkomitees, ethischer Konsile und ethischer Fallbesprechungen, zum Beispiel nach der Nimwegener Methode (Riedel und Lehmeyer 2016).

Erwachsene Menschen, die aufgrund einer psychischen Krankheit oder einer körperlichen, geistigen oder seelischen Behinderung ihre Angelegenheiten ganz oder teilweise nicht besorgen können, benötigen – wenn keine andere vorauswirkende Regelung getroffen wurde – einer **Betreuung** (► Kap. 17.7.1). Das Ziel dieser Betreuung besteht gerade darin, dass Unterstützung durch einen Betreuer geleistet wird, der die Angelegenheiten in gerichtlich genau bestimmten Aufgabenkreisen rechtlich besorgt, wobei das Selbstbestimmungsrecht der Betroffenen unbedingt gewahrt bleiben soll. Ebenso dienen **Vorsorgevollmachten** dem Ziel, die Selbstbestimmung von hilfsbedürftigen Menschen weitgehend zu erhalten, indem Menschen ihres Vertrauens bevollmächtigt werden an ihrer Stelle und in ihrem Sinne zu handeln.

Erläuterungen zum Fallbeispiel

„Ich will autonom bleiben ..."

Viele Bereiche der Autonomie werden an Lebensaltersgrenzen festgemacht, daher gibt es in der Tat einen Unterschied zwischen Karla und Susanne. Hier wird auch nicht der Stand der individuellen Reife berücksichtigt; die rechtlichen Regelungen greifen in weiten Teilen schematisch. Allerdings ist die Selbstbestimmung nach Erreichen der Volljährigkeit eine Grundauffassung im deutschen Rechtswesen. So gilt allgemein der Grundsatz der Freiheit der Selbstbestimmung des Einzelnen im Rechtsleben (Privatautonomie, Vertragsfreiheit). Dieser Bereich der Autonomie ist als Ausdruck der allgemeinen Handlungsfreiheit nach Art. 2 Abs. 1 GG verfassungsrechtlich geschützt.

Autonomie hat zwar eine rechtliche Seite, sie wird aber innerhalb der eigenen Lebenswelt erlebt. Menschen können faktisch selbstständig sein, doch sie können sich gleichzeitig unfrei, abhängig und gebunden fühlen. Außerdem gibt es Bereiche des Lebens, in denen Menschen ihre Autonomie zugunsten eines anderen Zwecks aufgeben.

6.3 Unabhängigkeit

Unabhängigkeit ist der zweite Aspekt, wie Autonomie differenziert werden kann. Dieser Begriff bezieht sich weitgehend auf die Abwesenheit von Hilfeleistungen und Hilfsmitteln. Um Unabhängig sein zu können, bedarf es verschiedener **Fähigkeiten und Fertigkeiten** in unterschiedlicher Ausprägung:

- Wissen über das Vorhandensein passender Hilfsmittel,
- Fähigkeiten im Gebrauch der zur Verfügung stehenden Hilfsmittel,
- positives Selbstbild,
- Bereitschaft zum Erweitern der eigenen Kompetenzen sowie
- Anerkennung eigener Grenzen.

Praxistipp

Kontinenzprofile

Das Konzept der **Kontinenzprofile** (DNQP 2014) beschreibt in systematischer Form die Erhaltung der Kontinenz bzw. die Kompensation der Inkontinenz im Zusammenhang mit der Abhängigkeit von Hilfsmitteln und von persönlicher Hilfeleistung. So entsteht ein differenziert abgestuftes Modell mit Komponenten der Autonomie im Zusammenhang mit dem Syndrom Kontinenz/Inkontinenz.

Im Pflegemodell von *Nancy Roper, Winifred Logan* und *Alison Tierney* (Roper, Logan und Tierney 2009) wird der Begriff Unabhängigkeit in neuer Weise gefasst. Die Autorinnen gehen nicht von den feststehenden Begriffen Abhängigkeit und Unabhängigkeit aus, sondern sie formulieren ein **Abhängigkeits-Unabhängigkeits-Kontinuum,** das für die gesamte Lebensspanne eines Menschen gilt. Innerhalb dieser Zeit werden Lebensaktivitäten immer zwischen den Extrembegriffen **vollständige Abhängigkeit** und **vollständige Unabhängigkeit** ausgeführt. Je nach Alter, Lebensaktivität und Situation kann der Grad der Aktivität bzw. Unabhängigkeit ganz unterschiedlich ausgeprägt sein. Das Pflegemodell bezieht sich nicht nur auf kranke und hilfsbedürftige Menschen, sondern ausdrücklich auch auf präventive Maßnahmen zur Förderung maximaler Selbstständigkeit und damit der Gesundheit der betroffenen Menschen. Pflege versteht sich in diesem Kontext als

- **präventive Kraft,** indem potenzielle Probleme nicht zu aktuellen Problemen werden, die die Selbstständigkeit einschränken und die das Wiederauftreten von Problemen verhindert;
- **kurativer Faktor,** dass aktuelle Probleme gelöst werden und Selbstständigkeit erhalten bleibt;
- **rehabilitative Unterstützung,** damit verlorene Selbstständigkeit wiedergewonnen werden kann;

- **edukative Hilfestellung,** die Fähigkeiten, Fertigkeiten und Kompetenzen zur Wiedergewinnung der Selbstständigkeit vermittelt und
- **palliative Unterstützung,** die mit unlösbaren Problemen umgeht und Leiden lindert.

6.3.1 SOK-Modell

Bereits 1989 haben *Paul* und *Margret Baltes* ein Modell erarbeitet, in dem grundlegende „Strategien des erfolgreichen Alterns" (Baltes und Baltes 1989: 95) im Zusammenhang mit Einschränkungen beschrieben sind. Dieses Modell ist als das **SOK-Modell** bekannt geworden. Die Autoren gehen davon aus, dass ein Mensch im Prozess des Alterns eine „Begrenzung der Kapazitätsreserven" *(Baltes und Baltes* 1989: *95)* erfährt, die seine Fähigkeit zur Anpassung an Umweltanforderungen einschränkt. Gleichzeitig ist die Lebensrealität von älteren Menschen objektiv von funktionellen Einschränkungen (z. B. biologische Verluste wie die Verminderung der Skelettmuskelmasse) sowie Verlusterfahrungen (z. B. soziale Verluste wie Verminderung der Sozialkontakte und Singularisierung) gekennzeichnet. Die Strategien **Selektion, Optimierung und Kompensation** spielen bei diesem „Vorgang der Adaptation, in dem drei Elemente und Prozesse in Wechselwirkung stehen" *(Baltes und Baltes* 1989: *96),* eine richtungsweisende Rolle:

- **Selektion:** Wenn aufgrund von vorhandenen Verlusten eine Anpassungsleistung an gegebene, nicht veränderbare Verhältnisse erforderlich ist, zeigt die Strategie der Selektion den Weg auf, diejenigen Anforderungen gezielt auszuwählen, die mit den eigenen Ressourcen bewältigbar sind. Selektion bedeutet also einerseits eine Form der Bewusstmachung eigener Fähigkeiten und Einschränkungen, andererseits die Bewertung der Anforderungen im Sinne einer Priorisierung.
- **Optimierung:** Menschen sind allerdings auch im höheren Alter fähig, die ihnen zur Verfügung stehenden Fähigkeiten und Fertigkeiten zu verbessern. Diesen Ansatz zur Verbesserung beschreibt die Strategie der Optimierung, insbesondere dann, wenn der Einsatz der zu verbessernden Fähigkeiten emotional bedeutsam und damit intrinsisch motiviert ist. Optimierung (beispielsweise ein Training zur Sturzprophylaxe) bedarf also eines gewissen Antriebs, den die betroffene Person aufbringen muss.
- **Kompensation** als Ausgleich von Einschränkungen hingegen ist notwendig, „wenn bestimmte Verhaltenskapazitäten ausgefallen oder aber unterhalb eines funktionsadäquaten Stellenwertes gesunken sind" *(Baltes und Baltes* 1989: *96).* Dieser Ausgleich geschieht durch den Einsatz von personaler Hilfe oder Hilfsmitteln. Betroffene müssen sich bei dieser Strategie eingestehen, dass sie tatsächlich in einem gewissen Ausmaß unterstützungsbedürftig sind und den Einsatz von Hilfen bzw. Hilfsmitteln zulassen (▸ Abb. 6.2). Möglicherweise ist hier ein spezieller Lernprozess notwendig, beispielsweise im Umgang mit technischen Hilfen.

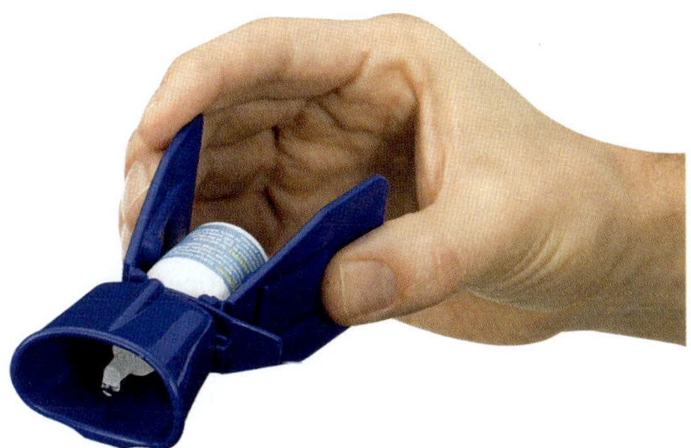

Abb. 6.2 Hilfsmittel wie diese Applikationshilfe für Augentropfen entsprechen dem Konzept der Kompensation im SOK-Modell [V712]

Die drei Strategien verstehen sich als Wege aus der Passivität gegenüber einem unabänderlich scheinenden Schicksal. In Alltagssituationen nehmen die Betroffenen die ihnen zur Verfügung stehenden Strategien kaum bewusst wahr und trauen sich möglicherweise zu wenig zu, weil sie die Lösung eines Problems aufgrund ihrer Ressourcen und Einschränkungen nicht für möglich halten. So richten sie ihr Handeln aus und blockieren sich möglicherweise selbst, indem sie gewohnte Strategien bevorzugen und andere überhaupt nicht in Betracht ziehen.

Vorsicht

Strategiemix

Ein wesentlicher Bestandteil des SOK-Modells besteht in der Annahme, dass Menschen sich nicht ausschließlich einer Strategie bedienen. Vielmehr können Selektion, Optimierung und Kompensation gleichzeitig, vielleicht auch mit persönlichen Vorlieben und Akzentuierungen eingesetzt werden.

Pflegefachkräfte können also dieses Modell lediglich dazu nutzen, dass bestehende Situationen analysiert werden und vor diesem Hintergrund Beratung geleistet werden kann.

6.3.2 Ambient Assisted Living

Ambient Assisted Living (*AAL*) ist ein inzwischen aus dem Anfangsstadium entwachsenes Konzept für technikunterstützte Förderung der Selbstständigkeit in Privathaushalten für hilfsbedürftige und in ihren Fähigkeiten eingeschränkte Menschen. Die Konzepte, Produkte und Dienstleistungen, die neue Assistenzsysteme und Technologien in den Alltag einführen, haben folgende **Zielsetzungen:**

- Förderung der Autonomie der hilfsbedürftigen Menschen,
- Förderung der Lebensqualität der Betroffenen,
- Möglichkeiten der individuellen Gestaltung der eigenen Lebenswelt,
- Unterstützung der betroffenen Menschen, damit sie länger in der eigenen Häuslichkeit verbleiben können,
- Unterstützung der Versorgung durch ambulante Dienste und Vernetzung mit telemedizinischen e-Health-Systemen.

Ambient Assisted Living ist ein **Konzept mit Zukunftspotenzial.** Die Politik treibt die Verbreitung der Technik voran, seit 2014 wird durch Bundesmittel der Aufbau kommunaler Beratungsstellen für AAL gefördert. Dabei zeigt sich, dass die Anwendungsmöglichkeiten für technische Unterstützungssysteme sehr breit und vielfältig sind. Exemplarisch für diese Vielfalt stehen:

- automatische Beleuchtungssysteme,
- digital gesteuerte Haushaltsgeräte, Fenster- und Türöffnungen,
- automatisch abschaltende Küchengeräte,
- videounterstützte Türöffnungssysteme,
- Sturzsensoren,
- Hängelifter für Rollstühle,
- sensorbasiertes Monitoring für die Verhaltensanalyse von Betroffenen (z. B. Analyse des Bewegungsverhaltens),
- Erinnerungs-App für das Medikamentenmanagement,
- optische und akustische Signalgeber oder
- Vibrationsanzeiger.

Ambient Assisted Living unterstützt häufig die **Anforderungen einer barrierefreien Umgebung** (► Kap. 7.3.1) und wird teilweise im Rahmen der Wohnraumanpassung durch die Pflegekasse bezuschusst. Darüber hinaus können Neu- und Umbauten durch kostengünstige staatliche Kredite sowie Zuschüsse gefördert werden. Eines der bekanntesten Systeme des Ambient Assisted Living ist der Hausnotruf (► Kap. 13.4). Er hat sich längst im Markt der technischen Hilfeleistungen etabliert, nicht zuletzt, weil er unter bestimmten Voraussetzungen von der Pflegeversicherung bezuschusst wird.

E-Health und Telemedizin

Der Begriff **Telemedizin** wird häufig unscharf verwendet und kann im Konzept von **e-Health** genauer gefasst werden. Telemedizin ist ein

> *„Sammelbegriff für verschiedenartige ärztliche Versorgungskonzepte, die als Gemeinsamkeit den prinzipiellen Ansatz aufweisen, dass medizinische Leistungen der Gesundheitsversorgung der Bevölkerung in den Bereichen Diagnostik, Therapie und Rehabilitation sowie bei der ärztlichen Entscheidungsberatung über räumliche Entfernungen (oder zeitlichen Versatz) hinweg erbracht werden. Hierbei werden Informations- und Kommunikationstechnologien eingesetzt."*
>
> (BÄK 2015a).

E-Health dagegen wird von der WHO als *„kostengünstiger und sicherer Gebrauch von Informations- und Kommunikationstechnologien zur Unterstützung der Gesundheit und gesundheitsbezogener Bereiche inklusive der Gesundheitssysteme, der Gesundheitsberichterstattung und -förderung sowie des Wissens und der Forschung"* (*„cost-effective and secure use of information and communications technologies in support of health and health-related fields, including health-care services, health surveillance, health literature, and health education, knowledge and research"*)

(WHO 2005: 121, eigene Übersetzung).

Innerhalb des breit angelegten Konzeptes von e-Health werden verschiedene **Teilkonzepte** unterschieden (► Tab. 6.3), die in Zukunft eine wesentliche Auswirkung auf die Lebenswelt der Menschen haben, wenn sie mit dem Gesundheitssystem in Kontakt kommen:

Telemonitoring

Der Umstand, dass ältere Menschen häufig mehrere Erkrankungen haben oder chronisch krank sind, erfordert in vielen Situationen die regelmäßige Messung von Vitalparametern wie dem Puls, dem Blutdruck oder dem Blutzucker. **Telemonitoring** bietet mit einer technikbasierten automatischen Messung und Datenübertragung an den behandelnden Arzt

Tab. 6.3 Teilkonzepte des e-Health (BÄK 2015b: 1)

Konzept	Versorgungsbereich	Beispiele
eCare	Gesundheitsversorgung	Telekonsil, Telekonsultation, Telemonitoring, Remote Patient Management
eAdministration	Verwaltungsprozesse	Elektronische Gesundheitskarte, elektronische Akten, eRezept
ePrevention	Prävention	Altersgerechte Assistenzsysteme (AAL), elektronisch unterstütztes Coaching
eResearch	Forschung	Genomforschung mittels Informations- und Kommunikationstechnik, Trendanalysen Internet (z. B. ARGO)
eLearning	Lernen	Blended Learning über Learning Management Systeme (z. B. ILIAS)

eine ressourcenschonende und effektive Form, die medizinische Behandlung zu unterstützen oder auch präventive Maßnahmen einzuleiten. Die Messmöglichkeiten für Vitalparameter sind auch aufgrund der sich stetig verbessernden technischen Möglichkeiten von Smartwatches sehr vielfältig. Mögliche Einsatzgebiete bei chronisch Erkrankten sind beispielsweise die **Überwachung** und die **Behandlung** von

- Herzrhythmusstörungen,
- Hypertonie,
- Bluthochdruck,
- Asthma,
- Diabetes mellitus oder
- Schlafapnoe.

Die erfassten Vitalwerte werden entweder synchron (in Echtzeit) oder asynchron (zeitlich verzögert) drahtlos übermittelt und können dann von ärztlicher Seite ausgewertet werden. Bei einem vom Arzt definierten Schwellenwert des Vitalparameters kann eine entsprechende Reaktion ausgelöst werden (z. B. Nachricht an den Arzt oder automatisierter Notruf). Aber auch **Langzeituntersuchungen** können via Telemonitoring durchgeführt werden, die Daten Sammeln und ein Langzeitprofil ermöglichen.

Ein Beispiel für Telemonitoring ist die **Messung der notwendigen Vitalparameter** bei Personen mit implantiertem Herzschrittmacher. Im jeweiligen Implantat ist eine Sende- und Empfängereinheit integriert, beim Arzt oder in der Klinik befindet sich eine Monitoreinheit mit Sende- und Empfangssystem zur Kommunikation mit dem Implantat und der jeweiligen Schnittstelle. Darüber hinaus wird ein Datenserver zur Sammlung und Verteilung und Speicherung der Daten benötigt. Neben dem Telemonitoring ist auch eine **Fernnachsorge** (*Remote follow-up*) möglich, in der eine telemedizinische Abfrage der implantierten Gerate vorgenommen werden kann. Die **Vorteile** für den betroffenen Menschen sind vielfach:

- **Patientensicherheit** durch frühzeitige Erkennung von Gesundheitsrisiken,
- hohe **Lebensqualität** durch ressourcenschonende Messung von Vitalparametern,
- **weniger Klinikeinweisungen** durch Telemonitoring (Laschet 2020),
- hohe **Compliance** durch einfache, niederschwellige Technik,
- **vielfältige Anwendungsmöglichkeiten** (z. B. automatisiertes elektronisches Diabetes-Tagebuch),
- **bessere Prognose** und geringere Sterblichkeit bei chronischen Erkrankungen, deren Therapie durch Telemonitoring unterstützt werden (Schmidt et al. 2010)

Lebensweltbezug

Unabhängigkeit ist ein zentrales Motiv für die Gestaltung der eigenen Lebenswelt. Menschen streben nach Unabhängigkeit. Diese kommt durch einen minimalen Einsatz notweniger Hilfeleistungen zum Ausdruck. Unabhängigkeit ergibt sich aus dem Verhältnis von umgebungs- oder im Menschen selbst liegenden Anforderungen und den zur Verfügung stehenden Ressourcen.

Die **Möglichkeiten, die Unabhängigkeit zu erhalten,** bauen auf persönliche Strategien und Vorgehensweisen der betroffenen Menschen sowie personelle und sächliche Hilfen. Persönliche Strategien sind meist geprägt von positiven Erfahrungen, welche der bisher gelebten Strategien der Bewältigung funktioniert haben. Dies entspricht einem **Lernprozess der positiven Verstärkung** (► Kap. 9). Auch die zu Verfügung stehenden

Ressourcen, vor allem die Ressourcen des Alters, werden im Lauf des Lebens erworben. Dabei ist die Vielfalt der Ressourcen sehr breit gefasst. Der *Dritte Altenbericht* hat unter Ressourcen alle Mittel verstanden, die zu einem **guten Leben im Alter** beitragen (BMFSFJ 2001). Er unterscheidet individuelle und gesellschaftliche Ressourcen, da beide über die Möglichkeit verfügen, solche Mittel zu bilden. Auf **individueller Ebene** sind damit gemeint:

- körperliche und seelische Gesundheit,
- körperliche und geistige Leistungskapazität,
- im Lauf des Lebens erworbene Fähigkeiten, Fertigkeiten, Interessen, Erfahrungen und Wissen,
- Lebenseinstellung des betroffenen Menschen,
- soziale Netze der Person,
- schulische und berufliche Bildung (inklusive der beruflichen Fort- und Weiterbildung) sowie
- ökonomische Grundlagen.

Auf **gesellschaftlicher Ebene** sind dies (BMFSFJ 2001: 49):

- Mittel zum Lebensstandard der Bevölkerung oder einer Bevölkerungsgruppe,
- Ernährungs-, Bildungs- und Wohnbedingungen,
- Einkommensverhältnisse,
- Qualität und Umfang der medizinischen Versorgung,
- Leistungen der sozialen Sicherungssysteme,
- soziale und kulturelle Angebote sowie
- Möglichkeiten der gesellschaftlichen Teilhabe.

Diese Aufzählung legt nahe, dass Unabhängigkeit in hohem Maß mit der Lebenswelt eines Menschen zusammenhängt, sei es durch die Perspektive, wie viel Unabhängigkeit ein Mensch wünscht und anstrebt oder auch, welche Anstrengungen er unternimmt, um unabhängig bleiben zu können. Die Beschränkung der Autonomie von außen wird für die Entfaltung der Lebenswelt im Allgemeinen hinderlich erlebt. So wird eine Freiheitsstrafe selten als etwas Positives erlebt und einschränkende Bedingungen aufgrund eines Krankheitszustandes rufen den Wunsch nach Heilung und Wiederherstellung des früheren Zustands hervor.

Dies beschreibt eindrücklich die Aufgabe, die sich Pflegefachpersonen stellt. Menschen streben auch in Situationen., in denen ihre Autonomie eingeschränkt ist (z. B. durch Institutionen, Krankheiten oder Pflegebedürftigkeit) nach einer selbstbestimmten Lebenswelt. Pflegefachpersonen haben dieses Bestreben im Blick und versuchen den Spagat zwischen Autonomiebestreben und Beeinträchtigungen aufgrund der Umstände. Für diese Aufgabe gibt es kein Rezept, nur eine ständig neue Anstrengung, verbunden mit dem kontinuierlichen Austausch mit anderen Beteiligten sowie den Betroffenen selbst. Schließlich kann das Erleben der Lebenswelt von niemand anderem als dem Betroffenen selbst geleistet werden.

Reflexion

- Welches sind mögliche Gründe für Autonomieverlust in der Pflege?
- In welchen Bereichen kann eine Anpassung an Institutionen erfolgen?
- Wie kann die Selbstbestimmung in Institutionen gefördert werden?
- Es gibt die Problematik der Autonomie in Grenzbereichen. Welche zwei Positionen können Sie einnehmen, wenn es um die Verweigerung der Medikamenteneinnahme geht?
- Telemonitoring kann zur Überwachung eines implantierten Herzschrittmachers verwendet werden. Welche Vorteile hat dieses Verfahren für die betroffenen Menschen?

Wiederholungsaufgaben

- Welche Aspekte der Selbstbestimmtheit und Selbstständigkeit nennt Artikel 1 der Pflege-Charta?
- Mit welchen fünf Punkten präzisiert *Geisler* sein Konzept von Patientenautonomie?
- Vergleichen Sie die krankheitsbedingten Autonomieverluste in den verschiedenen Lebensaltern. Wo sind Gemeinsamkeiten, wo gibt es Unterschiede?
- Was sagt das Konzept der gelernten Abhängigkeit aus?
- Was bedeuten die Buchstaben S O K im SOK-Modell von *Baltes und Baltes?* Wozu können Pflegefachpersonen dieses Modell nutzen?
- Was sind die Ziele von Ambient Assisted Living?

LITERATUR

Baltes P, Baltes M. Optimierung durch Selektion und Kompensation. Ein psychologisches Modell erfolgreichen Alterns. Z Päd. 1989; 35(1): 85–105.

Baltes M, Wahl HW. The dependency-support script in institutions: generalization to community settings. Psychol Aging. 1992; 7(3): 409–418. DOI: https://doi.org/10.1037//0882-7974.7.3.409.

Baltes MM, Wahl HW. Patterns of communication in old age: The dependency support and independence-ignore script. Health Communication 1996; 8(3): 217–231.

BÄK Bundesärztekammer (BÄK). Telemedizin. 2015a. Aus: https://www.bundesaerztekammer.de/aerzte/digitalisierung-in-der-gesundheitsversorgung/telemedizin/ (letzter Zugriff: 31.03.2022)

BÄK Bundesärztekammer (BÄK). Telemedizinische Methoden in der Patientenversorgung – Begriffliche Verortung. 2015b. Aus: https://www.bundesaerztekammer.de/fileadmin/user_upload/downloads/pdf-Ordner/Telemedizin_Telematik/Telemedizin/Telemedizinische_Methoden_in_der_Patientenversorgung_Begriffliche_Verortung.pdf (letzter Zugriff: 31.03.2022)

BMFSFJ Bundesministerium für Familie, Senioren, Frauen und Jugend (BMFSFJ). Dritter Bericht zur Lage der älteren Generation in der Bundesrepublik Deutschland: Alter und Gesellschaft. Bundestagsdrucksache 14/5130. Berlin: BMFSFJ, 2001.

BMFSFJ Bundesministerium für Familie, Senioren, Frauen und Jugend (BMFSFJ). Die Pflege-Charta. 2022. Aus: https://www.wege-zur-pflege.de/pflege-charta (letzter Zugriff: 31.03.2022)

BVerfG Bundesverfassungsgericht (. Teilweise erfolgreiche Verfassungsbeschwerden zu Zwangsbehandlungen bei Patientenverfügung im Maßregelvollzug. Beschluss vom 08. Juni 2021. 2 BvR 1866/17, 2 BvR 1314/18.

Deci EL, Ryan RM. Self-determination theory: A macrotheory of human motivation, development, and health. Can Psychol. 2008; 49(3): 182–185. DOI: https://doi.org/10.1037/a0012801.

DNQP Deutsches Netzwerk für Qualitätsentwicklung in der Pflege (DNQP). Expertenstandard Förderung der Harnkontinenz in der Pflege. 1. Akt. Osnabrück: DNQP; 2014.

Geisler L.: Patientenautonomie – eine kritische Begriffsbestimmung. Dt Med Wochensch. 2004; 129: 453–456.

Huber M. Autonomie im Alter – Wie Pflegende die Autonomie von alten und pflegebedürftigen Menschen fördern. PRInterNet. 2005; 09: 46–52.

Koch-Straube U. Fremde Welt Pflegeheim. Eine ethnologische Studie. 2.A. Göttingen: Hogrefe; 2002.

Laschet H. Deutlich weniger Klinikeinweisungen durch Telemedizin. 2020. Aus: https://www.aerztezeitung.de/Wirtschaft/Deutlich-weniger-Klinikeinweisungen-durch-Telemedizin-406008.html (letzter Zugriff: 31.03.2022)

Riedel A, Lehmeyer S. (Hrsg.). Einführung von ethischen Fallbesprechungen: Ein Konzept für die Praxis. Ethisch begründetes Handeln praktizieren, stärken und absichern. 4.A. Detmold: Jacobs; 2016.

Roper N, Logan WW, Tierney AJ. Das Roper-Logan-Tierney-Modell. Basierend auf Lebensaktivitäten (LA). Göttingen: Hogrefe; 2009.

Schmidt S, Schuchert A, Krieg T, Oeff M. Häusliches Telemonitoring bei chronischer Herzinsuffizienz. Chance für eine bessere Patientenversorgung? Dt Arztebl Intern. 2010; 107(8): 131–138. DOI: https://doi.org/10.3238/arztebl.2010.0131.

Schüz B, Dräger D, Richter S, Kummer K, Kuhlmey A, Tesch-Römer C. Autonomie trotz Multimorbidität im Alter – Der Berliner Forschungsverbund AMA. Z Gerontol Geriatr. 2011 [Suppl 2]; 44(12): 9–25. DOI https://doi.org/10.1007/s00391-011-0248-4.

Stierlin H. Individuation und Familie. Studien zur Theorie und therapeutischen Praxis. 2.A. Frankfurt: Suhrkamp; 2016.

World Health Organization (WHO). eHealth. Resolutions and Decisions. WHA 58.28. Aus: http://apps.who.int/iris/bitstream/10665/20378/1/WHA58_28-en.pdf (letzter Zugriff: 31.03.2022)

KONTAKTADRESSEN

Rehadat (Übersicht über Hilfsmittel des Ambient Assisted Living): https://www.rehadat-hilfsmittel.de/de/

7 Biopsychosoziale Konzepte

Überblick

In diesem Kapitel werden die für Pflegeausbildung und -studium relevanten **biopsychosozialen Konzepte** wie Gesundheit (▸ Kap. 7.1), Krankheit (▸ Kap. 7.2), Behinderung (▸ Kap. 7.3) und Pflegebedürftigkeit (▸ Kap. 7.4) vermittelt. Diese haben in Form von persönlichen Erlebensmustern oder Vorstellungen eine unmittelbare Auswirkung auf die Lebenswelt, vor allem, wenn ein bisher stabiler Zustand in einen anderen übergeht. Ein Beispiel wäre, wenn ein Mensch durch eine Krankheit einen Verlust an bisher gewohnten Fähigkeiten erleidet. Die einzelnen Konzepte werden ausführlich dargestellt und wichtige Teilkonzepte wie Multimorbidität (▸ Kap. 7.2.1), Konzepte im Umgang mit Krankheit (▸ Kap. 7.2.3), Teilhabe (▸ Kap. 7.3.1), Barrierefreiheit (▸ Kap. 7.3.2), Inklusion (▸ Kap. 7.3.3) und Pflegebedarf (▸ Kap. 7.4.4) erläutert. Die Kenntnis dieser Konzepte hilft Pflegefachpersonen beim Verständnis der Lebenssituation der Betroffenen, weist auf Interventionsmöglichkeiten wie auch die Grenzen von Interventionen hin.

Für die Betrachtung der Lebenswelt sind scheinbar allgemeingültige Begriffe wie Gesundheit, Krankheit, Behinderung oder Pflegebedürftigkeit von größter Bedeutung. Sie erlauben ein tieferes Verständnis lebensweltlicher Interpretation von individuellen Zuständen. So kann ein Mensch Krankheit als Strafe Gottes empfinden und sich die Frage stellen, womit er das verdient habe. *Annette Weissenrieder* und *Gregor Etzelmüller* haben in diesem Zusammenhang ausgeführt, dass die religiöse Interpretation von Krankheit als Strafe überwunden werden sollte, Krankheiten möglicherweise sinnlos seien und „Gottes Gebot, Krankheiten zu überwinden" betont werden sollte (Weissenrieder und Etzelmüller 2009). Bei aller individuellen Betrachtung sind diese biopsychosozialen Konzepte in unterschiedlicher Rahmung definiert und daher nicht beliebig zu verwenden.

7.1 Gesundheit

Definition

Gesundheit

Je nach Kontext unterschiedliche begriffliche Fassung. Häufig mehrdimensionales Konzept des Funktionierens des Menschen.

Die bekannteste Definition von **Gesundheit** hat die WHO in ihrer Verfassung formuliert: *„Die Gesundheit ist ein Zustand des vollständigen körperlichen, geistigen und sozialen Wohlergehens und nicht nur das Fehlen von Krankheit oder Gebrechen." (WHO 2020: 1)*. Hier wird bereits deutlich, dass Gesundheit ein Konzept mit verschiedenen Dimensionen ist.

Diese Definition beinhaltet **mehrere Aspekte:**

- Der Mensch ist in einer ganzheitlichen Betrachtungsweise ein biopsychosoziales System.
- Gesundheit wird als das Gegenteil von Krankheit verstanden.
- Gesundheit und Krankheit sind keine feststehenden Zustände, sondern Endpunkte des Gesundheit-Krankheit-Kontinuums.

Je nach Betrachtungsweise können Indizien für die Gesundheit gefunden werden, z. B.:

- Unversehrtheit des Körpers und der Körperstrukturen,
- Schmerzfreiheit,
- Funktionsfähigkeit der Organe,
- subjektives Wohlbefinden,
- Fähigkeit zur Anpassung und zur Kommunikation,
- Stress- und Ambiguitätstoleranz,
- kognitive Funktionsfähigkeit,
- seelische Stabilität sowie
- Fähigkeit zum sozialen Austausch.

Dabei ist die Ausprägung der entsprechenden Merkmale quantitativ schwierig zu erfassen, vor allem, weil die Zustände „gesund" und „krank" fließend ineinander übergehen. Dazu kommt noch, dass häufig Unterschiede zwischen körperlichen oder geistig-seelischen Zuständen und dem Erleben des eigenen Zustandes anzutreffen sind. Das Krankheitserleben (▸ Kap. 7.2.4) ist daher eine bedeutende Komponente der eigenen Lebenswelt.

Grundsätzlich sind mit dem Begriff Gesundheit drei **Bemerkungen** verbunden:

- Gesundheit und Krankheit sind im allgemeinen Verständnis **Gegenbegriffe,** die trotz der Auffassung eines Gesundheits-Krankheits-Kontinuums sich voneinander abgrenzen.
- Gesundheit ist **positiv konnotiert.** Daher ist Gesundheit einerseits ein erstrebenswertes Ziel (wenn sich auch nicht alle Menschen gesundheitsförderlich verhalten), andererseits erwachsen aus dieser Konnotation gesellschaftliche Bestrebungen Gesundheit mit unterschiedlichen Maßnahmen zu fördern (► Kap. 8.2).
- Gesundheit wird im Zusammenhang mit dem **Anforderungs-Kompetenz-Modell** (► Kap. 8.3.3) als Zustand der Leistungsfähigkeit des Menschen vor dem Hintergrund von erfolgreichen Anpassungsvorgängen an seine Umweltbedingungen verstanden. Diese Anpassung gelingt unter Einsatz zur Verfügung stehender Ressourcen. Gesundheit ist also mehr als die Abwesenheit von Risikofaktoren; sie zeigt sich in der Balance zwischen Belastungs- und Schutzfaktoren.

7.1.1 Psychische Gesundheit

Auch für **psychische Gesundheit** („*mental health*") gibt es Definitionsversuche, beispielsweise der von *Peter Franzkowiak* und *Klaus Hurrelmann:*

Definition

Psychische Gesundheit

„Psychische Gesundheit ist ein dynamischer Zustand des inneren Gleichgewichts, der es Einzelnen ermöglicht, ihre Fähigkeiten im Einklang mit den universellen Werten der Gesellschaft zu nutzen. Wichtige Komponenten der psychischen Gesundheit sind: grundlegende kognitive und soziale Fähigkeiten; die Fähigkeit, die eigenen Emotionen zu erkennen, auszudrücken und zu modulieren sowie sich in andere einzufühlen; Flexibilität und die Fähigkeit, mit negativen Lebensereignissen und Funktionen in sozialen Rollen umzugehen; eine harmonische Beziehung zwischen Körper und Geist. Diese tragen in unterschiedlichem Maße zum inneren Gleichgewicht bei." (Franzkowiak und Hurrelmann 2018: 177).

Die Weltgesundheitsorganisation beschreibt psychische Gesundheit als eine *„wertvolle Quelle von Humankapital oder Wohlbefinden in der Gesellschaft" (WHO 2019: 1)* und betont, dass diese eine wichtige Voraussetzung für das Wachstum, die Sorge um sich selbst und um andere, die Entwicklung, die Befriedigung von Bedürfnissen und die positive Interaktion darstellt. Psychische Gesundheit ist daher wesentlich mehr als die Abwesenheit von psychischen Störungen.

Die psychische Gesundheit wird im Wesentlichen durch **drei Hauptfaktoren** beeinflusst:

- **Umweltfaktoren** wie die Gesundheitsversorgung, die Sozialpolitik, die soziokulturellen Grundhaltungen;
- **sozioökonomische Faktoren** wie Lebens-, Bildungs- und Arbeitsbedingungen und -chancen, die Möglichkeiten der Teilhabe und der Gestaltung des eigenen Lebens;
- **individuelle Faktoren** wie genetische und biologische Ausstattung, emotionale und soziale Kompetenzen.

Eine wesentliche Bedeutung psychischer Störungen ist die **Komorbidität.** Die psychischen Störungen können nichtübertragbare Krankheiten wesentlich beeinflussen und werden wiederum durch diese beeinflusst. Ein Beispiel für das Zusammenwirken von nichtübertragbaren Krankheiten und einer psychischen Störung ist das Auftreten einer Krebserkrankung, die wiederum Angst und Stress auslöst und in eine depressive Auslenkung führen kann. Diese Wechselwirkungen stellen eine erhebliche Gesundheitsgefahr für die Betroffenen dar, da Menschen mit psychischen Störungen in der Regel 20 Jahre früher sterben (WHO 2019). Daher ist es sinnvoll, im Rahmen der Gesundheitsvorsorge die Komorbidität bei Krankheitsprozessen verstärkt zu beachten.

Praxistipp

Empfehlungen für die Stärkung der seelischen Gesundheit

Während der Corona-Pandemie war das gesamte Alltagsleben zum Teil mit erheblichen Einschränkungen verbunden. Dies traf Menschen aller Lebensalter und wirkte sich nicht nur auf den körperlichen Zustand aus, sondern auch auf das seelische Wohlbefinden. Die Bundeszentrale für gesundheitliche Aufklärung (BZgA) gab folgende Empfehlungen für die Stärkung der seelischen Gesundheit *(BZgA 2022):*

- *„Den Tag strukturieren*
- *Für sich selbst gut sorgen*
- *Kontakte pflegen trotz Abstand halten*
- *Verlässliche Informationen nutzen*
- *Akute Belastung? Unterstützung und Hilfe finden!"*

In der **Gesundheitsversorgung** stehen zukünftig alterstypische, nicht übertragbare und chronische Erkrankungen sowie Folgen von alltagstypischen Verhaltensweisen im Vordergrund.

7.1.2 Auswirkungen des Lebensstils

Der **Lebensstil** der Menschen hat sich in den letzten Jahrzehnten tiefgreifend gewandelt:

- Es fehlt an regelmäßiger Bewegung.
- Die Kalorienzufuhr ist zu hoch.
- Schädliche Einflüsse haben zugenommen (Rauchen, Alkoholkonsum, Feinstaubbelastung).

Dieser Wandel des Lebensstils führt nicht nur zu einer Veränderung der Lebenserwartung (→ nachfolgender Praxistipp), sondern auch zu einer **beeinträchtigten Gesundheit und Selbstständigkeit im Alter.**

Praxistipp

Lebensstil und Lebenserwartung

Das Deutsche Krebsforschungszentrum hat auf der Basis der Heidelberger EPIC-Studie errechnet, welche **Faktoren des Lebensstils** zu einer guten Gesundheit beitragen bzw. die meisten Lebensjahre rauben. Die größte Lebenserwartung hatten demnach Nichtraucher (und Nichtraucherinnen) mit einem Body Mass Index (BMI) zwischen 22,5 und 24,9 kg/m², die wenig Alkohol tranken, körperlich aktiv waren und wenig rotes Fleisch, dafür aber viel Obst und Gemüse aßen. Im Schnitt wuchs die Lebenserwartung um sieben bis acht Jahre.

Im Einzelnen zeigten sich folgende **Risikofaktoren** für einen zum Teil dramatischen Verlust der Lebenserwartung von bis zu 17 Jahren (Li, Hüsing und Kaaks 2014):

- Rauchen (besonders regelmäßiges Rauchen),
- Adipositas (BMI ≥ 30),
- Untergewicht (BMI ≤ 22,5),
- starker Alkoholkonsum (mindestens vier Drinks/Tag),
- hoher Verzehr an rohem Fleisch.

Vor allem der **Bewegungsmangel** wird seine Auswirkungen auf die Versorgungssituation im Alter haben. Die Menschen in Deutschland bewegen sich immer weniger. Jeder zehnte Mensch bewegt sich in seiner Freizeit nie länger als zehn Minuten am Stück. Dauersitzen führt zu einer Erhöhung des Blutzuckerspiegels und zu einer Verminderung der Blutzirkulation (Froböse 2019). Mit dieser verminderten Bewegung kann eine wirksame Prävention zur Vermeidung oder Verringerung von Herz-Kreislauf- oder Stoffwechselkrankheiten nicht erreicht werden. Die absehbaren Folgen sind so dramatisch, dass bereits vom **„Sitzen als neues Rauchen"** gesprochen wird (BKK24 2018). *Angelika Zegelin* hat ausführlich beschrieben, dass Defizite in der Mobilität zu Bettlägerigkeit führen können (Zegelin 2013), was allerdings nicht einfach und zufällig geschieht. Diese Defizite führen zu steigender Abhängigkeit und Pflegebedürftigkeit und schädigen nachhaltig die Gesundheit.

Lebensweltbezug

Gesundheit ist für die Menschen ein Zustand, den sie entweder als selbstverständlich empfinden, weil sie keine Beeinträchtigungen empfinden, oder den sie anstreben, weil er das Funktionieren der menschlichen Fähigkeiten bedeutet. Die Beeinträchtigung der Gesundheit, sei es eine Erkältung, ein Beinbruch oder eine lebensbedrohliche Erkrankung, stellt eine Veränderung im Erleben des Alltags dar. Die Auswirkungen der Gesundheitsbeeinträchtigungen können nicht wahrgenommen oder missachtet werden, sie können sich auf alle Lebensäußerungen beziehen und die komplette Lebenswelt eines Menschen beeinflussen. Gleichzeitig können sich Menschen mehr oder weniger bewusst für andere Ziele als die Gesundheit entscheiden. Die Palette der Wohlstandskrankheiten weist überdeutlich auf diesen Zusammenhang hin, wenn Rauchen, Bewegungsmangel und übermäßige Nahrungszufuhr die Gesundheit beeinträchtigen, obwohl die meisten Menschen die Zusammenhänge zwischen ihrem Verhalten und den Folgen für die Gesundheit kennen. Gesundheitsbewusstes Verhalten kann dazu beitragen, dass nicht nur die Zahl der Lebensjahre steigt, sondern auch die aktuelle und zukünftige Lebensqualität (► Abb. 7.1).

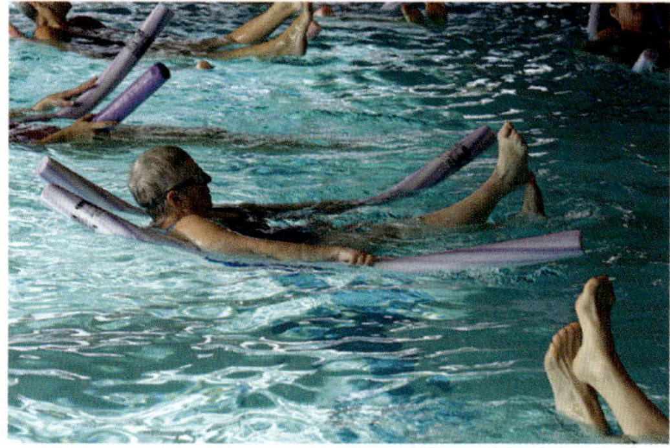

Abb. 7.1 Gesundheitsbewusstes Verhalten kann die Gesundheit sichern und die Lebensqualität erhöhen [J787]

Das Anforderungs-Ressourcen-Modell zeigt plastisch die Balance, die Gesundheit und Lebensqualität im Alltag ausmachen. Aus dieser Balance resultiert die Vorstellung, Gesundheit und Krankheit seien keine zwei voneinander exakt abzugrenzenden Begriffe.

7.2 Krankheit

Definition

Krankheit

„Regelwidriger Körper- oder Geisteszustand, dessen Eintritt entweder allein die Notwendigkeit einer Heilbehandlung oder zugleich oder ausschließlich Arbeitsunfähigkeit zur Folge hat. Es muß also ein objektiv faßbarer regelwidriger Zustand des Körpers oder des Geistes oder beider zugleich vorliegen, der von der Norm abweicht und der durch eine Heilbehandlung behoben, gelindert oder zumindest von einer drohenden Verschlimmerung bewahrt werden kann." *(BSG 1968: 6).*

Die in der Definition von **Krankheit** erwähnte Regelwidrigkeit ist kein klar definierter Begriff, sie grenzt sich eher von dem Konzept der Gesundheit ab. Die Definition selbst ist nicht gesetzlich festgelegt, sondern durch die Rechtsprechung des Bundessozialgerichts formuliert. Dabei ist die Gefahr einer Erkrankung an sich noch keine Erkrankung. Für die Definition von Krankheit spielt die Ursache selbst keine Rolle.

Krankheiten im eigentlichen Sinn werden von **Befindlichkeitsstörungen** unterschieden, die keine objektivierbaren Ursachen aufweisen. Die Unterscheidung ist nicht scharf abgegrenzt, sondern fließend. Krankheiten werden häufig **unterteilt** in

- körperlich-organische Krankheiten,
- psychosomatische Krankheiten und
- psychische Krankheiten.

Krankheit ist gleichzeitig ein wissenschaftlicher Begriff der Medizin wie auch der Lebenswelt, da jede Krankheit individuell erlebt wird (► Kap. 7.2.4).

Peter Franzkowiak weist darauf hin, dass das sehr verbreitete **Denkschema,** dass auf einen Erreger bzw. Auslöser ein Defekt folgt, der auf bestimmte Weise behandelt wird, worauf die Heilung der Krankheit erfolgt, zwar weit verbreitete ist, aber in dieser Einfachheit nicht zutrifft. Er charakterisiert die *„heutige epidemiologische Realität von massenhaften verhaltensbedingten Zivilisationserkrankungen"* mit

- *„multifaktorieller Genese*
- *zunehmender Multimorbidität im Alter*
- *der weiten Verbreitung psychischer Störungen und psychosomatischer Beschwerdebilder" (Franzkowiak 2018: 607).*

Fallbeispiel

„Ich bin so krank ..."

Die Auszubildenden Susanne Fischer und Karla Stein haben die Aufgabe bekommen, im Fernsehen Werbespots zu analysieren, in denen Krankheit thematisiert wird. Sie sollen herausfinden, welches Bild von Krankheit hinter den Werbebotschaften steckt. Sie finden in der Tat verschiedene Werbesequenzen, die Krankheit beispielsweise mit folgenden Aussagen verbindet:

- Krankheit ist die Unfähigkeit, sich zu bewegen,
- Krankheit bedeutet die Abwesenheit von Lebensfreude,
- Krankheit bedeutet eine Einschränkung, am sozialen Leben teilzunehmen und Hobbys nachzugehen,
- Krankheit ist handhabbar und kann mit einfachen Mitteln beeinflusst werden oder
- Krankheit lässt einen Menschen nicht zur Ruhe kommen.

Sie finden auch eine Werbung, in der ein Mann die Folgen seiner Krankheit übertreibt und sich somit lächerlich macht. Sie wundern sich, dass ein Krankheitszustand auch so gesehen werden kann und überlegen sich, wie Menschen darauf reagiert haben, als sie selbst krank waren.

Welche Erfahrungen haben Sie mit Krankheit gemacht? Wie hat ihre Umwelt auf Ihre Krankheit reagiert? Gab es Unterschiede zwischen Ihrem Krankheitserleben und der Reaktion Ihres Umfelds?

Krankheitszustände von Betroffenen sind individuelle Erscheinungen von Krankheiten (► Abb. 7.2), die nach wissenschaftlichen Kriterien klassifiziert sind. Die Betroffenen leiden überwiegend an ganz unterschiedlich ausgeprägten Symptomen. Aus diesem Grund wird beispielsweise die multiple Sklerose die „Krankheit der tausend Gesichter" genannt, weil kaum ein Krankheitsverlauf einem andern gleicht und doch jeweils dieselbe Diagnose gestellt wird. Krankheiten sind in unterschiedliche Gruppen eingeteilt. Diese **Klassifikation** ist für

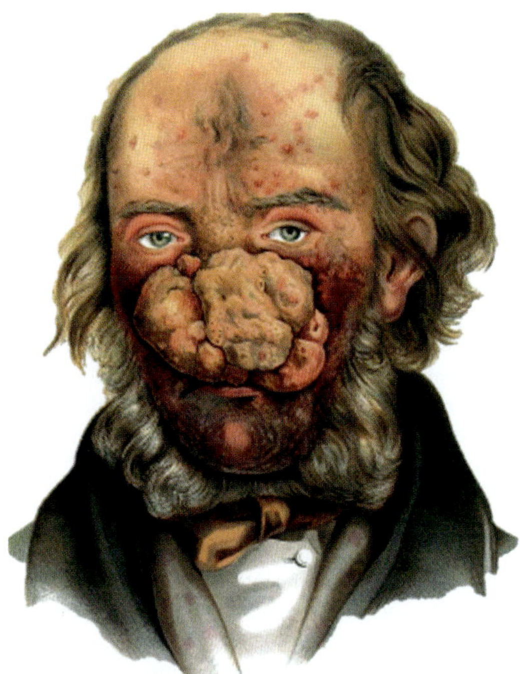

Abb. 7.2 Krankheit kann sich auf verschiedene Weise am menschlichen Körper zeigen [G1181]

Mediziner, Therapeuten, Pflegefachpersonen und Betroffene in wissenschaftlicher, rechtlicher und praktischer Hinsicht bedeutungsvoll. So erscheint die verschlüsselte klassifizierte Diagnose auf der Arbeitsunfähigkeitsbescheinigung oder dient der Krankenkasse zur statistischen Erfassung von Diagnosen. Die Klassifikation von Krankheiten berücksichtigt Leitsymptome, Pathogenese, Ätiologie, Funktionsstörungen und Therapieprinzipien. In Europa ist das von der WHO verabschiedete **ICD-Klassifikationssystem** (*„International statistical classification of diseases and health-related problems“*) am weitesten verbreitet. Die ICD-Klassifikation wurde inzwischen zum 11. Mal revidiert und trat am 01.01.2022 als ICD-11 in Kraft.

Für verschiedene wichtige Erkrankungen gibt es **standardisierte ärztliche Leitlinien.** Sie verstehen sich als Zusammenfassung des aktuell verfügbaren medizinischen Wissens, geben eine Übersicht über Nutzen und Schaden von Untersuchungen und Behandlungen und geben evidenzbasierte Empfehlungen für sinnvolle und effektive Behandlungsweisen. Die Leitlinien dienen einer angemessenen Gesundheitsversorgung und der Sicherung der Qualität im Gesundheitswesen. Ärztliche Leitlinien existieren von verschiedenen Fachgesellschaften für folgende Diagnosen (Auswahl):

- Therapie und Prävention der Adipositas im Kindes- und Jugendalter,
- Therapie des Typ-1-Diabetes,
- Harninkontinenz bei geriatrischen Patienten, Diagnostik und Therapie,
- Multimorbidität,
- Palliativmedizin für Patienten mit einer nicht heilbaren Krebserkrankung,
- Nicht erholsamer Schlaf/Schlafstörungen - schlafbezogene Atmungsstörungen,
- Lokaltherapie chronischer Wunden bei Patienten mit den Risiken periphere arterielle Verschlusskrankheit, Diabetes mellitus, chronisch venöse Insuffizienz,
- Langzeitanwendung von Opioiden bei chronischen nicht-tumorbedingten Schmerzen (LONTS),
- Nationale VersorgungsLeitlinie COPD (NVL COPD).

Neben der Definition von Krankheit und dem Krankheitserleben gibt es noch eine **dritte Dimension von Krankheit:** was soziokulturell und -ökonomisch als Krankheit definiert wird. Diese Unterscheidung ist äußerst bedeutsam, weil sie den Rahmen festlegt, in dem Leistungen für die Betroffenen gewährt werden. So können Krankheiten anerkannt werden, die früher nicht offiziell als Krankheit galten. Prominentestes Beispiel ist das Burnout-Syndrom (▸ Kap. 16.1.1), das im ICD-11 als Faktor, der den Gesundheitszustand beeinflusst, bezeichnet wird.

Neben den chronischen (▸ Kap. 17.6) spielen die psychischen bzw. psychiatrischen (▸ Kap. 17.7) und Erkrankungen eine bedeutsame Rolle für die Lebenswelt der Betroffenen. Speziell ältere Menschen leiden häufig an Multimorbidität bzw. demenziellen Erkrankungen, die in den folgenden Kapiteln gesondert betrachtet werden.

7.2.1 Multimorbidität

Definition

Multimorbidität

„Zwei oder mehr gleichzeitig bei einem Patienten vorkommende chronische Erkrankungen, von denen jede für sich vergleichbare Auswirkungen auf die individuelle Krankheitslast hat.“ (Seger und Gaertner 2020)

Besonders mit zunehmendem Lebensalter erhöht sich die Wahrscheinlichkeit, dass gleichzeitig zwei oder mehr chronische Krankheiten vorliegen. Dieses Zusammentreffen ist zufällig, kann aber auch kausal bedingt sein, indem sich aus einer Erkrankung eine Folgeerkrankung entwickelt. So kann aus einer arteriellen Hypertonie ein Schlaganfall erfolgen, was die Alltagsauswirkungen drastisch erweitert. **Multimorbidität** ist ein bedeutender Faktor für krankheitsbezogene Anforderungen und Belastungen (▶ Kap. 8.3). Die epidemiologischen Angaben für Multimorbidität schwanken, die Prävalenz nimmt mit dem Lebensalter zu. In der Altersgruppe der 65- bis 74-Jährigen in Deutschland sind 76 % der Frauen und 68 % der Männer von Multimorbidität betroffen, in der Altersgruppe der 75- bis 79-Jährigen steigt der Anteil auf 82 % bei Frauen, sinkt jedoch minimal auf 74 % bei Männern (RKI 2016: 39). Für multimorbide Menschen ergeben sich u. a. folgende **Auswirkungen:**

- funktionelle Einschränkungen, z. B. Einschränkungen in der Mobilität,
- Gebrechlichkeit (*Frailty;* ▶ Kap. 17.8),
- gesteigerte Inanspruchnahme von Gesundheitsleistungen, z. B. Pflege,
- reduzierte Lebensqualität, z. B. eingeschränktes Wohlbefinden durch instabile Schmerzsituation oder
- erhöhte Sterblichkeit.

In einer groß angelegten Studie über Komorbidität und Multimorbidität in der hausärztlichen Versorgung (Bussche und Scherer 2011) wurde festgestellt, dass fast die Hälfte aller multimorbiden Patienten an einer **Kombination** aus drei der sechs häufigsten chronischen Erkrankungen leidet:

- Hypertonie,
- Fettstoffwechselstörungen,
- chronische Kreuzschmerzen,
- Diabetes mellitus,
- Arthrosen sowie
- koronare Herzkrankheit.

Dieses Muster an Kombinationen legt nahe, dass eine **wirksame Gesundheitsförderung** vor allem im früheren Lebensalter die Entstehung von Multimorbidität verhindern bzw. verzögern könnte und somit Folgeerkrankungen und die Lebensqualität verbessert werden könnten.

Folgende Empfehlungen gibt die **DEGAM-Leitlinie für multimorbide Patienten** (DEGAM 2017):

- **Klärung von persönlichen Zielen und Vorlieben,** z. B. die
  - Erhaltung der sozialen Rolle und der sozialen Teilhabe,
  - Vorbeugung von schädigenden Ereignissen,
  - Verminderung schädlicher Nebenwirkungen von Medikamenten,
  - Verminderungen von krankheits- und behandlungsbezogenen Belastungen und
  - Verlängerung des Lebens unter lebenswerten Umständen.
- **Erfassung der Einstellung der Betroffenen** zur Therapie und dem therapiebedingten Nutzen.
- **Klärung,** inwieweit Angehörige oder Pflegefachpersonen in bedeutende Entscheidungen **miteinbezogen** werden sollen.
- **Permanente Evaluation der Prioritäten** der Betroffenen (z. B. Angst vor Autonomieverlust) und der Prioritäten des Arztes (z. B. Bevorzugung einer bestimmten Therapie). Die Abwägung der unterschiedlichen Prioritäten soll immer dialogisch erfolgen, damit Entscheidungen unter Wahrung der Autonomie und mit der bestmöglichen fachlichen Expertise getroffen werden. Die jeweilige Entscheidung kann sich auch auf eine Steigerung bzw. Verminderung der Behandlungsintensität beziehen.
- **Transparenz bei der ärztlichen Behandlungsgeschichte** (auch bei der Frequenz der Arztkonsultationen, der fachärztlichen Untersuchungen und der Inanspruchnahme nichtärztlicher Gesundheitsprofessionen).
- **Klärung der verordneten und tatsächlich eingenommenen Medikation.** Dazu Information und Aufklärung über alle Aspekte der aktuellen Medikamente (Indikation, Wirkung, Einnahmehinweise bzw. Anwendung).

Merke

Eigentümlichkeiten von Multimorbidität

Multimorbidität ist bei weitem viel mehr als das Nebeneinander von verschiedenen Erkrankungen. Die **Eigentümlichkeiten der Multimorbidität** zeigen sich in folgenden Dimensionen:

- Auf der einen Seite muss jede Erkrankung einzeln behandelt werden. Da sich aber die Behandlungen und die verordneten Medikamente teilweise gegenseitig beeinflussen, muss der Arzt die anderen Krankheiten und Medikamente im Blick haben und sozusagen die **Gesamtheit der Diagnosen** als ein Phänomen behandeln. Pflegefachpersonen unterstützen den komplexen Behandlungsprozess, indem sie aufmerksam Veränderungen beim pflegebedürftigen Menschen und mögliche unerwünschte Medikamentenwirkungen beobachten und zeitnah dem behandelnden Arzt mitteilen.

- **Multimorbidität ist nicht gleich Multimorbidität.** Es gibt kaum Gemeinsamkeiten in der Behandlung, da die Varianten der Multimorbidität für die Betroffenen ganz unterschiedliche Behandlungsansätze und -strategien erfordern. Pflegefachpersonen unterstützen diesen Prozess, indem sie detaillierte Informationen über den pflegebedürftigen Menschen bereitstellen und stetig aktualisieren.
- **Multimorbidität kann Therapiekonflikte hervorrufen,** indem eine notwendige Therapie ein sinnvolles Vorgehen bei einer anderen Erkrankung verhindert. So zeigte eine Schweizer Untersuchung, dass insbesondere Schmerzpatienten Therapiekonflikte provozieren, weil wegen der Multimorbidität viele vom WHO-Stufenschema empfohlene Therapieschritte nicht durchgeführt werden konnten (Siebenhuener et al. 2017).
- Therapiekonflikte bei Multimorbidität kann zu **Situationen des Abwägens und Verhandelns** mit den Betroffenen führen, um zu Entscheidungen zu kommen. Hier könnte eine Gewichtung von Risiken von Interaktionen zwischen verschiedenen Therapieoptionen vorgenommen werden (z. B. durch den Multimorbidity Interaction Severity Index [*MISI]*; Gassmann et al. 2017).

7.2.2 Demenzielle Erkrankungen

Definition

Demenz

„Allgemeine Bezeichnung für eine Minderung der geistigen Fähigkeiten, die schwerwiegend genug ist, um das tägliche Leben zu beeinträchtigen." (alz.org 2022)

Demenz ist keine spezifische Erkrankung, sondern ein Begriff, der verschiedene Syndrome umfasst. Gemeinsames Merkmal aller Demenzen ist, dass die Betroffenen kognitive Fähigkeiten verlieren (z. B. Nachlassen der Merkfähigkeit, des Denkens, Rechnens oder Schreibens), die sich auf Alltagsaktivitäten auswirken. 60–80 % der Demenzen sind Demenzen vom Alzheimer-Typ (DAT), am zweithäufigsten kommen vaskuläre Demenzen mit ca. 15 % aller Demenzen vor (Alzheimer's Association 2022). Die **demenziellen Erkrankungen** sind ein bedeutendes Problem für die Gesundheitsversorgung und die Pflege. Da das Vorkommen einer Demenz eindeutig altersassoziiert ist, werden **Prävalenz** und **Inzidenz** von demenziellen Erkrankungen zunehmen (▸ Tab. 7.1).

Tab. 7.1 Prävalenz und Inzidenz von Demenzerkrankungen (Radtke 2022)

Merkmal	Ausprägung
Prävalenz (Häufigkeit, mit dem eine bestimmte Krankheit oder ein bestimmtes Merkmal in einer bestimmten Bevölkerungsgruppe zu einem definierten Zeitpunkt vorkommt)	Die Prävalenzrate der über 65-jährigen in Deutschland beträgt 2018 8,6 %
Inzidenz: Anzahl des Neuauftretend eines Merkmals oder der Neuerkrankungen an einer bestimmten Krankheit in einer definierten Bevölkerungsgruppe während eines bestimmten Zeitraums	Die Inzidenzrate der demenziellen Erkrankungen 2018 für die Menschen im Alter von 70–74 Jahren in Deutschland beträgt 0,93 %

Da es mehr Neuerkrankungen als Sterbefälle unter den bereits Erkrankten gibt, könnte sich die Zahl der Erkrankten bis 2050 in etwa verdoppeln, wenn es keinen entscheidenden Durchbruch in der Behandlung in Prävention der Demenz gibt. Bei dem enormen Betreuungsaufwand und den spezifischen Problemen, die die Pflege demenzerkrankter alter Menschen mit sich bringt, zeichnet sich vor diesem Hintergrund eine **extreme Problemlage für die Gesundheitsversorgung** ab.

Pflegebedürftige mit kognitiven Veränderungen aufgrund einer Demenzerkrankung können oft nicht mehr zwischen **Vergangenheit und Gegenwart** sowie zwischen inneren Bildern und der äußeren Realität unterscheiden.

Der **Umgang mit Gefühlen** ist für die Betroffenen erschwert. Gefühle werden unmittelbar erlebt, ohne Filterung durch den Verstand oder die Möglichkeit, von ihnen Abstand zu nehmen. Gefühle von früher vermischen sich mit aktuellen Gefühlen. Die Folgen sind häufig:

- **Unfähigkeit,** den Gefühlszustand verbal zu äußern,
- **Affektlabilität,** z. B. instabile Gefühlswelt, schneller und unvermittelter Wechsel der aktuellen Stimmungen,

- **Verzweiflung,** weil aktuelle Gefühle nicht bewältigt werden können,
- **mangelndes Einfühlungsvermögen** in andere Menschen.

Demenziell erkrankte Menschen sind nicht mehr imstande, logisch und rational zu agieren und zu argumentieren. Sie folgen ihrer eigenen Logik des Erlebens und kommunizieren auf der **Gefühlsebene.** Wird dies von den Pflegefachpersonen, Ärzten oder Angehörigen nicht beachtet, stellen sich Probleme ein. Die Betroffenen reagieren mit Abwehr, Rückzug, Aggression oder Depressivität.

Der **Wunsch, etwas zu besitzen** und zu behalten sowie das Sammeln von Lebensmitteln oder anderen Besitztümern dienen den demenzerkrankten Menschen oft der eigenen Befriedigung, dem Gefühl von Sicherheit oder der Angstabwehr. Da viele der aktuell hochbetagten Menschen Krieg und Hunger hautnah erlebt haben, ist es verständlich, wenn sie Brotstücke, Obst und andere Essensreste sammeln, auch wenn das von außen betrachtet befremdlich und unangemessen wirkt und möglicherweise zur Selbstgefährdung der Menschen beiträgt. Viele alte Menschen hängen an allen Gegenständen, die sie sich mühevoll angeschafft haben und die mit zahlreichen Erinnerungen verbunden sind. Scheinbare Kleinigkeiten besitzen oft einen hohen Symbolwert, z. B. eine zwischen Buchseiten gepresste Blume, die das erste Geschenk des längst verstorbenen Ehemannes war.

7.2.3 Konzepte im Umgang mit Krankheit

Prävention

Die erste Umgangsweise mit Krankheit betrifft das Konzept der Prävention (► Kap 8.1). Der Grundzug der Prävention beschreibt die Situation, wenn eine Krankheit noch nicht oder nicht mehr aufgetreten ist. Bei der präventiven Medizin als Früherkennung von Krankheiten wird gezielt nach typischen Symptomen oder frühen Hinweisen auf eine Erkrankung gesucht. Diese Symptome bewirken eine Funktionsminderung, die sich als Schwäche der Leistungsfähigkeit von Organen im Körper ausdrückt. So werden seit Jahren Frühtests auf Morbus Parkinson gesucht, die helfen sollen, das Vorliegen der noch nicht manifesten Krankheit nachzuweisen.

Präventive Umgangsweisen mit Krankheiten appellieren an die Patienten

- sich selbstbestimmt und eigenständig um ihre Gesundheit zu kümmern,
- frühzeitig Klarheit über Gesundheitsrisiken und Krankheiten zu gewinnen,
- in Zusammenarbeit mit dem Arzt Partner für die eigene Gesunderhaltung werden.

Hardy Gaus hat in einem Artikel die Mutmaßung geäußert, dass Prävention möglicherweise unbequem für Ärzte sein kann, weil sie die Einsicht, die Mündigkeit und das Engagement der Patienten erfordert (Gaus 2020). Er konstatiert: *„Es gibt spezialisierte Fachärzte für alle möglichen Bereiche, aber beispielsweise keine offiziellen Fachärzte für Präventivmedizin." (Gaus 2020: 80).* Am Beispiel von COVID-19 oder der Schmerztherapie beklagt er, dass viel zu selten präventive Ansätze berücksichtigt und gewählt werden (bei COVID-19 wurde beispielsweise der Bereich der Stärkung der körpereigenen Abwehrmechanismen weitgehend ausgeklammert). Er plädiert vehement für eine neue Akzentuierung im System der Medizin, indem Prävention ein größerer Stellenwert eingeräumt werden sollte.

Die **lebensweltliche Orientierung** verändert die Sichtweise auf Krankheiten. Diese werden nicht mehr als Ereignisse wahrgenommen, die unabhängig und unbeeinflusst von den Menschen eintreffen können. Sie betont vielmehr, die aktive Position Krankheiten im Vorfeld in Betracht zu ziehen und die Möglichkeit ihres Auftretens gezielt zu abzuschwächen. An diesem Punkt trifft sich der präventive mit dem gesundheitsförderlichen Ansatz. Dabei gibt sich die Prävention nicht der Illusion hin, jede Krankheit sei durch Prävention zu vermeiden.

Kuration

Der **kurative** Ansatz in der Medizin richtet sich nach den geäußerten Symptomen und dem Untersuchungszustand des Körpers. Das kurative Interesse gilt der manifesten Krankheit, die sich in ihrer individuellen Ausprägung zeigt und fokussiert die Behandlungs- und Heilungsstrategien. Dabei wird davon ausgegangen, dass die **Kombination aus der Behandlung und den Selbstheilungskräften des Körpers** den Menschen tatsächlich heil werden lässt. Kurative Strategien sind in den ärztlichen Leitlinien beschrieben und geben Empfehlungen, wie eine Erkrankung festgestellt und behandelt werden sollte. Im Unterschied zu Richtlinien sind Leitlinien rechtlich nicht bindend. Der Arzt kann also von der in der Leitlinie beschriebenen Behandlung abweichen, wenn er der Überzeugung ist, dass die Behandlungsstrategie für einen bestimmten Patienten abzuwandeln ist. Ärztliche Leitlinien, bieten eine Zusammenfassung des aktuellen wissenschaftlich gesicherten Wissens und beschreiben Alternativen in der Behandlung einer Krankheit.

Der kurative Ansatz in der Medizin entspricht dem Wunsch eines Menschen nach einer Krankheit wieder geheilt zu werden. Diese **Perspektive der Lebenswelt** bestimmt das Bild, das sich Menschen von einer Krankheit machen, welche Hoffnungen, Befürchtungen und Ängste sie mit dem Krankheitsprozess und den Behandlungen verbinden, die teilweise erhebliche Belastungen mit sich bringen (▸ Kap. 8.3). Diese Lebensweltperspektive beeinflusst auch das Ausmaß, wie Menschen bei Behandlungen mitwirken und Therapietreue (*Compliance*) zeigen.

Rehabilitation

Rehabilitation beschreibt die Wiederherstellung von körperlichen, geistigen sowie sozialen Zuständen. Jeweils bestimmte Personengruppen erhalten die notwendige Hilfe, ihre Fähigkeiten zu entfalten und einen Platz in der Gesellschaft zu finden. Die Rehabilitation gliedert sich in fünf große Bereiche:

- **Leistungen zur medizinischen Rehabilitation** (§§ 42 ff. SGB IX): Sie sollen Krankheiten heilen, Krankheitsauswirkungen ausgleichen oder verbessern oder eine Verschlimmerung vermeiden. Dazu sollen Behinderungen und die Chronifizierung von Krankheiten verhindert werden. Einschränkungen der Erwerbstätigkeit und Pflegebedürftigkeit sollen ebenfalls verhindert werden.
- **Leistungen zur Teilhabe am Arbeitsleben** (§§ 49 ff. SGB IX): Sie sollen die Erwerbsfähigkeit erhalten bzw. wiederherstellen und verbessern.
- **Unterhaltssichernde und andere ergänzende Leistungen** (§§ 64 ff. SGB IX): Diese Leistungsart dient dazu, dass das Ziel der Rehabilitationsmaßnahmen erreicht und gesichert werden kann. Zu diesen Leistungen zählen u. a. Übergangsgeld, rehabilitationsbedingte Reise- oder Kinderbetreuungskosten.
- **Leistungen zur Teilhabe an Bildung** (§ 75 SGB IX): Diese unterstützenden Leistungen sollen Menschen mit Behinderungen befähigen, gleichberechtigt Bildungsangebote wahrnehmen zu können.
- **Leistungen zur sozialen Teilhabe** (§§ 76 ff. SGB IX): Als soziale Rehabilitation sollen diese Leistungen dazu beitragen, dass Menschen mit Behinderungen eine gleichberechtigte Teilhabe am gesellschaftlichen Leben ermöglicht oder erleichtert wird.

Rehabilitation kann sich auch auf die Gruppe der älteren Menschen beziehen, dann wird von **geriatrischer Rehabilitation** gesprochen. Der Mensch in der geriatrischen Rehabilitation muss verschiedene Merkmale erfüllen:

- höheres biologisches Lebensalter (mindestens 70 Jahre),
- geriatrietypische Multimorbidität mit mindestens zwei behandlungsbedürftigen Krankheiten und deren Folgen z. B. Immobilität, Gebrechlichkeit, Sturzneigung,
- altersbedingte Funktionseinschränkungen, die eine Gefährdung im Alltag darstellen,
- psychosozialer Handlungsbedarf in der Rehabilitation.

Für den Bereich der **neurologischen Rehabilitation** hat die Bundesarbeitsgemeinschaft Rehabilitation (BAR) ein Phasenmodell mit den Phasen A–F erarbeitet. Die Einordnung geschieht je nach Hilfebedarf des Patienten (▸ Tab. 7.2).

Rehabilitation ist zutiefst verbunden mit der Vorstellung, dass ein früherer Zustand wiederhergestellt wird. Dies kommt lebensweltlich dann zum Tragen, wenn Einbußen und Beeinträchtigungen in der Alltagswelt dazu führen, dass der Alltagszustand nicht so ist, wie die Betroffenen ihn sich wünschen. Dabei geht es nur zum Teil um die Beseitigung von krankheitsbedingten Folgen; genauso wichtig ist die Wiedergewinnung des Kontrollgefühls über die eigene Lebenswelt.

Palliation

Palliative Pflege ist ein Konzept innerhalb der grundsätzlichen Ausrichtungen der Medizin und Pflege. Neben dem **kurativen** *(heilenden)* und dem **rehabilitativen** *(wiederherstellenden)* Ansatz verfolgt das Konzept des **Palliative Care** grundsätzlich andere Schwerpunkte:

- Die bestmögliche Lebensqualität aus Sicht des Patienten für den Patienten.
- Die bestmögliche Lebensqualität aus Sicht der Bezugsperson für die Bezugsperson.

Tab. 7.2 Phasenmodell der neurologischen Rehabilitation

Rehabilitations-phase	Erläuterung
Phase A - Akutversorgung	Versorgung auf der Stroke Unit, Intensivstation oder Normalstation. Ziel: Sicherung der Lebensfunktionen.
Phase B - Frühreha-bilitation	Erstbehandlung mit rehabilitativ-therapeutischen Schwerpunkten. Ziel: Aktivierung, Stimulierung.
Phase C - Weiterführende Rehabilitation	Alltagsfähigkeiten sind weitgehend wiedergewonnen. Ziel: (Teil-) Mobilisierung und Wiederherstellung der Selbstständigkeit.
Phase D - Anschlussre-habilitation	Menschen sind alltags- und reha-bilitationsfähig. Ziel: Minderung bestehender Behinderungen und Fehlhaltungen.
Phase E - Nach-sorge und berufliche Rehabilitation	Leistungen sowie begleitende Hilfen zur nachhaltigen Sicherung des Erfolges der medizinischen Rehabilitation. Ziel: Sicherung der Teilhabe am Arbeitsleben.
Phase F – Aktivierende Langzeitpflege bei anhaltend hoher Pflegebedürftigkeit	Aktivierende Langzeitpflege. Ziel: Erhaltung und Stabilisierung des aktuellen Zustands.

- Die bestmögliche Begleitung der Therapeuten, Begleiter und Betreuer.

Das Wort „palliativ" stammt aus dem Lateinischen und bedeutet im übertragenen Sinn: „die Beschwerden einer Krankheit lindernd". Im Sinne der Behandlung und Pflege von sterbenden Menschen bedeutet dies, alles zu tun, was der Linderung von Leiden und Schmerzen dient und Belastungen vermeidet. Medizinische und pflegerische Interventionen werden ausnahmslos auf diesem Hintergrund vorgenommen und entsprechen somit dem Konzept der **Hospizbewegung,** die Bedingungen für menschenwürdiges Sterben ermöglichen will. Dies umfasst nicht nur die Ausrichtung der Medizin an der Lebensqualität und Lebenswelt der Betroffenen, sondern im Konzept der palliativen Pflege werden alle Umweltbedingungen möglichst positiv gestaltet (▸ Abb. 7.3).

Palliative Care beginnt nicht erst in den letzten Lebenstagen, die meist nur schwer festzulegen sind, sondern idealerweise mit der Diagnose einer chronischen, fortschreitenden (*progredienten*) und dadurch unheilbaren Krankheit. Der Anfang wird spätestens dann gemacht, wenn ein Patient als Folge einer chronischen, nicht heilbaren fortschreitenden Krankheit Schmerzen erleiden muss und mit Leiden konfrontiert wird.

Der Deutsche Hospiz- und PalliativVerband führt aus, dass es Aufgabe des gesamten **Teams der**

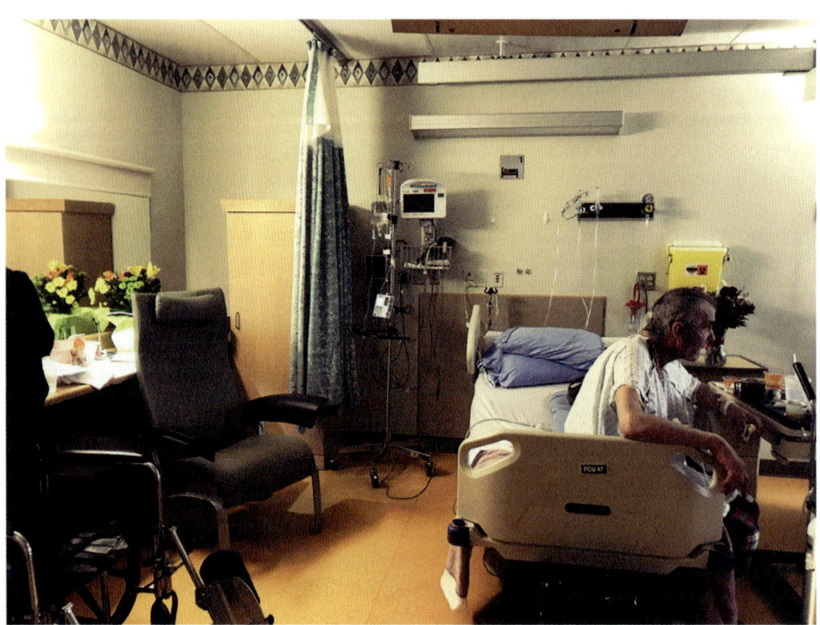

Abb. 7.3 Raum in einer Palliativstation [G1182]

Palliativversorgung in der Langzeitpflege sei, hochbetagte und schwerstkranke Betroffene in den Mittelpunkt des Handelns zu stellen (▸ Abb. 7.4). Die Menschen sollten eine angemessene und umfassende palliativ-hospizliche Versorgung und Begleitung erhalten. Dazu gehörten die Behandlung von Schmerzen und weiterer körperlicher Symptome sowie die umfassende palliativpflegerische Versorgung und die psychosoziale und spirituelle Begleitung. Angehörige müssten mit ihren Sorgen und Ängsten ernst genommen werden, sie müssten in das Konzept einbezogen und ihnen die Möglichkeit der Unterstützung und Entlastung geboten werden.

Pflegefachpersonen kennen die Grundsätze der Palliativpflege, lassen sich aber sinnvollerweise von diversen **externen Angeboten** unterstützen:

- **Sitzwachen** (ständige persönliche Begleitung in 1:1-Betreuung),
- **ambulante Palliativteams,**
- **ehrenamtliche Sterbebegleitung,**
- **Unterstützungsangebote** für Angehörige sowie
- **seelsorgerische Hilfen.**

Die Arbeit der ambulanten Palliativteams wird von der **spezialisierten ambulanten Palliativversorgung** *(SAPV)* ergänzt und unterstützt. Sie dient dem Ziel, die Lebensqualität und die Selbstbestimmung von Palliativpatienten so weit wie möglich zu erhalten, zu fördern und zu verbessern und ihnen ein menschenwürdiges Leben zu ermöglichen.

Die spezialisierte ambulante Palliativversorgung unterstützt Versicherte mit einer nicht heilbaren, fortschreitenden und weit fortgeschrittenen Erkrankung bei einer zugleich begrenzten Lebenserwartung im häuslichen Bereich. Darüber hinaus ist sie in Einrichtungen der stationären Langzeitpflege wie auch in stationären Hospizen tätig. Allerdings benötigt nicht jeder Sterbende diese besondere Versorgungsform.

Sie richtet sich an Palliativpatienten und deren soziales Umfeld, wenn die Komplexität oder der Schweregrad der den Patienten einschränkenden Probleme den Einsatz einer spezialisierten Palliativversorgung notwendig macht. Dies kann als Impulshilfe oder dauerhaft geschehen.

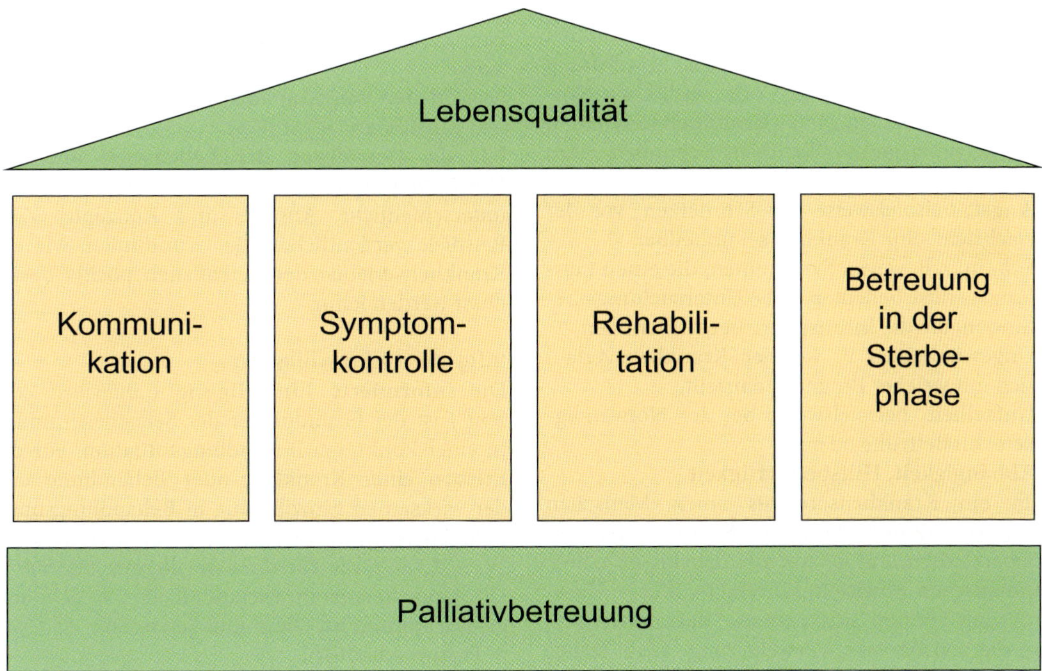

Abb. 7.4 Multiprofessionelle Teamarbeit in der Palliativpflege zielt auf den Erhalt der größtmöglichen Lebensqualität von Patient und Angehörigen ab [T450]

Der palliative Ansatz zielt unmittelbar auf die **lebensweltliche Perspektive** ab, indem der Fokus der Behandlung und der Pflege nicht mehr auf die Krankheit selbst gerichtet ist, sondern sich unmittelbar auf die Lebensqualität bezieht. Der von *Cicely Saunders* überlieferte Spruch „Es geht nicht darum, dem Leben mehr Tage zu geben, sondern den Tagen mehr Leben." drückt diese Haltung präzise aus. Dabei sind sich Pflegefachpersonen bewusst, dass sie ein elementarer Teil der Lebenswelt der betroffenen Menschen sind.

7.2.4 Krankheitserleben

Definition

Krankheitserleben

Lebensweltlich geprägter kognitiver und emotionaler Prozess der Bewältigung und Verarbeitung von Krankheitserfahrungen.

Das Krankheitserleben ist ein primär individueller Prozess, der durch das Krankheitsausmaß, persönliche Copingstrategien, das soziale Umfeld wie auch durch kulturelle Vorstellungen von Krankheit beeinflusst wird. Da Krankheit eine Abweichung vom körperlichen, geistigen oder seelischen Normalzustand bedeutet, ist das **Krankheitserleben** in der Regel mit negativen Gefühlen verbunden. Dazu gehören zum Beispiel

- **Angst,** beispielsweise vor Schmerzen, vor der Nachricht, eine Krankheit sei unheilbar,
- **Scham,** z. B. wegen Symptomen, die einen Leistungsverlust bedeuten oder Untersuchungsmethoden, die die Intimsphäre beeinträchtigen,
- **Ungewissheit,** z. B. welcher Krankheitsverlauf sich mit welcher Prognose einstellt,
- **Unfreiheit,** beispielsweise bei der Notwendigkeit von Bettruhe oder
- **Abhängigkeit, Hilfsbedürftigkeit.**

Trifft ein Krankheitsereignis einen Menschen unerwartet, kann die Situation den Menschen völlig überfordern und bis hin zu einer krisenhaften, traumatischen Situation führen. In dieser Überforderung können sich extreme Reaktionen zeigen, die von Abwehr, Verweigerung, Wut, Trauer bis hin zu Resignation reichen. Pflegefachpersonen sind sich in diesen Situationen bewusst, dass ihre Form der Interaktionen mit den Betroffenen deren Krankheitserleben beeinflussen kann. Dabei gibt es keine Verhaltensregeln, die Pflegefachpersonen reagieren flexibel und situationsbezogen.

Nach Vorhandensein von Copingstrategien (► Kap. 16.2.3) sowie Schutz- und Resilienzfaktoren (► Kap. 16.2.2) können Krankheitserlebnisse wenig bis gar nicht bedrohlich erlebt werden. Menschen können Krankheiten rational betrachten und beispielsweise in Zusammenhang mit bestimmten Umweltfaktoren bringen. Sie können das schicksalhafte Ausgeliefertsein gegenüber einer Krankheit reflektieren und Lernprozesse, die durch Krankheiten angestoßen werden, würdigen. Darüber hinaus sind Menschen in der Lage, im Nachhinein Krankheitserfahrungen neu zu bewerten und ins Verhältnis zu ihrem früheren Leben vor dem Krankheitsereignis zu setzen. So hat eine Untersuchung von *Philip Brickman, Dan Coates* und *Ronnie Janoff-Bulman* nachgewiesen, dass querschnittgelähmte Menschen im Vergleich zu einer Kontrollgruppe nach einem Jahr dasselbe Zufriedenheitsniveau mit ihrem Leben hatten wie vor dem Krankheitsereignis (Brickman et al. 1978). Diese Untersuchung zeigt, dass das Krankheitserleben durch Neubewertung eine ursprüngliche Negativerfahrung relativieren kann, auch wenn die Krankheitsfolgen irreversibel sind.

Das Erleben von Krankheit unterliegt verschiedenen **Einflüssen** (► Tab. 7.3).

Für die **Gestaltung der Lebenswelt und der Umweltbedingungen** der Betroffenen existieren unterschiedliche Ansätze und Konzepte. Zwei Beispiele verdeutlichen die Grundlinien, wie das Krankheitserleben der Betroffenen positiv beeinflusst werden kann.

Informierte Einwilligung

Die **informierte Einwilligung** („*informed consent*") ist der Grundpfeiler der Selbstbestimmung in einer konkreten Behandlungssituation. Für das Erleben einer Krankheit oder Behandlung und der wirksamen Einwilligung in Behandlungsmaßnahmen ist es notwendig, dass der Betroffene im Vorfeld über alle für die Einwilligung relevanten Umstände in einer ihm verständlichen Sprache aufgeklärt worden ist. Diese Aufklärung soll

- Partnerschaftlich,
- in ausreichender Breite und Tiefe,
- verständlich und
- dialogisch

Tab. 7.3 Einflüsse auf das Krankheitserleben.

Einflussfaktoren	Beispiele
Menschen in verschiedenen **Lebensaltern** empfinden den krankheitsbezogenen Autonomieverlust unterschiedlich (► Kap. 6.1).	Ein 2-jähriges Kleinkind mit einer Leistenhernie wird operiert und muss einen Tag ohne die Eltern im Krankenhaus verbringen. Das Kind empfindet den Verlust des elterlichen Schutzes, die fehlende Möglichkeit sich in der vertrauten Umgebung wohlzufühlen und sie gemäß den eigenen Möglichkeiten zu gestalten.
Das Krankheitserleben der Menschen ist **kulturabhängig** (► Kap. 10).	Epilepsie wurde in der Geschichte lange Zeit die heilige Krankheit oder Mondkrankheit genannt. Erst in einer Hippokrates zugeschriebenen Schrift wird die Epilepsie im Sinne der antiken Säftelehre als natürliches Anfallsleiden gedeutet.
Das Krankheitserleben unterliegt **soziokulturell bedingten Deutungen** (► Kap. 10), die auch abwertenden Charakter haben können, durch das beteiligte Personal des Gesundheitswesens.	Wenn Menschen aus dem Mittelmeerraum über starke Schmerzen klagen, existieren Pseudodiagnosen wie „Morbus Mediterraneus", „Morbus Bosporus", „Mamma-mia-Syndrom" oder „Morbus Balkan". Diese Begriffe sind abwertende, rassistische Klischees (Eisenhart Rohe 2019).
Das Krankheitserleben korreliert in hohem Maß mit der **Ausprägung der Krankheit** und der damit verbundenen Prognose. Darüber hinaus spielen die Auswirkungen der Krankheit auf den Alltag und die Beherrschbarkeit der Auswirkungen eine bedeutende Rolle.	Eine Colitis ulcerosa ist häufig mit mehreren Stuhlentleerungen und schweren Krämpfen pro Tag verbunden, darüber hinaus quälender Stuhldrang (Tenesmus) ohne Ruhepause in der Nacht. Das Erleben der Krankheit ist durch das Ausgeliefertsein an die Symptome gekennzeichnet.

durchgeführt werden. Für das Krankheitserleben ist die Beteiligung an Entscheidungen wesentlich. Auf diesem Weg kann die Behandlung individualisiert werden, indem Alternativen und Entscheidungsmöglichkeiten aufgezeigt werden, beispielsweise verschiedene Anästhesieverfahren oder alternative Behandlungsmethoden. Dabei zeigt sich der aufklärende Arzt als Partner auf Augenhöhe, der die Selbstbestimmung des Patienten achtet und somit das Ausgeliefertsein gegenüber der Krankheit oder Behandlung minimiert. Der Patient fühlt sich in seinen Wünschen und Bedürfnissen, die Ausdruck seiner aktuellen Lebenswelt darstellen, ernst genommen. Die Asymmetrie, die zwischen dem Behandler und dem Patienten aufgrund des Informationsdefizits besteht, wird im Prozess des Informationsaustauschs vermindert. Daher ist die verständliche Vermittlung von fachspezifischen Informationen eine notwendige Voraussetzung für den Arzt-Patienten-Dialog. Die Entscheidung für bzw. gegen eine Behandlung muss immer garantiert sein, damit sich nicht ein Gefühl des Ausgeliefertseins gegenüber der ärztlichen Meinung einstellt. Für die informierte Einwilligung ist die Einwilligungsfähigkeit eine notwendige Voraussetzung, die notfalls durch gesetzliche Vertreter, Bevollmächtigte oder Betreuer sichergestellt wird.

Das Verfahren der informierten Einwilligung geht über eine informierende Vorgehensweise hinaus und orientiert sich – im Gegensatz zum kollaborativen Modell – am **deliberativen Modell einer Arzt-Patienten-Beziehung.** Das deliberative Modell bedeutet eine Begrenzung der gemeinschaftlichen Vorgehensweise, da Arzt und Patient über unterschiedliche Voraussetzungen verfügen. Dennoch ist das deliberative Modell mehr als eine reine Information, weil sie die Zustimmung, also den entscheidenden Schritt im gesamten Prozess, vorbereitet. Dieses kommunikative Vorgehen entspricht dem Konzept des **Shared Decision-Making** (*SDM*) . Dieser Ansatz lebt von der wechselseitigen Kommunikation mit dem Ziel, gemeinsam über die passende medizinische Behandlung zu entscheiden, die gemeinsam verantwortet ist. So kann beispielsweise der Behandlungsweg im Vorfeld im Rahmen des **Advance Care Plannings** (*ACP*) vorgezeichnet werden, was für alle Beteiligten die Sicherheit erhöht. Studien weisen allerdings darauf hin, dass es bei SDM neben den vorhandenen Chancen zu erheblichen konzeptionellen Schwierigkeiten kommen kann und manchmal Anspruch und Wirklichkeit auseinander gehen (Ernst et al. 2004). Eine Studie der Bertelsmann-Stiftung kommt zu folgenden Aussagen über **die**

partizipative Entscheidungsfindung beim Arzt (Braun und Marstedt 2014):
- Ältere Menschen und Befragte mit niederer Schulbildung (beispielsweise Ältere mit Hauptschulabschluss) bevorzugen die alleinige Entscheidung des Arztes, während jüngere Menschen mit Abitur mitentscheiden möchten (Braun und Marstedt 2014: 126–127).
- Eine erstaunlich große Anzahl von Patienten weiß gar nicht, dass im Zusammenhang mit ihrer Krankheit eine Entscheidung überhaupt möglich ist und alternative Therapien mit unterschiedlichem Risiko- und Nutzenprofil vorhanden sind (Braun und Marstedt 2014: 127).
- Die Studie bezeichnet es als besorgniserregend, dass bei Vorliegen einer chronischen Erkrankung kaum partizipative Entscheidungsfindung stattfindet (Braun und Marstedt 2014: 128).

Vorsicht

Begrenzung der Aufklärung von Patienten

Bis heute ist es umstritten, **wie weit Patienten aufgeklärt werden sollen** bzw. ob es nicht triftige Gründe gibt, die Aufklärung in besonderen Fällen zu begrenzen. Studien haben nachgewiesen, dass es sich negativ auswirken kann, wenn Patienten umfassend über die Risiken einer Therapie informiert werden, insbesondere wenn der psychische Zustand des Patienten die Chancen auf Heilung gefährden könnte. Die Idee dahinter ist die Abwehr eines möglichen Schadens vom Patienten. *Robert Jütte* schlägt eine **Grundaufklärung** vor (Jütte 2018), die die folgenden Kennzeichen erfüllen muss:
- Alle Informationen werden vermittelt, die der Patient für wichtig hält, um sich für oder gegen einen Eingriff zu entscheiden.
- Der Arzt informiert gemäß seiner Expertise alle relevanten Fakten für die Entscheidung des Patienten.
- Es ist im Vorfeld geklärt, dass eine informierte Aufklärung angestrebt wird.

In eine **begrenzte Aufklärung** können auch Hinweise mit aufgenommen werden, dass manchmal eine Begrenzung der Patientenaufklärung sinnvoll ist. Die Zustimmung des Patienten zu einer solchen Begrenzung bleibt frei.

Rooming-in

Rooming-in ist ein Konzept, bei dem ein gemeinsamer Krankenhausaufenthalt von einem Patienten mit einer Begleitperson geplant und durchgeführt wird. Das klassische Rooming-in beschreibt den stationären Aufenthalt eines Elternteils, meist im gleichen Zimmer, wenn ein Kind im Krankenhaus ist. Das Elternteil ist dann meist im selben Zimmer untergebracht wie das Kind, notfalls in der Nähe wie die Mutter nach der Geburt. Rooming-in hat zum **Ziel,** dass
- die soziale Umwelt des Kindes wenigstens teilweise erhalten bleibt,
- Ängste des Kindes aufgrund der neuen ungewohnten Umgebung reduziert werden,
- bei Fragen und notwendigen Entscheidungen ein Erziehungsberechtigter vor Ort ist und
- der Genesungsprozess des Kindes positiv beeinflusst wird.

Auf einer Säuglingsstation wird das Rooming-in von den gesetzlichen Krankenkassen immer übernommen, da sowohl der Säugling als auch die Mutter Patienten sind. Bei Vorliegen einer **medizinischen Notwendigkeit des Rooming-ins,** die durch einen Arzt festgestellt wird, werden die Kosten für die Mitaufnahme einer Begleitperson von den gesetzlichen Krankenkassen übernommen (§ 11 Abs. 3 SGB V). Medizinisch notwendig ist ein Aufenthalt beispielsweise, wenn eine Untersuchung oder Behandlung ohne Anwesenheit eines Elternteils nicht stattfinden kann, weil sich das Kind gegenüber der Behandlung sperrt, sich wehrt oder nicht mit den Ärzten oder dem medizinischen Personal kommuniziert. Die Notwendigkeit ist auch gegeben, wenn dem Kind durch die Behandlung ohne die Anwesenheit der Erziehungsberechtigten psychische Schäden drohen. Die Begleitperson kann auch außerhalb des Krankenhauses oder der Vorsorge- oder Rehabilitationseinrichtung erfolgen, wenn die Unterbringung in der Einrichtung selbst nicht möglich ist. Im SGB V ist keine Altersgrenze für die Patienten formuliert, es muss lediglich ein medizinischer Grund vorliegen. Die Gesellschaft der Kinderkrankenhäuser und Kinderabteilungen (GKinD) empfiehlt Rooming-in bis zum 9. Geburtstag eines Kindes. Die Krankenkassen entscheiden selbst, inwieweit sie der Empfehlung folgen oder die Kosten für Rooming-in auch für Kinder über neun Jahren übernehmen. Auch der Verdienstausfall der Begleitperson wird in unterschiedlicher Weise von den Krankenkassen erstattet.

Die Vorteile überwiegen im Allgemeinen die Nachteile des Rooming-in (► Tab. 7.4).

Tab. 7.4 Vor- und Nachteile des Rooming-in

Vorteile	Nachteile
Verminderter psychischer Stress des Kindes, weniger Angst und zusätzliche Belastungen durch die Situation im Krankenhaus	Zusätzliche Belastung der Mutter nach anstrengenden Geburten, wenn das Baby im selben Raum untergebracht ist
Förderung der Compliance und des Heilungs- und Genesungsprozesses	Gefahr der Abhängigkeit der älteren Kinder und Jugendlichen von den Erziehungsberechtigten, die sich von ihren Eltern nur erschwert lösen können
Kürzere Verweildauer im Krankenhaus	Beeinträchtigte Genesung der Kinder und Jugendlichen vor allem in der Kinder- und Jugendpsychiatrie bei schwierigen familiären Verhältnissen
Begleitpersonen bei älteren Menschen (z. B. mit Demenz) erleichtern den Zugang zu deren Lebenswelt, unterstützen beim Behandlungsprozess und sind Ansprechpartner für Ärzte und medizinisches Personal	Menschen mit Demenz können in der neuen Umgebung des Krankenhauses extrem reagieren, was zur Überforderung der Begleitpersonen führen kann. Die Rahmenbedingungen im Krankenhaus sind oft nicht auf Demenzpatienten ausgerichtet, was die Belastung zusätzlich verstärken kann.
Nähe zwischen Mutter und Kind nach der Geburt fördert die Bindung und die Milchbildung beim Stillen	

Erläuterungen zum Fallbeispiel

„Ich bin so krank …"

Susanne und Karla haben in der Tat ein breites Spektrum an Bildern von Krankheit in Werbebotschaften entdeckt, die in ganz unterschiedliche Richtungen gehen. Krankheit ist eben nicht nur eine Sache des Individuums, sondern immer auch eine soziale Angelegenheit. Somit entspringen die Erfahrungen, die ein Mensch mit Krankheit macht, einerseits einer höchst individuellen Erfahrung (z. B. die Erfahrung des Schmerzes, der ganz unterschiedlich erlebt und bewältigt wird), andererseits wirkt sich der Einfluss der Umgebung auf das Krankheitserleben aus. Krankheit selbst kann auch als Makel verstanden werden, ebenso wie eine übertriebene Reaktion auf Krankheitssymptome (oder eine als übertrieben gedeutete Reaktion. Besonders bedrohlich ist eine solche Konstellation, wenn die anderen Menschen gar nicht merken, wie krank derjenige wirklich ist, beispielsweise bei einer hochfunktionalen Depression. Der Erfahrungsbericht einer Betroffenen macht die Diskrepanz zwischen dem eigenen Krankheitserleben und der Umwelt in erschreckendem Maß deutlich (Kremplewski 2019).

Lebensweltbezug

Krankheit bedeutet in aller Regel eine negative Erfahrung für die Lebenswelt der Betroffenen, da sie fast immer mit Einschränkungen verbunden ist. Dabei kann das Ausmaß einer Krankheit gemäß dem Gesundheits-Krankheits-Kontinuum variieren. Bei dem **Konzept Krankheit** geht es allerdings letzten Endes nicht um die Krankheit selbst, sondern um einen **dreifachen Bezug:**

- Krankheit kann **Symptome** hervorrufen, die unerträglich, ekelhaft, entstellend, schmerzhaft oder in anderer Weise beeinträchtigend wirken. Diese unangenehmen Eigenschaften, die Betroffene spüren und mit denen sie sich auseinandersetzen, wirken einerseits als konkrete Beeinträchtigung auf die Lebenswelt der Betroffenen, andererseits verstärken sie den Wunsch, wieder gesund zu werden oder eine Krankheit gar nicht ausbrechen zu lassen. Schließlich kann Krankheit zum **Tod** führen, was Furcht, Irritationen, Ängste, Abwehr und das Bestreben, die Krankheit zu ignorieren, hervorrufen kann.
- Krankheit wird nicht nur erlitten, sondern auch **erlebt** und **gedeutet.** Das Krankheitserleben kann durch äußere Einflüsse verändert werden, die durch das soziale Umfeld, Partner, Seelsorger, Pflegefachpersonen oder andere Bezugspersonen verursacht werden. Dazu kommt das eigene Verständnis von Krankheit als unabänderliches Schicksal, als Chance für einen Neubeginn, als Mahnung, dass es so nicht weitergehen kann, oder als Strafe oder Missgunst von außen.

Auch das Krankheitsverständnis kann durch Außenstehende verändert werden.

- Krankheit kann vom sozialen Umfeld als **Makel stigmatisiert** werden, was entweder dem Krankheitsverständnis entspringt oder den mit der Krankheit verbundenen Symptomen. Die Missdeutung von Symptomen kann die Stigmatisierung (z. B. neuropsychologische Symptome werden als Ausdruck einer Geisteskrankheit missdeutet und das eigene Verhalten danach ausgerichtet).

Pflegefachpersonen setzen sich mit diesen Auswirkungen von Krankheit auseinander und klären ihre eigene Position gegenüber diesem Phänomen. Dies geschieht insbesondere im Zusammenhang mit den vier Konzepten im Umgang mit Krankheit, der Prävention, Kuration, Rehabilitation und Palliation. Die eigene Haltung trägt entscheidend dazu bei, wie sich Kranke Menschen im Gesundheits- und Pflegezusammenhang fühlen und welches Selbstbild sie von sich entwickeln. Der Prozess der Begleitung führt über die Erweiterung der Lebenswelt der Betroffenen im Sinne der vier Grundmuster im Umgang mit dem Phänomen Krankheit.

7.3 Behinderung

> **Definition**
>
> **Behinderung**
>
> Beeinträchtigung der Teilhabe als Wechselwirkung zwischen den gesundheitlichen Problemen einer Person und ihren Umweltfaktoren.

Laut § 2 SGB IX sind **Menschen mit Behinderung** Personen, die

- körperliche,
- seelische,
- geistige Beeinträchtigungen oder
- Sinnesbeeinträchtigungen

haben, die sie in Wechselwirkung mit einstellungs- und umweltbedingten Barrieren an der gleichberechtigten Teilhabe an der Gesellschaft mit hoher Wahrscheinlichkeit länger als sechs Monate hindern können. Eine Beeinträchtigung liegt vor, wenn der Körper- und Gesundheitszustand von dem für das Lebensalter typischen Zustand abweicht. Menschen sind von Behinderung bedroht, wenn eine Beeinträchtigung zu erwarten ist.

Der Ausgleich der Folgen von Behinderung ist **verfassungsrechtlich garantiert** („Niemand darf wegen seiner Behinderung benachteiligt werden" Art. 3 Abs. 3 Satz 2 GG). Im Behindertengleichstellungsgesetz (BGG) ist u. a. das Amt der oder des **Beauftragten der Bundesregierung für die Belange behinderter Menschen** geregelt. Aufgabe der oder des Behindertenbeauftragten der Bundesregierung ist dafür zu sorgen, dass die Verantwortung des Bundes erfüllt wird, für gleichwertige Lebensbedingungen für Menschen mit und ohne Behinderung zu sorgen (§ 15 Abs. 1 Satz 1 BGG). Dabei sind unterschiedliche Lebensbedingungen von behinderten Frauen und Männern zu berücksichtigen und geschlechtsspezifische Benachteiligungen zu beseitigen (§ 15 Abs. 1 Satz 2 BGG).

Die Klassifizierung der Beeinträchtigungen durch die Folgen von Krankheiten, Verlusten von Körperfunktionen und -strukturen wird in der **International Classification of Functions** (*ICF*) vorgenommen. Die ICF dient fach- und länderübergreifend als einheitliche und standardisierte Sprache zur Erfassung und Beschreibung

- des funktionalen Gesundheitszustandes,
- der Behinderung,
- der sozialen Beeinträchtigung und
- der relevanten Umgebungsfaktoren eines Menschen.

Mit der ICF können die biopsychosozialen Aspekte von Krankheitsfolgen unter Berücksichtigung der Kontextfaktoren systematisch erfasst werden.

> **Vorsicht**
>
> **Behinderung und Pflegebedürftigkeit**
>
> Behinderung ist unbedingt von Pflegebedürftigkeit (► Kap. 7.4) zu unterscheiden. Die Pflegebedürftigkeit bezieht sich auf ein krankheitsbedingtes Defizit in der Selbstversorgung bei alltäglichen Tätigkeiten, während Behinderung eine durch Krankheit (Beeinträchtigung) verursachte Einschränkung der Teilhabe (► Kap. 7.3.1) an der Gesellschaft betrifft. Allerdings kann ein Mensch gleichzeitig behindert und pflegebedürftig sein.

Die **Ausprägung der Behinderung** wird in Grad der Behinderung (GdB) angegeben, den das Versorgungsamt mithilfe eines Gutachters nach der Maßgabe der Versorgungsmedizin-Verordnung (VersMedV) feststellt. Ausschlaggebend für den Grad der Behinderung sind die dauerhaften Einschränkungen (z. B. Funktionsverluste, medizinische Einschränkungen, Verluste von Körperstrukturen), die eine Behinderung verursachen. Liegen mehrere Beeinträchtigungen der Teilhabe am Leben in der Gesellschaft vor, so wird der Grad der Behinderung nach den Auswirkungen der Beeinträchtigungen in ihrer Gesamtheit unter Berücksichtigung ihrer wechselseitigen Beziehungen festgestellt (§ 152 Abs. 3 SGB IX). Eine Schwerbehinderung liegt nach § 2 Abs. 3 SGB IX vor, wenn die ärztlichen Gutachter des Versorgungsamts einen Grad der Behinderung (GdB) von 50 und mehr feststellen.

Behinderte und schwerbehinderte Menschen erhalten verschiedene Leistungen als Ausgleich für ihre Beeinträchtigungen in der Teilhabe. Behinderte Menschen ab einem GdB von 30 und unter 50 können sich schwerbehinderten Menschen gleichstellen lassen, wenn infolge der Behinderung ohne die Gleichstellung ein geeigneter Arbeitsplatz nicht erlangt oder behalten kann. Sie haben grundsätzlich denselben Status wie Schwerbehinderte. Folgende **Nachteilsausgleiche** kommen für **Gleichgestellte** in Betracht:

- besonderer Kündigungsschutz,
- Hilfen zur Arbeitsplatzausstattung,
- Betreuung durch spezielle Fachdienste,
- Vertretung durch die Schwerbehindertenvertretung in Betrieben,
- Beschäftigungsanreize für Arbeitgeber (wie Lohnkostenzuschüsse) und
- möglicherweise ein zusätzlicher Pauschbetrag in der Einkommens- und Lohnsteuer unter bestimmten Voraussetzungen

Bei **schwerbehinderten Menschen** kommen noch u. a. folgende **Nachteilsausgleiche** dazu:

- Zusatzurlaub,
- zusätzlicher Pauschbetrag in der Einkommens- und Lohnsteuer,
- Vergünstigungen durch den Schwerbehindertenausweis,
- unentgeltliche Beförderung (bei Vorliegen spezifischer Beeinträchtigung),
- Befreiung vom Rundfunkbeitrag (bei Vorliegen spezifischer Beeinträchtigung) sowie
- besondere Rentenvoraussetzungen (zwei Jahre früherer Renteneintritt ohne Abschlag).

7.3.1 Teilhabe

Definition

Teilhabe

Einbezogensein in eine Lebenssituation (DIMDI 2005: 95).

Der Begriff **Teilhabe** ist mit Fragen nach dem Zugang zu Lebensbereichen, der Daseinsentfaltung, dem selbstbestimmten Leben und der Chancengerechtigkeit verknüpft. Weiter spielen die Lebenszufriedenheit, die erlebte gesundheitsbezogene Lebensqualität und die erlebte Anerkennung und Wertschätzung in den Lebensbereichen, die für die betrachtete Person wichtig sind, eine Rolle. Teilhabe ist also ein sozialpolitisches Konzept. Es definiert Selbstbestimmung und Eigenverantwortung und grenzt die Lebensrealität der behinderten Menschen von früheren Vorstellungen wie dem Versorgungs- oder Fürsorgeprinzip ab (▸ Abb. 7.5). Beispiele für Teilhabe sind u. a.

- **Teilhabe im Rahmen von Bildung,** z. B. integrative Schulen,
- **berufliche Teilhabe,** z. B. spezifische Werkstätten für Menschen mit Behinderung, Förderung der Beschäftigung Schwerbehinderter Menschen,
- **soziale Teilhabe,** z. B. Leistungen für Wohnraum, Leistungen zur Betreuung in einer Pflegefamilie, heilpädagogische Leistungen, Leistungen zum

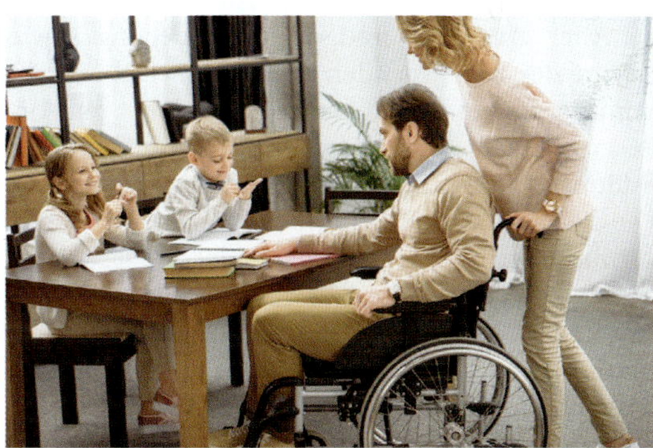

Abb. 7.5 Behinderung wirkt sich auf die Teilhabe im Alltag aus [J787]

Erwerb und Erhalt praktischer Kenntnisse und Fähigkeiten, Leistungen zur Förderung von Verständigung,
- **kulturelle Teilhabe,** z. B. erleichterter Zugang zu Literatur, Musik, Bewegung, Kunst und Sport, Hilfen zur Teilnahme an entsprechenden Veranstaltungen,
- **politische Teilhabe,** z. B. Möglichkeiten der Meinungsbildung oder Mitgestaltung,
- **Wiedereingliederung,** stufenweises Heranführen an die ursprüngliche Arbeitsleistung durch zeitlich gestaffelte Wiederaufnahme der Tätigkeit,
- **Teilhabe und Mobilität im Alter,** z. B. durch Mobilitätshilfen oder Begleitung,
- **Teilhabegeld,** finanzielle Leistung für Kinder und Jugendliche bis zum 25. Lebensjahr zum Aufwachsen in finanzieller Sicherheit und zur Gewährung von Handlungsspielräumen, unabhängig von dem jeweiligen Elternhaus,
- **Barrierefreiheit** (► Kap. 7.3.2) und
- **Inklusion** (► Kap. 7.3.3).

Das Konzept Teilhabe ist nicht deckungsgleich mit den Begriffen Inklusion und Barrierefreiheit. Inklusion bezeichnet einen politisch-sozialen Prozess der Eingliederung, Barrierefreiheit ist ein Konzept zur Gestaltung der sächlich-räumlichen Umgebung.

Nachdem im Umgang mit Menschen mit Behinderungen der Begriff Teilhabe im Zentrum steht, findet sich dieser Aspekt auch bei den grundlegenden Überlegungen zu Pflege und Betreuung. Ein **Pflege- und Betreuungskonzept** orientiert sich an Alter, Art und Grad der Behinderung sowie Bedarf des zu pflegenden Menschen. Dabei steht immer auch ein (möglicher) Förderaspekt im Vordergrund (z. B. durch teilweise Anbindung an eine Bildungseinrichtung oder Behindertenwerkstätte). Die Pflege und Betreuung behinderter Menschen vermischt sich zunehmend mit der Pflege älterer Menschen, da die Lebenserwartung der behinderten Menschen in den letzten Jahrzehnten mehr und mehr zugenommen hat. Dies führt zu einem höheren Qualifikationsbedarf im Bereich der Heilerziehungspflege.

7.3.2 Barrierefreiheit

Das Konzept der **Barrierefreiheit** ist für die Gestaltung der Lebenswelt behinderter Menschen von überragender Bedeutung. Darüber hinaus ist es wichtig im Zusammenhang von pflegebedürftigen Menschen, beispielsweise bei der Gestaltung einer Einrichtung der stationären Langzeitpflege. Die **Definition** von Barrierefreiheit findet sich im § 4 des Behindertengleichstellungsgesetzes (BGG):

„Barrierefrei sind bauliche und sonstige Anlagen, Verkehrsmittel, technische Gebrauchsgegenstände, Systeme der Informationsverarbeitung, akustische und visuelle Informationsquellen und Kommunikationseinrichtungen sowie andere gestaltete Lebensbereiche, wenn sie für behinderte Menschen in der allgemein üblichen Weise, ohne besondere Erschwernis und grundsätzlich ohne fremde Hilfe zugänglich und nutzbar sind.“

(§ 4 BGG).

Diese Definition weist darauf hin, dass sich Barrierefreiheit keinesfalls in der baulichen Gestaltung erschöpft. Beispiele von Barrierefreiheit:

Vertikale Barrierefreiheit
- Angepasste Stufen,
- abgesenkte Türschwellen und Bordsteinkanten,
- bodengleiche Duschen,
- unterfahrbare Waschtische,
- Treppenlifte, Hängelifte oder
- Aufzug.

Horizontale Barrierefreiheit
- Ausreichend breite Türen und Durchgänge,
- angepasste Türeingänge oder
- Pkw-Stellplatz mit großer Verkehrsfläche.

Räumliche Barrierefreiheit
- Ausreichend große Bewegungsflächen vor Waschtischen oder in Duschen sowie
- ausreichend große Bewegungsflächen an gewinkelten Rampen.

Ergonomische Barrierefreiheit
- Handläufe,
- Haltegriffe sowie
- zusätzliche Sitzgelegenheiten.

Anthropometrische Barrierefreiheit
- Ergonomische Griffe und Schalter,
- herabsenkbare Küchenmöbel,
- behindertengerechtes Besteck sowie
- rutschfeste Bodenbeläge.

Sensorische Barrierefreiheit
- Kontrastreiche Kennzeichnung von Bedienungselementen,
- blendfreie Beleuchtung,
- visuell unterstütze Klingel,

- Bedienungsanleitungen mit angepasster Schriftgröße sowie
- Internetseiten mit Vorlesefunktion oder elektronischer Lupe.

Ein **erweitertes Konzept von Barrierefreiheit** umfasst unterschiedliche Merkmale der Wohnumgebung, beispielsweise

- Erreichbarkeit aller notwendigen Versorgungseinrichtungen zu Fuß,
- zentrale innerörtliche Wohnlage der Wohnung,
- barrierefreie Gestaltung der alltäglichen Wege im Wohnumfeld (z. B. bodengleiche Straßenübergänge, angepasste Grünphasen an den Fußgängerüberwegen),
- gute Erreichbarkeit von öffentlichen Verkehrsmitteln, barrierefreie Ausstattung des öffentlichen Verkehrs (z. B. Neigetechnik bei Linienbussen),
- Behindertenparkplätze in der Nähe von Eingängen von Geschäften, Ämtern und anderen öffentlichen Einrichtungen,
- Übertragung von Signalen und Informationen nach dem Zwei-Sinne-Prinzip (mindestens zwei der drei Sinne Sehen, Hören oder Tasten werden angesprochen, z. B. Blindenampeln mit akustischem Signal oder Taster),
- Einrichtungen zur Erholung, Freizeitgestaltung und für persönliche Bedürfnisse in der Nähe oder
- ausreichende Anzahl von Möglichkeiten zum Pausieren (z. B. Bänke) an den alltäglichen Wegen.

Praxistipp

Zwei-Sinne-Prinzip

Zur Verbesserung der Barrierefreiheit in einer stationären Einrichtung oder dem Wohnumfeld im ambulanten Bereich ist es häufig lohnenswert, sich das **Zwei-Sinne-Prinzip** zu vergegenwärtigen. Damit kann in vielen Fällen eine zusätzliche Hilfe zur Überwindung vor allem von sensorischen Barrieren gefunden werden.

7.3.3 Inklusion

Der Begriff **Inklusion** bezeichnet einen politisch-soziologischen Zustand einer Gesellschaft, in der die Mitglieder dieser Gesellschaft gleichberechtigt sind, alle von allen akzeptiert werden und alle an dieser Gesellschaft selbstbestimmt teilhaben können. Es werden keine Unterschiede gemacht, die von äußeren Merkmalen wie Alter, Herkunft, Geschlecht, Religion, Bildungsstand, Beeinträchtigung und Behinderungen abgeleitet werden könnten. Somit erübrigt sich in einer **inklusiven Gesellschaft** der Fokus auf Unterschiede. Darüber hinaus kann kein Zustand der Normalität definiert werden, weil es keine entsprechende Norm gibt. Unterschiede zwischen den Individuen werden nicht nur akzeptiert, sondern als eine Form der Bereicherung und Vielfalt aufgefasst, die sich positiv auf die Gesellschaft auswirkt. Aus dieser Form der inklusiven Gesellschaft ergeben sich

- das Recht jedes Einzelnen auf gleiche Chancen innerhalb der Gesellschaft,
- die Förderung der benachteiligten Menschen sowie
- die gleichberechtigte und selbstbestimmte Entfaltung aller Individuen .

Die **UN-Behindertenrechtskonvention** (*Convention on the Rights of Persons with Disabilities – CRPD*) erklärte 2008 die Inklusion offiziell zu einem Menschenrecht für behinderte Menschen. Dieses Recht trat ein Jahr später in Deutschland in Kraft. Ein Konzept wie die Barrierefreiheit (▸ Kap. 7.3.2) unterstützt den Prozess der Inklusion durch die Bereitstellung einer sächlich-räumlichen Umwelt, die hilft, die Nachteile der Menschen mit Behinderungen auszugleichen und Teilhabe in allen Bereichen des gesellschaftlichen Lebens zu sichern. Dabei hat sich der Gedanke durchgesetzt, dass die individuellen Hilfen geplant werden sollten. Allerdings gibt es keine einheitliche Begrifflichkeit zur Bestimmung des Planungsgeschehens dieser individuellen Hilfen. Bezeichnungen wie Hilfeplan bzw. Hilfeplanung, Gesamtplan oder Förderplan bzw. Förderplanung oder auch Fallmanagement werden nebeneinander verwendet und nur teilweise begrifflich differenziert.

Lebensweltbezug

Behinderung ist ein Konzept, das in den letzten Jahren einen enormen Bedeutungswandel erlebt hat. Lange Zeit wurde es **defizitorientiert** aufgefasst, indem Krankheiten, körperliche Beeinträchtigungen, Schädigungen oder Fähigkeitsstörungen Behinderung quasi linear verursachen. Diese Defizite wurden den Betroffenen zugeschrieben, sie galten als behindert. Die neue Auffassung von Behinderung ist hingegen **ergebnisorientiert,** indem sie das Ergebnis der **Wechselwirkung** zwischen den betroffenen Personen, ihren Beeinträchtigungen und den umwelt- und einstellungsbedingten Barrieren in den Mittelpunkt stellt. Aus dieser Wechselwirkung entstehen im ungünstigen Fall Einschränkungen der umfangreichen Teilhabe am gesellschaftlichen Leben, im günstigen Fall eine inklusive Gesellschaft, die gleiche Rechte und Zugangsmöglichkeiten für alle vorsieht und die Schwächeren unterstützt, wo Unterstützung notwendig ist.

In diesem **Spannungsfeld** bewegen sich Menschen mit Behinderung: Sie haben verbriefte Rechte und erleben möglicherweise in der Realität, dass sie um diese Rechte kämpfen müssen und andere Menschen ihre Rechte missachten (z. B. ihr Auto ohne Berechtigung auf den Behindertenparkplatz stellen). Zudem ist Inklusion zwar ein bedeutsames Konzept, doch es wird nicht immer umgesetzt, auch weil teilweise die Möglichkeiten zur Umsetzung fehlen.

Werden behinderte Menschen pflegebedürftig, dann besteht die **Gefahr,** dass das Bedürfnis nach Teilhabe zugunsten der Hilfestellungen im Alltag als Ausgleich für die Auswirkungen der Pflegebedürftigkeit in den Hintergrund tritt. Dabei sind beide Konzepte im Grund gleichwertig. Pflegefachpersonen realisieren, dass in diesem Zusammenhang aktivierende, ressourcenorientierte Pflege nicht ausreicht, sondern dass gezielt Fördermaßnahmen bedacht, geplant und umgesetzt werden.

7.4 Pflegedürftigkeit

Definition

Pflegebedürftigkeit

Personen, die gesundheitlich bedingte Beeinträchtigungen der Selbstständigkeit oder der Fähigkeiten aufweisen und deshalb der Hilfe durch andere bedürfen. Körperliche, kognitive oder psychische Beeinträchtigungen oder gesundheitlich bedingte Belastungen oder Anforderungen können nicht selbstständig kompensiert oder bewältigt werden. Die Pflegebedürftigkeit muss auf Dauer – voraussichtlich für mindestens sechs Monate – und mit mindestens der in § 15 SGB XI festgelegten Schwere bestehen.

Die **Pflegebedürftigkeit** ist in § 14 SGB XI geregelt und in § 15 SGB XI erweitert dargestellt. Körperliche, kognitive oder psychische Beeinträchtigungen oder gesundheitlich bedingte Belastungen oder Anforderungen, die die Pflegebedürftigkeit bedingen, sind beispielsweise Beeinträchtigungen aus einer Krankheit wie Arthrose oder Demenz, aber auch Belastungen wie die Einschränkung der Selbstversorgung durch Mobilitätsdefizite. Da die Pflegebedürftigkeit **auf Dauer,** voraussichtlich für mindestens sechs Monate, bestehen muss, wird zum Zeitpunkt der Entscheidung über die Gewährung von Leistungen mit einer Pflegebedürftigkeit für mindestens diese Zeit gerechnet.

Die gesundheitlich bedingten Beeinträchtigungen, der Selbstständigkeit oder der Fähigkeiten müssen Auswirkungen in den folgenden **sechs Bereichen mit pflegefachlich begründeten Kriterien** zeigen (§ 14 Abs. 2 SGB XI):

1. **Mobilität:** Positionswechsel im Bett, Halten einer stabilen Sitzposition, Umsetzen, Fortbewegen innerhalb des Wohnbereichs, Treppensteigen;
2. **Kognitive und kommunikative Fähigkeiten:** Erkennen von Personen aus dem näheren Umfeld, örtliche Orientierung, zeitliche Orientierung, Erinnern an wesentliche Ereignisse oder Beobachtungen, Steuern von mehrschrittigen Alltagshandlungen, Treffen von Entscheidungen im Alltagsleben, Verstehen von Sachverhalten und Informationen, Erkennen von Risiken und Gefahren, Mitteilen von elementaren Bedürfnissen, Verstehen von Aufforderungen, Beteiligen an einem Gespräch;
3. **Verhaltensweisen und psychische Problemlagen:** motorisch geprägte Verhaltensauffälligkeiten, nächtliche Unruhe, selbstschädigendes und autoaggressives Verhalten, Beschädigen von Gegenständen, physisch aggressives Verhalten gegenüber anderen Personen, verbale Aggression, andere pflegerelevante vokale Auffälligkeiten, Abwehr pflegerischer und anderer unterstützender Maßnahmen, Wahnvorstellungen, Ängste, Antriebslosigkeit bei depressiver Stimmungslage, sozial inadäquate Verhaltensweisen, sonstige pflegerelevante inadäquate Handlungen;
4. **Selbstversorgung:** Waschen des vorderen Oberkörpers, Körperpflege im Bereich des Kopfes, Waschen des Intimbereichs, Duschen und Baden einschließlich Waschen der Haare, An- und Auskleiden des Oberkörpers, An- und Auskleiden des Unterkörpers, mundgerechtes Zubereiten der Nahrung und Eingießen von Getränken, Essen, Trinken, Benutzen einer Toi-

lette oder eines Toilettenstuhls, Bewältigen der Folgen einer Harninkontinenz und Umgang mit Dauerkatheter und Urostoma, Bewältigen der Folgen einer Stuhlinkontinenz und Umgang mit Stoma, Ernährung parenteral oder über Sonde, Bestehen gravierender Probleme bei der Nahrungsaufnahme bei Kindern bis zu 18 Monaten, die einen außergewöhnlich pflegeintensiven Hilfebedarf auslösen (► Abb. 7.6)

5. **Bewältigung von und selbstständiger Umgang mit krankheits- oder therapiebedingten Anforderungen und Belastungen in Bezug auf:**
   a) Medikation, Injektionen, Versorgung intravenöser Zugänge, Absaugen und Sauerstoffgabe, Einreibungen sowie Kälte- und Wärmeanwendungen, Messung und Deutung von Körperzuständen, körpernahe Hilfsmittel;
   b) Verbandwechsel und Wundversorgung, Versorgung mit Stoma, regelmäßige Einmalkatheterisierung und Nutzung von Abführmethoden, Therapiemaßnahmen in häuslicher Umgebung;
   c) zeit- und technikintensive Maßnahmen in häuslicher Umgebung, Arztbesuche, Besuche anderer medizinischer oder therapeutischer Einrichtungen, zeitlich ausgedehnte Besuche medizinischer oder therapeutischer Einrichtungen, Besuch von Einrichtungen zur Frühförderung bei Kindern sowie
   d) das Einhalten einer Diät oder anderer krankheits- oder therapiebedingter Verhaltensvorschriften.
6. **Gestaltung des Alltagslebens und sozialer Kontakte:** Gestaltung des Tagesablaufs und Anpassung an Veränderungen, Ruhen und Schlafen, Sich-beschäftigen, Vornehmen von in die Zukunft gerichteten Planungen, Interaktion mit Personen im direkten Kontakt, Kontaktpflege zu Personen außerhalb des direkten Umfelds.

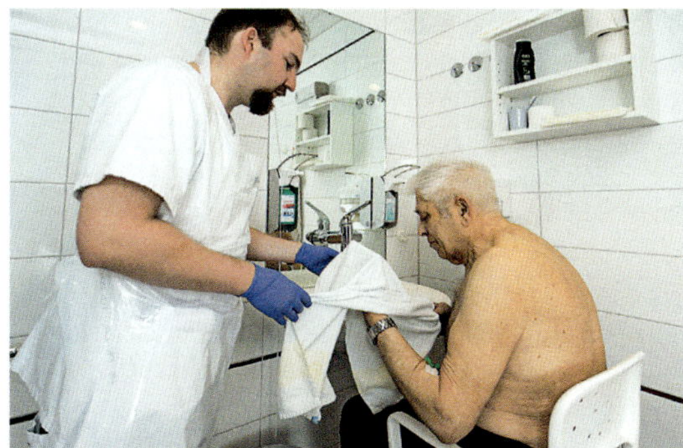

Abb. 7.6 Pflegebedürftigkeit bedeutet Hilfebedarf bei alltäglichen Tätigkeiten (hier: bei der Körperpflege) [K115]

Pflegebedürftigkeit bezieht sich auf notwendige Hilfen im Alltag, daher sind gesunde Menschen im Allgemeinen nicht pflegebedürftig. Wenn Menschen über diese Alltagskompetenz aktuell nicht verfügen, die Beeinträchtigungen aber voraussichtlich nicht mindestens sechs Monate andauern, wird nicht von Pflegebedürftigkeit gesprochen. Diese Menschen sind dann krankheitsbedingt hilfsbedürftig, die notwendigen Leistungen werden von der Krankenkasse übernommen.

Vorsicht

Pflegebedürftigkeit und Lebensalter

Die Pflegebedürftigkeit ist nicht an eine bestimmte Altersstufe gebunden. Auch Kinder können pflegebedürftig sein und Leistungen aus der Pflegeversicherung bekommen. Um bezüglich des SGB XI leistungsberechtigt zu sein, müssen die Betroffenen

- pflegebedürftig sein (Klassifizierung in einen Pflegegrad),
- in den letzten zehn Jahren vor der Antragstellung mindestens zwei Jahre als Mitglied versichert oder familienversichert gewesen sein und
- einen Antrag bei der Pflegekasse gestellt haben (§ 33 SGB XI).

7.4.1 Klassifikation

Die **Klassifikation** in fünf Pflegegrade hat die bis 2016 gebräuchliche Einteilung in Pflegestufen abgelöst. Der **Pflegegrad** wird mithilfe des **Neuen Begutachtungs-Instruments** *(NBI)*, einem pflegefachlich begründeten Begutachtungsinstrument, ermittelt. Die Ermittlung der Pflegebedürftigkeit erfolgt in einem persönlichen Kontakt mit dem Pflegebedürftigen und mittels Durchsicht schriftlicher Unterlagen.

Das NBI besteht aus sechs Modulen, in denen für jedes Kriterium der Grad der Ausprägung der Beeinträchtigung der Selbstständigkeit erhoben wird.

Die für die Betrachtung der Pflegebedürftigkeit relevanten Lebensaktivitäten werden in **Modulen** analysiert:

1. Mobilität,
2. kognitive und kommunikative Fähigkeiten,

3. Verhaltensweisen und psychische Problemlagen,
4. Selbstversorgung,
5. Bewältigung von und selbstständiger Umgang mit krankheits oder therapiebedingten Anforderungen und Belastungen sowie
6. Gestaltung des Alltagslebens und sozialer Kontakte.

In den Modulen werden **Schwerpunkte** beobachtet (► Tab. 7.5).

In jedem Modul werden **Einzelpunkte** nach differenzierten Beobachtungskriterien vergeben und Summen aus den Einzelpunkten gebildet. Die **Summen der Punkte** werden nach den in ihnen zum Ausdruck kommenden Schweregraden der Beeinträchtigungen der Selbstständigkeit oder der Fähigkeiten wie folgt bezeichnet (§ 15 Abs. 2 SGB XI):

- **Punktbereich 0:** keine Beeinträchtigungen der Selbstständigkeit oder der Fähigkeiten;
- **Punktbereich 1:** geringe Beeinträchtigungen der Selbstständigkeit oder der Fähigkeiten;
- **Punktbereich 2:** erhebliche Beeinträchtigungen der Selbstständigkeit oder der Fähigkeiten;
- **Punktbereich 3:** schwere Beeinträchtigungen der Selbstständigkeit oder der Fähigkeiten;
- **Punktbereich 4:** schwerste Beeinträchtigungen der Selbstständigkeit oder der Fähigkeiten.

Beispielhaft werden die differenzierten Beobachtungskriterien und die daraus folgenden Punktwerte für das Modul Mobilität dargestellt (► Tab. 7.6):

Tab. 7.6 Modul 1 Mobilität

Aspekte wie Körperkraft, Balance und Koordination der Bewegung
Wie selbstständig kann der Mensch eine Haltung einnehmen, eine Haltung wechseln oder sich fortbewegen?
1.1 Positionswechsel im Bett 1.2 Halten einer stabilen Sitzposition 1.3 Umsetzen 1.4 Fortbewegen innerhalb des Wohnbereichs 1.5 Treppensteigen
Besondere Bedarfskonstellation:
1.6 Gebrauchsunfähigkeit beider Arme und Beine (hier Bewertung mit ja oder nein)
Kriterienbewertung
0 Punkte = selbstständig 1 Punkt = überwiegend selbstständig 2 Punkte = überwiegend unselbstständig 3 Punkte = unselbstständig

Tab. 7.5 Module und Beobachtungsschwerpunkte zur Ermittlung des Pflegegrads

Modul	Beobachtungsschwerpunkte
Mobilität	Betrifft vor allem Treppensteigen, Fortbewegung innerhalb des Wohnumfelds, stabiles Sitzen und Positionswechsel im Bett
Kognitive und kommunikative Fähigkeiten	Insoweit wird vor allem auf die örtliche und zeitliche Orientierung, das Erkennen von Personen aus dem sozialen Umfeld, die Bewältigung des Alltagslebens und die Beteiligung an Gesprächen abgestellt
Verhaltensweisen und psychische Problemlagen	Hierunter fallen vor allem motorisch geprägte Verhaltensauffälligkeiten, Selbst- und Fremdaggression, Abwehr pflegerischer Maßnahmen, Wahnvorstellungen, Antriebslosigkeit und depressive Stimmungslagen sowie weitere inadäquate Verhaltensweisen
Selbstversorgung	Das betrifft vor allem eigenständiges Waschen, An- und Auskleiden, das eigenständige Benutzen der Toilette oder die eigenständige Bewältigung von Harn- und Stuhlinkontinenz, die Aufnahme von Essen und Getränken und besonders gravierende Probleme bei der Nahrungsaufnahme von Kindern bis zu 18 Monaten
Bewältigung krankheits- oder therapiebezogener Anforderungen	Bei diesem Punkt kommt es vor allem darauf an, ob ein Mensch eigenständig seine Medikation, Injektionen, die Anwendung körpernaher Hilfsmittel, Verbandswechsel und Wundversorgung, Arzt- und Klinikbesuche durchführen sowie eine Diät oder andere krankheits- oder therapiebedingte Verhaltensvorschriften einhalten kann
Gestaltung des Alltagslebens oder anderer sozialer Kontakte	Hier geht es um die Gestaltung des Tagesablaufs, die Einhaltung von Ruhe- und Schlafphasen, um Beschäftigung, Zukunftsplanung und die Fähigkeiten zum sozialen Zusammenleben

Vorsicht

Zuordnung der ABEDL

Wird in einer Einrichtung die Pflegeanamnese und -dokumentation nach den ABEDL von *Monika Krohwinkel* verwendet, fällt die Zuordnung der einzelnen Inhalte der ABEDL in die Module des NBI manchmal nicht leicht. Hier helfen die Einzelpunkte mit den differenzierten Beobachtungskriterien weiter.

Nach der Ermittlung der Punktsummen in den Modulen erfolgt eine **Gewichtung:**

- Mobilität mit 10 Prozent,
- kognitive und kommunikative Fähigkeiten sowie Verhaltensweisen und psychische Problemlagen zusammen mit 15 Prozent,
- Selbstversorgung mit 40 Prozent,
- Bewältigung von und selbstständiger Umgang mit krankheits- oder therapiebedingten Anforderungen und Belastungen mit 20 Prozent,
- Gestaltung des Alltagslebens und sozialer Kontakte mit 15 Prozent.

Zuletzt erfolgt die Feststellung einer **Gesamtsumme,** die in Abstufungen einem Pflegegrad zugeordnet ist:

1. ab 12,5 bis unter 27 Gesamtpunkten in den **Pflegegrad 1:** geringe Beeinträchtigungen der Selbstständigkeit oder der Fähigkeiten
2. ab 27 bis unter 47,5 Gesamtpunkten in den **Pflegegrad 2:** erhebliche Beeinträchtigungen der Selbstständigkeit oder der Fähigkeiten,
3. ab 47,5 bis unter 70 Gesamtpunkten in den **Pflegegrad 3:** schwere Beeinträchtigungen der Selbstständigkeit oder der Fähigkeiten,
4. ab 70 bis unter 90 Gesamtpunkten in den **Pflegegrad 4:** schwerste Beeinträchtigungen der Selbstständigkeit oder der Fähigkeiten,
5. ab 90 bis 100 Gesamtpunkten in den **Pflegegrad 5:** schwerste Beeinträchtigungen der Selbstständigkeit oder der Fähigkeiten mit besonderen Anforderungen an die pflegerische Versorgung.

Praxistipp

Dokumentation

Sowohl für die stationäre als auch für die ambulante und häusliche Pflege gilt, dass die beste Grundlage für eine korrekte Klassifizierung in einen Pflegegrad eine **umfangreiche und genaue Dokumentation** darstellt. Im stationären Bereich ergeben sich die Angaben aus der Pflegedokumentation, in der häuslichen Pflege hilft ein **Pflegetagebuch.** In diesem Tagebuch werden die alltäglich erforderlichen Pflegeleistungen wie auch Besonderheiten (z. B. ein besonderer Aufwand, wenn sich ein demenzerkrankter Angehöriger an einem Tag nicht versorgen lassen will oder besonderer Beaufsichtigung bedarf) aufgeschrieben.

7.4.2 Leistungsarten

Die **Leistungen der Pflegeversicherung** umfassen in erster Linie Aufwendungen für die ambulante und die stationäre Langzeitversorgung sowie Geldleistungen für Angehörigenpflege. Anspruchsberechtigt ist jeder Versicherte, wobei wie in der Krankenversicherung Familienangehörige ohne wesentliches eigenes Einkommen im Rahmen der Familienhilfe mitversichert sind. Bei Pflegebedürftigkeit erhalten sie also ebenfalls die vorgesehenen Leistungen.

Leistungsarten

Nach **§ 28 SGB XI** haben Versicherte Anspruch auf folgende Leistungsarten:

- Pflegesachleistung (§ 36),
- Pflegegeld für selbst beschaffte Pflegehilfen (§ 37),
- Kombination von Geldleistung und Sachleistung (§ 38),
- häusliche Pflege bei Verhinderung der Pflegeperson (§ 39),
- Pflegehilfsmittel und wohnumfeldverbessernde Maßnahmen (§ 40),
- Tagespflege und Nachtpflege (§ 41),
- Kurzzeitpflege (§ 42),
- Vollstationäre Pflege (§ 43),
- Pflege in vollstationären Einrichtungen der Hilfe für behinderte Menschen (§ 43a) sowie Zusätzliche Betreuung und Aktivierung in stationären Pflegeeinrichtungen (§ 43b),
- Leistungen zur sozialen Sicherung der Pflegepersonen (§ 44),
- zusätzliche Leistungen bei Pflegezeit und kurzzeitiger Arbeitsverhinderung (§ 44a),
- Pflegekurse für Angehörige und ehrenamtliche Pflegepersonen (§ 45) sowie Umwandlung des ambulanten Sachleistungsbetrags (§ 45a),
- Entlastungsbetrag (§ 45b),
- Leistungen des Persönlichen Budgets nach § 29 des Neunten Buches und

- zusätzliche Leistungen für Pflegebedürftige in ambulant betreuten Wohngruppen (§ 38a).

Über diese Leistungen hinaus gewährt die Pflegekasse weitere Leistungen und legt Grundsätze fest.

- Versicherte haben gegenüber ihrer Pflegekasse oder ihrem Versicherungsunternehmen Anspruch auf Pflegeberatung (§ 7a).
- Bis zum Erreichen des in § 45e Abs. 2 Satz 2 genannten Zeitpunkts haben Pflegebedürftige unter den Voraussetzungen des § 45e Abs. 1 Anspruch auf Anschubfinanzierung bei Gründung von ambulant betreuten Wohngruppen.
- Personen, die nach beamtenrechtlichen Vorschriften oder Grundsätzen bei Krankheit und Pflege Anspruch auf Beihilfe oder Heilfürsorge haben, erhalten die jeweils zustehenden Leistungen zur Hälfte; dies gilt auch für den Wert von Sachleistungen.
- Die Pflegekassen und die Leistungserbringer haben sicherzustellen, dass die Leistungen nach Abs. 1 nach allgemein anerkanntem Stand medizinisch-pflegerischer Erkenntnisse erbracht werden.
- Pflege schließt Sterbebegleitung mit ein; Leistungen anderer Sozialleistungsträger bleiben unberührt.

Pflegesachleistungen

Die ambulante Pflege sieht zunächst **Pflegesachleistungen** vor: ein von der Pflegekasse anerkannter Pflegedienst erbringt die Leistungen, bei denen der Pflegebedürftige Hilfe benötigt (► Tab. 7.7). In den einzelnen Pflegegraden werden monatlich (ambulante) Pflegesachleistungen bis zu den in ► Tab. 7.7 dargestellten Beträgen übernommen. Ein über diese Beträge hinausgehender Bedarf ist vom Pflegebedürftigen selbst zu tragen.

Tab. 7.7 Pflegesachleistungen (Stand: 2022)

Pflegegrad	Leistung monatlich
Pflegegrad 1	Kein Anspruch (125 Euro Entlastungsbetrag)
Pflegegrad 2	bis zu 724 Euro
Pflegegrad 3	bis zu 1363 Euro
Pflegegrad 4	bis zu 1693 Euro
Pflegegrad 5	bis zu 2095 Euro

Pflegegeld

Organisiert der Pflegebedürftige seine Pflege – etwa durch Angehörige – selbst, so kann er anstelle dieser Sachleistungen Pflegegeld in Anspruch nehmen. Voraussetzung hierfür ist, dass keine stationäre Pflege erfolgt. Mit dem Pflegegeld soll vor allem auch der pflegerische Einsatz von Angehörigen, der der Gesellschaft hohe Folgekosten erspart, anerkannt werden (► Tab. 7.8). Das Pflegegeld wurde seit 2017 nicht erhöht, die für 2021 geplante Pflegegelderhöhung im Rahmen der Pflegereform 2021 wurde gestrichen.

Tab. 7.8 Pflegegeld (Stand: 2022)

Pflegegrad	Leistung
Pflegegrad 1	Beratungsanspruch halbjährlich, kein Anspruch auf Pflegegeld
Pflegegrad 2	316 Euro
Pflegegrad 3	545 Euro
Pflegegrad 4	728 Euro
Pflegegrad 5	901 Euro

Kombination aus Pflegesachleistungen und Pflegegeld

Pflegesachleistungen und **Pflegegeld** können auch miteinander kombiniert werden, wobei beide Leistungen jeweils anteilig gewährt werden. Weiter sehen die Leistungen der ambulanten Pflege noch einen Anspruch auf **Ersatzpflege** *(Verhinderungspflege)* für bis zu sechs Wochen jährlich (in einem Gesamtwert bis 1612 Euro) vor, wenn eine unentgeltlich tätige Pflegeperson durch Krankheit, Urlaub oder ähnliche Ereignisse ausfällt. Erstmalig entsteht dieser Anspruch nach einer ununterbrochenen Pflegezeit von mindestens sechs Monaten.

Pflegehilfsmittel und wohnumfeldverbessernde Maßnahmen

Auf Antrag gewähren die Pflegekassen Leistungen für **Pflegehilfsmittel** (zur Erleichterung der häuslichen Pflege und zur Sicherstellung eines selbstbestimmten Lebens) und **Zuschüsse für die Verbesserung des häuslichen Pflegeumfelds** in Höhe von bis zu 4000 Euro je Maßnahme. Hier kommen alle Umbaumaßnahmen in Betracht, deren Ziel Barrierefreiheit ist, z. B.

- rollstuhlgerechtes Bad,
- unterfahrbarer Waschtisch,
- Absenkung von Schwellen,
- elektrische Türöffnungssysteme oder
- Haltegriffe und Handläufe.

Werden solche Maßnahmen von mehreren Personen genutzt (z. B. bei Wohngruppen oder Seniorenwohngemeinschaften), können solche Maßnahmen mit bis zu insgesamt 16.000 Euro bezuschusst werden.

Praxistipp

KfW-Darlehen

Die Kreditanstalt für Wiederaufbau (KfW) bietet **zinsgünstige Darlehen** bis maximal 50.000 Euro für altersgerechte Umbauten, mit denen Barrieren reduziert sowie der Wohnkomfort oder der Einbruchschutz erhöht werden (KfW 2022).

Kurzzeitpflege

Mit der teilstationären Pflege und Kurzzeitpflege soll vor allem der Übergang in die stationäre Langzeitpflege so lange als möglich hinausgezögert werden.

Die **Kurzzeitpflege** dient dazu, in Krisensituationen, etwa bei einer Erkrankung eines pflegenden Angehörigen, eine vorübergehende Aufnahme in die stationäre Pflege zu ermöglichen. Sie ist als Zwischenlösung gedacht, fungiert allerdings zum Teil auch als Übergang zur stationären Langzeitversorgung. Hier steht für die Pflegegrade 2–5 ein Betrag von 1774 Euro zur Verfügung.

Stationäre Pflege

Die **vollstationäre Pflege** (stationäre Langzeitversorgung) ist innerhalb der Pflegeversicherung nur als so genannte **subsidiäre** *(nachrangige)* Leistung vorgesehen. Der Anspruch auf diese Form der Leistung besteht also nur, wenn die häusliche oder die teilstationäre Pflege nicht mehr gesichert werden kann, was aufgrund von Gutachten vom MDK entschieden wird. Ab Pflegegrad 2 wird die Heimnotwendigkeit unterstellt. Die Leistungen der Pflegeversicherung (▸ Tab. 7.9) sichern dabei lediglich die Kosten für die Pflegeleistungen, für medizinische Behandlungen und die soziale Betreuung ab, Miet- und Verpflegungsleistungen müssen selbst getragen werden. Der Anteil an den Pflegekosten in Pflegeheimen, der über die Leistungsbeträge der Pflegekasse hinausgeht und daher von den Bewohnern einer Pflegeeinrichtung selbst bezahlt werden muss, heißt **einrichtungseinheitliche Eigenanteil** (*EEE*). Er steigt nicht mehr an, wenn ein Bewohner in einen höheren Pflegegrad kommt. Aufgrund eines zusätzlichen Leistungszuschlags der Pflegekasse sinkt der einrichtungseinheitliche Eigenanteil, je länger der Bewohner im Pflegeheim ist. Der Zuschlag für den zu zahlenden Eigenanteil für die Pflegekosten beträgt bei einer Aufenthaltsdauer:

- bis 12 Monate: 5 %,
- mehr als 12 Monate: 25 %,
- mehr als 24 Monate: 45 % und
- mehr als 36 Monate: 70 %.

Bei dieser finanziellen Entlastung geht es allerdings nur um die Kosten für die Pflege und die Ausbildungsumlage. Unterkunft, Investitionskosten und Verpflegung müssen selbst bezahlt werden. Der einrichtungseinheitliche Eigenanteil (EEE) kann als Richtgröße genommen werden, wenn Betroffene einen Preisvergleich zwischen verschiedenen Pflegeheimen vornehmen.

Tab. 7.9 Leistungen für stationäre Pflege (Stand: 2022).

Pflegegrad	Leistung
Pflegegrad 1	Entlastungsbetrag: 125 Euro
Pflegegrad 2	770 Euro
Pflegegrad 3	1262 Euro
Pflegegrad 4	1775 Euro
Pflegegrad 5	2005 Euro

Kritischer Blick

Pflegebegutachtung, Pflegebedürftigkeit und Pflegepraxis

Von 2015–2018 wurde ein Projekt im Auftrag des Sozialministeriums Baden-Württemberg von der Philosophisch-Theologischen Hochschule Vallendar in Kooperation mit der Hochschule Esslingen durchgeführt. Dieses Projekt (*Projekt zur Messung von Pflegebedarf und -qualität. Pflege in Baden-Württemberg*) untersuchte den Zusammenhang zwischen Pflegebedürftigkeit, Pflegegraden und Pflegequalität. Es konnte nachgewiesen werden, dass der Zusammenhang zwischen Pflegebedürftigkeit, Pflegegraden und Pflegequalität wissenschaftlich bei weitem nicht so fundiert ist wie von den Entwicklern des Pflegebedürftigkeitsbegriffs und des Neuen Begutachtungsinstruments *(NBI)* behauptet.

Die Studie Pflege in Baden-Württemberg *(PiBaWü)* kommt in ihrer Abschlussveröffentlichung zum Schluss, dass die Kriterien der Pflegebegutachtung nicht zu einer Einschätzung der Pflegebedürftigkeit führen, die der Pflegepraxis angemessen ist. Für die nach dem neuen Pflegebedürftigkeitsbegriff in Pflegegrade klassifizierten Bewohner ließ sich nur ein Anteil von 10 Prozent der Zeitunterschiede in Pflege- und Betreuungszeit auf den Pflegegrad selbst zurückführen (Brühl und Planer 2019)

Leistungen für Pflegepersonen

Die Tätigkeit für **Pflegepersonen,** die nicht erwerbsmäßig einen Pflegebedürftigen in dessen häuslicher Umgebung pflegen (§ 19 SGB XI), ist für die Gesellschaft in hohem Maß wichtig und spart auch enorme Kosten. Leistungen aus der Pflegeversicherung verhindern, dass diese Pflegepersonen für die eigene soziale Absicherung Nachteile erleiden. In der Renten-, der Unfall- und der Arbeitslosenversicherung sind folgende Leistungsansprüche vorgesehen:

- **Rentenversicherung:** Zahlung von Rentenbeiträgen für die Pflegeperson, wenn diese eine oder mehrere Personen, der oder denen mindestens der Pflegegrad 2 zuerkannt ist, für mindestens zehn Stunden an mindestens zwei Tagen wöchentlich pflegt und wenn die Pflegeperson (deshalb) nur noch bis zu maximal 30 Stunden pro Woche erwerbstätig ist (§ 19 SGB XI).
- **Unfallversicherung:** Schutz der gesetzlichen Unfallversicherung für die Zeit der pflegerischen Tätigkeit, wenn und solange eine Person mit mindestens Pflegegrad 2 gepflegt wird.
- **Arbeitslosenversicherung:** Zahlung von Beiträgen für eine Arbeitslosenversicherung der Pflegeperson unter folgenden Voraussetzungen:
  - Versicherungspflicht in der Arbeitslosenversicherung schon vor der Übernahme der Pflegetätigkeit oder Bezug von Arbeitslosengeld,
  - Keine berufliche Tätigkeit während der Pflegezeit mit Versicherungspflicht in der Arbeitslosenversicherung sowie
  - Tätigkeitsumfang wie bei den Zahlungen in die Rentenversicherung.
- **Steuererleichterungen:** Pflegepersonen können bei Ihrer Steuererklärung (ab dem Pflegegrad 2) einen Pflegepauschbetrag ansetzen, der die Steuerlast vermindert. Dieser Betrag ist vom Pflegegrad abhängig:
  - Pflegegrad 2: 600 Euro
  - Pflegegrad 3: 1100 Euro
  - Pflegegrade 4 und 5: 1800 Euro.

7.4.3 Zusätzliche Regelungen

Zur Flexibilisierung verschiedener Leistungen gibt es ab 2022 folgende **zusätzliche Regelungen:**

Übergangspflege im Krankenhaus

Eine **Übergangspflege im Krankenhaus** (§ 39e SGB V), die bis zu zehn Tage in Anspruch genommen werden kann, erleichtert die Überleitung in die nachfolgende Versorgung. Wenn Leistungen der häuslichen Krankenpflege, der Kurzzeitpflege, Leistungen zur medizinischen Rehabilitation oder Pflegeleistungen nach dem SGB XI unmittelbar nach dem Aufenthalt in der stationären Akutpflege nicht oder nur mit erheblichem Aufwand zur Verfügung stehen. Diese Übergangspflege umfasst die Versorgung mit Arznei-, Heil- und Hilfsmitteln, die Aktivierung der Versicherten, die Grund- und Behandlungspflege, ein Entlassmanagement, Unterkunft und Verpflegung sowie die im Einzelfall erforderliche ärztliche Behandlung (§ 39e Abs. 1 SGB V).

Vereinfachte Verordnung für Pflegehilfsmittel

Pflegefachpersonen bekommen mehr **Kompetenzen bei der Entscheidung und Verschreibung von Pflegehilfsmitteln.** Der Bedarf musste bisher in einem Gutachten festgehalten werden, jetzt haben Pflegefachpersonen diese Befugnis und können den entsprechenden Antrag an die Pflegekasse weiterleiten.

Digitale Pflegeanwendungen

Pflegebedürftige mit einem Pflegegrad haben aufgrund des § 40b SGB XI einen Anspruch auf die Erstattung der Kosten für eine **digitale Pflegeanwendung** (DiPa). Diese sind im Leistungskatalog der Hilfe zur Pflege §§ 63, 64j und 64k SGB XII aufgeführt und beschrieben. Eine digitale Pflegeanwendung ist eine App, die pflegebedürftige Menschen in ihrem Alltag unterstützen und den Kontakt zu Angehörigen und Pflegefachpersonen erleichtern soll. Sie entsprechen dem Konzept des Ambient Assisted Living (► Kap. 6.3.2), mögliche Anwendungsgebiete solcher digitalen Anwendungen sind beispielsweise:

- Erinnerung an die Medikamenteneinnahme,

- App-basierte Übungen zur Reduktion des Sturzrisikos,
- personalisierte Gedächtnisspiele für Menschen mit Demenz oder
- Unterstützung der Kommunikation mit Angehörigen und Pflegefachpersonen.

Digitale Pflegeanwendungen werden in Zukunft vermehrt auf dem Markt erhältlich sein. Die Allianz für Digitale Pflegeanwendungen des Spitzenverbands für Digitale Pflegeanwendungen (SVDIPA 2022) beschreibt ein **ganzheitliches Nutzen-Dreieck** aus Mensch – Innovation – Care-/Case-Management mit folgenden Eckpunkten:

- Apps für Pflegebedürftige und deren Angehörige,
- Anbindung an dic IT-Systeme der Pflege- und Betreuungs-Dienstleister und
- Persönliche, telefonische, virtuell-digitale Betreuung durch persönliche Ansprechpartner und Betreuungs-Dienstleister.

Vereinfachte Umwandlung der Pflegesachleistungen zum Entlastungsbetrag

Wenn Gelder aus dem Pflegesachleistungsbetrag nicht aufgebraucht worden sind, können **ohne Antrag** bei der Pflegekasse 40 % in eine Entlastungsleistung umgewandelt werden. Dies stellt eine enorme Vereinfachung zum bisherigen Verfahren dar, nachdem die Pflegebedürftigen die Umwandlung bei der Pflegekasse beantragen mussten.

7.4.4 Pflegebedarf

Die Begriffe Pflegebedürftigkeit und **Pflegebedarf** werden häufig synonym verwendet, sie beziehen sich aber auf unterschiedliche Sachverhalte.

- **Pflegebedürftigkeit** beschreibt den Zustand eines Menschen, der das Ausmaß der Hilfsbedürftigkeit darstellt. Die Feststellung des Ausmaßes geschieht unter Anwendung festgelegter Kriterien auf die individuelle Situation des Betroffenen. Pflegebedürftigkeit ist also ein individuelles Merkmal, das bei jedem Menschen durch Anwendung desselben Verfahrens ermittelt werden kann. Werden Defizite in der Selbstpflege durch Selbstpflegefähigkeiten kompensiert, wird in diesem Bereich nicht von Pflegebedürftigkeit gesprochen.
- Der **Pflegebedarf** beschreibt hingegen das erforderliche Maß an pflegerischen Interventionen, das aufgrund des individuellen Zustands des Pflegebedürftigen erforderlich ist. Dabei spielen umgebende Faktoren wie die Wohnsituation, die Möglichkeit der Unterstützung durch Angehörige oder die hauswirtschaftliche Versorgung eine mitentscheidende Rolle.

Der Pflegebedarf hat darüber hinaus noch eine **soziokulturelle Dimension,** denn je nachdem, wie sich die Gesellschaft zu Phänomenen wie Pflegebedürftigkeit, Schwäche, Alter und Krankheit stellt, kann sie mehr oder weniger Mittel für die Unterstützung in der jeweiligen Lebenslage bereitstellen (▶ Tab. 7.10).

Tab. 7.10 Differenzen zwischen Bedürfnis und Leistungsangebot

Bedürfnis	Leistungsangebot
In Deutschland gilt das **Recht auf freie Entfaltung der Persönlichkeit.** Dieses beinhaltet, dass auch Krankheitsfolgen aus unfallträchtigen Freizeitbetätigungen wie schnelles Motorradfahren oder gefährliche Sportarten wie Basejumping von der Krankenkasse übernommen werden.	Dabei wäre es vorstellbar, dass für Krankheitsfolgen aus risikobehaftetem Verhalten Leistungskürzungen vorgenommen werden. Bisher werden sie aber übernommen.
Die Angehörigen eines pflegebedürftigen Menschen möchten ein **spezielles Pflegehilfsmittel,** das ihrer Meinung nach die Pflege in der häuslichen Situation deutlich erleichtert.	Das Gutachten des Medizinischen Dienstes weist aus, dass dieses Hilfsmittel nicht erforderlich ist, sondern dass ein günstigeres Hilfsmittel ausreicht. Der pflegebedürftige Mensch hat kein Anrecht auf das spezielle Hilfsmittel.
Eine **Rund-um-die-Uhr-Versorgung** wäre für einen Demenzerkrankten die beste Lösung. Seine Angehörigen wollen aber, dass er in der häuslichen Umgebung verbleibt.	Die Pflegekasse weigert sich die 24-Stunden-Versorgung im häuslichen Bereich zu bezahlen.

Pflegebedarf und Bedürfnisse

Nachdem sich die Pflegeversicherung als Basisabsicherung versteht, ist es möglich, dass der dem Pflegebedürftigen zugestandene **Pflegebedarf** nicht mit seinen **Bedürfnissen** übereinstimmt (► Tab. 7.11).

Tab. 7.11 Unterschiede zwischen Bedürfnis und Pflegebedarf

Bedürfnis	Pflegebedarf
Eine Pflegebedürftige im häuslichen Bereich wünscht sich, dass die Pflegefachperson aus dem ambulanten Dienst jeden Tag nach der vereinbarten Versorgung noch eine halbe Stunde bleibt, um mit ihr gemeinsam zu frühstücken.	Das Bedürfnis nach der gemeinsamen sozialen Handlung ist aber im Leistungskatalog der Pflegeversicherung mit dem Entlastungsbetrag nur sehr eingeschränkt vorgesehen.
Ein pflegebedürftiger Mann muslimischen Glaubens in einer stationären Pflegeeinrichtung äußert das Bedürfnis, nur von Männern versorgt zu werden.	Wenn dies organisatorisch nicht möglich ist, hat der Mann keinen Anspruch auf die Versorgung durch eine spezifische Pflegeperson.
Eine Frau mit Einschränkungen in der Mobilität hat mit dem Gutachten des MDK einen Rollator bewilligt bekommen. Sie wünscht sich ein schickes Modell mit einer komfortablen Ausstattung.	Im Sanitätshaus wird ihr mitgeteilt, dass das von ihr gewünschte Modell nicht vollständig von der Pflegekasse bezahlt wird, sondern dass sie eine Aufzahlung zu leisten hat.

Lebensweltbezug

Pflegebedürftigkeit ist eine **einschneidende Erfahrung** im Bereich der eigenen Lebenswelt. Wenn Menschen in Bereichen ihres Alltags längerfristig oder auf Dauer Hilfe benötigen, sind das Erfahrungen eines dramatischen Verlusts von Fähigkeiten und Fertigkeiten. Schließlich wurden die Anforderungen in diesen Bereichen zum Teil jahrzehntelang ohne Einschränkungen bewältigt.

Der **Umgang mit Pflegebedürftigkeit** spielt sich auf zwei Ebenen ab:

- Die Ebene des **Ausgleichs der Hilfsbedürftigkeit** in den Bereichen, in denen Hilfe benötigt wird.
- Die **Ebene des Copings,** das heißt der psychischen Bewältigung des Umstands, dass man der Hilfe bedarf. Dabei spielen Themen wie Scham, Intimität, Rollenumkehr (Filiale Reife; ► Kap. 11.6.4), Autonomie und Autonomieverlust (► Kap. 6) eine zentrale Rolle.

Pflegebedürftigkeit ist vermutlich generell **negativ konnotiert** und der Wunsch kann unterstellt werden, dass kein Mensch gerne pflegebedürftig sein will. Dementsprechend agieren Pflegefachpersonen, die lebensweltlich orientierte Interventionen vornehmen, mehrdimensional, denn sie gestalten den Pflegeprozess gleichermaßen

- als Prozess der Problemlösung sowie
- als Prozess der symmetrischen Beziehung.

Die Pflegeversicherung unterstützt mit ihren Leistungen die finanzielle Last, die dieses Lebensrisiko mit sich bringt. Damit wird ein Grundmaß an Versorgung vor dem Hintergrund des festgestellten Pflegebedarfs gesichert. Dennoch kann das Konstrukt der Pflegeversicherung deutliche Einschränkungen der Lebenswelt verursachen, da ihre Leistungen aufgrund gesellschaftspolitischer Entscheidungen limitiert sind.

Reflexion

- Beschreiben Sie Grundzüge der informierten Einwilligung. Warum kann es möglich sein, dass in bestimmten Situationen ein Patient nicht voll aufgeklärt wird?
- Was bedeutet Barrierefreiheit? Machen Sie zu verschiedenen Kategorien der Barrierefreiheit Beispiele.
- Sind Pflegesachleistungen Geld oder Sachen? Erläutern Sie.

Wiederholungsaufgaben

- Wozu sind Kenntnisse über biopsychosoziale Konzepte in der Pflege notwendig?
- Welches ist die Verbindung zwischen dem Gesundheitsbegriff und dem Anforderungs-Ressourcen-Modell?
- Welche drei Hauptfaktoren bedingen psychische Gesundheit?
- Der Lebensstil wirkt sich auf die Gesundheit aus. Welche Faktoren des Lebensstils werden genannt, die die Lebenserwartung verkürzen und die Gesundheit negativ beeinflussen?
- Im Zusammenhang mit Krankheit wird von Regelwidrigkeit gesprochen. Welche Regelwidrigkeit ist hier gemeint?

- Welches sind die Funktionen von ärztlichen Leitlinien?
- Das Konzept Multimorbidität beschreibt das gleichzeitige Vorhandensein von mehreren chronischen Erkrankungen. Warum ist die Behandlung von Multimorbidität so schwierig?
- Welche Empfehlungen gibt die DEGAM-Leitlinie für multimorbide Patienten?
- Demenzerkrankte Menschen stellen hohe Anforderungen an die Pflege und Betreuung. Demenzkranke Menschen haben oft Schwierigkeiten im Umgang mit Gefühlen. Welche Schwierigkeiten sind gemeint?
- Welches sind grundlegende Charakteristika der vier Konzepte im Umgang mit Krankheit?
- Welches sind Vor- und Nachteile des Rooming-ins?
- Welche Menschen gelten nach der Definition im SGB IX als behindert?
- Die ICF hat eine wichtige Funktion. Was verbirgt sich hinter dieser Abkürzung und welche Funktion hat die ICF?
- Wann ist ein Mensch schwerbehindert und welche Nachteilausgleiche kann er in Anspruch nehmen?
- Teilhabe ist ein zentraler Begriff im Bereich der Behinderung? Was wird unter diesem Begriff verstanden?
- Welche sechs Bereiche werden herangezogen, um das Ausmaß von Pflegebedürftigkeit festzustellen?
- Was bedeutet Pflegetagebuch und in welchem Bereich wird es verwendet?
- Pflegebedürftigkeit und Pflegebedarf sind zwei unterschiedliche Begriffe. Erklären Sie den entscheidenden Unterschied.

LITERATUR

Alzheimer's Association (alz.org). Was ist Demenz? 2022. Aus: https://www.alz.org/de/was-ist-demenz.asp (letzter Zugriff: 31.03.2022)

BKK24. „Sitzen ist das neue Rauchen". Weniger Raucher, mehr Bewegungsmuffel. Froboese warnt vor Gefahren. Glaeske empfiehlt Gesundheitsinitiative „Länger besser leben" mit „niedrigschwelligen Angeboten". 2018. Aus: https://www.presseportal.de/pm/54458/4033696 (letzter Zugriff: 31.03.2022)

Braun B, Marstedt G. Partizipative Entscheidungsfindung beim Arzt: Anspruch und Wirklichkeit. In: Böcken J, Braun B, Meierjürgen R. (Hrsg.). Gesundheitsmonitor 2014. Bürgerorientierung im Gesundheitswesen. Kooperationsprojekt der Bertelsmann Stiftung und der Barmer GEK. Gütersloh: Bertelsmann Stiftung; 2014. S. 107–131.

Brickman P, Coates D, Janoff-Bulman R. Lottery winners and accident victims: is happiness relative? J Personal Soc Psychol. 1978; 36(8): 917–927. DOI: https://doi.org/10.1037//0022-3514.36.8.917.

Brühl A, Planer K. PiBaWü. Zur Interaktion von Pflegebedürftigkeit, Pflegequalität und Personalbedarf. Freiburg: Lambertus; 2019.

BSG BundessozialgerichtSG). Kostenerstattung wegen Alkoholentziehungsbehandlung. Entscheidung vom 18. Juni 1968, 3 RK 63/66. Aus: https://www.prinz.law/urteile/bundessozialgericht/BSG_Az_3-RK-63-66-1968-06-18 (letzter Zugriff: 31.03.2022)

Bussche H, Scherer M. Das Verbundvorhaben „Komorbidität und Multimorbidität in der hausärztlichen Versorgung" (MultiCare). Z Gerontol Ger. 2011 [Suppl 2]; 44: 73–100. DOI https://doi.org/10.1007/s00391-011-0249-3.

BZgA Bundeszentrale für gesundheitliche Aufklärung. Psychische Gesundheit in der „Corona-Zeit". Aus: https://www.infektionsschutz.de/coronavirus/psychische-gesundheit/#c12550 (letzter Zugriff: 31.03.2022)

DEGAM Deutsche Gesellschaft für Allgemeinmedizin und Familienmedizin e. V. (Hrsg.). Multimorbidität. S3-Leitlinie. 2017. Aus: https://www.degam.de/files/Inhalte/Leitlinien-Inhalte/Dokumente/DEGAM-S3-Leitlinien/053-047_Multimorbiditaet/053-047l_%20Multimorbiditaet_redakt_24-1-18.pdf (letzter Zugriff: 31.03.2022)

DIMDI Deutsches Institut für medizinische Dokumentation und Information (Hrsg.). Internationale Klassifikation der Funktionsfähigkeit, Behinderung und Gesundheit. Köln: DIMDI; 2005.

Eisenhart Rohe Y. Diagnose „Morbus Mediterraneus": Das rassistische Klischee von wehleidigen Migrantinnen. 2019. Aus: https://www.spiegel.de/politik/morbus-mediterraneus-das-rassistische-klischee-von-wehleidigen-migranten-a-7eced19d-851a-406e-aeb8-bea60ae28873 (letzter Zugriff: 31.03.2022)

Ernst J, Schwarz R, Krauß O. Shared decision making bei Tumorpatienten: Ergebnisse einer empirischen Studie. J Public Health. 2004; 12(2): 123–131. DOI:https://doi.org/10.1007/s10389-004-0024-7.

Franzkowiak P. Krankheit. In: Bundeszentrale für gesundheitliche Aufklärung (BZgA) (Hrsg.) Leitbegriffe der Gesundheitsförderung und Prävention. Glossar zu Konzepten, Strategien und Methoden. Köln: BZgA; 2018. S. 604–616. DOI: https://doi.org/10.17623/BZGA:224-E-Book-2018.

Franzkowiak P, Hurrelmann K. Gesundheit. In: Bundeszentrale für gesundheitliche Aufklärung (BZgA) (Hrsg.). Leitbegriffe der Gesundheitsförderung und Prävention. Glossar zu Konzepten, Strategien und Methoden. Köln: BZgA; 2018. S. 175–184. DOI: https://doi.org/10.17623/BZGA:224-E-Book-2018.

Froböse I et al. Wie gesund lebt Deutschland? DKV-Report 2018. Online unter: https://www.ergo.com/de/DKV-Report (letzter Zugriff: 31.03.2022)

Gaus H. Präventiv oder kurativ? Schmerzmedizin. 2020; 36(5): 80–81. DOI: https://doi.org/10.1007/s00940-020-1777-y.

Gassmann D. The multimorbidity interaction severity index (MISI): A proof of concept study. Medicine (Baltimore). 2017. 96(8): e6144. DOI: https://doi.org/10.1097/MD.0000000000006144.

Jütte R. Arzt und Ethos: Aufklärung und „informed consent". Deutsches Ärzteblatt 2018; 115(27–28): A-1324/B-1120/C-1112.

Kremplewski A. Hochfunktionale Depression: Wenn niemand merkt, wie krank du wirklich bist. 2019. Aus: https://www.watson.de/leben/gesundes%20leben/821905230-hochfunktionale-depression-niemand-merkt-wie-krank-du-in-wirklichkeit-bist (letzter Zugriff: 31.03.2022)

KfW Kreditanstalt für Wiederaufbau. Altersgerecht Umbauen – Kredit. 2022. Aus: https://www.kfw.de/inlandsfoerderung/Privatpersonen/Bestandsimmobilien/Finanzierungsangebote/Altersgerecht-umbauen-(159)/index-2.html (letzter Zugriff: 31.03.2022)

Li K, Hüsing A, Kaaks R. Lifestyle risk factors and residual life expectancy at age 40: a German cohort study. BMC Medicine 2014; 59(12). Aus: http://www.biomedcentral.com/1741-7015/12/59 (letzter Zugriff: 31.03.2022)

Radtke R. Prävalenzrate von Demenzerkrankungen in Deutschland nach Alter und Geschlecht im Jahr 2018. 2022. Aus: https://de.statista.com/statistik/daten/studie/246021/umfrage/praevalenzrate-von-demenzerkrankungen-in-deutschland-nach-alter-und-geschlecht/(letzter Zugriff: 31.03.2022)

RKI Robert Koch-Institut (Hrsg.). Gesundheit in Deutschland – die wichtigsten Entwicklungen. Gesundheitsberichterstattung des Bundes. Gemeinsam getragen von RKI und Destatis. Berlin: RKI; 2016.

Seger W, Gaertner T. Multimorbidität: Eine besondere Herausforderung. Dt Arztebl. 2020; 117(44): A 2092–2096.

Siebenhuener K et al. Chronic pain: How challenging are DDIs in the analgesic treatment of inpatients with multiple chronic conditions? PlosONE. 2017; 12(1): e0168987. DOI: https://doi.org/10.1371/journal.pone.0168987.

SVDIPA Spitzenverband Digitale Pflegeanwendungen. Die DiPA muss den Menschen nutzen. 2022. Aus: https://svdipa.de/ (letzter Zugriff: 31.03.2022)

Weissenrieder A, Etzelmüller G. Krankheit als Sünde? Eine historische Reflexion. 2009. Aus: https://www.uni-heidelberg.de/presse/ruca/2009-1/kra.html (letzter Zugriff: 31.03.2022)

WHO World Health Organization. Psychische Gesundheit – Faktenblatt. 2019. Aus: https://www.euro.who.int/__data/assets/pdf_file/0006/404853/MNH_FactSheet_DE.pdf (letzter Zugriff: 31.03.2022)

WHO World Health Organization. Verfassung der Weltgesundheitsorganisation. Stand am 6. Juli 2020. Aus: https://fedlex.data.admin.ch/filestore/fedlex.data.admin.ch/eli/cc/1948/1015_1002_976/20200706/de/pdf-a/fedlex-data-admin-ch-eli-cc-1948-1015_1002_976-20200706-de-pdf-a.pdf (letzter Zugriff: 31.03.2022)

Zegelin A. „Festgenagelt sein" Der Prozess des Bettlägerigwerdens. 2.A. Göttingen: Hogrefe; 2013.

KONTAKTADRESSEN

Bundesministerium für Gesundheit: Gesundheitsförderliches Verhalten in der Corona-Pandemie: https://www.zusammengegencorona.de/informieren/psychisch-stabil-bleiben/

HerzBegleiter: Beispiel einer digitalen Pflegeanwendung (DIPA) für Mobilität: https://herzbegleiter.de/startseite/dipa.

Übersicht über Leitlinien der Arbeitsgemeinschaft der Wissenschaftlichen Medizinischen Fachgesellschaften e. V.: https://www.awmf.org/leitlinien/aktuelle-leitlinien.html

8 Gesundheitsmanagement

Überblick

Vor dem Hintergrund der im ► Kap. 7 erworbenen Kenntnisse über die Grundbegriffe Gesundheit, Krankheit, Behinderung und Pflegebedürftigkeit beschreibt dieses Kapitel im Rahmen des **Gesundheitsmanagements** den Umgang und die Anwendung dieser Begrifflichkeiten. Dabei werden die Konzepte Prävention (► Kap. 8.1) und Gesundheitsförderung (► Kap. 8.2) vorgestellt. Unterkonzepte wie die Gesundheitspolitik (► Kap. 8.2.1) oder die Gesundheitsbildung (► Kap. 8.2.2) verweisen auf das dynamische Entwicklungspotenzial im Umgang mit gesundheitlichen Ressourcen. Gesundheitsmanagement erweist sich angesichts der Zunahme der Wohlstandskrankheiten mit ihren Auswirkungen für die Gesundheit der Menschen und für die Volkswirtschaft als extrem wichtig. Die Ereignisse der Corona-Pandemie mit der inflationären Verbreitung von Expertenwissen, Halbwissen, Nichtwissen und Falschinformationen hat vor Augen geführt, wie wichtig eine fundierte Gesundheitsaufklärung für die Gesellschaft ist. Da die demografische Entwicklung die Gesellschaft immer älter werden lässt, ist im Zusammenhang mit der Versorgung der älteren Generation die gesundheitliche Aufklärung ebenfalls eine Notwendigkeit. Schließlich ist jeder ältere Mensch, der noch selbstständig und gesund im Alter leben kann, eine Erleichterung für das gesamte System von Gesundheitsversorgung und Pflege.

Der Umgang mit der Gesundheit (► Kap. 8.1) eines Menschen umfasst neben dem Erhalt der Gesundheit in verschiedenen Ansätzen sowie den Umgang mit Belastungen die aus Krankheitszuständen noch weitere Dimensionen, die sich im Gesundheitsparadigma „im Fluss des Lebens“ veranschaulichen lassen (► Abb. 8.1):

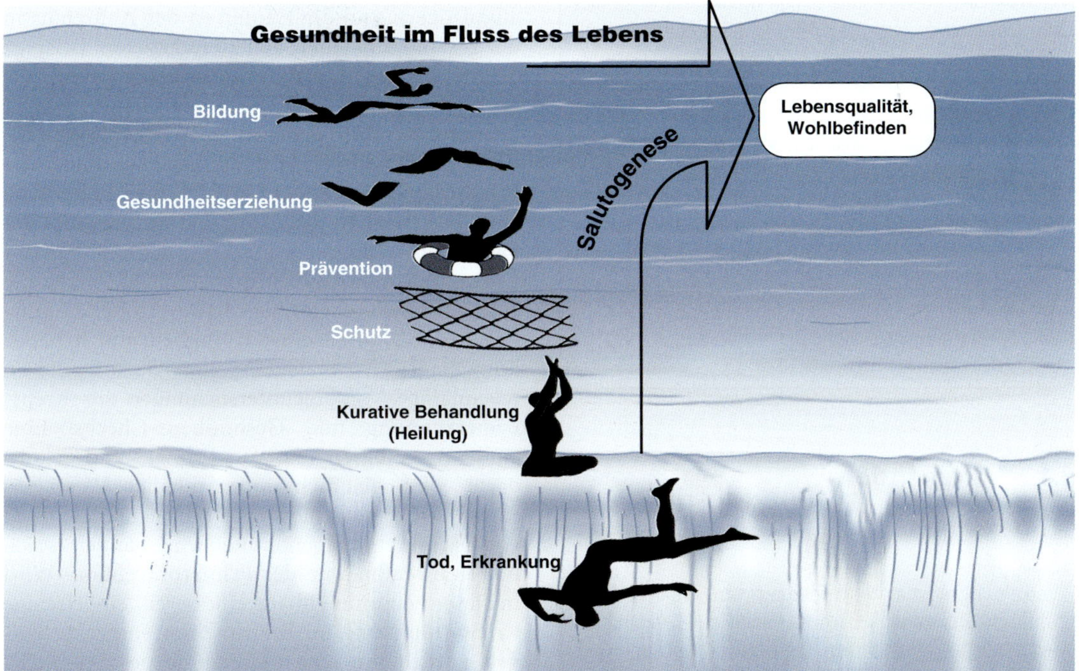

Abb. 8.1 Schematische Darstellung des Gesundheitsparadigmas „im Fluss des Lebens“ [R471]

- Gesundheitsbildung (► Kap. 8.2.2),
- Gesundheitserziehung und -beratung,
- Prävention (► Kap. 8.1),
- Gesundheitsschutz,
- kurative Behandlung (► Kap. 7.2.1) und Heilung einer Krankheit sowie
- möglicherweise tödlicher Krankheitsverlauf.

Dabei wandelt sich die Gesundheit im Fluss des Lebens im Sinne des fließenden Gesundheits-Krankheits-Kontinuums.

Fallbeispiel

„Sind Prävention und Gesundheitsförderung nicht dasselbe?"

Die Auszubildenden Susanne Fischer und Karla Stein rätseln seit einer Weile, warum es die zwei Begriffe Prävention und Gesundheitsförderung gibt, mit denen sie sich im Rahmen ihrer Pflegeausbildung auseinandersetzen müssen. Beide haben doch letztlich dasselbe Ziel, nämlich den Erhalt der Gesundheit. Susanne und Karla wissen zwar, dass im Alltag oft Begriffe verwendet werden, die gar nicht so genau unterschieden werden. Doch hier handelt es sich um Begriffe, die einen theoretischen Hintergrund haben. Werden sie nicht trennscharf verwendet, droht eine babylonische Begriffsverwirrung. Also machen sie sich auf die Suche und tragen alles zusammen, was sie über die beiden Begriffe finden können. Dabei stoßen sie auf verschiedenste Begriffe wie Präventionsebenen, Präventionsarten, verschiedene Definitionen von Gesundheitsförderung, Gesundheitsbildung und Gesundheitspolitik. Beim Begriff Gesundheitspolitik merken sie auf, denn sie können sich vorstellen, wie man mit politischen Maßnahmen das Gesundheitsverhalten der Bevölkerung beeinflussen kann. Und damit könnte man doch erwirken, dass alle Menschen in Deutschland gesünder bleiben oder werden könnten. Sie denken an Präventionsmaßnahmen wie Impfungen oder auch Aufklärungskampagnen wie Safer Sex. Ob das alles ausreicht?
Was denken Sie? Bezeichnen die beiden Begriffe letzten Endes dasselbe?

8.1 Prävention

Definition

Prävention

Vorkehrungen zur Verhinderung von Krankheiten, Unfällen etc. einschließlich der individuell veranlassten ärztlichen Maßnahmen, die der Überwachung und Erhaltung der Gesundheit dienen.

Krankheiten sind zum Teil nicht angeboren, sondern sie werden im Laufe des Lebens erworben. Ein Ansatz zur Vermeidung der Krankheiten bzw. der günstigen Beeinflussung stellt die **Prävention** dar. Die Prävention geht vom Risikofaktorenmodell aus, welches besagt, dass begünstigende Einflüsse für Erkrankungen in generellen oder individuellen Risikofaktoren zu suchen sind. Mit dem Ansatz der Prävention wird der **Fokus auf die Risikofaktoren** gelegt:

- **Vermeidung des Auftretens von Risikofaktoren** (z. B. Installierung von Filteranlagen in Schornsteinen zur Vermeidung von Belastungen durch Luftverschmutzung (beispielsweise durch Feinstaubemissionen),
- **Bekämpfung von vorhandenen Risikofaktoren** (z. B. Antibiose bei einer kontaminierten Wunde).

8.1.1 Präventionsebenen

Die Unterscheidung der **Präventionsebenen** richtet sich nach dem Zeitpunkt, wann die entsprechende Maßnahme angesiedelt ist.

Die **Primärprävention** betrifft Menschen ohne Krankheitssymptome und zielt darauf ab Krankheiten zu verhindern oder deren Ausbruch hinauszuzögern und die Häufigkeit des Auftretens in der gesamten Bevölkerung zu reduzieren. Beispiel: Schutzimpfungen (z. B. Grippeschutzimpfung aufgrund der Immunschwäche älterer Menschen). Zur Primärprävention gehören auch die prophylaktischen Maßnahmen in der Pflege. Die Kunst der Primärprävention besteht in der frühen Erkennung eines bestehenden Risikos und in der Auswahl der passenden, wirksamen Interventionen.

Unter **Sekundärprävention** versteht man die Krankheitsfrüherkennung bzw. Früherkennung von Risikofaktoren einer Krankheit, um Behandlungschancen zu verbessern. Dazu gehören regelmäßige Vorsorgeuntersuchungen zur Krebsfrüherkennung und Gesundheits-Checks. Eine eindeutige Abgrenzung von Primär- und Sekundärprävention ist nicht immer möglich. Wenn beispielsweise eine Koloskopie zur Früherkennung von Darmkrebs vorgenommen wird, handelt es sich um eine Maßnahme der Primärprävention. Wird in diesem Zusammenhang eine bereits eingetretene Krebserkrankung im Frühstadium entdeckt, handelt es sich um eine Maßnahme der Sekundärprävention. Der Leistungskatalog der gesetzlichen

Krankenkassen enthält diverse Untersuchungen zur Früherkennung von Krebserkrankungen, Herz-Kreislauf- und Nierenerkrankungen, Diabetes mellitus sowie Früherkennungsmaßnahmen für Kinder. Die Sekundärprävention besteht einerseits aus einem Angebot verschiedener Maßnahmen, die andererseits von der Förderung der Motivation ergänzt wird, diese Angebote auch wahrzunehmen. Die Diskussion um COVID-19-Impfungen zeigt auf, dass die besten Angebote ins Leere laufen, wenn Menschen nicht mit Argumenten erreicht werden und die Angebote nicht wahrnehmen.

Aufgaben der **Tertiärprävention** beziehen sich darauf zu vermeiden, dass sich bestehende Krankheiten verschlimmern, keine Krankheitsrückfälle entstehen und Erkrankte unterstützt werden, mit ihrer Krankheit zu leben. Die tertiäre Prävention entspricht weitgehend der medizinischen Rehabilitation. Im Allgemeinen sind Menschen durchaus bereit, nach einer erlittenen Schädigung das Angebot der Tertiärprävention wahrzunehmen. Dieses kann allerdings sehr langwierig und anstrengend sein, weswegen für die Tertiärprävention Ausdauer und ein langer Atem gefragt sind.

Die **Quartärprävention** beschreibt den Ansatz, überflüssige und unnötige medizinische Maßnahmen zu erkennen und zu vermeiden, beispielsweise eine Übermedikation oder eine Überdiagnostik. Ein typisches Beispiel für die Quartärprävention; ist das Phänomen der *Polypharmazie* (Verordnung und Einnahme zahlreicher Medikamente mit dem erhöhten Risiko von Wechselwirkungen und unerwünschten Wirkungen; ▸ Kap. 17.1.5). Dem Ansatz der Quartärprävention liegen umfangreiche Analysen zugrunde, die beispielsweise durch pflege- oder medizinwissenschaftliche Untersuchungen vorgenommen werden. Aus solchen Untersuchungen können Schlussfolgerungen abgeleitet werden, die sich in ärztlichen Leit- und Behandlungsrichtlinien niederschlagen.

8.1.2 Handlungsfelder

Prävention kann systematisch durchgeführt werden und zeigt sich in unterschiedlichen **Handlungsfeldern:**

- Feststellung des **Präventionsbedarfs,** beispielsweise durch Analyse des bestehenden Gefährdungspotenzials
- Definition der **Zielgruppen,** beispielsweise Menschen, die bestimmten Risikofaktoren ausgesetzt sind oder einer entsprechenden Altersgruppe angehören;
- **Zugangswege** der Prävention, z. B. durch niederschwellige Präventionsangebote;
- **Inhalte** der Prävention, beispielsweise auf bestimmte Krebsarten abgestimmte Vorsorgeuntersuchungen und
- spezifische **Methoden** der Prävention, z. B. Impfungen oder Reihenuntersuchungen

Im Hinblick auf das **Pflegeberufegesetz** ist die Prävention als Vorbehaltsaufgabe mit in den Fokus gerückt. Der Ausspruch „Vorsicht ist besser als Nachsicht" galt bereits vor Generationen und bringt im Bereich der Pflege gleich mehrere Vorteile:

- Erhalt der Gesundheit und Selbstständigkeit der Pflegebedürftigen,
- Verhinderung von Sekundärerkrankungen *(Zweiterkrankungen),*
- keine Verlängerung von Aufenthaltszeiten in Krankenhäusern,
- Einsparen von Kosten, Entlastung des Gesundheitssystems und der Krankenkassen sowie
- Entlastung des Pflegepersonals.

Im Bereich der professionellen Pflege gibt es unterschiedliche **präventive Handlungsansätze,** die von Pflegefachpersonen zu beachten und zu verantworten sind. Diese Handlungsansätze sind sehr vielfältig, da sie aufgrund der Multidimensionalität der Pflege kaum zu überblicken sind (▸ Tab. 8.1).

Vorsicht

Wirksamkeit von prophylaktischen Maßnahmen

Für manche Prophylaxen hat es sich herausgestellt, dass die bisher überlieferten Maßnahmen keine oder keine ausreichende Wirkung aufweisen. So hat Siegfried Huhn beispielsweise darauf hingewiesen, dass es für die Kontrakturprophylaxe keine evidenzbasierten wirksamen Interventionen gibt (Huhn 2011). Das bedeutet allerdings nicht, dass Pflegefachpersonen keine Maßnahmen mehr durchführen sollen, vielmehr kann der Zusammenhang zwischen der Maßnahme und dem Anspruch der prophylaktischen Wirkung wissenschaftlich nicht nachgewiesen werden. In Fall der Kontrakturprophylaxe zeigen bewegungsfördernde Maßnahmen (sofern keine Kontraindikationen vorliegen) sicherlich positive Ergebnisse, nur wirken sie nicht evidenzbasiert prophylaktisch.

Tab. 8.1 Beispiele für präventive Handlungsansätze in der professionellen Pflege

Präventionsmaßnahme	Kurzbeschreibung
Risikomanagement (RISK)	Beschreibt das Erfassen und Beurteilen verschiedener Risikofaktoren bzw. Gefahren, z. B. Sturzgefahr, Risiko eine Mangelernährung zu entwickeln. Die Einschätzung einer Situation ermöglicht präventives Handeln und die Einleitung von notwendigen Prophylaxen. Risiken werden in den meisten Pflegebereichen standardisiert mit einem Screening und einem konkreteren Assessment erhoben.
Prophylaxen	Prophylaxen sind Maßnahmen der Primärprävention zur Verhinderung von Schädigungen aufgrund möglicher Pflegerisiken. Wichtige Prophylaxen sind die Dekubitusprophylaxe, die Thromboseprophylaxe, die Munderkrankungsprophylaxe oder die Dehydratationsprophylaxe. Einige Prophylaxen leiten sich aus den nationalen Expertenstandards ab.
Pflegestandards	Pflegestandards wirken präventiv, da sie strukturierte, fachlich fundierte Arbeitsabläufe vorgeben, die für die Pflegefachpersonen verbindlich sind. Damit wird die Gefahr von Pflegefehlern reduziert.
Hygienevorschriften	Die Beachtung von Hygienevorschriften dient der Infektionsprävention in allen Einrichtungen und Diensten des Gesundheitswesens. Das Personal, die Pflegebedürftigen, die Angehörigen und externe Besucher sind gleichermaßen betroffen. Ein Beispiel für die Hygienevorschriften sind die RKI-Richtlinien zur Händehygiene in Einrichtungen des Gesundheitswesens (RKI 2016).
Praxisanleitende	Praxisanleitende wirken präventiv, indem sie als Ausdruck ihrer Verpflichtung zur Aufsicht der Auszubildenden bei Bedarf in risikobehaftete Pflegesituationen eingreifen.
Arbeits- und Brandschutz	Der Arbeitgeber ist verpflichtet, die erforderlichen Maßnahmen des Arbeitsschutzes unter Berücksichtigung der Umstände zu treffen, die Sicherheit und Gesundheit der Beschäftigten bei der Arbeit beeinflussen. Er hat die Maßnahmen auf ihre Wirksamkeit zu überprüfen und erforderlichenfalls sich ändernden Gegebenheiten anzupassen. Dabei hat er eine Verbesserung von Sicherheit und Gesundheitsschutz der Beschäftigten anzustreben. (§ 3 Abs. 1 ArbSchG). Dazu gehört auch der Brandschutz, der der Brandverhütung und dem vorausschauenden Blick für Gefahren im Brandfall dient.
Betriebliches Gesundheitsmanagement (BGM), Betriebliche Gesundheitsförderung (BGF)	Konzept, das unterschiedliche Maßnahmen umfasst, die vom Arbeitgeber angeboten und bereitgestellt werden und der Gesunderhaltung der Beschäftigten im Unternehmen dienen. Die Ebenen der betrieblichen Gesundheitsförderung zielen auf die im Betrieb vorhandenen Belastungen ab (allgemeine, ergonomische, arbeitszeitbedingte, psychosoziale Belastungen).

8.1.3 Verhaltens- und Verhältnisprävention

Prävention unterscheidet sich in der Zielrichtung, wie sie sich im **Verhalten** eines Menschen oder den **Verhältnissen,** in denen er lebt, auswirkt.

- Die **Verhaltensprävention** zielt auf die Vermeidung und Veränderung von gesundheitsgefährdendem Verhalten von Einzelnen oder Gruppen, z. B. durch Hinweise auf die Gesundheitsschädigung durch Rauchen, Trinken und falsche Ernährung.
- Maßnahmen, die auf die Lebenswelt bezogen sind (z. B. Wohnbedingungen, Zugang zu Gesundheitsleistungen, Hygiene) sind der **Verhältnisprävention** zugeordnet.

Für eine erfolgreiche Prävention genügt es nicht, förderlich-präventive Umstände zu schaffen (Verhältnisprävention), sondern diese förderlichen

Umstände müssen auch eingeübt und im Alltag genutzt werden (Verhaltensprävention). Die Bereitstellung eines Hilfsmittels wie eines Patientenlifters im häuslichen Bereich (Änderung des Verhältnisses) nutzt nur etwas, wenn der Umgang mit dem Lifter auch eingeübt wird (Änderung des Verhaltens). Verhaltensänderungen sind oft mühsam herbeizuführen, denn fast alle Menschen verhalten sich mehr oder weniger gesundheitsschädlich, indem sie ungesunde Lebensgewohnheiten angenommen haben, die sich schwer wieder ablegen lassen. Gleichzeitig erschweren überkommene Verhaltensweisen („das hat mir schon immer geholfen") und falsche Einstellungen eine Verhaltensänderung.

Merke

Verhaltens- und Verhältnisprävention

Pflegefachpersonen wirken im Sinne der Verhaltens- und Verhältnisprävention auf die Pflegebedürftigen ein, indem sie,

- als Vorbild das Verhalten der Pflegebedürftigen beeinflussen
- Informationen bereitstellen,
- Beratung anbieten,
- mit Respekt Hinweise geben, wie das Wohn- und Lebensumfeld verändert werden könnte,
- Patientenedukation zur Verhaltenskorrektur der Pflegebedürftigen nutzen oder
- Reflexion anbieten, damit überkommene Verhaltensweisen hinterfragt werden.

8.2 Gesundheitsförderung

Definition

Gesundheitsförderung

Alle Maßnahmen, die sowohl auf die Veränderung und Förderung des individuellen Verhaltens als auch der Lebensverhältnisse im positiven Sinne abzielen.

Gesundheitsförderung setzt bei den gesundheitlichen Ressourcen an und stärkt die Fähigkeit des Menschen zur Gesunderhaltung im Allgemeinen. Gesundheitsförderung ist somit ein lebensbezogener und erlebbarer Prozess, der alle Maßnahmen zur Beeinflussung des Verhaltens eines Menschen und alles umfasst, was der Information, Aufklärung, Belehrung und Beeinflussung gesundheitsfördernden Verhaltens dient.

Während die Prävention die Risikofaktoren im Blick hat und die Frage stellt, was den Menschen krank macht, nimmt die Gesundheitsförderung die Schutzfaktoren in den Blick und stellt die Frage, was den Menschen gesund erhält (▸ Abb. 8.2).

Ziel und Handlungsbereiche

Die Gesundheitsförderung widmet sich der Aufgabe, bestehende Ungleichheiten bezüglich des Gesundheitszustandes und der Lebenserwartung unterschiedlicher sozialer Gruppen zu reduzieren. Die Gesundheitsförderung erstreckt sich über fünf wesentliche **Handlungsbereiche:**

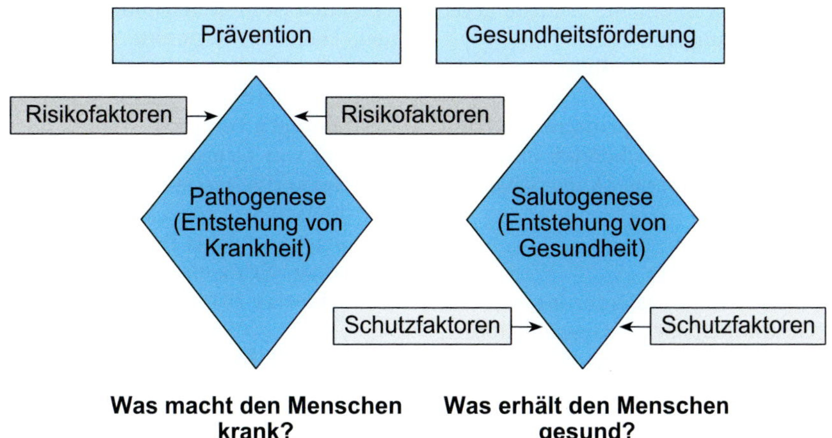

Abb. 8.2 Übersicht über die Konzepte Prävention und Gesundheitsförderung [L141]

- Entwicklung einer gesundheitsfördernden **Gesamtpolitik,**
- Schaffung gesundheitsfördernder **Lebenswelten,**
- Unterstützung gesundheitsbezogener **Gemeinschaftsaktionen,**
- Neuorientierung der **Gesundheitsdienste** und anderer gesundheitsrelevanter Einrichtungen und
- Förderung der Entwicklung persönlicher **Kompetenzen.**

Diese Handlungsbereiche beziehen sich auf die Ebenen Individuum, Gruppe, Institution, Gemeinwesen und übergeordnete internationale Politik.

Die in einer umfassenden Programmatik der **globalen Gesundheit** (*Global Health*) eingebetteten Gesundheitsförderung umfasst umfangreiche Ziele einer Gesundheit für alle. Diese Ziele werden im Zusammenhang mit den verschiedenen Konferenzen zur Gesundheitsförderung (zuletzt die 9. Globale Konferenz zur Gesundheitsförderung in Shanghai 2016) fortgeschrieben und weiterentwickelt:

- **sozioökologisches Verständnis** der ständigen Wechselwirkungen zwischen Menschen und ihrer Umwelt,
- Blick auf die **gesamte Bevölkerung** in ihren alltäglichen Lebenszusammenhängen und nicht ausschließlich auf spezifische Risikogruppen,
- **Verbindung unterschiedlicher,** aber einander ergänzender **Maßnahmen** oder Ansätze, einschließlich Information, Erziehung, Gesetzgebung, steuerlicher Maßnahmen, organisatorischer Regelungen, gemeindenaher Veränderungen sowie spontaner Schritte gegen Gesundheitsgefährdungen,
- konkrete und wirkungsvolle **Beteiligung der Öffentlichkeit** sowie
- Gesundheitsförderung als **primäre Aufgabe im Gesundheits- und Sozialbereich** und keine „medizinische Dienstleistung“ *(Kaba-Schönstein 2018: 229).*

Nationale Gesundheitsziele

Ein Element der Gesundheitsförderung sind die **Nationalen Gesundheitsziele**. Gesundheitsziele sind ein Instrument der Steuerung, das Ziele, die ökonomische Verteilung von vorhandenen Mitteln wie auch die Versorgungsqualität festlegt. Mit den Gesundheitszielen soll das Bewusstsein der Bevölkerung für gesundheitsförderndes Verhalten vermehrt werden. Gesundheitsziele vereinen die am Gesundheitsprozess Beteiligten wie die Vertreter der Politik, die Leistungserbringer und Kostenträger, dazu Vertreter von Selbsthilfe- und Patientenorganisationen sowie von Wissenschaft und Forschung. Wissenschaftliche Erkenntnisse begründen Empfehlungen, die für unterschiedliche Bereiche formuliert werden und für die Beteiligten verpflichtend sind.

Seit dem Jahr 2000 wurden neun Nationale Gesundheitsziele entwickelt und bereits aktualisiert (BMG 2022):

1. **Diabetes mellitus Typ 2:** Erkrankungsrisiko senken, Erkrankte früh erkennen und behandeln (2003);
2. **Tabakkonsum reduzieren** (2003; Aktualisierung 2015);
3. **Gesund aufwachsen:** Lebenskompetenz, Bewegung, Ernährung (2003; Aktualisierung 2010);
4. **Gesundheitliche Kompetenz** erhöhen, Patientensouveränität stärken (2003; Aktualisierung 2011);
5. **Depressive Erkrankungen:** verhindern, früh erkennen, nachhaltig behandeln (2006);
6. **Gesund älter werden** (2012);
7. **Alkoholkonsum reduzieren** (2015) und
8. **Gesundheit rund um die Geburt** (2017).

Public Health

Das Konzept **Public Health** versteht sich als wissenschaftliche Disziplin, die alle Ansätze in der Prävention, Gesundheitsförderung, Krankheitsbekämpfung, Krankheitsbewältigung, Rehabilitation und Pflege zusammenbringt. Das Vorgehen ist multidisziplinär und multiprofessionell, Hauptschwerpunkte sind das Management und die Evaluation kollektiver Gesundheitsprobleme und der Versorgungsgestaltung. Alle Bestrebungen von Public Health dienen der **Erarbeitung von Grundsätzen und Eckpunkten für ein Gesundheitssystem,** das eine qualitätsvolle und bedarfsgerechte Gesundheitsversorgung für alle bietet und dabei Prinzipien wie Wirksamkeit, Aktualität, Ethik und Ökonomie berücksichtigt (Franzkowiak 2018).

Gesundheitsförderung für ältere Menschen

Ältere Menschen weisen in Bezug auf Prävalenz und Inzidenz von vielen Krankheiten höhere Zahlen auf. Die **Gesundheitsförderung bei älteren Menschen** fokussiert in besonderem Maß

Tab. 8.2 Handlungsfelder und Ziele des nationalen Gesundheitsziels „Gesund älter werden"

Handlungsfelder	Ziele
Gesundheitsförderung und Prävention – Autonomie erhalten	**Ziel 1:** Die gesellschaftliche Teilhabe älterer Menschen ist gestärkt. Mangelnde Teilhabe und Isolation werden erkannt und gemindert. **Ziel 2:** Gesundheitliche Ressourcen und die Widerstandskraft älterer Menschen sind gestärkt und ihre gesundheitlichen Risiken gemindert. **Ziel 3:** Körperliche Aktivität und Mobilität älterer Menschen sind gestärkt bzw. erhalten. **Ziel 4:** Ältere Menschen ernähren sich ausgewogen. **Ziel 5:** Die Mundgesundheit älterer Menschen ist erhalten bzw. verbessert.
Gesundheitliche, psychosoziale und pflegerische Versorgung	**Ziel 6:** Ältere Menschen sind bei Krankheit medizinisch, psychosozial und pflegerisch gut versorgt. **Ziel 7:** Unterschiedliche Gesundheitsberufe arbeiten patientenorientiert und koordiniert zusammen. **Ziel 8:** Die Interessen der Angehörigen und der informellen Helferinnen und Helfern von älteren Menschen sind berücksichtigt.
Besondere Herausforderungen	**Ziel 9:** Die Gesundheit, Lebensqualität und Teilhabe von älteren Menschen mit Behinderungen sind erhalten und gestärkt. **Ziel 10:** Die psychische Gesundheit älterer Menschen ist erhalten, gestärkt bzw. wiederhergestellt. **Ziel 11:** Demenzerkrankungen sind erkannt und Demenzerkrankte sind angemessen versorgt. **Ziel 12:** Die Versorgung multimorbider älterer Menschen ist verbessert und die Folgen von Multimorbidität sind gemindert. **Ziel 13:** Pflegebedürftigkeit ist vorgebeugt und Pflegebedürftige sind gut versorgt.

- die Vermeidung von Krankheiten (Risikofaktorenmodell) und
- den Aufbau von Ressourcen (Schutzfaktorenmodell).

Das nationale Gesundheitsziel „Gesund älter werden" wurde 2012 (BMG 2012) verabschiedet und umfasst drei **Handlungsfelder** mit jeweils nachfolgend genannten **Zielen** (▸ Tab. 8.2).

Da die Ziele sehr breit aufgestellt und formuliert sind, kann aus der Berücksichtigung dieser Ziele die subjektive und funktionale Gesundheit sowie die Autonomie und Würde der Betroffenen abgeleitet werden.

8.2.1 Gesundheitspolitik

Definition

Gesundheitspolitik

„Gesamtheit der Anstrengungen und Auseinandersetzungen im Hinblick auf bevölkerungs- bzw. gruppenbezogener Interventionen zur Förderung, Erhaltung und Wiederherstellung von Gesundheit sowie zur Bewältigung von Krankheit und ihrer Folgen" *(Hartung und Rosenbrock 2018: 531).*

Das allgemeine Ziel von Gesundheitspolitik ist die Verbesserung der gesundheitlichen Lage der Bevölkerung. Diese Verbesserung wird dadurch erreicht, dass mit Maßnahmen zur Gestaltung der gesundheitsbezogenen Verhältnisse und des Verhaltens der Bevölkerung die „Wahrscheinlichkeiten von Erkrankung, Progredienz, Chronifizierung, Bewältigung oder krankheitsbedingter Einschränkung der Lebensqualität und Tod" in positiver oder negativer Weise beeinflusst werden *(Hartung und Rosenbrock 2018: 531).*

Ansätze, Ziele und Maßnahmen

Unterschiedliche **Ansätze** spielen eine Rolle, damit dieses Vorhaben erreicht werden kann:

- genaue Formulierung der angestrebten Ziele der Gesundheitspolitik,
- Klärung der Finanzierung einschließlich der Fragen der Verteilung,
- differenzierte Ausgestaltung von durch die Ziele definierten Maßnahmen,
- kontinuierliche Evaluation als Grundlage für die Qualitätssicherung sowie

- Einrichtung, Gestaltung, Qualifizierung, Finanzierung und Steuerung der assoziierten Institutionen und Berufsgruppen einschließlich der Gestaltung von Selbstverwaltungsmöglichkeiten.

Konkrete Maßnahmen beziehen sich auf die Strategien, wie mit Krankheit grundsätzlich umgegangen wird (► Kap. 7.2.3):

- Prävention, mit dem Ziel der Senkung der Erkrankungswahrscheinlichkeit,
- Gesundheitsförderung für die Stärkung salutogener Ressourcen,
- Präventionsansätze zur Verringerung pathogener Belastungen,
- kurative Interventionen durch Gestaltung und Steuerung der Krankenversorgung,
- rehabilitative Maßnahmen zur Wiedergewinnung verlorengegangener Fähigkeiten und
- Palliation zur menschenwürdigen Gestaltung von Lebensbedingungen im eigenen Sterben.

Diese Maßnahmen sollen grundsätzlich unter Maßgabe der Selbstbestimmung (► Kap. 6.2) der Menschen und der Stärkung von vulnerablen Gruppen entschieden werden.

Krankenversicherung

In Deutschland müssen alle Menschen **krankenversichert** sein. Davon sind etwa 90 % in der gesetzlichen Krankenversicherung (GKV), der Rest in privaten Krankenversicherungen (PKV). Dieser Teil des deutschen Systems der Solidargemeinschaft trat 1883 als erste Pflichtversicherung in Kraft. Neben der Arbeitslosen-, der Renten-, der Unfall- und der Pflegeversicherung stellt die Krankversicherung die fünft bedeutende Säule dieses Sozialversicherungssystems dar. Dieses gesundheitspolitische Steuerungsinstrument beruht auf fünf **Grundentscheidungen:**

1. Der Staat fungiert als **Garant** für die Bewältigung von materiellen Belastungen durch gesundheitliche Zwangslagen.
2. Die gesetzliche Krankenversicherung **verwaltet** sich im Rahmen staatlicher Vorgaben **selbst** und entlastet somit den Staat.
3. Das **Solidarprinzip** sagt aus, dass die Beiträge der gesetzlichen Krankenversicherung nach dem Arbeitsentgelt, also nach der wirtschaftlichen Leistungsfähigkeit, erhoben werden. Dazu teilen sich Arbeitgeber und Arbeitnehmer die Beiträge weitgehend. Dadurch werden die finanziellen Belastungen durch Krankheit weitgehend gleich verteilt.
4. Das **Sachleistungsprinzip** versteht sich als Direktverbindung zwischen den Leistungserbringern und der Krankenversicherung. Die Versicherten müssen sich nicht mit der Erstattung der Leistungen befassen.
5. Die Krankenversicherung bestimmt auch den **Leistungskatalog** in Form von Regel- und Zusatzleistungen inklusive der Mengen und der Preise für die Leistungen. Mit der Begrenzung der Leistungen zeigt sich die Krankenversicherung als Basisabsicherung. Sie befasst sich auch mit der Qualitätskontrolle und der Qualitätssicherung.

Leistungen der GKV

Die **Leistungen der gesetzlichen Krankenversicherung** orientieren sich an einer ausreichenden, bedarfsgerechten, dem allgemein anerkannten Stand der medizinischen Wissenschaft entsprechenden medizinische Krankenbehandlung (§ 2 SGB V). Die gesetzlichen Pflichtleistungen (► Tab. 8.3) verstehen sich als Basis, zusätzliche können weitere Leistungen angeboten werden.

Die Leistungen der solidarischen Krankenversicherung als **Basisleistungen** weisen teilweise eine begrenzte Qualität auf. In diesem Fall kommen **private Zusatzversicherungen** für unterschiedliche Bereiche in Betracht, durch die eine erweiterte oder höherwertige Versorgung finanziert wird, z. B.

- Höherwertige Kunststofffüllungen statt der kassenüblichen Zahnfüllungen,
- Kompressionsstrümpfe in einfacher Ausführung statt höherwertiger Kompressionsstrümpfe,
- Leistungen für Sehhilfen, die von der GKV nicht übernommen werden,
- Übernahme des Krankenhaustagegelds,
- Zuzahlung zu den Erstattungsleistungen der GKV bei Zahnersatz,
- Bezahlung von alternativen Therapien, die die GKV nicht übernimmt,
- Krankenversorgung im Ausland, für die die GKV nicht zuständig ist unjd
- Übernahme besonderer Diagnoseverfahren, die die GKV nicht bezahlt, wie die virtuelle Coloskopie, die FDT-Gesichtsfelduntersuchung oder der PSA-Test zur Früherkennung von Prostatakrebs.

Tab. 8.3 Gesetzliche Pflichtleistungen der Krankenkassen (Kassensuche 2022)

Pflichtleistung	Erläuterung
Normale Kontrolluntersuchungen und Standardimpfungen	Frühzeitige Erkennung und Verhütung von Krankheiten
Haus- oder Facharzt	Freie Wahl des Haus- oder Facharztes
Krankenhausbehandlung	Anspruch auf medizinische Behandlung, allgemeine Pflegeleistungen im Mehrbettzimmer
Medikamente	Müssen vom Arzt verschrieben worden sein und dürfen nicht frei verkäuflich sein
Krebsvorsorge-Untersuchungen	Bezahlung bei Frauen ab dem 20. Lebensjahr, bei Männern ab dem Alter von 35 Jahren
Heilmittel	Äußerliche Behandlungsmethoden wie Physio-, Ergotherapie oder logopädische Behandlungen
Hilfsmittel	Ausgleich von medizinisch bedingten Einschränkungen, z. B. Hörgeräte, Prothesen, Krücken und Rollstühle
Kinderkrankengeld	Ausgleich für Arbeitsunfähigkeit aufgrund der betreuungsbedürftigen Erkrankung eines Kindes: je Kind 30 Arbeitstage, Alleinerziehende 60 Arbeitstage (2022). Kinderkrankengeld gibt es für jedes gesetzlich versicherte Kind bis 12 Jahre, für Kinder mit Behinderung, die auf Hilfe angewiesen sind, gibt es keine Altersgrenze
Zahnbehandlungen	Müssen medizinisch erforderlich sein
Zahnersatz	Bezahlung von Festzuschüssen in Abhängigkeit vom Befund. Die Höhe des Festzuschusses entspricht etwa 60 % der Kosten der sogenannten Standardtherapie
Kieferorthopädie	Bezahlung in der Regel nur für Jugendliche unter 18 Jahren
Fahrtkosten	Kosten für Fahrten, wenn sie im Zusammenhang mit einer Leistung der Krankenkasse aus zwingenden medizinischen Gründen notwendig sind
Ambulante Kur/Rehabilitation	Notwendigkeit, um einer drohenden Behinderung vorzubeugen, eine Behinderung zu beseitigen, zu bessern oder eine Verschlimmerung zu verhüten
Stationäre Kur/Rehabilitation	Wenn eine ambulante Kur oder Rehabilitation nicht ausreicht, kann eine stationäre Kur oder Rehabilitation bewilligt werden
Psychotherapie	Bezahlung von Therapiestunden bei entsprechender Diagnose
Alternative Behandlungsmethoden	Können unter Beachtung des Wirtschaftlichkeitsgebots übernommen werden. Heilpraktikerbehandlungen werden auf keinen Fall bezahlt
Schutz im Ausland	Bei Aufenthalt in einem anderen EU-Staat: Kostenerstattung nach den in Deutschland geltenden Sätzen. Keine Erstattung des Rücktransports aus dem Ausland

Praxistipp

Besondere Leistungen der gesetzlichen Krankenversicherungen

Grundsätzlich ist die Leistungspflicht der gesetzlichen Krankenversicherung auf Standardleistungen begrenzt. Nach einer Entscheidung des Bundesverfassungsgerichts (Beschluss des Ersten Senats vom 6. Dezember 2005–1 BvR 347/98) können allerdings Versicherte mit einer lebensbedrohlichen oder regelmäßig tödlichen Erkrankung bzw. mit einer zumindest vergleichbaren Erkrankung, für die eine allgemein anerkannte, dem medizinischen Standard entsprechende Leistung nicht zur Verfügung steht, auch eine vom Gemeinsamen Bundesausschuss nicht anerkannte Untersuchungs- oder Behandlungsmethode in Anspruch nehmen. Dabei muss wenigstens eine geringe Aussicht auf Heilung oder auf eine spürbare positive Einwirkung auf den Krankheitsverlauf bestehen.

Pflegeversicherung

Die andere für den Gesundheitssektor bedeutsame Sozialversicherung ist die soziale **Pflegeversicherung** (PV). Auch die Pflegeversicherung ist eine Pflichtversicherung, alle, die gesetzlich krankenversichert sind, sind automatisch in der sozialen Pflegeversicherung versichert, während alle Menschen in einer privaten Krankenversicherung eine private Pflegeversicherung abschließen müssen. Die gesetzliche Pflegeversicherung unterliegt dem gleichen solidarischen Prinzip wie die Krankenversicherung, allerdings sind die Versicherungsleistungen und die Inanspruchnahme der Leistungen möglicherweise zeitlich verschoben. Diese Versicherung ist relativ jung, sie trat erst 1995 in Kraft. Grund dafür waren

- die demografische Entwicklung (mehr ältere, pflegebedürftige Menschen, weniger Menschen, die die Älteren daheim pflegen),
- gesellschaftliche Veränderungen (Auflösung der Großfamilie, größere soziale Mobilität) und
- Professionalisierung der Pflege (Pflege als Fachberuf kostet Geld).

In der Gesundheitspolitik spielt die Pflegeversicherung als **Steuerungsinstrument** für den Bereich der Pflege eine wichtige Rolle, da sie

- Bezahlbare Lösungen für die gesamtgesellschaftliche Aufgabe der Pflegebedürftigkeit definiert
- Den Wunsch nach Verbleib in der eigenen Häuslichkeit stärkt
- Als Teilkostenversicherung Zusatzleistungen von den Basisleistungen in der Pflege abgrenzt
- Die Qualitätsdefinition für die Leistungserbringer vornimmt
- Qualitätskontrollen in Zusammenarbeit mit anderen beteiligten Stellen durchführt.

Die Pflegeversicherung ist somit einerseits die Antwort auf ein individuelles und damit auch gesellschaftliches Lebensrisiko, andererseits zeigt sich hier die Ebene gesellschaftspolitischer Entscheidungen im Zusammenhang mit der Sicht des Alters oder der Hilfsbedürftigkeit (► Kap. 7.4).

Kritischer Blick

Zukunft der Pflegeversicherung

Da die Ausgaben der Pflegeversicherung im Lauf der Zeit massiv angestiegen sind, gerät das gesamte System der Sozialversicherung in Schieflage, auch wenn es sich nur um eine Teilkostenversicherung handelt. Allen Beteiligten ist längst klar, dass in diesem Bereich eine private Vorsorge, die die Leistungen der sozialen Pflegeversicherung ergänzt, notwendig ist.

8.2.2 Gesundheitsbildung

Definition

Gesundheitsbildung

Organisierte Lern- und Entwicklungsprozesse, die Menschen ermöglichen, gezielt Einfluss auf die Faktoren zu nehmen, die ihre Gesundheit bestimmen (Blättner 2018: 215).

Gesundheitsbildung zielt also darauf ab, dass Menschen durch Lernvorgänge auf ihre Lebensbedingungen und ihr Gesundheitsverhalten Einfluss nehmen können. Neben der Vermittlung von gesundheitsbezogenen Kompetenzen (z. B. das Wissen um die Notwendigkeit präventiver Handlungsstrategien) und Gesundheitsbewusstsein (► Abb. 8.3) sollen

- die Kommunikation über Gesundheit im sozialen Kontext verbessert,
- adäquate Vorstellungen von Gesundheit und Gesundheitserhaltung gebildet,
- Copingstrategien im Zusammenhang mit krankheitsbedingten Belastungen (► Kap. 8.3) vermittelt und
- die Einflussnahme auf gesundheitsförderliche Lebensbedingungen unterstützt werden.

Gesundheitsbildung zielt auf selbstbestimmte Entscheidungen handlungsfähiger Subjekte ab, die ihre

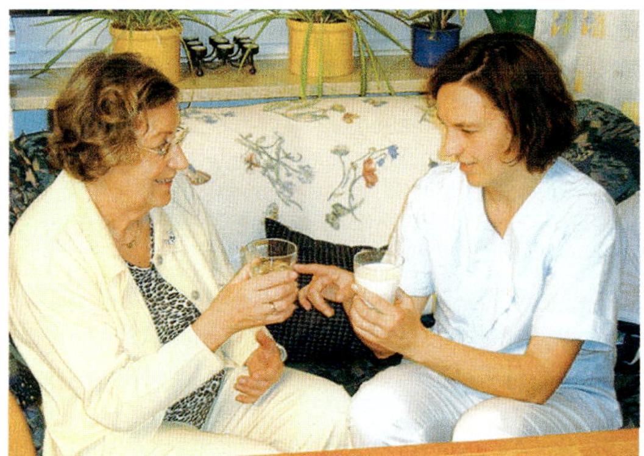

Abb. 8.3 Gesundheitsbewusstsein (z. B. das Wissen um ausreichendes Trinken) ist ein wichtiges Ziel der Gesundheitsbildung [O359]

eigenen Lebensbedingungen kompetent gestalten wollen. Damit werden Verhaltens- und Verhältnisprävention (▸ Kap. 8.1.3) im Konzept der Gesundheitsbildung zusammengeführt, Menschen sowohl die Umwelt als auch das eigene Verhalten proaktiv verändern.

Beate Blättner beschreibt drei aktuelle Aufgaben der Gesundheitsbildung (Blättner 2018):

1. Menschen müssen Kompetenzen entwickeln, um im Gesundheitswesen, das sich überwiegend durch mangelnde Transparenz auszeichnet, entscheidungsfähig zu werden. Mit solchen Kompetenzen werden sie überhaupt erst zu mündigen Partnern und können bei notwendigen Entscheidungen informiert mitwirken. Auch bei chronischen Erkrankungen helfen solche Kompetenzen bei der Bewältigung alltäglicher Belastungsszenarios.
2. Bildung korreliert in hohem Maß mit dem Gesundheitsstatus, mit Lebensqualität und Sterblichkeit. Mit den Fähigkeiten, die die Gesundheitsbildung vermittelt, können tatsächlich förderliche Bedingungen für die Gesundheit nicht nur gestaltet werden, sondern diese Bedingungen wirken sich tatsächlich förderlich aus.
3. Die Anforderungen an die Gesundheitsbildung umfassen *(Blättner 2018: 218;* Ergänzung des Autors*):*
   a) *„Wissen um mögliche gesundheitliche Auswirkungen des Handelns*
   b) *Fertigkeiten, solche Handlungen auch ausführen zu können (z. B. die Fähigkeit[,] sich eigene Mahlzeiten zuzubereiten oder auf dem Fahrrad das Gleichgewicht zu behalten)*
   c) *Die Fähigkeit, angesichts komplexer Kontexte und unvollständiger Informationen Entscheidungen treffen zu können, die sich auf die Gesundheit auswirken*
   d) *Die Fähigkeit, sich selbstständig dafür benötigtes Wissen anzueignen“.*

Erläuterungen zum Fallbeispiel

„Sind Prävention und Gesundheitsförderung nicht dasselbe?“

Hier irren Susanne und Karla. Obwohl tatsächlich die beiden Ansätze Gesundheitsförderung und Prävention dieselbe Zielrichtung haben, ist das jeweilige Vorgehen doch grundverschieden voneinander. Die Denkrichtung der Prävention zielt ausschließlich auf die krankmachenden Faktoren ab, während das Interesse der Gesundheitsförderung wie der Name schon sagt – sich für die die Gesundheit fördernden Faktoren interessiert. Dahinter steckt die Erfahrung, dass bei gleichem Vorhandensein von krankmachenden Faktoren manche Menschen tatsächlich erkranken und manche nicht. Somit muss es wohl förderliche Faktoren geben, die einen Menschen gesund erhalten. Im Zeitalter vieler verschiedener schädigender Einflüsse sind solche förderlichen Faktoren von größtem Interesse.

Ein Teilbereich der Gesundheitsbildung ist die **Patientenedukation**. Sie bildet Bestrebungen ab, Menschen mit zu befähigen, dass sie Kompetenz erlangen, mit ihren Erkrankungen umzugehen. Dabei werden vier Strategien vorgeschlagen:

- **Information,** z. B. Vermittlung von Kompetenzen,
- **Beratung,** z. B. zur Befähigung, zwischen Alternativen eine Entscheidung zu treffen,
- **Schulung,** z. B. eine Diabetikerschulung und
- **Moderation,** z. B. die Steuerung und Vermittlung in einem Gespräch mit mehreren Beteiligten unterschiedlicher Ansichten.

Patientenedukation ist ein wichtiger Baustein bei der Bewältigung von krankheitsbezogenen Anforderungen und hilft bei der Gestaltung der selbstbestimmten Lebenswelt.

Für den Bereich der Gesundheitsbildung werden noch weitere Modelle beschrieben, die die Veränderung des Gesundheitsverhaltens vor dem Hintergrund von Lernprozessen thematisieren (▸ Tab. 8.4).

Tab. 8.4 Teilmodelle innerhalb der Gesundheitsbildung

Modell	Erläuterung
Health-Belief-Modell	Das Modell beschreibt die Faktoren, die ein gesundheitsbezogenes Verhalten bei Menschen beeinflussen. Dabei spielen die Erwartungen an präventive Maßnahmen (z. B. eine Impfung) eine Rolle wie auch der Grad der aktuellen Bedrohung des Gesundheitszustands (z. B. durch COVID-19). Somit kann eine gesundheitsbezogene Maßnahme zwar wissenschaftlich erwiesen wirksam sein, die betroffene Person nimmt sie aber nicht in Anspruch, weil sie nicht von dem Nutzen überzeugt ist.
Theorie der Schutzmotivation	Die Theorie widmet sich gesundheitsbezogenen Informationen in Form von Appellen, die bei den Betroffenen Furcht vor der Bedrohung durch eine Krankheit auslösen. Diese sollen bei den Betroffenen Verhaltensänderungen auslösen. Diese Verhaltensänderungen sind allerdings nicht nur im Sinne einer gesteigerten Compliance, sie zeigen sich auch in Abwehr, Bagatellisierung und Verweigerung.
Theorie des geplanten Verhaltens	Die Annahme in dieser Theorie besagt, dass ein Mensch sein Handeln willentlich kontrollieren und die Erfolgsaussicht einer geplanten Handlung einschätzen kann. Beeinflussende Faktoren sind dabei eigene Überzeugungen (z. B. Erfolgsorientierung) und Ressourcen wie Fähigkeiten, Wissen oder materielle Voraussetzungen. Dabei wird angenommen, dass diese Einschätzung die Handlung (hier: die gesundheitsbezogene Verhaltensänderung) tatsächlich beeinflusst.
Attributionstheorie	Diese Theorie beschreibt die Tendenz von Menschen, positive oder negative Erlebnisse aus vergangenem Handeln rational zu erklären, also Gründe zu attribuieren, die das künftige Verhalten beeinflussen. Die Beeinflussung solcher Attribute hilft der Gesundheitsbildung bei der Planung zukünftigen Handelns, beispielsweise bei der Rückfallprävention von Rauchenden.
Lerntheorien	Lerntheorien beschreiben, wie Lernen erfolgt und welche Faktoren Lernen beeinflussen. Diese Theorien können die Ansätze der Gesundheitsbildung präzisieren (z. B. welche mediale Unterstützung wirksam ist), aber auch limitieren (inwieweit Appelle überhaupt eine Wirkung haben).

8.3 Umgang mit krankheitsbezogenen Anforderungen und Belastungen

Definition

Belastung

Von außen oder innen auf Menschen einwirkende Einflüsse, die sich als ressourcenvermindernde Beanspruchung im Zusammenhang mit Krankheiten auswirken können.

8.3.1 Überblick

Das **Krankheitsspektrum** vor allem im höheren Lebensalter ist überwiegend geprägt von chronischen Erkrankungen (► Kap. 17.6) und Multimorbidität. Funktionelle Beeinträchtigungen, Werkzeugstörungen und Behinderung sind häufig die Folge. Die Auswirkungen von krankheitsbezogenen Belastungen beeinflussen maßgeblich den Hilfebedarf, die tatsächliche Inanspruchnahme von pflegerischen Leistungen und die Lebenswelt sowie das eigene Selbstbild.

Fallbeispiel

„Die chronische Niereninsuffizienz macht meinem Opa ganz schön zu schaffen …"

Karla Stein erzählt ihrer Freundin Susanne Fischer von ihrem Opa. Bei ihm wurde seit zwei Jahren ein chronisches Nierenversagen festgestellt, das eine Hämodialyse notwendig machte. Da seine Blutgefäße schlecht zugängig waren, wurde ein Dialyseshunt angelegt. Er geht jeden zweiten Tag zur Dialyse, die er als anstrengend und kreislaufbelastend empfindet. Manchmal leidet er nach der Dialyse unter Schwindel und Mattigkeit wegen auftretender Blutdruckschwankungen, manchmal bekommt er auch heftige Kopfschmerzen. Glücklicherweise haben sich bisher keine Allergien oder Hautprobleme bei ihm eingestellt. Der Opa hat Karla einmal erzählt, dass er sich Gedanken macht, ob diese Anstrengungen sich wirklich noch lohnen. Karla war erschreckt und hat ihren Opa beschworen, er müsse noch lange leben, denn sie brauche ihn doch noch. Da hat er gelächelt und ihr zugesichert, dass er sich anstrengen würde. Susanne kennt bisher niemanden in ihrem Bekanntenkreis, der von einer Krankheit so sehr betroffen war, dass er über längere Zeit hinweg krankheitsbedingte Belastungsfolgen aushalten musste. Beide überlegen, wie sie

Menschen unterstützen könnten, bei denen Krankheiten massive Auswirkungen haben.
Was denken Sie? Haben Sie Erfahrungen mit krankheitsbedingten Belastungen? Welche Ideen haben Sie, Menschen mit solchen Belastungen zu unterstützen?

Für die betroffenen Menschen, stellen sich insbesondere bei chronischen Erkrankungen **gravierende Herausforderungen** (► Tab. 8.5):
- Konfrontation mit der Krankheit,
- Eingeständnis von Abhängigkeit und Pflegebedürftigkeit,
- ständig wiederkehrende Integration der Alltagseinschränkungen und
- Realisierung der eigenen Defizite und der Endlichkeit.

Neben diesen Erkrankungen selbst treten auch **Spätfolgen** auf (z. B. Polyneuropathie oder Retinopathie bei Diabetes mellitus). Erkrankungen und Spätfolgen stellen eine massive Herausforderung für den Umgang mit den krankheitsbedingten Belastungen dar.

Zu den **Anforderungen aller Erkrankungen** gehören auch:
- **Anforderungen durch Diagnoseverfahren** (z. B. Strahlenbelastung durch eine Computertomografie),
- **therapiebedingte Anforderungen** (z. B. Nebenwirkungen von Medikamenten),
- individuell zu bewältigende **Belastungsfaktoren** (z. B. Ängste) und
- Belastungen durch das therapeutische oder pflegerische **Setting** (z. B. durch Einschränkungen der Intimsphäre).

8.3.2 Geriatrietypische Syndrome

Für ältere Menschen vervielfachen sich die krankheitsbezogenen Belastungen, da Gesundheitsprobleme wie Stürze, Inkontinenz und Einschränkungen der Seh- und Hörfähigkeit kombiniert auftreten können. Mehrere gleichzeitig auftretende Erkrankungen und Syndrome bedingen weitreichende Probleme für die Selbstständigkeit und stellen eine besondere Herausforderung an die medizinische

Tab. 8.5 Häufig auftretende Erkrankungen, Beispiele und beispielhafte Belastungen

Gruppe von Erkrankungen	Beispiele	Belastungen
Erkrankungen der Atemwege und der Lunge	Asthma, COPD, Pneumonie	Atemeinschränkungen, Atemnot, Leistungsverlust, Fatigue
Erkrankungen des Herzens	Koronare Herzkrankheit, Herzinfarkt, Herzinsuffizienz, Herzrhythmusstörungen	Belastungsschwierigkeiten, Leistungsverlust, ggf. Angstzustände
Erkrankungen des Kreislaufs und der Blutgefäße	Hypertonie, arterielle Durchblutungsstörungen, Lungenembolie, Varikosis, Phlebothrombose	Mobilitätseinschränkungen, Schmerzen, Möglichkeit von Folgeerkrankungen (Wunden, Schlaganfall)
Erkrankungen des Bewegungsapparates	Arthrose, Osteoporose, degenerative Gelenks- und Wirbelsäulenerkrankungen, Rheuma	Schmerzen, Bewegungseinschränkungen, Einschränkungen in der Selbstversorgung
Karzinome	♂ Prostatakrebs, Lungenkrebs, Darmkrebs ♀ Brustkrebs, Darmkrebs, Lungenkrebs	Auszehrung, Funktionsstörungen der betroffenen Organe, Angst, therapiebedingte Belastungen (z. B. bei Chemotherapie)
Neurologische Erkrankungen	Morbus Parkinson, Apoplex, Demenzen	Einschränkungen in der Alltagskompetenz und der Mobilität, Gefahr von Dysphagie, Kontinenzprobleme, neuropsychologische Symptome (z. B. Störungen der Konzentration und des Gedächtnisses)
Endokrine, Ernährungs- und Stoffwechselkrankheiten	Diabetes mellitus Typ 1 und 2	Gefahr von Blutzuckerschwankungen und Folgeerkrankungen, Beachtung von Alltagseinschränkungen, häufige Messung der Vitalparameter, ggf. Notwendigkeit von Injektionen

und pflegerische Versorgung älterer Menschen dar (RKI 2015). Für die älteren Menschen werden solche **geriatrietypischen Syndrome** formuliert, die **Geriatrischen I** genannt werden. Beispiele gibt folgende Übersicht:

- Immobilität,
- Instabilität,
- Isolation,
- "impaired eyes and ears",
- Inkontinenz,
- intellektueller Abbau oder auch
- Infektanfälligkeit.

Erläuterungen zum Fallbeispiel

„Die chronische Niereninsuffizienz macht meinem Opa ganz schön zu schaffen ..."

Susanne und Karla stellen fest, dass Krankheiten ganz unterschiedliche Auswirkungen auf Betroffene haben. Die Perspektive der Menschen bestimmt den Wunsch nach Unterstützung. Dabei können sich beide vorstellen, dass Menschen möglicherweise dringend Unterstützung brauchen und sich nicht trauen, solche Hilfe einzufordern. Gleichzeitig könnten Menschen Hilfe aus unterschiedlichen Gründen ablehnen, obwohl die Pflegenden gerne helfen würden. Und dann stellen sich beide vor, dass es Situationen gibt, in denen sie den Betroffenen nicht wirksam helfen können, so gerne sie das auch wollten. Susanne und Karla nehmen sich vor, aufmerksam zu sein und auf Äußerungen der Menschen zu achten, die sie betreuen, um möglichst individuell Hilfe anbieten zu können und damit krankheitsbezogene Belastungen abzumildern.

Konsequenzen für die Pflege älterer Menschen

Pflegefachpersonen sind herausgefordert, ältere Menschen im **Umgang mit krankheitsbezogenen Belastungen** mit fundiertem Fachwissen, Empathie, praktischen Lösungen und sozialen Unterstützungsangeboten zur Seite zu stehen. Dies zeigt sich in folgenden Vorschlägen:

- Krankenbeobachtung seriös durchführen.
- Schmerzäußerungen immer und zeitnah ernst nehmen.
- Ärzten bei gesundheitlichen Problemen ohne Verzögerung hinzuziehen.
- Eigene pflegerische Expertise durch Spezialisten ergänzen (z.B. Wundexperten, Stomaberater, Kontinenzfachberater ...).
- Belastungen, die aus der Pflege oder Gesundheitsversorgung resultieren, konsequent minimieren.
- Ängste von alten Menschen ernst nehmen und auf verträgliche Lösungen hinwirken.
- Bei allen pflegerischen Verrichtungen auf die Wahrung der Intimsphäre achten.
- Für den offenen Austausch mit den alten Menschen bereit sein.
- Selbstbestimmung und Autonomie der alten Menschen fördern.
- Ältere Menschen im Sinne der Patientenedukation beraten und Selbstständigkeit fördern.
- Bezugspersonen in der stationären wie in der ambulanten Langzeitversorgung in die Pflege und Versorgung mit einbeziehen, dass durch diese Ressource die krankheitsbezogenen Belastungen für pflegebedürftige alte Menschen vermindert werden.

Praxistipp

Pflegeabhängigkeit und Selbstständigkeit

In dem Spannungsfeld von Pflegeabhängigkeit und dem Streben nach Selbstständigkeit ist es manchmal schwierig, optimale Lösungen zu realisieren. Pflegefachpersonen berücksichtigen zuerst die Autonomie der Menschen und stellen ihre fachlich geprägte Situationseinschätzung als Angebot zur Verfügung. Dieses geschieht am besten im pflegerisch-therapeutischen Team, damit alle Beteiligten

- ihre Beobachtungen in den Pflegeprozess einbringen können,
- den gleichen Kenntnisstand haben,
- von der Expertise der anderen profitieren können und
- die Perspektive der Pflegebedürftigen für alle handlungsleitend ist.

8.3.3 Anforderungs-Kompetenz-Modell

Eine theoretische Grundlage für die Betrachtung der Lebenswelt eines älteren Menschen stellt das **Anforderungs-Kompetenz-Modell** (► Kap. 7.1) von *Mortimer Powell Lawton* und *Lucille Nahemow* (Lawton und Nahemov 1973) dar. Dieses Konzept sagt aus, dass sich ein Individuum immer im Austausch mit seiner Umgebung befindet. Bei diesem Austausch stehen sich seine verfügbaren Ressourcen (Handlungsmöglichkeiten) und die Anforderungen der Umwelt an das Individuum gegenüber. Die Passung (Adaption) der Ressourcen mit den Handlungsmöglichkeiten beeinflusst die Lebenszufriedenheit eines Menschen sowie seine Grundemotionen. Das Modell unterstellt jedem Individuum das Bestreben, ein Niveau zu erreichen, bei dem diese Kompetenzen mit den Anforderungen übereinstimmen. Dadurch befindet sich der Mensch in einer Zone maximalen Komforts und maximaler Leistungsbereitschaft, verbunden mit einem positiven Grundgefühl der Kontrolle, der Sinnhaftigkeit und der Selbstwirksamkeit. Die angestrebte Adaption kann auch bei geringer Kompetenz und abgeschwächten Umweltanforderungen erreicht werden, wodurch sich auch hier eine emotionale Ausgeglichenheit einstellt. Sind die Umweltanforderungen allerdings zu hoch, zeigt sich, dass sich der Einfluss der Umweltfaktoren auf das Erleben der Situation und die Anpassungsleistungen des Individuums stark auswirkt. Menschen mit geringer individueller Kompetenz sind in diesem Fall vulnerabel, da sie den Umweltfaktoren in besonderem Maß ausgesetzt sind.

▸ Abb. 8.4 zeigt die verschiedenen Zonen, in denen ein Mensch sich befinden kann:

- Bilden Umweltanforderungen und Kompetenzen eine Balance (*grüne Zone*), ist der Mensch maximal an seine Umwelt angepasst.
- Ist der Mensch nur leicht aus der Balance, zeigen sich aushaltbare Gefühle und ein geringfügig adaptives Verhalten.
- Sind die Umweltanforderungen hoch, die Kompetenzen aber niedrig, reagiert das Individuum mit einer fehlerhaften Anpassung im Sinne von Versagen, Kampf und Stress.
- Sind die Umweltanforderungen niedrig, die Kompetenzen aber hoch, kann sich ein fehlerhafter Anpassungszustand im Sinne von Langeweile, Apathie und Depression einstellen.

Das Anforderungs-Kompetenz-Modell kann Pflegefachpersonen dabei unterstützen, dass sie die Situation der Pflegebedürftigen unter dem Aspekt der Anforderungen bzw. der zur Verfügung stehenden Kompetenzen sehen. Die aktivierende Pflege ist ein Beispiel dafür, dass dieses Modell als

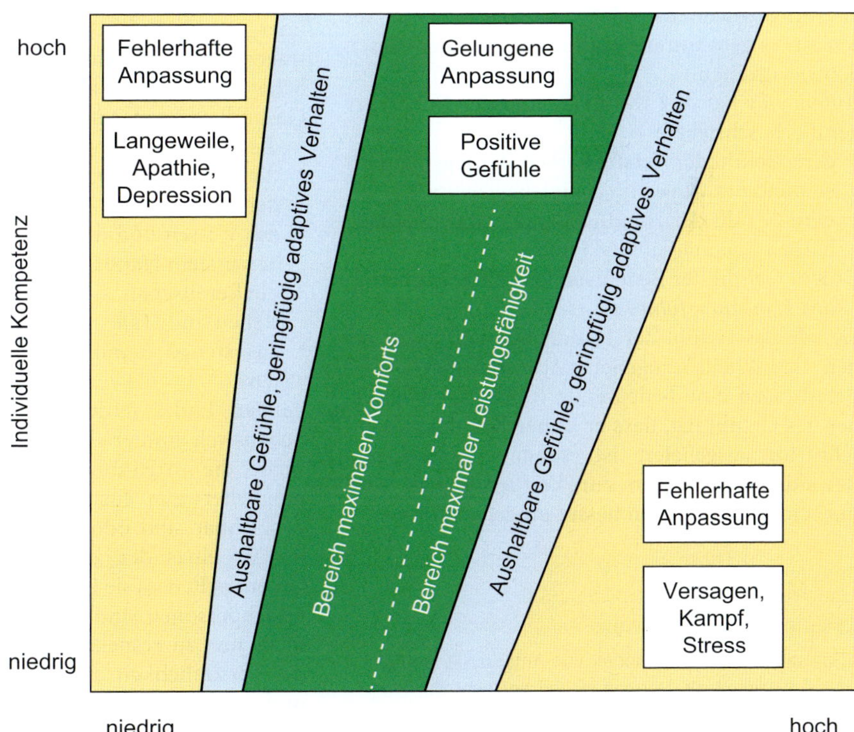

Abb. 8.4 Modell der Umweltanforderungen und Kompetenzen. (Nach Lawton und Nahemow 1973) [L143]

Haltung gelebt werden kann. Darüber hinaus verdeutlicht es auch, wenn Menschen sich in vulnerablen Situationen befinden und die physischen oder psychischen Anforderungen sie aktuell oder dauerhaft überfordern. Pflegefachpersonen haben ein Werkzeug zur Situationsanalyse und zur gezielten Förderung der Betroffenen mit unterschiedlichen Strategien.

8.3.4 Widerstandsressourcen

Die Stärkung der **Widerstandsressourcen** ermöglicht es einem Individuum sich in Richtung der Gesundheitsseite des Gesundheits-Krankheits-Kontinuums (► Kap. 7.1) zu bewegen. Aus diesen Widerstandsressourcen hat *Aaron Antonovsky* den Begriff **Kohärenzgefühl** („*sense of coherence*“, *SOC*) entwickelt (Antonovsky 1997). Dieses Grundgefühl vermittelt die Überzeugung, dass das Leben an sich sinnvoll ist und der Mensch auftauchende Schwierigkeiten bewältigen kann. So kann ein Mensch, der an Darmkrebs leidet, sich die Frage stellen, warum er dieses Schicksal erleiden muss, aber er hat auch die Möglichkeit, dieses Schicksal aktiv anzugehen. Dies bedeutet allerdings nicht, dass jede Schwierigkeit zu lösen ist, es geht um die Haltung gegenüber diesen Schwierigkeiten.

Antonovsky hat drei Komponenten des Kohärenzgefühls beschrieben:

- dem Gefühl der Verstehbarkeit der eigenen Person und der Umwelt („*comprehensibility*“),
- dem Gefühl der Handhabbarkeit und Bewältigbarkeit („*manageability*“) und
- dem Gefühl der Bedeutsamkeit und Sinnhaftigkeit („*meaningfulnes*“s).

Gerade das Gefühl der Handhabbarkeit spielt bei den krankheitsbezogenen Anforderungen und Belastungen eine bedeutende Rolle. Ein Mensch, der das Gefühl hat, dass er seiner Krankheit nicht schutzlos ausgeliefert ist, sondern Hilfen und Bewältigungsstrategien zur Verfügung hat, wird mit seinen Belastungen besser umgehen können.

Merke

Salutogenetischer Ansatz

Das salutogenetische Modell von Antonovsky betrachtet Gesundheit als Normalfall und versucht die Frage zu klären, warum Menschen bei vielfach vorhandenen Krankheitsbelastungen und kritischen Lebensereignissen dennoch gesund bleiben. Pflegefachpersonen unterstützen den salutogenetischen Ansatz, indem sie

- gesundheitsförderliche Verhaltensweisen anregen,
- Maßnahmen zur allgemeinen Förderung des Wohlergehens anbieten und
- Informationen über krankmachende Gewohnheiten und Umgebungsfaktoren zur Verfügung stellen.

Lebensweltbezug

Das Gesundheitsmanagement betrifft die eigene Lebenswelt in vielfacher Weise. Gesellschaftlich wirkende Konzepte oder generell angelegte nationale Ziele wirken auf die Einzelnen genauso ein wie das gesundheitsbezogene Verhalten innerhalb der eigenen Rahmenbedingungen. Die Rahmenbedingungen sind aber nicht nur konzeptioneller Natur, sie betreffen die von der Gesellschaft bereitgestellten Leistungen des Sozialstaates Deutschland. Zu den wichtigsten Charakteristika gehört, dass diese Vorsorge auf dem Prinzip von Pflichtversicherungen beruht. Menschen haben also in dieser Frage keine Entscheidungsfreiheit, sondern sie werden zur Absicherung der gesundheitsbezogenen Lebensrisiken gezwungen. Die damit verbundene Solidargemeinschaft hilft dem Einzelnen, eine Last zu tragen, wenn eine Notlage eintritt. Die lebensweltliche Orientierung im Zusammenhang mit dem Gesundheitsmanagement betrifft u. a.

- die Interpretation von Gesundheit und Krankheit,
- die individuell verfügbaren Ressourcen und Widerstandfaktoren,
- das Wissen und die Motivation zu gesundheitsbewusstem Handeln,
- die Bereitschaft, sich Hilfsbedürftigkeit einzugestehen und Hilfe zuzulassen und
- das stetige Bemühen um Gesundheitskompetenz.

Letzten Endes finden sich in der persönlichen Lebenswelt immer Gestaltungs- und Lösungsversuche, die im Hinblick auf die eigene Gesundheit möglicherweise für Außenstehende nicht nachvollziehbar sind oder unvernünftig wirken. Doch das ist eines der zentralen Charakteristika der Lebenswelt, dass sie individuell gestaltet wird. Pflegefachpersonen sind gehalten, diese Individualität nicht nur zu respektieren, sondern als Ausdruck der Persönlichkeit des Gegenübers zu betrachten und wertzuschätzen. Die Differenz zwischen den verschiedenen Lebensentwürfen ist eine Bereicherung, auch wenn die Sorge um das Wohlergehen des pflegebedürftigen Menschen eine Triebfeder pflegerischen Handelns darstellt.

Reflexion

- Die globale Gesundheit ist seit Jahrzehnten ein bedeutendes Thema. Was bedeutet sozioökologisches Verständnis im Rahmen der globalen Gesundheitsförderung?
- Die Theorie der Schutzmotivation befasst sich mit gesundheitsbezogenen Appellen, die bei den Betroffenen Furcht auslösen sollen. Was sollen die Appelle noch bewirken, und welche Effektivität haben die Appelle für gesundheitsförderliches Verhalten?

Wiederholungsaufgaben

- Welche Bereiche umfasst das Gesundheitsmanagement?
- Welches sind die Präventionsebenen und was bedeuten sie?
- Hygienevorschriften helfen präventiv, Infektionen zu vermeiden. Welche Stelle ist verantwortlich für die Veröffentlichung von Hygienevorschriften?
- Was ist der Unterschied zwischen Verhaltens- und Verhältnisprävention?
- Was sind nationale Gesundheitsziele? Nennen Sie drei dieser Ziele.
- Was verbirgt sich hinter dem Begriff Kinderkrankengeld?
- Welche vier Strategien umfasst die Patientenedukation?
- Welche Erkrankungen des Bewegungsapparates treten häufig auf, und welche Belastungen werden durch sie verursacht?
- Welches sind Beispiele für die Geriatrischen I?
- Was sagt das Anforderungs-Kompetenz-Modell aus? Wann spricht man von der Zone maximalen Komforts?
- Was sind Widerstandsressourcen und welche Verbindung haben sie zum Gesundheitsmanagement?

LITERATUR

Antonvsky A. Salutogenese: Zur Entmystifizierung der Gesundheit. Tübingen: Dgvt-Verlag; 1997.

Blättner B. Gesundheitsbildung. In: Bundeszentrale für gesundheitliche Aufklärung (BZgA) (Hrsg.). Leitbegriffe der Gesundheitsförderung und Prävention. Glossar zu Konzepten, Strategien und Methoden. Köln: BZgA; 2018: 215–220. DOI: https://doi.org/10.17623/BZGA:224-E-Book-2018.

BMG Bundesministerium für Gesundheit. Nationales Gesundheitsziel Gesund älter werden. Berlin: BMG, 2012.

BMG Bundesministerium für Gesundheit. Gesundheitsziele. 2022. Aus: https://www.bundesgesundheitsministerium.de/themen/gesundheitswesen/gesundheitsziele.html (letzter Zugriff: 31.03.2022)

Franzkowiak F. Gesundheitswissenschaften/Public Health. In: Bundeszentrale für gesundheitliche Aufklärung (BZgA) (Hrsg.). Leitbegriffe der Gesundheitsförderung und Prävention. Glossar zu Konzepten, Strategien und Methoden. Köln: BZgA; 2018: 550–559. DOI: https://doi.org/10.17623/BZGA:224-E-Book-2018.

Hartung S, Rosenbrock R. Gesundheitspolitik. In: Bundeszentrale für gesundheitliche Aufklärung (BZgA) (Hrsg.). Leitbegriffe der Gesundheitsförderung und Prävention. Glossar zu Konzepten, Strategien und Methoden. Köln: BZgA; 2018. S. 531–536. DOI: https://doi.org/10.17623/BZGA:224-E-Book-2018.

Huhn S. Kontrakturen: Prophylaxe auf dem Prüfstand. Heilberufe. 2011; 10: 26–28.

Kaba-Schönstein L. Gesundheitsförderung 1: Grundlagen. In: Bundeszentrale für gesundheitliche Aufklärung (BZgA) (Hrsg.). Leitbegriffe der Gesundheitsförderung und Prävention. Glossar zu Konzepten, Strategien und Methoden. Köln: BZgA; 2018. S. 227–238. DOI: https://doi.org/10.17623/BZGA:224-E-Book-2018.

Kassensuche GmbH. Gesetzliche Pflichtleistungen in 2022. Aus: https://www.gesetzlichekrankenkassen.de/leistungen/leistungen.html (letzter Zugriff: 31.03.2022)

Lawton MP, Nahemow L. Ecology and the aging process. In: Eisdorfer C, Lawton MP. (eds.). The psychology of adult development and aging. Washington: American Psychological Association; 1973. p. 619–674. DOI:https://doi.org/10.1037/10044-020.

RKI Robert Koch-Institut (Hrsg.). Gesundheit in Deutschland. Einzelkapitel 08: Wie gesund sind die älteren Menschen? Gesundheitsberichterstattung des Bundes. Gemeinsam getragen von RKI und Destatis. Berlin: RKI; 2015.

RKI Robert Koch-Institut. Händehygiene in Einrichtungen des Gesundheitswesens Empfehlung der Kommission für Krankenhaushygiene und Infektionsprävention (KRINKO) beim Robert Koch-Institut (RKI). Bundesgesundheitsblatt. 2016; 59: 1189–1220. DOI: https://doi.org/10.1007/s00103-016-2416-6.

KONTAKTADRESSEN

Bundesministerium für Gesundheit (BMG): https://www.bundesgesundheitsministerium.de

Robert-Koch-Institut: https://www.rki.de/DE/Home/homepage_node.html

9 Lernen

Überblick

In diesem Kapitel werden die für Pflegeausbildung und -studium relevanten Begrifflichkeiten und Konzepte über das Thema **Lernen** vermittelt. Zunächst wird zwischen intentionalen und unbewussten Lernvorgängen unterschieden und die Arten des Lernens (▶ Kap. 9.1) beschrieben. Der Zusammenhang von Lernen mit der Ausbildung der Persönlichkeit (▶ Kap. 9.2) führt zu dem Konzept des lebenslangen Lernens (▶ Kap. 9.3). Lernen findet an Lernorten (▶ Kap. 9.4) statt und wird in steigendem Maß durch Informationstechnologien (▶ Kap. 9.5) unterstützt. Kritisch ist dabei anzumerken, dass die Digitalisierung im Bereich des Lernens nicht automatisch zu einer Qualitätssteigerung des Lernangebots führt.

Definition

Lernen

„Alle nicht direkt zu beobachtenden Vorgänge in einem Organismus, vor allem in seinem zentralen Nervensystem (Gehirn), die durch Erfahrung (aber nicht durch Reifung, Ermüdung, Drogen o. ä.) bedingt sind und eine relativ dauerhafte Veränderung bzw. Erweiterung des Verhaltensrepertoires zur Folge haben" (Krüger und Helsper 2002: 97).

Menschen **lernen** ständig, da sie in jedem Augenblick ihres Lebens Informationen verarbeiten. Diese Lernvorgänge sind einerseits intentional (bewusst gesteuert), andererseits laufen sie unbewusst ab. **Voraussetzungen für das intentionale Lernen** sind

- Lernmotivation: die Bereitschaft sich auf Lernprozesse einzulassen,
- Interesse: der aktive Bezug zu einem Thema mit der Lernintention und
- Interessantheit: der Grad der Anregung eines Themas, Lernvorgänge auszulösen.

Intentionales Lernen erfordert eine Fokussierung auf den Inhalt ohne Einfluss von äußeren Reizen (▶ Abb. 9.1).

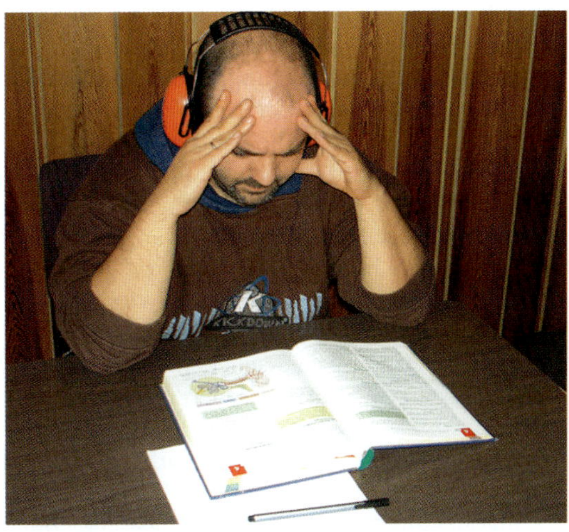

Abb. 9.1 Konzentriertes Lernen ohne Ablenkung durch äußere Reize [P644]

Fallbeispiel

„Lernen macht Spaß!"

Die Auszubildenden Susanne Fischer und Karla Stein lernen in ihrer Ausbildung jede Menge theoretische und praktische Inhalte. Eines Tages bekommen sie den Auftrag, sich zu überlegen, wie sie lernen, welche Arten des Lernens ihnen am meisten zusagen und wie sie sich Inhalte am besten merken können. Zuerst denken sie daran, dass sie oft abends dasitzen und ihren Stoff wiederholen. Karla sagt, dass sie am besten unter Druck lernt und sich angesichts einer Klausur am besten motivieren kann. Susanne weiß, dass sie beim Lernen am meisten davon profitiert, wenn ihre Praxisanleiterin ihr etwas vermittelt. Sie ist für Susanne ein Vorbild. Beide können sich Dinge gut einprägen, wenn sie sie hören und sich gleichzeitig Notizen dazu machen. Praktische Inhalte lernen beide, indem sie sich Handlungen zeigen lassen und dann nachmachen. Insgesamt merken beide, dass sie große Schwierigkeiten haben, sich Dinge einzuprägen, wenn sie keinen Bezug zum Thema haben und damit die Lust am Lernen nicht aufkommt. Trotzdem haben beide viel Freude an ihrer Ausbildung, denn Lernen bringt sie weiter. Was denken Sie? Wie lernen Sie am besten? Wie können Sie sich zum Lernen motivieren?

9.1 Arten des Lernens

Lernen lässt sich grob in zwei **Arten** unterteilen:
- behavioristisches Lernen und
- kognitivistisches Lernen.

Der Gedankengang des **Behaviorismus** besteht in der Annahme, dass ein einwirkender Reiz ein bestimmtes Verhalten bei einem Individuum hervorruft (Reiz-Reaktions-Modell). Behavioristische Lerntheorien sind die

- **klassische Konditionierung:** Hier werden zwei beieinander liegende Reize durch Assoziation miteinander kombiniert, die eigentlich nichts miteinander zu tun haben. Beispiel: eine Werbung zeigt eine junge dynamische Sportlerin, der Eindruck von Jugend, Dynamik und Leistungsfähigkeit wird auf ein Auto übertragen.
- **operante Konditionierung:** Eine Verhaltensweise wird durch ein operantes Verhalten beeinflusst, sodass die Verhaltensweise verstärkt oder abgeschwächt wird. Beispiel: Karla kommt mit guten Noten heim. Ihre Eltern reagieren positiv-zugewandt. Sie strengt sich mehr an, um weiter gute Noten zu bekommen.

Der **Kognitivismus** widmet sich weniger den Reizen und Reaktionen als vielmehr dem kognitiven Verarbeitungsprozessen beim Lernen. Die bedeutendsten kognitivistischen Lerntheorien sind das

- **Lernen durch Einsicht:** hier erwirbt der Lerner neue Einsichten, indem er ein Problem durch Umgestaltung seiner Betrachtungsweise oder seines Wahrnehmungshorizonts löst. Das Problem wird also in bekannte Teilbereiche umgewandelt. Beispiel: Eine mathematische Aufgabe wird durch Anwendung von Formeln und Prinzipien in Teile zerlegt, die die Lösung ermöglichen.
- **Lernen am Modell:** eine Verhaltensweise oder eine Fähigkeit wird erworben, indem der Lerner ein Modell (eine Art Vorbild) betrachtet und Handlungen oder Verhaltensweisen nachahmt. Diese Art des Lernens ist elementarer Bestandteil der Aneignung von praktischen Fähigkeiten, indem der Lehrende Tätigkeiten vormacht, die vom Lerner nachgeahmt werden. Meist werden Verhaltensweisen nachgeahmt, die für den Menschen bedeutsam sind (z. B. Erfolg versprechen).

Merke

Kognitivismus und Konstruktivismus

Das Konzept des Kognitivismus ist eng mit dem **Konstruktivismus** verbunden. Der Konstruktivismus ist eher eine Erkenntnistheorie und sagt aus, dass Menschen zwar auf äußere Reize reagieren, sich aber ihre subjektive Realität in ihrem System selbstständig konstruieren. Der Konstruktivismus gründet sich auf Erkenntnisse der Neurophysiologie und betont die Individualität des Lernens. Wichtige Kriterien für erfolgreiches Lernen sind die Anschlussfähigkeit, d. h. die Möglichkeit, dass neue Lerninhalte an bereits vorhandene angeknüpft werden und die Bedeutsamkeit, d. h. das Maß der Wichtigkeit des Lerninhalts für den Lerner. Der Konstruktivismus betont also nicht nur die Unterschiede der Lernwege (z. B. Lerntypen), sondern auch die Verschiedenartigkeit des innerpsychischen Konstrukts.

Die **sozial-kognitive Theorie** *(SKT)* beschreibt, mit welchen Faktoren Verhalten gelernt wird. Dabei kommen der Person und der Umwelt besondere Bedeutung zu. Lernen und Handeln sind durch die drei Faktoren **Person, Verhalten und Umwelt** beeinflusst:

1. kognitive, affektive und biologische Determinanten der individuellen Person,
2. Verhaltensdeterminanten: das Handeln dieser Person und
3. Einflüsse, die aus der sozialen oder physischen Umwelt auf die Person einwirken (Seibt 2018).

Erläuterungen zum Fallbeispiel

„Lernen macht Spaß!"

Susanne und Karla sind zwei Beispiele dafür, dass Menschen ganz unterschiedlich lernen und sich Dinge aneignen. Die Individualität des Lernens ist eine Herausforderung, gleichzeitig auch eine Chance, z. B. für Aneignungsprozesse im Rahmen von selbstorganisiertem Lernen (SOL). Wichtig sind vor allem Lernmotivation und Offenheit für Neues, allerdings sind auch die nicht-intentionalen Lernvorgänge sehr bedeutsam, da sie alltäglich stattfinden und somit den größten Teil des Lernens ausmachen.

9.2 Lernen und Persönlichkeitsbildung

Definition

Bildung

Konzept, das die umfassende Entfaltung der Anlagen des Menschen vorsieht.

Bildung ist ein erweitertes Motiv zu Lernen, sie meint *„den Prozess und das Ziel der Kräftebildung, Selbstentfaltung und Selbstverwirklichung jedes Menschen in Auseinandersetzung mit der Welt.“* (Arnold, Nolda und Nuissl 2010: 41).

Vorsicht

Der Bildungsbegriff

Der Alltagsgebrauch des Begriffs Bildung ist umfassend und bezieht sich auf alle Phänomene, die mit individuellen Lernprozessen einhergehen oder den Institutionen, in denen Lernprozesse stattfinden.

Die Ausbildung der Persönlichkeit (► Kap. 3.2) ist ein zentraler Gegenstand von Bildung. Damit ist Bildung weniger verwertungsorientiert, sondern sie bezieht sich auf **Motive** wie

- Mündigkeit,
- Verantwortung und Zivilcourage,
- Identität und Selbstwirksamkeit,
- Flexibilität,
- Kreativität und Offenheit,
- Sachorientierung und
- Universalität.

Merke

Bildungsziele in der Ausbildung der Pflegefachpersonen

Auch in der Ausbildung der Pflegefachpersonen sind Bildungsziele durch die Orientierung am Subjekt ausdrücklich hervorgehoben, z.B. im Lehrplan Berufsfachschule Pflegefachfrau/Pflegefachmann des Freistaats Sachsen: „Das berufliche Pflegeverständnis ist dem Lebensweltbezug und den konkreten Lebenssituationen von Menschen auf der Grundlage einer professionellen Ethik verpflichtet und durch Subjektorientierung gekennzeichnet. Diese erfordert ausgeprägte Fähigkeiten zur Selbstreflexion und Selbstfürsorge.“ (SMK 2020: 6).

9.3 Lebenslanges Lernen

Definition

Lebenslanges Lernen

Auffassung, dass Menschen über die Lebensspanne hinweg permanenten Lernprozessen ausgesetzt sind.

Lebenslanges Lernen ist ein Konzept, das in den letzten Jahren – insbesondere in der beruflichen und betrieblichen Weiterbildung – an Bedeutung zugenommen hat. Dieses Konzept fußt auf den Grundannahmen der Psychologie der Lebensspanne („life span development“; Baltes, Lindenberger und Staudinger 2007), die das menschliche Leben als kontinuierlichen, aber nicht eindirektionalen Entwicklungsprozess betrachtet. Lebenslanges Lernen soll Menschen befähigen, mit sich ständig verändernden Lebensbedingungen zurechtzukommen. Diese Lernprozesse geschehen durch Reifung, institutionalisierte Bildungsangebote (z.B. die schulische Bildung) und nichtinstitutionalisiertes Lernen wie beispielsweise selbstständige Problemlösung durch Ausprobieren.

Fallbeispiel

„Was bedeutet lebenslanges Lernen für mich?“

Die Auszubildenden Susanne Fischer und Karla Stein haben den Auftrag bekommen ihre bisherige Lernbiografie auf einen Zeitstrahl einzutragen. Dabei sollen sie sich Gedanken darüber machen, welche Art von Lernerfahrungen sie gemacht haben, wie sie die gemachten Erfahrungen bewerten und welche Auswirkungen diese Lernerfahrungen ihrer Meinung nach auf zukünftiges Lernen (z.B. in einer Weiterbildung) haben werden. Sie bemerken, dass sie trotz ihrer noch jungen Jahre eine Vielzahl von Lernerfahrungen gemacht haben. Übereinstimmend bewerten sie diese Erfahrungen positiv und stellen sich vor, dass sie daher auch offen für die Teilnahme an Weiterbildungen wären. Vor allem Karla brennt schon darauf, nach der Ausbildung die Weiterbildung zur Praxisanleitung zu machen

Da Lebensläufe nicht unbedingt kontinuierlich verlaufen, wird dieser Diskontinuität die Kontinuität von Bildungsprozessen entgegengesetzt (► Abb. 9.2). Paul Baltes hat darauf hingewiesen, dass dem Konzept vom lebenslangen Lernen die Vorstellung zugrunde liegt, dass Menschen permanent **unfertig** seien und diesen Mangel durch kontinuierliche Bildungsprozesse ausgleichen müssten (Baltes 2001).

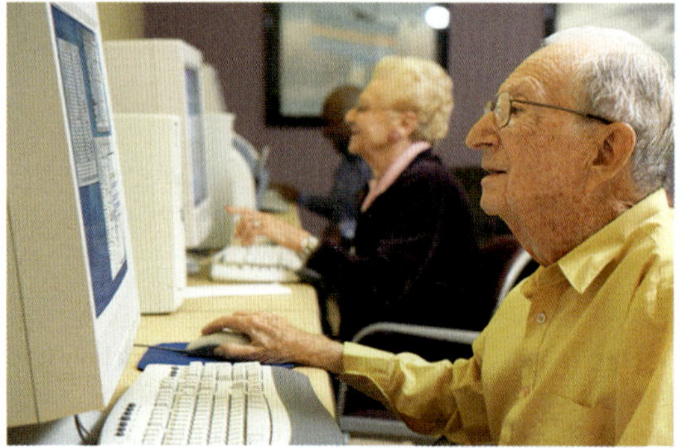

Abb. 9.2 Lernen ist ein lebenslanger Prozess und setzt sich bis ins hohe Alter fort [J787]

Er identifiziert dafür **fünf Faktoren** (Baltes 2001: 26 ff.).:

- **Das Älterwerden der Bevölkerung und das unfertige vierte Lebensalter:** Hochaltrige leiden unter dem Verlust von Fähigkeiten, die durch Lernprozesse (z. B. Bedienung eines Hilfsmittels) teilweise kompensiert werden können.
- **Schneller gesellschaftlicher Wandel:** Die Schnelligkeit, das Ausmaß und die Unvorhersagbarkeit von gesellschaftlichen Wandlungsprozessen (z. B. die Halbwertszeit von beruflichen Qualifikationen).
- **Ausdifferenzierung des Lebenslaufs:** Die Anforderung, sich zu entwickeln und immer weiter etwas aus dem eigenen Leben zu machen.
- **Säkularisierung des Lebens:** Die Verweltlichung bringt Menschen dazu, dass sie jegliches Entwicklungspotenzial im Diesseits sehen.
- **Globalisierung:** Der globale Wettbewerb ist Chance und gleichzeitig eine Bedrohung des Selbstwertgefühls und der persönlichen Sicherheit.

Flexibilität, positive Selbstwirksamkeit und das Gefühl persönlicher Handhabbarkeit helfen, diese lebenslangen Bildungsprozesse so situationsangemessen und wirksam wie möglich zu gestalten, während der Nicht-Gebrauch von Fähigkeiten *(Disuse-Hypothese)* diese verkümmern lässt.

Erläuterungen zum Fallbeispiel

„Was bedeutet lebenslanges Lernen für mich?"

Die Lernbiografie ist ein Ausschnitt aus dem lebenslangen Lernprozess, der überwiegend intentionales Lernen beinhaltet. Diese Biografie zeigt einerseits die Individualität des Lernwegs durch die Zeit, andererseits beeinflussen vorausgegangene Erfahrungen mit dem Lernen tatsächlich das weitere Lernen und die Bereitschaft sich in neue Lernkontexte zu begeben.

9.4 Lernorte

Lernorte sind ein Ausdruck institutioneller Lernanlässe. Das institutionelle Lernen und damit das Bildungssystem folgt in Deutschland einer idealtypischen Ordnung von fünf großen Bildungsbereichen (▸ Tab. 9.1):

Somit sind Schulen nur ein Teil möglicher Lernorte (▸ Abb. 9.3). Lernorte prägen die Lebenswelt von Menschen, da Lernen immer eine kreative Balance zwischen Bewahrung und Veränderung darstellt.

Tab. 9.1 Bildungsbereiche in Deutschland

Bildungsbereich	Erläuterung
Elementarbereich	z. B. Kinderkrippe, Kindergarten oder Kindertagespflege
Primarbereich	Grundschule mit den Klassenstufen eins bis vier
Sekundarbereich I	z. B. Hauptschule, Realschule oder Gymnasium
Sekundarbereich II	z. B. allgemeinbildende und berufliche Vollzeitschulen, Berufsausbildung im dualen System
Tertiärbereich	z. B. Universitäten, Fachhochschulen

Merke

Lernformen

An den verschiedenen Lernorten finden unterschiedliche **Lernformen** statt:

- **Formales Lernen:** Lernen im Rahmen einer Ausbildung, eines Studiums oder einer beruflichen Weiterbildung. Ausgerichtet auf den Erwerb eines Abschlusses oder eines Zertifikats.
- **Non-formales Lernen:** systematisches Lernen ohne Abschluss oder Zertifikat, z. B. eine Brandschutzunterweisung.
- **Informelles Lernen:** Lernen im Alltag, beim Arbeiten, in der der Freizeit. Kann zielgerichtet sein, führt aber nicht zu einem Abschluss.

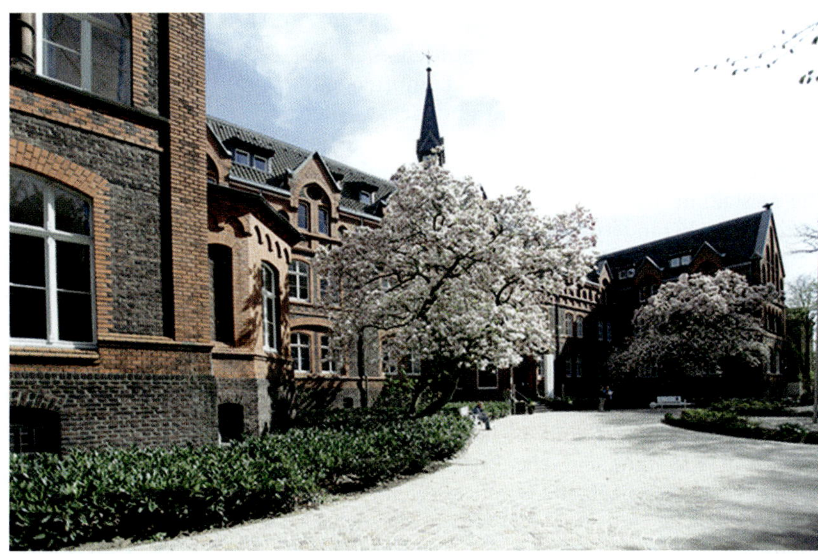

Abb. 9.3 Schulen sind nur eine der möglichen Lernorte (hier: Kaiserswerth) [K312]

9.5 Informationstechnologie

Definition

Informationstechnologie

Alle technischen Ressourcen, die der Generierung, Speicherung, Archivierung und Verwendung digitaler Informationen dienen. Im weiteren Sinn gehört auch die Übertragung der Informationen mittels Kommunikationstechnologie dazu. (Kemper 2020).

Informationstechnologie vereint durch seine Möglichkeiten die Ressourcen für digitales Lernen. Vor allem der universelle Zugriff auf Daten in Echtzeit (▸ Abb. 9.4) erleichtert Wissensspeicherung, die Zugänglichkeit von Wissen und die Wissenskommunikation.

So sehr Informationstechnologien Lernen durch Einsatz multimedialer Elemente wie Animationen oder gesprochene Sprache unterstützen können, muss das Design des Lernangebots an die Empfänger angepasst werden. Die **Cognitive Theory of Multimedia Learning** *(CTML)* beschreibt die mentale Verarbeitung von multimedialen Lerninhalten. Nach dieser Theorie werden diese Inhalte in getrennten Systemen des Arbeitsgedächtnisses bildhaft und verbal verarbeitet und mit dem Vorwissen kombiniert. Die Gestaltung multimedialer Elemente berücksichtigt, dass diese Systeme beim Menschen begrenzt sind. Allerdings sind solche Lernangebote je nach Alter und lebensweltlicher Erfahrung sehr gut einsatzbar und helfen den Menschen bei der Verarbeitung der Inhalte.

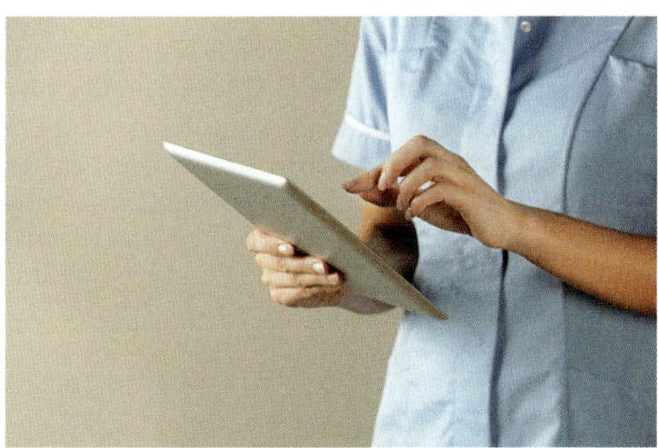

Abb. 9.4 Moderne Informationstechnologien ermöglichen den universellen Zugriff auf Daten in Echtzeit [J787]

Vorsicht

Unkritische Mediatisierung

Die unkritische Mediatisierung ist nicht lernförderlich, denn sie führt gemäß der **Cognitive Load Theory** (Chandler und Sweller 1991) zu einer kognitiven Belastung und Überlastung beim Lernen.

Lebensweltbezug

Lernen ist allgegenwärtig und prägt Menschen ihr Leben lang. Es findet in spezifischen Lernorten und zu bestimmten Anlässen geplant und zielgerichtet statt, gleichzeitig sind etwa 70 % aller Lernvorgänge informell (Cross 2006). Lernvorgänge beeinflussen die Gestaltung der individuellen Lebenswelt und fördern ihre Veränderung. Menschen bleiben durch Lernen flexibel und passen sich ihrer Umgebung an. Gleichzeitig finden sie ein neues Verhältnis zu der sie umgebenden Umwelt und ziehen aus dieser Balance Kraft und Identität.

Pflegefachpersonen sind sich bewusst, dass Lernen zum Leben gehört und dass Lernvorgänge im pflegerischen Kontext und in jedem Lebensalter genutzt werden können. Die Patientenedukation stellt beispielsweise neben der informierten Einwilligung einen bedeutenden Baustein in der Schaffung und Förderung von Autonomie dar. Darüber hinaus ist Lernen ein elementarer Bestandteil der gesellschaftlichen Teilhabe. Wenn Lernen institutionell beeinträchtigt wird, wird die Unversehrtheit der Betroffenen geschädigt. Auch Menschen mit Demenz sind in weiten Teilen noch lernfähig, hier verschiebt sich ggf. die Ebene, auf der das Lernen stattfindet. Solche Menschen können lernen, in welchem Kontext und bei wem positive Emotionen zu finden sind. Somit trägt Lernen bis ans Lebensende zur situativen Unterstützung und zur Bewältigung von Belastungserfahrungen bei.

Wiederholungsaufgaben

- Wie wird Lernen definiert?
- Wie funktioniert Lernen am Modell?
- Welche drei Faktoren beeinflussen gemäß der sozial-kognitiven Theorie das Lernen von Verhaltensweisen?
- Warum ist lebenslanges Lernen mit der Annahme von einem zeitlebens unfertigen Menschen verbunden?
- Was bedeutet Tertiärbereich im System der Bildungsbereiche Deutschlands?
- Was besagt die Cognitive Theory of Multimedia Learning?

LITERATUR

Arnold R, Nolda S, Nuissl E. Wörterbuch Erwachsenenbildung. 2.A. Bad Heilbrunn: Klinkhardt; 2010.

Baltes PB. Das Zeitalter des permanent unfertigen Menschen: Lebenslanges Lernen nonstop? Politik und Zeitgeschichte (APuZ) B36/2001: 24–32.1.

Baltes PB, Lindenberger U, Staudinger UM. Life span theory in developmental psychology. In: Damon W, Lerner RM. (eds.). Handbook of child psychology: Theoretical models of human development. Hoboken, NJ: Wiley; 2007. S. 569–664.

Chandler P, Sweller J. Cognitive load theory and the format of instruction. Cogn Instr. 1991; 8(4): 293–332.

Cross J. Informal learning. Rediscovering the natural pathways that inspire innovation and performance. Hersbruck: Pfeiffer; 2006.

Kemper HG. Stichwort Informationstechnologie. Revision vom 09.04.2020. Aus: https://www.gabler-banklexikon.de/definition/informationstechnologie-it-58827 (letzter Zugriff: 31.03.2022)

Krüger HH, Helsper W. Einführung in Grundbegriffe und Grundfragen der Erziehungswissenschaft. 9.A. Opladen: Budrich; 2012.

Seibt AC. Erklärungs- und Veränderungsmodelle I: Einstellungs- und Verhaltensänderungen. In: Bundeszentrale für gesundheitliche Aufklärung (BZgA) (Hrsg.) Leitbegriffe der Gesundheitsförderung und Prävention. Glossar zu Konzepten, Strategien und Methoden. Köln: BZgA; 2018. S. 74–86. DOI: https://doi.org/10.17623/BZGA:224-E-Book-2018.

SMK Sächsisches Staatsministerium für Kultus (Hrsg.). Lehrplan Berufsfachschule Pflegefachfrau/Pflegefachmann. Dresden: SMK; 2020.

10 Kultur

Überblick

In diesem Kapitel werden die für Pflegeausbildung und -studium relevanten Inhalte zu den Themen **Kultur** (▸ Kap. 10), kulturelle Dimensionen (▸ Kap. 10.1), Kultursensibilität (▸ Kap. 9.2) und Rituale (▸ Kap. 10.3) gegeben. Die entsprechenden Stichwörter stehen im engen Zusammenhang mit der Lebenswelt eines Menschen und bedingen pflegerische Interventionen.

Definition

Kultur

Teil der vom Menschen gemachten Umwelt (im Kontrast zur Natur; Oerter und Montada 2008).

Insgesamt gibt es keine einheitliche Definition von **Kultur.** Die Gegenüberstellung zur Natur grenzt diese grob ab. Kultur bezeichnet somit die Gesamtheit der geistigen, künstlerischen, gestaltenden Leistungen und der Formen des Zusammenlebens einer Gemeinschaft. Beispiele sind Baukunst, bildende Kunst und Literatur, darüber hinaus auch Sprache, Gestik, Mimik, Werte, Normen, Traditionen und Verhaltensregeln. Kultur bietet Orientierung und Einbettung in einen größeren Zusammenhang und beeinflusst Wahrnehmung, Denken, Werten und das Handeln von Menschen. Wer in derselben Kultur lebt, sieht, erlebt und gestaltet die Welt in ähnlicher Weise. So werden in einer Kultur häufig ähnliche Feste und Bräuche als kultureller Grundbestandteil gefeiert bzw. gepflegt (▸ Abb. 10.1). Menschen wachsen in dreifacher Weise in eine Kultur hinein, durch:

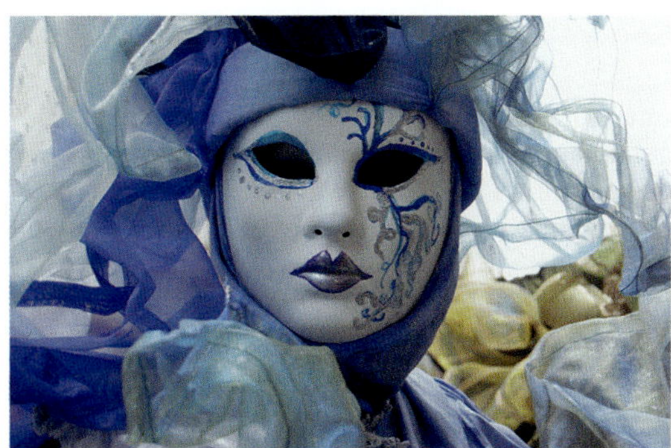

Abb. 10.1 Feste und Bräuche sind häufig Bestandteile von Kulturen [J787]

- **vertikale Enkulturation** (von den Eltern auf die Kinder),
- **diagonale Enkulturation** (durch andere Erwachsene, z. B. Lehrende) und
- **horizontale Enkulturation** (durch Gleichaltrige, z. B. Peer-Groups).

10.1 Dimensionen der Kultur

Die **Dimensionen der Kultur** sind ausgesprochen vielfältig. Kultur zeigt sich unter anderem in folgenden Aspekten (▸ Tab. 10.1):

Merke

Unterschiedliche Ausprägungen von Kultur

Im Kontakt mit anderen Menschen begegnen sich immer unterschiedliche kulturelle Ausprägungen, da die Enkulturation nie völlig gleich abläuft. Pflegefachpersonen können diese Begegnungen zur Bereicherung des eigenen Horizontes nutzen und begegnen ihrem Gegenüber mit Respekt und Achtung.

Lebensweltbezug

Lebenswelt und Kultur bedingen sich wie die zwei Seiten einer Medaille. Die Lebenswert eines Menschen ist eingebettet in die jeweiligen kulturellen Umgebungsfaktoren. Damit realisiert sich das individuelle Leben in der Balance zwischen den kulturellen Einflüssen und der subjektiven Sicht auf die Dinge. Die Bezüge für Pflegefachkräfte sind so bedeutend, dass die Kultursensibilität und der Ansatz der Transkulturalität wesentliche Konzepte in der Pflege darstellen. Mit diesen Ansätzen kann Pflege individuell und lebensweltlich orientiert werden, insbesondere bei Menschen mit Migrationshintergrund.

Tab. 10.1 Dimensionen von Kultur und Beispiele	
Kulturdimensionen	**Beispiele**
Religion, Glaubensvorstellungen	Überzeugungen einer höheren Macht, die die Welt erschafft hat, das Leben ordnet, die Menschen erlöst, niemanden allein lässt, z. B. der christliche Gottesglaube
Sprache (verbal, nonverbal, paraverbal)	Die Muttersprache einer Gruppe, Dialekte, spezielle Ausdrücke einer Generation, Ausdrücke, die durch bestimmte Ereignisse eine besondere Bedeutung gewonnen haben, z. B. 7-Tages-Inzidenz
Gestik, Mimik	Die Bereitschaft, das gesprochene Wort durch nonverbale Aktionen zu unterstreichen, z. B. die Äußerung von Schmerzen durch heftiges Grimassieren
Werte, Normen, Moral, Verhaltensregeln	Moralische Überzeugungen, Wissen von Richtig und Falsch, Beachtung und Missachtung von Regeln, z. B. die Regel „du sollst nicht töten"
Vorstellungen, Verhaltensmuster	Überzeugungen, eingeübte Verhaltensweisen, unbewusste Handlungs- und Denkschemata, z. B. das Händewaschen nach dem Toilettengang
Geschichte	Verständnis von historischen Bezügen, Interpretation von Geschichte, Leugnung von geschichtlichen Tatsachen, z. B. Anerkennung des Nationalsozialismus in der deutschen Geschichte
Individuelles und kollektives Wissen	Wissenserwerb, Wissenssicherung, Wissensspeicher, Weitergabe von Wissen, Wissensmanagement, z. B. Gestaltung Bearbeitung von Wikipedia
Traditionen, Gebräuche, Rituale	Wichtige Verhaltensweisen für Einzelne oder Gruppen, z. B. das Aufstellen eines Weihnachtsbaums
Märchen, Mythen	Trivial anmutende Geschichten mit tieferer Bedeutung für die kulturelle Identität, z. B. die Märchen der Gebrüder Grimm oder Schöpfungsmythen
Materielle Produkte wie Kleidung, Nahrung, Werkzeuge	Mode, Nahrungszubereitung, Tischsitten, Konstruktion von Instrumenten, Werkzeugen und Maschinen, z. B. Haute Cuisine oder Atomkraftwerke
Wohnen	Wohnverhältnisse, Wohngestaltung, Wohnumfeld, Obdachlosigkeit, künstlerische Gestaltung am Bau, z. B. Messies
Bildende und darstellende Kunst, Musik, Medien	Kunst als Teil des Lebens, Zugänglichkeit von Kunst, Verbreitungswege von Kunst, alltägliche Medien, Medienkonsum wie Fernsehen
Heilkunst, Pflege	Medizin, Gesundheits- und Krankheitsverständnis, Interpretation von Krankheitsgeschehen, Verständnis von Sorge, Selbstpflege und pflegerischer Unterstützung. Pflegebedürftigkeit und Pflegebedarf
Umgang der Generationen miteinander	Generationenverständnis, Solidarität zwischen den Generationen, Ehrfurcht vor dem Alter, Generationenkonflikte
Selbstverständnis, Selbstbewusstsein, Identität	Die Überzeugung zu einer bestimmten Gruppe dazuzugehören und sich dadurch auch abgrenzen zu können

10.2 Kultursensibilität

10.2.1 Migration

In Deutschland leben derzeit knapp 20 Millionen Menschen mit einem Migrationshintergrund im eigentlichen Sinn (Statistisches Bundesamt 2022: 31). Menschen mit Migrationshintergrund verlassen aus unterschiedlichen Gründen z. B. durch Kriege, Naturkatastrophen, Vertreibungen, Verfolgungen, Armut oder der Hoffnung auf ein besseres Leben ihre Heimat und machen sich auf den Weg, um sich an einem anderen Ort ein neues Leben aufzubauen. Migration gibt es seit Anbeginn der Menschheit. Die damit verbundenen Erfahrungen des Fremden und des Fremdseins sind Bestandteil des Lebens. Mit der Migration stellen sich umfangreiche **Anforderungen,** indem

- **Anpassung an die neuen Lebensumstände** geleistet werden müssen (z. B. Beachtung von neuen Regeln und Gepflogenheiten),
- **neue Inhalte** gelernt werden müssen (z. B. eine neue Sprache) und

- mit **Gefühlen der Fremdheit,** möglicherweise der Ablehnung, umgegangen werden muss.

10.2.2 Transkulturelle Kompetenzen

Der kompetente Umgang mit Menschen anderer Kulturen ist nicht selbstverständlich. Im Kontakt mit Menschen mit Migrationshintergrund zeigen sich häufig **unbewusst gebildete, unangemessene Mechanismen** (IDA 2022):

- **Kulturalisierung:** Menschen nehmen häufig als Erklärung für das Verhalten und für Handlungen, die sie nicht unmittelbar verstehen, die Kultur, aus der Menschen mit einem Migrationshintergrund stammen. Menschen mit einem Migrationshintergrund werden auf ihre Kultur reduziert ohne aber die Vielfältigkeit und Unterschiede, die es auch in ihrer Kultur gibt, wahrzunehmen. Selbst Konflikte werden häufig unreflektiert auf die kulturelle Differenz zurückgeführt.
- **Othering:** Mit der Wahrnehmung der kulturellen Differenz wird eine Spaltung in „Zugehörige" („Wir") und „Nicht-Zugehörige" (die „Anderen") vorgenommen. Dabei werden Vorurteile verfestigt und zugeschrieben und darüber hinaus von den eigenen Merkmalen abweichende Merkmale der Anderen einseitig betont.
- **Stereotypisierung:** Vor allem wenn Bevölkerungsgruppen nicht bekannt sind, treten an die Stelle von Offenheit und Neugier vereinfachende und verallgemeinernde Vorstellungen über diese Gruppe. Die Verwendung von Stereotypen verstärkt die Distanz, ermöglicht die vereinfachte und fokussierte Wahrnehmung auf die Stereotypen bestätigenden Eigenschaften und verhindert auf diesem Weg eine korrigierende Wahrnehmung. Letzten Endes weist also der Gebrauch von Stereotypen auf eine Schwäche der eigenen Persönlichkeit hin.

Transkulturelle Kompetenzen sind Fähigkeiten die individuelle Lebenswelt in unterschiedliche Situationen zu erfassen, zu verstehen und entsprechende Handlungen abzuleiten. Für die transkulturellen Kompetenzen werden exemplarisch zwei Modelle (▶ Tab. 10.2) vorgestellt:

Tab. 10.2 Transkulturelle Kompetenzmodelle

Modell	Erläuterung
Transkulturelles Kompetenzprofil nach *Ewald Kiel*	Transkulturelle Kompetenzen beinhalten hauptsächlich in der Bereitschaft und Offenheit zur Kommunikation und Interaktion. Das Kompetenzprofil gliedert sich in vier Kompetenzen: • Selbstkompetenz: Diese Kompetenz umfasst die reflektierte Einstellung gegenüber der eigenen kulturellen Prägung. Daraus resultiert ein Bewusstsein für eigene Werte und Normen sowie für das eigene Verhältnis gegenüber Fremdheit. • Sozialkompetenz umfasst die Fähigkeit, „mit Stress umgehen zu können, Konflikte in Interaktion und Kommunikation kulturadäquat austragen zu können, und vor allem auch die Fähigkeit, Empathie für das fremdkulturelle Individuum zu entwickeln" *(Bose und Terpstra 2012: 16).* • Sachkompetenz beinhaltet umfangreiches Wissen Hintergrundwissen über fremde und eigene kulturell bedingte Werte, Einstellungen und Religionen. • Handlungskompetenz zeigt sich in der „Fähigkeit zur Differenzierung zwischen kulturell-, sozial- und persönlichkeitsbedingten Kommunikations- und Verhaltensweisen der Menschen" (Bose und Terpstra 2012: 17) sowie in umfangreichen Kenntnissen, u. a. Fremdsprachenkenntnissen.
Konzept transkultureller Kompetenz von *Dagmar Domenig*	Transkulturelle Kompetenz fokussiert die Kommunikation und Interaktion zwischen Pflegefachpersonen und Menschen mit Migrationshintergrund. Die Kultur selbst steht nicht im Mittelpunkt, da davon ausgegangen werden kann, dass Pflegefachpersonen sowieso situationskompetent handeln. Bei der transkulturell geprägten Interaktion kommt es zu einem Kontakt von individuellen Lebenswelten und Lebenserfahrungen. Die Fähigkeit zur Interaktion gründet sich auf drei grundlegende Fähigkeiten: • **Selbstreflexion** (Beschäftigung mit der eigenen Lebenswelt), • **Hintergrundwissen und Erfahrung** (Erweitern der eigenen Kenntnisse und Fähigkeiten in Bezug auf Kulturen und deren Kontexten) sowie • **narrative Empathie** (Fähigkeit zur Zuwendung mittels narrativer Techniken wie aktives Zuhören oder behutsames Interpretieren). Domenig fasst transkulturelle Kompetenz zusammen als die „Fähigkeit, individuelle Lebenswelten in der besonderen Situation und in unterschiedlichen Kontexten zu erfassen, zu verstehen und entsprechende, angepasste Handlungsweisen daraus abzuleiten" *(Domenig 2007: 187).*

Ziele einer transkulturell kompetenten Haltung (Saladin 2009):
- Wahrung von Respekt und der Menschenwürde,
- Ermöglichen von Chancengleichheit,
- Nichtdiskriminierung sowie
- Dialog und Verständigung.

Kritischer Blick

Kultur als Abgrenzungsbegriff

Der Blick auf Kultur und die Sensibilisierung für kulturelle Aspekte in der Pflege bringt einige wesentliche Risiken mit sich. *Charlotte Uzarewicz* hat darauf hingewiesen, dass Kultur als Abgrenzungsbegriff verwendet wird, wenn es um ausländische Menschen geht (Uzarewicz 2002). Sie stellt sich angesichts der Forderung nach Transkulturalität in der Pflege (► Kap. 17.9) folgende berechtigte Fragen:
- „Warum wird Kultur meist nur im Zusammenhang mit anderen Ethnien und Nationen bzw. Nationalstaaten thematisiert?
- Spielt der Faktor Kultur für uns selbst, für die sogenannten Einheimischen in pflegerischen Interaktionen keine Rolle?
- Gibt es einen Zusammenhang zwischen Nationalstaat und Kultur und wie soll dieser aussehen?
- Was wird mit dem Terminus 'die türkische Kultur' bezeichnet, wenn er auf konkrete Menschen angewendet wird? Welche stereotypen Vorstellungen verbergen sich dahinter?
- Was ist eigentlich Kultur und welche Bedeutung hat dieser Parameter im pflegerischen Handeln?" *(Uzarewicz 2002: 3)*

Lebensweltbezug

Kultur ist der Teil der eigens geschaffenen Um- und Lebenswelt. Sie wird permanent von Menschen gestaltet und formt gleichzeitig die in ihr lebenden Menschen. Enkulturation ist ein Teil der Sozialisation und der Identitätsbildung. Menschen benötigen kulturell generierte Fähigkeiten zur Orientierung in der eigenen Umwelt sowie zur Stabilisierung der eigenen Persönlichkeit. Im Übergang in eine andere Kultur wird deutlich, wie prägend Kultur mit ihren Subsystemen auf die Lebenswelt einwirkt. So unterscheiden sich beispielsweise die hygienischen Gewohnheiten nach dem Toilettengang der westlichen Kultur elementar von denen der afrikanischen oder asiatischen Kulturen.

Die Kunst für transkulturell kompetente Pflegefachpersonen besteht darin, dass sie ihre eigene Lebenswelt und ihre persönlichen Lebenserfahrungen reflektieren. Sie überprüfen ihre Einstellungen gegenüber Fremdheit und Anderssein, versuchen den eigenen Vorurteilen und Stereotypen in ihnen selbst nachzuspüren. Dabei richten sie ihren Blick auf die Menschen mit Migrationshintergrund als individuelle Personen in ihrem spezifischen Umfeld und nicht als Fremde aus fremden Kulturen. Sie interagieren mit diesen Menschen unter der Maßgabe von Neugier, Offenheit und dem Wissen, dass sie, außer im eigenen Heimatland, immer selbst die Fremden sind. Dieser Respekt macht lebensweltlich orientierte Pflege aus, erstreckt sich aber im Grunde auf jegliche pflegerische Haltung. Der Automatismus, dass das Konzept der Kultursensibilität auf die pflegerische Grundhaltung gegenüber Menschen mit Migrationshintergrund oder Menschen anderen Glaubens verengt wird, geschieht fast unbemerkt und entspricht einer feinen Form der Stereotypisierung.

10.3 Rituale

Definition

Ritual

Nach vorgegebenen Regeln ablaufende Handlung, meist formell und oft feierlich-festlich geprägt mit Symbolgehalt, häufig begleitet von festgelegten Wortformeln und Gesten. Rituale können religiöser oder weltlicher Art sein (Stangl 2022).

Rituale sind mehr als Gewohnheiten. Sie haben für Menschen oder Gruppen von Menschen eine besondere Bedeutung und weisen damit über die eigentliche Handlung hinaus. So kann ein kompliziertes Begrüßungsritual zwischen Jugendlichen zwar einmal vereinbart worden sein, die Handlung selbst hat möglicherweise keinen konkreten Sinn, doch hinter dem Begrüßungsritual steht die Bekräftigung des Zueinandergehörens und die Abgrenzung von den anderen. Damit ist die Handlung von einem praktischen Sinn losgelöst, an seine Stelle tritt der Symbolgehalt des Rituals.

Gewohnheiten sind dagegen Verhaltensmuster, für die sich Menschen einmal entschieden haben und die sie in einem stabilen Kontext (ohne Einfluss von Stress oder Gefahr) ausüben. Damit müssen sie nicht mehr über diese Verhaltensweisen nachdenken und auch keine Alternativen entscheiden. Das Muster, wie ein Mensch die Zähne putzt oder mit welchem Bein er zuerst eine Hose anzieht, ist einmal entschieden worden und wird zwecks Vereinfachung beibehalten. Das Gehirn bewertet allerdings die Gewohnheiten von sich aus nicht. Mit der Vereinfachung verfestigen sich Verhaltensmuster und lassen sich nur schwer wieder ändern. Gewohnheiten bestimmen weite Teile unseres Alltags, entlasten aber das Gehirn, das seine Energie für wichtigere Prozesse verwenden kann.

10.3.1 Einteilung

Eine **Einteilung der Rituale** hat *Barbara Stollberg-Rilinger* vorgenommen (Stollberg-Rilinger 2019):
- alltägliche Interaktionsrituale,
- Rituale des Lebenszyklus,
- Rituale des Jahreszyklus – Rituale der kollektiven Erinnerung,
- Rituale des Opfers und der Gabe,
- Rituale der Herrschaft,
  - Rituale der Monarchie,
  - Rituale der Stadtkommune,
  - Rituale des modernen Staates,
- Rituale der Begegnung und Konfliktbeilegung,
- Rituale des Rechts, des Gerichts und der Strafe und
- Rituale der Umkehrung und der Rebellion.

Aus der Vielfalt von Ritualen lassen sich exemplarisch unterschiedliche **Funktionen** ableiten:
- **Gestaltung von Übergängen,** z. B. Richtfest, Geburt, Einschulung, Abschlussfeier, Taufe, Konfirmation, Hochzeit,
- **Strukturierung und Personalisierung des Alltags,** z. B. Tischsitten, Zigarette danach, Duftkerze zum Vollbad,
- **Erfüllung gesellschaftlicher und kultureller Funktionen,** z. B. Hochzeit, Anstoßen vor dem Trinken, Begrüßungsrituale,
- **Aktualisierung des religiösen Lebens,** z. B. Taufe, Konfirmation, kirchliche Hochzeit, Tischgebet (► Abb. 10.2), Feste im Kirchenjahr/Jahreslauf, Gebet jeden Tag,
- **Ermöglichung von Identifikation und starken emotionalen Erlebnissen,** z. B. auf der Fantribüne im Fußballstadion, bei sich abgrenzenden Motorradgangs, bei morgendlichen Begrüßungsritual im Kindergarten.

Fallbeispiel

„Soll ich mit meinen Bewohnern zusammen beten?"

Die Auszubildende Susanne Fischer ist von der Bewohnerin Frau Huber gefragt worden, ob sie abends mit ihr zusammen ein Abendgebet sprechen würde. Susanne ist überhaupt nicht gläubig und stolz darauf, dass sie nicht in der Kirche ist. Der ganze Quatsch mit Gottesdienst und veralteten Vorgaben ist nichts für sie. Daher kann sie zwar verstehen, dass das Abendgebet für Frau Huber eine Bedeutung hat, aber sie will dabei nicht mitmachen. Ihre Freundin Karla Stein bestärkt sie in ihrer Haltung und meint: „Stell dir vor, eine muslimische Bewohnerin hätte gefragt, ob du mit ihr beten würdest. Das würde ja gar keinen Sinn machen." Auf der anderen Seite steht allerdings die Orientierung an den Bedürfnissen der ihnen anvertrauten Menschen. „Wenn ich einfach so mitmache, ohne dass ich daran glaube, dann freut sich Frau Huber und mir macht es nicht so viel aus ...".
Was denken Sie? Würden Sie mit Bewohnern beten, ohne selbst gläubig zu sein?

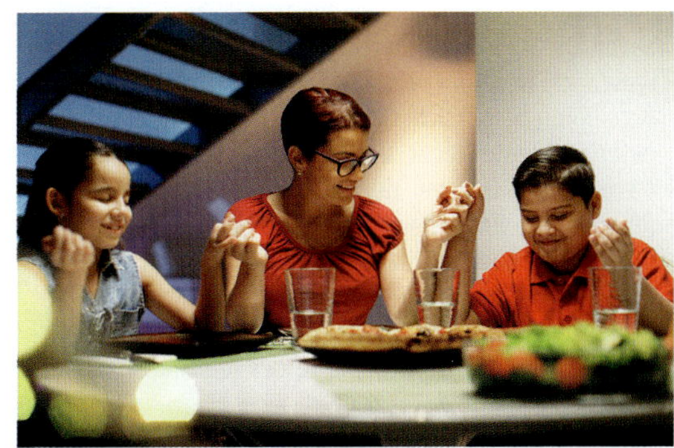

Abb. 10.2 Rituale wie ein Tischgebet sind Ausdruck einer religiösen Lebensgestaltung [F654-002)

10.3.2 Eigenschaften

Die Ritualwelt ist zwar von jeweils eigener Art, Rituale weisen dennoch **Eigenschaften** auf, die sich generell finden lassen:
- Rituale weisen über sich und den Alltag hinaus (Transzendenz), z. B. die Opfergabe im Tempel ist kein einfaches Geschenk, sondern wird verwandelt.
- Sie müssen erkennbar sein, z. B. ein Kniefall in der Kirche.

- Sind überwiegend mit dem Körper verbunden, z. B. das Hinzufügen ritueller Wunden.
- Sind dynamisch veränderbar, z. B. Begrüßungsrituale.
- Haben einen individuellen und/oder kollektiven Charakter, z. B. kann Weihnachten hochindividuell gefeiert werden und hat dennoch einen überindividuellen Ursprung.
- Sind kulturspezifisch und daher möglicherweise nicht einfach zu entschlüsseln, z. B. Initiationsriten bei afrikanischen Stämmen.
- Wirken bildhaft oder emotional, nicht rational, z. B. das Tragen der gleichen Fankleidung mit Schal bei einem Fußballspiel.
- Können einander ablösen oder neu definiert werden, z. B. durch Ritualdesigner oder bei dem Phänomen Halloween.

Erläuterungen zum Fallbeispiel

„Soll ich mit meinen Bewohnern zusammen beten?"

Bei den religiösen Praktiken wie Beten oder der Besuch eines Gottesdienstes stehen die Bedürfnisse der zu Pflegenden den Pflegefachpersonen gegenüber. Die pflegerische Beziehung ist soweit wie möglich symmetrisch, was auch bedeutet, dass die Bedürfnisse von beiden Beteiligten berücksichtigt werden. Transkulturelle Kompetenz bedeutet nicht, dass man sich selbst nicht treu bleiben darf und bei den kulturellen oder religiösen Ritualen der Pflegebedürftigen mitmachen muss. Vielmehr ist die kompetente Haltung geprägt von

- Respekt gegenüber den Bedürfnissen der pflegebedürftigen Person,
- Verständnis für die Bedeutung des jeweiligen Rituals für die Person und
- dem Bestreben, das entsprechende Ritual zu ermöglichen.

Das bedeutet auch möglicherweise, dass ein Ersatzritual oder andere Menschen gefunden werden müssen, die das Ritual mit der Bewohnerin ausüben.

10.3.3 Einflussfaktoren

Besonders in Einrichtungen des Gesundheitswesens spielen unterschiedliche Einflussfaktoren auf die Ausübung von Ritualen eine Rolle. Den hemmenden **Faktoren** werden in der Tabelle Maßnahmen zur Förderung gegenübergestellt (► Tab. 10.3).

Tab. 10.3 Einflussfaktoren auf die Ausübung von Ritualen

Einflussfaktor	Förderliche Maßnahmen
Einstellungen der Pflegefachpersonen, die die Bedeutung der Rituale nicht erkennen	Trainingsmaßnahmen zur Sensibilisierung für kultur- und ritualspezifische Anliegen
Zeit und Arbeitsorganisation, die den körperbezogenen und zeitoptimierten Arbeiten am Pflegebedürftigen Priorität einräumt	Individuelle Zeiträume im Tag einplanen, die für die Ausübung von Ritualen freigehalten werden
Räumliche Begrenzung, z. B. Doppelzimmer, kein Raum für Gebete	Sichtschutz aufstellen, Raum der Stille oder multikonfessioneller Gebetsraum anbieten, Raum für private Dinge im Zimmer freihalten (z. B. Bilder, Kreuz)
Faktoren, die im Pflegebedürftigen bedingt sind, z. B. darf kein Vollbad genießen, weil der körperliche Zustand es nicht zulässt	Ersatzrituale oder Ritualvarianten anbieten, z. B. als Ritual gestaltete Waschung
Interne Regelungen, z. B. Besuchszeiten oder Besuchsbegrenzungen	Flexibilisierung der Besuchszeiten, Besucherraum bereitstellen, alternative Kontaktmöglichkeiten bieten
Sicherheitsvorschriften, z. B. Brandschutz	Alternative LED-Kerzen statt konventioneller Kerzen anbieten

Merke

Wirkmacht von Ritualen

Auch heutzutage sind Rituale allgegenwärtig und ungemein wirkmächtig. Dies zeigte sich eindrucksvoll am 20.01.2009, als Barack Obama seinen Amtseid als amerikanischer Präsident ablegte. Der Eidestext unterschied sich nun geringfügig vom vorgesehenen Text, was eine Diskussion in der amerikanischen Öffentlichkeit auslöste, ob Obama wirklich Präsident sei. Erst als das Ritual am nächsten Tag fehlerfrei wiederholt wurde, war Obama ohne Zweifel der neue amerikanische Präsident (Stollberg-Rilinger 2019).

Vorsicht

Pflegerituale

Seit langem ist das Phänomen der **Pflegerituale** bekannt. Unter diesem Begriff werden nicht hinterfragte, überlieferte pflegerische Routinen und Praktiken verstanden, die sich einer Begründung aus Fakten und wissenschaftlichen Erkenntnissen entziehen. Handlungen, die durchgeführt werden, weil man es immer schon so gemacht hat, sind grundsätzlich in der Nähe von Pflegeritualen zu sehen. Pflegerituale sind nicht auf das Individuum abgestimmt, sondern verhindern zum Teil sogar angemessene und menschenorientierte Pflege. Beispiele sind der routinemäßige tägliche Wechsel der Bettwäsche, die Vitalzeichenkontrolle am frühesten Morgen oder das Waschen mit Waschlotion ohne Nachwaschen.
Solche Pflegerituale sind nicht nur zum Teil schädlich, sie vergeuden auch Zeit und berücksichtigen nicht die Individualität des Pflegebedürftigen.

Lebensweltbezug

Zweifellos spiegelt sich in Ritualen die individuelle Lebenswelt der Menschen wider. Auch in einer Zeit, in der Rituale scheinbar weniger und weniger bedeutsam werden, lassen sich bei genauerem Hinsehen Rituale finden, die den Menschen unverwechselbar machen. Da Rituale eine besondere Bedeutung haben, sind sie nicht einfach auswechselbar, sondern dienen der Stabilisierung, der Orientierung, der sozialen Einbindung und Strukturierung des Alltags wie auch der individuellen Gestaltung des eigenen Lebensumfelds.
Pflegerituale hingegen generalisieren die Pflege und schränken daher die lebensweltliche Sicht des Pflegebedürftigen ein.

Reflexion

- Das Konzept transkultureller Kompetenz von Domenig spricht von „narrativer Empathie“. Was ist damit gemeint?
- Welche Faktoren wirken auf die Ausübung von Ritualen in Einrichtungen des Gesundheitswesens ein?
- Erläutern Sie die Bedeutung der Pflegerituale für die Pflege, die Lebenswelt und für Ihren eigenen Pflegealltag.

Wiederholungsaufgaben

- Was bedeutet Kultur und wie lautet der entsprechende Gegenbegriff?
- Welches sind Beispiele für die Kulturdimensionen Sprache, Werte und Normen?
- Welche drei Anforderungen gehen mit Migration einher?
- Wie wird ein Ritual definiert?
- Welches sind die Unterschiede zwischen einem Ritual und einer Gewohnheit?
- Welches sind Beispiele für Übergangsrituale?
- Was ist ein Ersatzritual?

LITERATUR

Bose A, Terpstra J. Muslimische Patienten pflegen. Praxisbuch für Betreuung und Kommunikation. Berlin: Springer; 2012.

Domenig D. Das Konzept der transkulturellen Kompetenz. In: Domenig D. (Hrsg.). Transkulturelle Kompetenz: Lehrbuch für Pflege-, Gesundheits- und Sozialberufe. 2.A. Bern: Huber; 2007. S. 165–190.

IDA Informationszentrum für Antirassismusarbeit. Stichworte Stereotyp; Stereotypisierung. 2022. Aus: https://www.idaev.de/recherchetools/glossar (letzter Zugriff: 31.03.2022)

Oerter R, Montada L. (Hrsg.) Entwicklungspsychologie. 6.A. Weinheim: Beltz, 2008.

Saladin P. Diversität und Chancengleichheit: Grundlagen für erfolgreiches Handeln im Mikrokosmos der Gesundheitsinstitutionen. Eine Publikation des Bundesamtes für Gesundheit BAG in Zusammenarbeit mit H+ Die Spitäler der Schweiz 3.A. Bern: BAG; 2009.

Stangl W. Stichwort: Ritual. Online Lexikon für Psychologie und Pädagogik. 2022. Aus: https://lexikon.stangl.eu/18053/ritual (letzter Zugriff: 31.03.2022)

Statistisches Bundesamt (Destatis). Bevölkerung und Erwerbstätigkeit. Bevölkerung mit Migrationshintergrund. Ergebnisse des Mikrozensus 2020. Wiesbaden: Statistisches Bundesamt; 2022.

Stollberg-Rilinger B. Rituale. 2.A. Frankfurt: Campus; 2019.

Uzarewicz C. Sensibilisierung für die Bedeutung von Kultur und Migration in der Altenpflege. Kurzbeschreibung. Aus: http://www.die-bonn.de/esprid/dokumente/doc-2002/uzarewicz02_01.pdf (letzter Zugriff: 31.03.2022)

11 Familie

Überblick

In diesem Kapitel werden die für Pflegeausbildung und -studium relevanten Dimensionen des Konzepts **Familie** nahegebracht. Der Begriff Familie wird in verschiedenen Perspektiven beleuchtet und die rechtlichen Rahmenbedingungen (► Kap. 11.1) erläutert. Die vielfältigen Aufgaben der Familie (► Kap. 11.2) sowie die Familienformen (► Kap. 11.3) heben die Pluralität innerhalb des Konzepts hervor. Da Familien als System begriffen werden können, ergeben sich durch diese Betrachtung besondere Charakteristika und Prozesse sowie die Betrachtung des Rollenerwerbs in Familien (► Kap. 11.4). Familie kann auch eine große Aufgabe bedeuten, die mit verschiedensten Belastungen (► Kap. 11.5) verbunden ist. Dies gilt insbesondere für die Pflege von Angehörigen (► Kap. 11.6), die häufig als Verpflichtung wahrgenommen ist, aber faktisch eine anspruchsvolle Belastung darstellt. Innerhalb der Familie sind die Kinder eine vulnerable Gruppe, die beeinträchtigenden Familienprozessen (► Kap. 11.7) ausgesetzt sein kann.

Definition

Familie

Intimes Beziehungssystem mit gemeinsamem Lebensvollzug (Schneewind 2008).

Familie als Konstrukt wird je nach Perspektive in unterschiedlichen **Varianten** aufgeteilt (► Tab. 11.1): Familien kennzeichnen sich durch vier zentrale **Merkmale:**

- Sie **grenzen** sich von anderen Menschen und Konstellationen ab, indem zwei oder mehr Personen einen eigenen Lebensraum mit Gewohnheiten, Regeln und wechselseitigen Beziehungen konstruieren.
- Sie bilden einen **privaten Raum** aus, in dem der Zugriff durch andere Menschen zumindest reglementiert ist und der Staat primär nicht eingreift.
- Sie sind auf einen **stabilen und dauerhaften Zustand** angelegt. Dieser ergibt sich durch die nicht veränderbare Abstammung und wird durch gemeinsame Ziele, Bezogenheit und die Gestaltung gemeinsamer Lebensbedingungen ergänzt.
- Sie bilden den Rahmen für einen **geschützten Erlebnisraum** von Nähe und Intimität auf körperlicher, geistiger und emotionaler Ebene (► Abb. 11.1).

Dabei ist gerade die Frage, was rechtlich gesehen eine Familie zur Familie macht, von bedeutender

Tab. 11.1 Varianten von Familie (Schneewind 2008)

Variante	Erläuterung
Biologische Familie	Familiäre Bindungen entstehen durch die Blutsverwandtschaft. Diese Art der Abstammung muss nicht zwangsläufig zu einer engen, funktionierenden Familienbindung führen, ist aber in der Regel der Ausgangspunkt für Familienerfahrungen.
Funktionale Familie	Familienbindungen sind durch Alltagsanforderungen charakterisiert wie gemeinsamer Haushalt, Kindererziehung, Gestaltung des Familienlebens und der Freizeit.
Rechtlich geordnete Familie	Die Familie ist grundgesetzlich geschützt (Art 6 GG). Aus der Abstammung entstehen rechtlich bedeutsame Verpflichtungen und Rechte, beispielsweise die Verpflichtung zur Kindeserziehung, Unterhalts- und Sorgerechtsregelungen sowie die gesetzliche Erbfolge.
Wahrgenommene Familie	Familienbindungen entstehen aus der subjektiven Empfindung, wer zur Familie dazugehörig ist und wer nicht dazugehört. Die wahrgenommene Familie wird auch durch das folgende Sprichwort charakterisiert: „Freunde sind die Familie, die wir uns selbst raussuchen". Auch Familien mit adoptierten Kindern stellen stabile, wahrgenommen Familien dar.
Familie mit langfristigen Verpflichtungen	Familiäre Bindungen sind mit der Erwartung einer zeitlich überdauernden Dimension verbunden, die materielle, psychologische und soziale Stabilität garantieren soll. Insbesondere für Kinder sind stabile Verhältnisse eine notwendige Voraussetzung für gelingende Entwicklung.

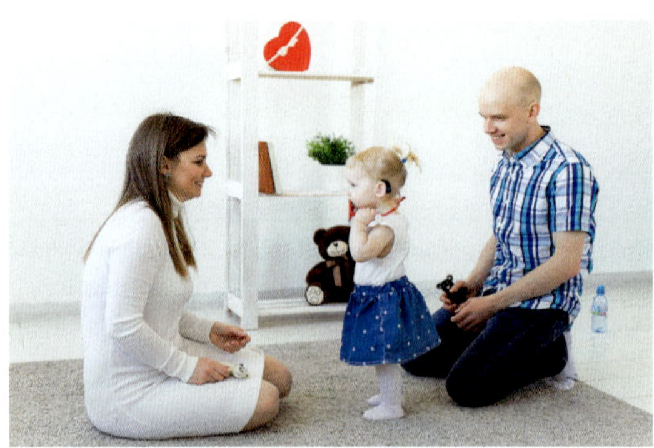

Abb. 11.1 Die Familie bietet einen Schutz- und Erfahrungsraum für Kinder [F654-002]

gesellschaftspolitischer Relevanz, da der Schutzgedanke gegenüber der Familie sehr umfassend ist und im Lauf der Zeit bedeutenden gesellschaftlichen Wandlungsprozessen unterworfen war.

Fallbeispiel

„Wir sind Familie …"

Die Eltern von Karla Stein haben deren Freundin Susanne Fischer zu einer privaten Feier eingeladen, bei der viele Familienangehörige aus ganz Deutschland angereist sind. Darüber hinaus sind auch Verwandte aus Italien nach Deutschland gekommen, die unbedingt bei dieser Feier dabei sein wollten. Die Feier findet in einem großen Gemeindezentrum statt, weil für die über 100 Gäste sonst gar kein Platz wäre. Karla wundert sich über diese große Familie, mehr noch aber staunt sie über den Familienzusammenhalt, den sie aus ihrer Familie so nicht kennt. Hier merkt man, wie alle daran interessiert sind, voneinander zu erfahren und sich auszutauschen. In ihrer Familie geht es wesentlich nüchterner zu, mit ihrem Onkel und ihrer Tante hat sie kaum Kontakt, obwohl diese kaum 50 Kilometer entfernt leben. Susanne gefällt die Wärme und die Herzlichkeit, die sie in dieser Familie spürt. Sie erfährt auf der Feier, dass sich die Familienangehörigen regelmäßig per Videochat miteinander austauschen, was problemlos über die Ländergrenzen hinweg möglich ist. Die italienische Cousine von Karla erzählt, dass sie sich auf jeden Fall um ihre Mutter kümmern würde, wenn diese pflegebedürftig werden würde. Voller Überzeugung sagt sie: „Wir sind Familie!".

Welche Erfahrungen haben Sie innerhalb Ihrer Familie gemacht? Welche Aufgaben schreiben Sie Familie zu? Würden Sie Ihre Mutter oder Ihren Vater daheim pflegen, wenn dies aufgrund Ihrer Wohnung möglich wäre?

11.1 Rechtliche Rahmenbedingungen

Familien sind in der Bundesrepublik Deutschland innerhalb **rechtlicher Rahmenbedingungen** besonders geschützt. Das Grundgesetz für die Bundesrepublik Deutschland (GG) beschreibt im Artikel 6 unterschiedliche Rechtsvorschriften.

(1) Ehe und Familie stehen unter dem besonderen Schutze der staatlichen Ordnung.

Art. 6 Abs. 1 des GG enthält ein Abwehrrecht gegenüber dem Staat, das der Familie eine weitgehende Freiheit vor staatlichen Eingriffen garantiert. So gibt es keine Vorschriften über die Wahl des Ehepartners (außer bei den Vorschriften über die Ehemündigkeit § 1303 BGB). Auch gleichgeschlechtliche Menschen können inzwischen heiraten. Die Gestaltung des Ehe- und Familienlebens kann frei vorgenommen werden, beispielsweise die Aufteilung, ob einer oder beide Partner erwerbstätig sind, ob eine Familie Kinder haben soll oder welchen Lebensstandard eine Familie anstrebt. Der besondere Schutz von Ehe und Familie wirkt gewissermaßen wie ein Diskriminierungsverbot, denn Ehe und Familie dürfen nach diesem Absatz nicht schlechter behandelt werden als andere Lebensgemeinschaften. § 6 Abs. 1 GG schützt die Ehe auch in der Weise, dass sie ein Grundrecht darstellt, das nicht einfach wieder abgeschafft werden kann. Es besteht also eine staatliche Garantie, dass es die Ehe gibt und weiterhin geben wird. Ehe und Familie sollen durch den Staat gefördert werden, was allerdings im Grundgesetz nicht präzise ausformuliert ist. Die Formen der Unterstützung von Familien sind sehr vielfältig (▸ Tab. 11.2):

(2) Pflege und Erziehung der Kinder sind das natürliche Recht der Eltern und die zuvörderst ihnen obliegende Pflicht. Über ihre Betätigung wacht die staatliche Gemeinschaft.

Das Recht der Eltern, die Kindererziehung frei zu gestalten ist, im GG Art. 6 Abs. 2 festgelegt. Dieses Recht wird aber gleichzeitig als Pflicht formuliert, weil das Wohl des Kindes im Mittelpunkt stehen soll. Da Kinder schutzwürdig sind, sind die Eltern gehalten, die Lebensumwelt und die Erziehungsbedingungen im Interesse der Kinder zu gestalten. Dabei gibt es weitgehende Freiheiten (z. B. welche weltanschauliche Auffassung hinter der Kindeserziehung steht, welche Schule das Kind besuchen soll, wie es sich ernähren soll und wie das Kind seine Freizeit gestalten darf). Diese Freiheiten wer-

Tab. 11.2 Familienleistungen und Erläuterungen (BMFSFJ 2022)

Familienleistung	Erläuterung
Elterngeld, ElterngeldPlus	Das Elterngeld gleicht fehlendes Einkommen aus, wenn Eltern ihr Kind nach der Geburt betreuen. Eltern, die sich Erwerbs- und Familienarbeit partnerschaftlich teilen, werden besonders durch das ElterngeldPlus und den Partnerschaftsbonus unterstützt.
Elternzeit	Elternzeit ist eine Auszeit vom Berufsleben für Eltern, die ihre Kinder selbst betreuen und erziehen.
Kindergeld	Wichtigste Direktleistung für die Entlastung von Familien in Deutschland.
Kinderzuschlag	Der Kinderzuschlag unterstützt Eltern mit kleinen Einkommen. Das verbessert die Entwicklungs- und Teilhabechancen ihrer Kinder.
Mutterschaftsgeld	Das Mutterschaftsgeld sichert das Einkommen einer werdenden oder jungen Mutter in der Zeit, in der eine Beschäftigung aus Schutzgründen verboten ist.
Unterhaltsvorschuss	Alleinerziehende, die für ihr Kind keinen oder nicht regelmäßig Unterhalt erhalten, können Unterhaltsvorschuss beantragen.
Steuerfreibeträge	Die Steuerfreibeträge für Kinder dienen dazu, das Existenzminimum von Kindern steuerfrei zu stellen. Für manche Eltern lohnen sich die Freibeträge für Kinder mehr als das Kindergeld.
Entlastungsbeitrag für Alleinerziehende	Zusätzlicher Steuerfreibetrag für alleinerziehende Menschen, wenn das Kind im Haushalt wohnt und für das Kind Kindergeld bezogen wird.
Kostenfreie Schulbildung	Schulbildung ohne Schulgeld.
Leistungen für Bildung und Teilhabe (BuT)	Förderung von Angeboten aus Kultur und Bildung (Schult- und Kitaausflüge, Schulbedarf, Lernförderung, Teilnahme an einer gemeinschaftlichen Mittagsverpflegung in Schule oder Kindertageseinrichtungen …) für Kinder, Jugendliche und junge Erwachsene aus einkommensschwachen Familien.
Ehegattensplitting	Steuervorteile durch die Ehe, vor allem bei unterschiedlichen Einkommenshöhen.

den durch Pflichten und Verbote begrenzt wie die Schulpflicht des Kindes, die Pflicht, die Bestimmungen des Jugendschutzgesetzes zu beachten, oder das Verbot, Gewalt gegenüber einem Kind auszuüben (Recht auf gewaltfreie Erziehung, § 1631 Abs. 2 BGB). Die leiblichen Eltern haben gleichberechtigt das Recht auf Pflege und Erziehung des Kindes, dabei ist es egal, ob sie verheiratet, nicht miteinander verheiratet oder geschieden sind oder das Kind adoptiert ist.

(3) Gegen den Willen der Erziehungsberechtigten dürfen Kinder nur aufgrund eines Gesetzes von der Familie getrennt werden, wenn die Erziehungsberechtigten versagen oder wenn die Kinder aus anderen Gründen zu verwahrlosen drohen.

Wenn das Kindeswohl gefährdet ist (z. B. es wird geschlagen oder misshandelt, bekommt zu wenig zu essen, wird eingesperrt oder vernachlässigt), muss der Staat einschreiten, denn er hat die Pflicht, über die Ausübung des Rechts der Eltern zu wachen. Dies erfolgt beispielsweise über Erziehende, Lehrende oder das Jugendamt. Bei drohenden Schäden für das Kind kann dieses aus der Familie herausgenommen werden, dann kümmert sich das Jugendamt um das Kind. Für diese Maßnahmen gibt es allerdings hohe Hürden, die die Trennung des Kindes von seinen Eltern rechtfertigen können.

(4) Jede Mutter hat Anspruch auf den Schutz und die Fürsorge der Gemeinschaft.

Aufgrund der besonderen Belastungen, die Müttern durch die Schwangerschaft, durch die Geburt und die Zeit des Stillen entstehen, wurde der Schutz- und Fürsorgeanspruch im GG Art. 6 Abs. 4 formuliert. Vor allem im Mutterschutzgesetz (MuSchG) wurde dieser Schutz verwirklicht, beispielsweise durch die Bestimmungen zur Arbeitszeit, zum Verbot der Nacht- und Sonntagsarbeit, durch Regelungen zu Mutterschutzfristen, Beschäftigungsverboten, zum Urlaubsanspruch, dem Kündigungsschutz und zu Pflichten der Arbeitgeber. Nach der Reform des Mutterschutzgesetzes 2018 hat die Bundesrepublik Deutschland 2021 das Übereinkommen Nummer 183 der Internationalen Arbeitsorganisation (IAO) zum Mutterschutz ratifiziert.

(5) Den unehelichen Kindern sind durch die Gesetzgebung die gleichen Bedingungen für ihre leibliche und seelische Entwicklung und ihre Stellung in der Gesellschaft zu schaffen wie den ehelichen Kindern.

Folgende Rechte (GG Art. 6 Abs. 5) umfasst die Gleichstellung der Kinder von Eltern, die nicht miteinander verheiratet sind, insbesondere:

Unterhaltspflicht: Der biologische Vater ist unterhaltspflichtig, die Unterhaltsvorschusskasse springt ein, wenn der biologische Vater nicht bezahlt.

Erbrecht: Kinder von Eltern, die nicht miteinander verheiratet sind, haben Anspruch auf das Erbe beider Elternteile. Bei testamentarischer Enterbung steht ihnen der Pflichtteil zu.

Sorgerecht: Es kann ein gemeinsames Sorgerecht geben, oder das alleinige Sorgerecht durch einen Elternteil.

Kindergeld: Auch für Kinder von Eltern, die nicht miteinander verheiratet sind, wird Kindergeld gewährt.

Namensgebung: Bei gemeinsamer Sorgerechtserklärung gelten dieselben Regeln für die Namensgebung wie bei ehelichen Kindern

Gesellschaft: Kinder von Eltern, die nicht miteinander verheiratet sind, haben in der Gesellschaft die gleichen Rechte wie eheliche Kinder, beispielsweise das Recht auf Bildung. Grundsätzlich gilt:

Artikel 6 des Grundgesetzes beschäftigt sich zwar mit Ehe, Familie und Kindern, das Kind selbst wird aber nicht ausdrücklich als Träger eigener Rechte erwähnt, sondern nur im Sinne, dass es schutzwürdig ist, die Eltern sich um das Kind kümmern sollen und der Staat über die elterliche Sorge wacht. Dennoch ist längst durch das Bundesverfassungsgericht geklärt, dass auch Kinder Träger von Grundrechten sind. Das Bundesverfassungsgericht hat in einem Beschluss vom 29. Juli 1968 festgestellt: „Das Kind ist ein Wesen mit eigener Menschenwürde und dem eigenen Recht auf Entfaltung seiner Persönlichkeit im Sinne der Art. 1 Abs. 1 und Art. 2 Abs. 1 GG.“ (BVerG 1968: C III 2, Satz 3).

Neben dem Grundgesetz gibt es eine Vielzahl von **Gesetzen,** die sich auf das Thema Familie im engeren oder weiteren Sinn beziehen (► Tab. 11.3).

Die Rahmenbedingungen der rechtlichen Bedingungen gegenüber Familien umfassen auch den Bereich der umfangreichen **Geldleistungen,** mit denen Familien direkt oder indirekt gefördert und unterstützt werden. *Martin Bujard* beschreibt 156 verschiedene familienpolitische, von der Bundesregierung bereitgestellte Maßnahmen. Davon sind 63 direkte Geldleistungen (z. B. Kindergeld), 24 Steuererleichterungen (z. B. Steuerfreibeträge) und 53 Maßnahmen beziehen sich auf die Sozialversicherung (z. B. die beitragsfreie Familienversicherung). Die übrigen 16 Maßnahmen betreffen Leistungen der Infrastruktur wie den Bau von Spielplätzen (Bujard 2014).

11.2 Aufgaben der Familie

Die Familie als Institution erfüllt verschiedene wichtige **Aufgaben,** die sich auf die einzelnen Mitglieder der Familie, aber auch auf die Gesellschaft an sich beziehen.

Sozialisation: Die Familie ist der Ort, an dem ein Mensch lernt, sich in eine Gemeinschaft einzupassen. Hier kommt er in Kontakt mit Normen und Regeln, die eine Gesellschaft aufstellt und die konkrete Handlungs- und Verhaltensweisen repräsentieren. Hier werden auch Werte wie Ehrlichkeit, Liebe, Zuverlässigkeit, Toleranz und Treue vermittelt. Die Familie prägt die Grundhaltung eines Menschen und führt ihn Schritt für Schritt über einen näheren Umkreis in die Gesellschaft ein. Zur Sozialisation in der Familie gehört auch der Erwerb der Geschlechterrolle. Außerdem wird dem Kind je nach Position (der Ort, an dem eine Person in einem Geflecht sozialer Beziehungen steht) und Status (der gesellschaftlichen Wertung aufgrund der Herkunft eines Menschen) der Eltern ein Platz in der Gesellschaft zugewiesen. Die Familie ist also eine Art kleines Abbild der Gesellschaft und gibt dem Menschen eine Basis mit auf seinen Weg. Die Erziehung ist ein Teil der Sozialisation als geplante, pädagogisch motivierte Einflussnahme auf den Menschen, während Sozialisation ungeplant als Entwicklungsprozess in Wechselwirkung mit der Umwelt stattfindet.

Erhalt der Gesellschaft: Die Familie hat die Aufgabe, durch Fortpflanzung und Erziehung der nächsten Generation die Gesellschaft zu reproduzieren. Unter biologischen Gesichtspunkten wird dadurch der Erhalt der Gesellschaft gesichert. Die Elternschaft als Beginn der Familie im eigentlichen Sinn begründet eine enge soziale Beziehung, die meistens lebenslang andauert, insbesondere dann, wenn der besondere Wert von Familie vermittelt worden ist.

Tab. 11.3 Zweck und Ziele von Gesetzen, die sich auf Familien beziehen

Gesetz	Zweck, Ziel
Mutterschutzgesetz (MuSchG)	Gesundheitsschutz der betroffenen Frauen in der Schwangerschaft, nach der Entbindung und während der Stillzeit sowie zur Vermeidung von Benachteiligungen
Gesetz zum Elterngeld und zur Elternzeit (BEEG)	Erleichterung der Lebensbedingungen von Eltern mit jungen Kindern
Gesetz über die Pflegezeit (PflZG)	Vermeidung von beruflichen Nachteilen von Menschen, die Angehörige im familiären Umfeld pflegen
Bundesgesetz über individuelle Förderung der Ausbildung (BAFöG)	Verbesserung der Chancen, eine Ausbildung zu absolvieren, die unabhängig von der sozialen und wirtschaftlichen Situation, den eigenen Fähigkeiten und Interessen entspricht
Gesetz zur zielgenauen Stärkung von Familien und ihren Kindern durch die Neugestaltung des Kinderzuschlags und die Verbesserung der Leistungen für Bildung und Teilhabe (Starke-Familien-Gesetz)	Schutz von Familien und Alleinerziehenden mit kleinen und mittleren Einkommen vor Armut. Sicherung des Bedarfs von Kindern
Gesetz zur ganztägigen Förderung von Kindern im Grundschulalter (Ganztagsförderungsgesetz – GaFöG)	Rechtsanspruch auf Ganztagsbetreuung für Kinder im Grundschulalter
Gesetz zur Förderung von Kindern unter drei Jahren in Tageseinrichtungen und in Kindertagespflege (Kinderförderungsgesetz)	Verbesserung des Betreuungsangebots für Kinder unter drei Jahren
Gesetz zur Stärkung von Kindern und Jugendlichen (Kinder- und Jugendstärkungsgesetz – KJSG)	Verstärkter Kinder- und Jugendschutz, Verbesserung der Situation von Kindern und Jugendlichen, die in Pflegefamilien oder in Einrichtungen der Erziehungshilfe aufwachsen, strukturierte Hilfen für Kinder und Jugendliche mit und ohne Behinderungen, Prävention vor Ort, verstärkte Beteiligung von jungen Menschen, Eltern und Familien
Gesetz zur Verbesserung der Hilfen für Familien bei Adoption (Adoptionshilfe-Gesetz)	Modernisierung des Adoptionswesen und der Strukturen der Adoptionsvermittlung im Hinblick auf das Kindeswohl
Gesetz zur Sicherung des Unterhalts von Kindern alleinstehender Mütter und Väter durch Unterhaltsvorschüsse oder -ausfallleistungen (Unterhaltsvorschussgesetz)	Stärkung der wirtschaftlichen Situation von Alleinerziehenden bei (zeitweisem) Ausfall von Unterhaltsleistungen

Wirtschaftliche Versorgung: Die Familie ist eine Gruppe von Personen, die aus unterschiedlichen Gründen, gemeinsam einen Haushalt führen. Dabei sind der gemeinsame Lebensunterhalt und die wirtschaftliche Versorgung der Familienmitglieder sichergestellt. Die Versorgung kann unterschiedlich organisiert sein, beispielsweise in arbeitsteiliger Form. Mit der wirtschaftlichen Grundversorgung können die Kinder die Erfahrung von Sicherheit machen, die eine Basis für das Erwachsenenalter bildet und persönliche Ressourcen aufbauen.

Bedürfnisbefriedigung: Die Familie ist der Ort, an dem der Mensch seine emotionalen und physischen Bedürfnisse befriedigen kann. Die Familie als geschützter Raum ermöglicht ihren Mitgliedern einen vertrauten, überschaubaren Lebensraum. Durch den persönlichen Zusammenhalt und die emotionale Zuwendung können Kinder emotional wachsen und eine stabile Persönlichkeit ausbilden.

Für die Befriedigung emotionaler und sozialer Bedürfnisse sind folgende innerfamiliäre Beziehungen wichtig:

- gefühlsmäßige Zuwendung der Mutter zum Kind,
- gefühlsmäßige Zuneigung des Vaters zum Kind und seine Erziehungshaltung,
- soziale Kontrolle und Aufsicht der Mutter und des Vaters über das Kind sowie
- innerfamiliäre Zusammenhalt aller Familienmitglieder.

Da die Familie einen bedeutenden Beitrag zum Erhalt der Gesellschaft leistet, sind umfangreiche Geldleistungen für die Unterstützung der Familie vorgesehen (► Kap. 11.1). Kinderlose Mitglieder der sozialen Pflegeversicherung, die das 23. Lebensjahr vollendet haben, müssen zusätzlich zu dem normalen Beitragssatz einen Beitragszuschlag von 0,25, ab dem 01. Januar 2022 einen Beitragszuschlag 0,35 Beitragssatzpunkten entrichten. Ausgenommen sind kinderlose Mitglieder, die vor dem 1. Januar 1940 geboren sind, sowie Menschen, die Arbeitslosengeld II (ALG II) beziehen. Die Gründe für die Kinderlosigkeit spielen keine Rolle. Das Bundesverfassungsgericht hatte 2001 zugunsten der Familien mit Kindern geurteilt:

„Es ist mit Art. 3 Abs. 1 in Verbindung mit Art. 6 Abs. 1 GG nicht zu vereinbaren, dass Mitglieder der sozialen Pflegeversicherung, die Kinder betreuen und erziehen und damit neben dem Geldbeitrag einen generativen Beitrag zur Funktionsfähigkeit eines umlagefinanzierten Sozialversicherungssystems leisten, mit einem gleich hohen Pflegeversicherungsbeitrag wie Mitglieder ohne Kinder belastet werden."

(BVerfG 2001)

Merke

Wandel des Verständnisses von Familie

Das Verständnis von Familie ist nicht fest gefasst, sondern unterliegt einem soziokulturellen Wandel. Familie kann je nach gesellschaftlicher oder politischer Strömung mit unterschiedlichen Vorstellungen oder Verpflichtungen verbunden werden, dazu gehören zum Beispiel:

- Förderung oder Begrenzung der Anzahl der Geburten,
- Vorstellungen der Kindererziehung sowie
- Vorstellungen des Verhältnisses der Familie zum Staat.

Erläuterungen zum Fallbeispiel

„Wir sind Familie ..."

Die Erfahrungen mit Familie sind so vielfältig wie ihre Aufgaben. Familienbande sind nicht alle gleich. Auf der einen Seite gibt es Familien, die sehr stark zusammenhalten und sich miteinander identifizieren, auf der anderen Seite gibt es Familien, die nur lose oder gar nicht zusammenhalten oder in denen Familienmitglieder miteinander zerstritten sind. Ausgangspunkte sind dabei immer die biologische Abstammung sowie die familiäre Beziehung miteinander durch Entschluss, beispielsweise durch eine Adoption. Es gibt keine Garantien, wie sich der Familienzusammenhalt oder das Familienverständnis entwickelt. In Zeiten der Corona-Pandemie, in denen familiäre Kontakte teilweise erschwert waren, zeigten sich neue Formen der Solidarität; neue Formen des Kontakts und des Austauschs wurden entwickelt.

Es ist möglich, sich um ein neues Verständnis von Familie zu bemühen und damit der Familie neue Aufgaben zuzuschreiben. Dies ist immer möglich und zeigt sich häufig in Situationen, in denen es auf Solidarität ankommt.

11.3 Familienformen

Das konventionelle Familienbild besteht in der Vorstellung einer dauerhaften Lebensgemeinschaft eines Ehepaars mit ihren leiblichen Kindern. Obwohl inzwischen viele verschiedene **Familienformen** existieren, ist dieses Bild immer noch in vielen Fällen zutreffend. Allerdings steigt in Deutschland seit ca. 40–50 Jahren der Anteil an nicht-konventionellen Familienverhältnissen und unterschiedlichen Familienformen. Daher hat das Statistische Bundesamt 2005 seinen Familienbegriff angepasst. Familien bestehen jetzt aus sogenannten **Eltern-Kind-Gemeinschaften.** Dies umfasst Ehepaare, nichteheliche und gleichgeschlechtliche Lebensgemeinschaften oder alleinerziehende Mütter und Väter, die mit ledigen Kindern in einem Haushalt zusammenleben. Die Herkunft der Kinder variiert von leiblichen Kindern über Stief-, Pflege- oder Adoptivkindern von beiden oder von einem der beiden Elternteile. Wenn nur ein Elternteil dem Haushalt angehört, wird von einer Ein-Eltern-Familie gesprochen. Eine Familie besteht somit immer aus zwei Generationen: Eltern oder Elternteile und die im Haushalt lebenden ledigen Kinder.

Die Familienformen haben sich in Deutschland in den letzten Jahren dramatisch verändert: Die Zahl der Ehepaare mit mindestens einem minderjährigen Kind ist von 1996–2011 um 25 % gesunken, die Zahl der nichtehelichen Lebensgemeinschaften ist um 64 %, die Zahl der gleichgeschlechtlichen Lebensgemeinschaften mit mindestens einem minderjährigen Kind um 33 % gestiegen (bpb 2021).

Einige **Familienformen** werden nachfolgend **charakterisiert.**

Kleinfamilie: Die Kleinfamilie besteht aus einem (Ehe-)Paar mit mindestens einem Kind (▸ Tab. 11.4).

Großfamilie: früher wurde unter einer klassischen Großfamilie ein Zusammenleben aus mindestens drei Generationen verstanden, beispielsweise Kinder, Eltern und Großeltern. Heute werden bereits Familien ab drei Kindern als Großfamilie bezeichnet. Kinderreiche Familien sind in Deutschland mittlerweile selten: Nur 16 % der Frauen der Geburtsjahrgänge 1965–1974 brachte drei oder mehr Kinder zur Welt (Oetjens 2022). Die Mehrgenerationenfamilie war in der bäuerlichen Gesellschaft des 19. Jahrhunderts in Deutschland verbreitet, ging aber Anfang des 20. Jahrhunderts soweit zurück, dass von einer allgemein verbreiteten Familienform keine Rede mehr sein konnte. Heute leben in Deutschland kaum noch Großfamilien mit drei und mehr Generationen unter einem Dach zusammen (▸ Tab. 11.4).

Alleinerziehende: Wenn nur ein Elternteil dem Haushalt angehört, wird von Alleinerziehenden oder von einer Ein-Eltern-Familie gesprochen (▸ Tab. 11.4). Seit vielen Jahren sind Zahl und Anteil der Alleinerziehenden gestiegen. 2019 lag der Anteil bei 22,5 %. Die Mehrzahl der Alleinerziehenden sind Mütter, der Anteil der Väter macht 17,2 % aus (IAQ 2020).

Kernfamilie: Von der Kernfamilie wird gesprochen (▸ Abb. 11.2), wenn zwei Generationen zusammenleben: Eltern und Kinder (▸ Tab. 11.4). Im klassischen Fall sind die Eltern verheiratet, aber der Begriff bezieht sich auch auf nichteheliche und gleichgeschlechtliche Lebensgemeinschaften.

Neben diesen Hauptformen von Familie lassen sich weitere Familienformen (▸ Abb. 11.2) beschreiben:

- **Pflegefamilie/Adoptivfamilie:** Volljährige Personen können Kinder anderer Eltern zeitweise oder auf Dauer aufnehmen. Damit entsteht eine Pflegefamilie.
- **Regenbogenfamilie:** In einer Regenbogenfamilie leben gleichgeschlechtliche Elternteile mit Kindern zusammen. Manchmal bringt einer der Partner ein eigenes Kind mit in die Beziehung.
- **Patchworkfamilie:** In einer Patchworkfamilie leben Kinder mit einem leiblichen Elternteil und dem neuen Partner der Mutter oder des Vaters zusammen.
- **Eheähnliche Gemeinschaft:** Zwei Menschen leben miteinander in einer Lebenspartnerschaft. Sie können Kinder haben oder auch nicht. Umgangssprachlich gibt es dafür den Begriff „wilde Ehe".

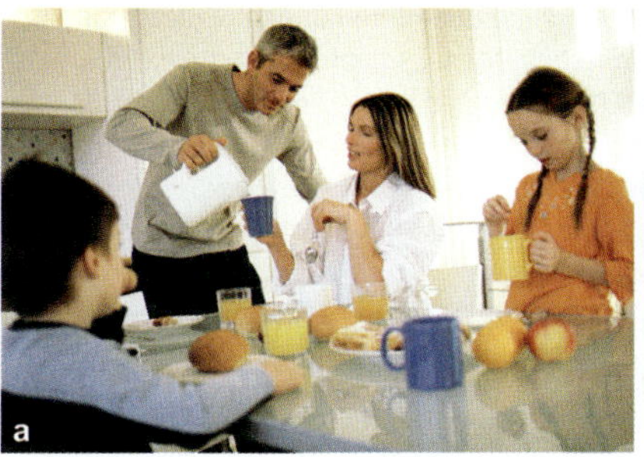

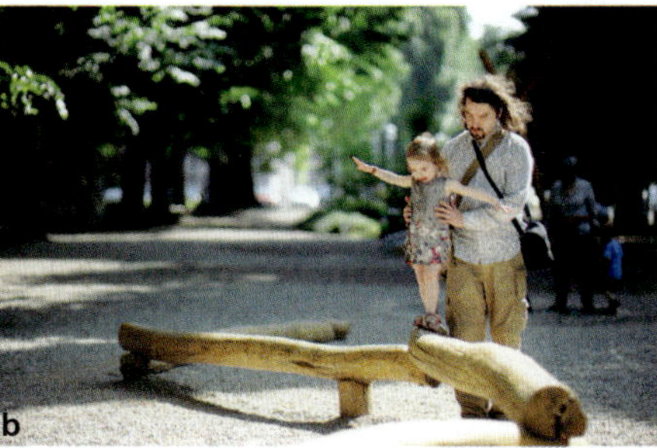

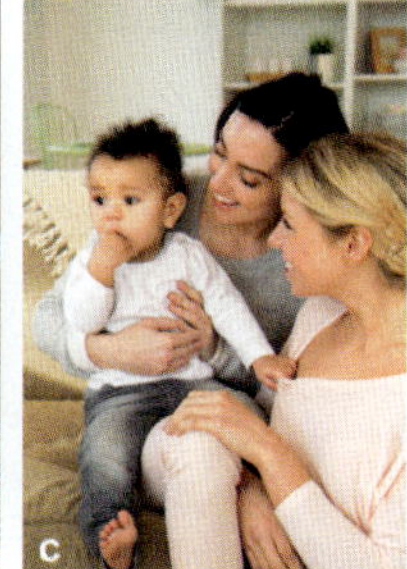

Abb. 11.2 Unterschiedliche Familienformen. a) Klassische Kernfamilie, b) alleinerziehender Vater, c) lesbisches Paar mit Kind [J787]

Tab. 11.4 Vor- und Nachteile der Familienformen

	Vorteile	Nachteile
Kleinfamilie	Der Fokus bezieht sich auf ein Kind, welches häufig bessere Entwicklungsbedingungen und finanzielle Vorteile hat. Das Kind hat in der Regel mehr Platz, z.B. ein eigenes Zimmer. Alle Beteiligten haben mehr Privatsphäre. Das Kind wird weniger vernachlässigt, weil die Eltern mehr Zeit für es aufbringen. Das Sozialverhalten der Kinder ist häufig besser, da sie sich mit einem kleinen Kreis von Bezugspersonen auseinandersetzen müssen.	Die außerhäuslichen sozialen Kontakte können für das Kind später bedeutsam werden, es können Schwierigkeiten bestehen, Kontakte zu knüpfen. Die Konzentration auf die Kinder kann zu Überbehütung führen.
Großfamilie	Die Kinder haben die Großeltern vor Ort; diese können sich um die Kinder kümmern, haben Zeit und fühlen sich gebraucht. Die Eltern können wieder arbeiten und sind entlastet. Die Kinder haben viele Geschwister als Spielkameraden, die soziale Kompetenz wird gestärkt, es gibt mehr erziehende Instanzen und mehr Bezugspersonen in der Familie. Finanzielle Ausgaben können sich relativieren, wenn die jüngeren Kinder die Sachen der älteren benutzen und deren Kleidung tragen.	Zwischen den Generationen könnte es Konflikte geben, die Großeltern mischen sich in die Erziehung ein und bestimmen Werte wie richtig oder falsch. Viele Erziehungsinstanzen können zu Unruhe und mangender Orientierung führen. Die Eltern haben weniger Privatsphäre, vor allem bei räumlich beengten Verhältnissen. Viele Personen können Hektik, Unruhe und Chaos verbreiten, dazu kommt die zeitliche Belastung bei der Versorgung vieler Kinder, wenn keine Unterstützung da ist. Die kleineren Geschwister müssen oft die Kleidung oder Spielsachen von den Größeren auftragen. Möglicherweise entsteht eine Doppelbelastung der mittleren Generation (Sandwich-Generation), wenn deren Eltern gepflegt werden müssen.
Ein-Eltern-Familie	Es gibt nur eine Bezugsperson und damit eindeutige Alltagsregelungen im Erziehungsstil. Mit der Familienform ergibt sich eine stärkere Bindung an die Mutter bzw. den Vater. Nach einer Trennung wachsen die Kinder in einer festen Familie auf, der Elternteil kann sich auf die Kinder konzentrieren. Die Kinder werden schneller selbstständig und lernen die Situation der Trennung zu nutzen. Die Ein-Eltern-Familie ist steuerlich entlastet.	Der im Alltag nicht anwesende Elternteil fehlt praktisch und emotional. Regelungen im Umgang mit dem anderen Elternteil sind möglicherweise belastend und einengend. Der Erziehungsstil ist einseitig festgelegt, da häufig keine Einigkeit zwischen den Eltern erzielt wird. Kinder werden an den Wochenenden möglicherweise aus ihrer Umgebung gerissen und sind gezwungen, mit dem anderen Elternteil zu sein. Konflikte der Eltern können über die Kinder ausgetragen werden. Es kann sein, dass das Kind als Partnerersatz gesehen wird. Die Trennung der Eltern kann auch dazu führen, dass die Kinder anfangs gut zurechtkommen, später aber Schwierigkeiten sichtbar werden. Der Status der Ein-Eltern-Familie führt häufig in Kinderarmut.
Kernfamilie	Die Kernfamilie bietet eine gute Regelung des Alltags, die Kinder sind psychisch stabil, da sie Mutter und Vater gleichermaßen haben. Rechtliche und finanzielle Sicherheit (vom Unterhalt bis zum Sorgerecht ist alles geklärt), Steuerliche Vorteile für die Familie, Elternzeitregelungen für beide Geschlechter.	Eltern sind zwar zusammen, verstehen sich im Lauf der Zeit vielleicht weniger. Die Familie tritt an die Stelle der Paarbeziehung. Im Zeitalter einer hohen Scheidungsquote, Diversität und vielfachen Lebensentwürfen ist die Stabilität der Kernfamilie gefährdet.

Merke

Formen des Zusammenlebens

Es gibt Formen des Zusammenlebens, die gesellschaftlich bedeutsam sind, aber nicht die Kriterien von Familie erfüllen. Die bekanntesten sind

- **Single:** Hier lebt eine Person allein ohne eine feste Partnerbeziehung.
- **DINK(Y):** Der Marketingbegriff bezeichnet ein Paar ohne Kinder mit doppeltem Einkommen (*Double Income No Kids*). Manchmal auch DINKY genannt, wenn ein Paar noch keine Kinder hat (*Double Income No Kids Yet*). Paare, die alleine leben, weil ihre erwachsenen Kinder nicht mehr in ihrem Haushalt sind, zählen nicht zu den DINKs.
- **HIKO:** Ebenfalls als Marketingbegriff bezeichnet HIKO die Gruppe der Paare, bei denen die erwachsenen Kinder aus dem elterlichen Haushalt ausgezogen sind (High Income Kids Out).

Bei diesen Sozialformen sind die Einkommensverhältnisse deutlich besser, weil es für weniger Menschen aufgewendet werden muss. Familien mit einem Kind geben in Deutschland pro Monat ca. 763 Euro für kinderbezogene Kosten aus, das sind 21 % der gesamten Konsumausgaben dieses Haushaltstyps. Alleinerziehende geben 31 % ihrer Konsumausgaben für ihr Kind aus (destatis 2021).

11.4 Familiensystem und Rollenmuster

Wird der Fokus auf die Personen innerhalb der Familie gelegt, ergeben sich Fragen nach der Natur der Beziehungen der Personen untereinander und dem daraus resultierenden Zusammenhalt bzw. dem fehlenden Zusammenhalt.

11.4.1 Familiensystem

Definition

Familiensystem

Besondere Gruppe von Personen mit untereinander bestehenden Beziehungen. Diese Beziehungen werden durch die Mitglieder etabliert, aufrechterhalten und erkennbar gemacht, indem sie miteinander kommunizieren (Bavelas und Segal 1982).

Gemäß der Auffassung von Systemen grenzen diese sich von anderen Systemen ab und stellen eine innere Ordnung und Struktur her.

Systemprozesse

In **Familiensystemen** sind verschiedene Prozesse wirksam, die als Kernaspekte zum Verständnis der Systemdynamik und damit der der Familie innewohnenden Lebenswelt beitragen können (▸ Tab. 11.5):

Theorie des systemischen Gleichgewichts

Die Schweizer Pflegetheoretikerin *Marie-Luise Friedemann* hat 1996 unter Einbezug der Erkenntnisse aus der Systemtheorie, der Geistes- und Gesundheitswissenschaften eine **Theorie des systemischen Gleichgewichts** entwickelt (Friedemann 1996). Sie eröffnete damit der Pflege einen neuartigen Zugang zur Familie und zu alternativen Formen des Zusammenlebens. Diese unterstützenden Sozialformen sind in existenziell schwierigen und bedrohlichen Lebenssituationen von großer Wichtigkeit.

Die **Familie** stellt eine **Einheit mit Struktur und Organisation** dar, die in einer Wechselbeziehung zur Umwelt steht. Die Zugehörigkeit zu dieser Einheit definiert das Familiensystem. Die Familie ist ein System mit Subsystemen. Innerhalb der Familie schließen sich Mitglieder zu interpersonellen Subsystemen zusammen, um bestimmte Aufgaben zu lösen, beispielsweise das System der Eltern, das die Kindererziehung durchführt. Einzelne Familienmitglieder haben definierte Rollen in der Familie, innerhalb der interpersonellen Subsysteme und auch als Mitglieder von ausgewählten Systemen in der Umwelt (z. B. bei der Arbeit). Damit eine Familie als System wirkt, sind Zusammengehörigkeitsgefühl und menschlicher Kontakt eine Vorbedingung (Friedemann und Köhlen 2010). Zur Betrachtung der **Familie als System** werden folgende Grundannahmen formuliert:

- Der Mensch unterhält offene und wechselseitige **Beziehungen** zu seiner Umwelt.
- Sind diese Beziehungen in **Übereinstimmung** (Kongruenz), stellt sich eine Situation der Sicherheit und Gesundheit ein.
- Bei **Nichtübereinstimmung** wird von Systeminkongruenz gesprochen, Folgen sind Unsicherheit und mangelnde Gesundheit.
- Lebewesen, Gruppen und Gesellschaften etc. überleben nur dadurch, dass sie bzw. ihre Einzelelemente sich nach innen und außen **regulieren,** nach Austausch nach innen und außen streben, sich verändern oder Subsysteme bilden.

Tab. 11.5 Prozesse in Familiensystemen

Prozess	Erläuterung
Ganzheitlichkeit	Die Familie ist ein Gefüge aus mehreren Personen, die mit ihrem Zusammenwirken mehr darstellen, als wenn sie lediglich alleine wären (z. B. können sich Geschwister beistehen und damit stärker sein, als wenn sie als Einzelpersonen agieren würden).
Zielorientierung	Familie ist nicht nur ein neutrales Gemeinwesen, sondern sie verfolgt das grundlegende Ziel der Befriedigung von Bedürfnissen (z. B. Geborgenheit und Nähe).
Regelhaftigkeit	Innerhalb der Familie herrschen spezifische Regeln, Ordnungs- und Beziehungsmuster, die das Verhältnis von Nähe und Abgrenzung, von Macht und Unterwerfung sowie die Struktur von Auseinandersetzungen bei innerfamiliären Konflikten bestimmen (z. B. in einer Familie werden Konflikte gewaltfrei ausgetragen).
Zirkuläre Kausalität	Eine zwischen Familienmitgliedern stattfindender Prozess der wechselseitigen Interaktion und Beeinflussung verändert die gesamte Binnenstruktur der Familie. So kann ein Kind Symptomträger für einen Konflikt zwischen den Eltern sein.
Positive oder negative Rückkopplung	Das Familiensystem hat die Tendenz eine wechselseitige Beeinflussung von mehreren Familienmitgliedern, der die innerfamiliäre Stabilität gefährdet, zu einem stabilen Zustand zurückzuführen (z. B. wird ein weinendes Kind nach einem laustarken Streit getröstet).
Homöostase gegenüber Heterostase	Familiensysteme zeichnen sich durch einen stabilen Gleichgewichtszustand aus. Bei Veränderungstendenzen (z. B. Aufnahme eines Pflegekinds) wird eine veränderte Neuordnung mit alternativen Beziehungsmustern vorgenommen.
Wandel erster und zweiter Ordnung	Familiensysteme können Veränderungsprozesse durchleben, die die Familienstruktur bewahren (z. B. ein weiteres Kind) oder Veränderungen erfahren, die die Familienstruktur qualitativ verändern (z. B. die Entscheidung, dass die Familie ab jetzt vegan lebt).
Grenzen	Das System der Familie grenzt sich durch aktive Prozesse von der Umwelt ab; gleichzeitig versteht es sich als Gemeinschaft von einander abgegrenzten Subsystemen.
Selbstorganisation	Familiensysteme sind in der Lage, sich an veränderte Umweltbedingungen anzupassen und sich intern neu zu organisieren (z. B. bei einem Umzug in eine neue Stadt). Damit wird die innerfamiliäre Stabilität erhalten.
Familienspezifische interne Erfahrungsmodelle	Familien schaffen Identitäten durch das eigene Selbstverständnis innerhalb der Familie und der innewohnenden Beziehungen. Ein Zeichen dafür ist der Nachname, der die Zugehörigkeit zu einer Familie ausdrückt.

Menschen als Einzel- und als Familienwesen brauchen den Austausch mit ihrer Umwelt. Gleichzeitig muss der Austausch auch reguliert und ggf. eingeschränkt werden, damit keine Schädigung eintritt (Holoch, Frech 2001: 439).

Die **Ziele des Familiensystems in Bezug auf die Umwelt** zeigen sich in diametralen Dimensionen (► Abb. 11.3):

- **Stabilität:** Bewahrung und Verstärkung von gewohnten bzw. bewährten Verhaltensmuster. Die Stabilität gewährleistet Sicherheit.
- **Wachstum:** Anpassung von Verhaltensmustern und Werten an sich und eine veränderte Umwelt.
- **Regulation/Kontrolle:** Überprüfung und Kanalisierung von extrinsisch wirkenden Einflüssen auf das System.
- **Spiritualität:** Bestreben, Verbindungen zu anderen, übergeordneten Systemen aufzunehmen, beispielsweise zu Gott, zu der Natur oder zu Mitmenschen. Der Mensch verschafft sich dadurch inneren Frieden.

Innerhalb des Systems zeigen sich **menschliche Handlungsweisen (Prozessdimensionen),** die der inneren Gesunderhaltung des Systemsund den Zielen des Familiensystems in Bezug auf die Umwelt dienen:

- **Systemerhaltung** umfasst alle Handlungen, die das Familienleben dauerhaft organisieren und damit auf Stabilität bzw. Regulation/Kontrolle ausgerichtet sind. Friedemann meint hier Selbstpflegehandlungen, die dem körperlichen und geistigen Wohl dienen (z. B. Schlafen, Bewegung oder Körperpflege).

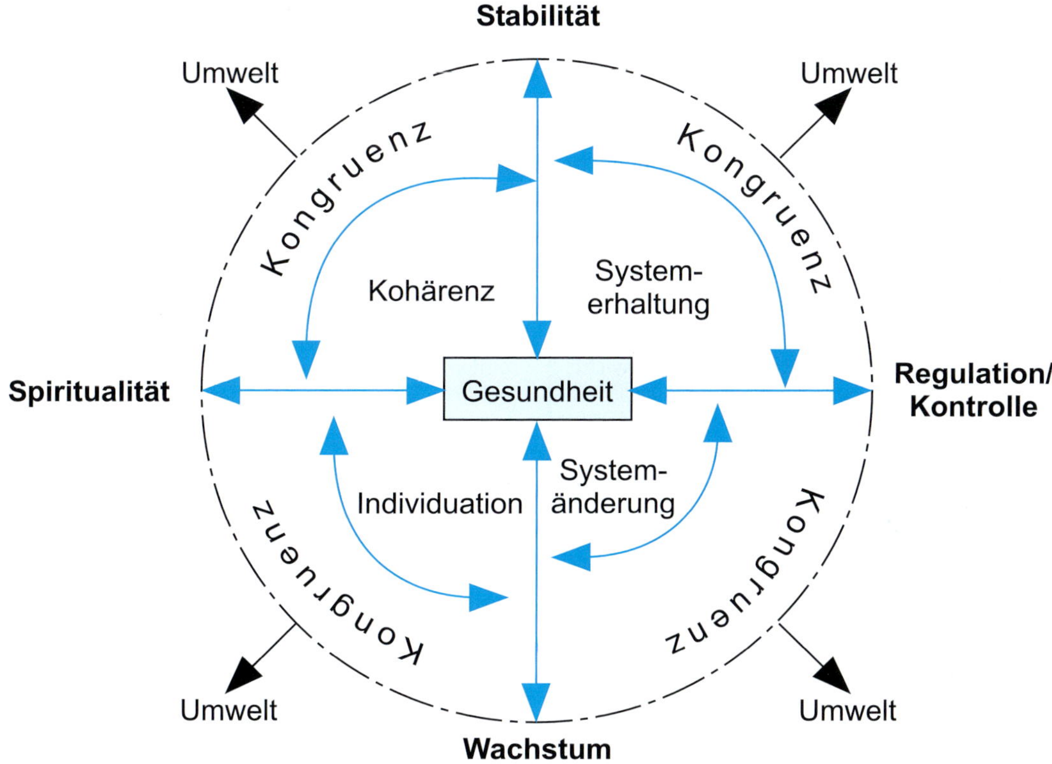

Abb. 11.3 Familiensystem nach der Theorie des systemischen Gleichgewichts [L143]

- **Systemänderung** meint die Anpassungsleistung einer Familie. Familienwerte werden aufgrund neuer Erkenntnisse oder Rollen (z. B. Anerkennung fremder Lebensweisen, Befolgung neuer Regeln) überprüft, mit dem Ziel des Wachstums sowie der Regulation und Kontrolle des Familiensystems.
- **Kohärenz** drückt den Zusammenhang und Zusammenhalt der Mitglieder des Systems aus und umfasst alle Handlungen, die den Zielen von Spiritualität und Stabilität dienen. Erfolgreiche Kohärenz ermöglicht ein Gefühl von Ganzheit und Selbstsicherheit. Kohärenzhandlungen sind z. B. Gedankenaustausch mit anderen, Wahrnehmung der eigenen Bedürfnisse, sinnliche Lebensfreuden, Entspannung durch Aktivitäten oder die Akzeptanz eigener Schwächen. Kohärenz ist die Grundlage zur Individuation.
- **Individuation** umfasst alle Aktivitäten, bei denen Mitglieder der Familie mit Systemen der Umwelt Bindungen eingehen und eine eigene Entwicklung verfolgen. Das Individuum muss in der Lage sein, sich nach außen zu öffnen; durch Bindungen mit anderen Systemen wächst das eigene Potenzial (z. B. durch Aushandeln von Meinungs- und Persönlichkeitsunterschieden im Rahmen von Freundschaften oder Partnerschaften, durch Ausüben eines Berufs oder durch Reisen).

Vorsicht

Dynamische Betrachtung von Familiensystemen

Gesunde Menschen entwickeln alle oben genannten Handlungsweisen, allerdings in unterschiedlicher Ausprägung. Ziele und Prozessdimensionen sind keine festgelegten Größen, sondern sind abhängig von den einzelnen Individuen. Damit ist die Theorie auf eine dynamische Entwicklung ausgelegt. Eine schematische Betrachtung von Familiensystemen nähert sich nicht der Wirklichkeit und hilft damit auch nicht, Familien situationsgerecht zu verstehen und zu unterstützen.

Die Theorie des systemischen Gleichgewichts erweitert den ressourcenorientierten Pflegeprozess auf die Dimension der Familie. Die Pflegebedürftigen reflektieren ihre Situation im Zusammenhang des Familiensystems und bekommen Handlungsmöglichkeiten aufgezeigt, die ihnen ermöglichen weitgehende Kongruenz anzustreben.

Praxistipp

Nutzen der Theorie des systemischen Gleichgewichts

Die **Theorie des systemischen Gleichgewichts** (Friedemann und Köhlen 2010: 17) kann Pflegefachpersonen unterstützen, dass sie

- Familien helfen, sich mit schwerer Krankheit, Tod und mit der Pflege eines chronisch kranken Angehörigen auseinanderzusetzen,
- Verbesserungen bei den Pflegebedürftigen oder Kranken, z. B. ein verbessertes Verständnis für Krankheit, eine höhere Compliance oder größere Zuversicht und Hoffnung auf Genesung registrieren,
- im interdisziplinären Team untereinander theoriegeleitet kommunizieren und Familien beraten oder
- mit der Theorie verschiedene Probleme im Zusammenleben von Familienmitgliedern oder bei der Anpassung an schwierige Lebenssituationen besser erkennen und die Betroffenen erfolgreicher begleiten.

11.4.2 Rollenmuster

In der Binnenstruktur von Familien werden unterschiedliche **Rollenmuster** erlernt und eingeübt. Diese Rollen differenzieren sich mit dem Alter im Rahmen der sozialen Erfahrungen mit Vorbildern und Kontrasten aus.

Geschlechterrolle

Es ist nicht genau zu klären, ob **geschlechtsspezifisches Verhalten** angeboren oder erlernt ist. Im Alter von etwa zwei Jahren merken die Kinder, dass Menschen weiblich oder männlich sind, und sie wissen auch, ob sie ein Junge oder ein Mädchen sind.

Ab dem Alter von drei Jahren fallen den Kindern **Unterschiede in der Erscheinung zwischen Männern und Frauen** bzw. im Verhalten zwischen Mädchen und Jungen auf. Häufig spielen Jungen öfters mit Autos oder Bauklötzen, Mädchen öfters mit Puppen oder in der Kochecke. Außerdem zeigt sich, dass Mädchen häufig schneller weinen als Jungen.

Im Verlauf der Grundschulzeit übernehmen Junge immer mehr **Eigenschaften,** die als männlich gelten. Mädchen übernehmen dagegen immer mehr Eigenschaften, die als weiblich gelten. Das jeweils andere Geschlecht wird negativer wahrgenommen als das eigene Geschlecht.

Nach der Grundschulzeit lernen Kinder über ihre **Geschlechterrolle** nachzudenken. Sie fragen sich, ob sie alle Eigenschaften, die zum eigenen Geschlecht gehören, behalten wollen, oder ob sie einige Eigenschaften, die zum anderen Geschlecht gehören, übernehmen wollen (Reflexion über das eigene Ich).

Geschwisterrolle

Für die **Geschwisterrollen** gibt es idealtypische Beschreibungen, die im Einzelnen allerdings in unterschiedlichen Ausprägungen vorkommen. Die Rollen werden wie folgt beschrieben:

Das älteste Kind: Es hat häufig die Aufgabe, auf die jüngeren Geschwister aufzupassen, und damit die meiste Verantwortung. Es hat die meisten Aufgaben und eine Vorbildfunktion gegenüber seinen Geschwistern. Eltern erwarten viel vom ältesten Kind, es profitiert davon, solange keine Geschwister da sind. Sie bekommen oft den meisten Ärger, bekommt immer neue Sachen, sie sind strengeren Regeln unterworfen, mit der Geburt des nächsten Kindes wird das älteste Kind „entthront".

Das mittlere Kind: Diese Kinder sind oft selbstständiger und feinfühliger. Sie verfügen über ein höheres Durchsetzungsvermögen und müssen oft um Beachtung kämpfen, da sie ihre Eltern nicht alleine für sich haben. Ihre Anliegen werden oft nicht wahrgenommen. Später sind sie die glücklicheren Erwachsenen, der Erwartungsdruck ist nicht mehr so hoch. Sie lernen viel vom älteren Kind der Familie. Problematisch kann werden, wenn das dritte Kind kommt und dann im Zentrum des Interesses steht.

Das jüngste Kind: Es wird von den anderen Geschwistern verwöhnt und schaut sich von den Großen alles ab. Es lernt von den Geschwistern und profitiert von den Unterschieden der Geschwister. Die Eltern sparen Geld für das Kind, da beispielsweise die Hausaufgabenbetreuung gespart wird oder das Kind gebrauchte Sachen der Geschwister bekommt (z. B. Schulranzen). Insgesamt hat es viel Halt und Unterstützung, denn es ist nie alleine.

Das Einzelkind: Einzelkinder übernehmen nur teilweise Aufgaben im Haushalt. Sie können schneller soziale Kontakte knüpfen und orientieren sich früher außerhalb der Familie. Studien belegen, dass die Einzelkinder manchmal etwas verwöhnt sind und nicht so gut teilen können, sie können aber sehr gut mit anderen Kindern auskommen. Manchmal sind sie altklug, weil sie viel Kontakt mit Erwachsenen haben. Oft wird der Wunsch nach Geschwistern geäußert.

Erwerbsrolle

Früher nahm der Mann die tradierte **Rolle des Erwerbers** in der Familie ein. Im 19. Jahrhundert diente die Erwerbsarbeit von Frauen nur dem Zweck das Familieneinkommen aufzubessern. Spätestens mit der Geburt des ersten Kindes sollte sich die Frau wieder um Haushalt und Familie kümmern. Bis zum Ersten Eherechtsreformgesetz (1. EheRG) 1976 war die Aufgabenverteilung zwischen den Ehepartnern im BGB geregelt. Nach diesem Einverdienermodell war die Frau für die Haushaltsführung und Kindererziehung verantwortlich, der Mann übernahm den finanziellen Unterhalt für die Familie. Die Frau durfte bis 1958 ohne die Genehmigung des Ehemannes keine Erwerbstätigkeit aufnehmen, was sich erst Mitte der 1970er-Jahre mit dem Gleichberechtigungsgesetz änderte. Heute sind die Rollenvorstellungen für die Erwerbsrolle vordergründig liberalisiert. Der *Gender Care Gap* zeigt auf, dass Frauen mehr unbezahlte Sorgearbeit als Männer übernehmen, wenn Kinder oder Angehörige versorgt werden müssen. Sie gehen auch seltener einer Erwerbsarbeit nach, die sie bis ins Alter finanziell absichern wird. Männer übernehmen nach wie vor mehr Erwerbsarbeit, sie übernehmen den Druck, finanziell für die Familie zu sorgen (BMFSFJ 2021: 8).

> **Vorsicht**
>
> **Vorstellungen von Rollenerwerb und Rollenzuweisungen**
>
> Alle Vorstellungen von Rollenerwerb und Rollenzuweisungen sind Typisierungen und müssen entsprechend aufgefasst werden. Sie verstehen sich allenfalls als Trends, die beschrieben werden können. Entscheidend sind immer die individuellen Verläufe und Rahmenbedingungen, die auf die Rollenausgestaltung einwirken.

11.5 Belastungen von Familien

Belastungen von Familien ergeben sich durch unterschiedliche Faktoren. Die Mehrzahl der Familien lebt in Belastungssituationen. Die Belastungen betreffen die Rolle als Eltern, Erziehungsschwierigkeiten, Beeinträchtigungen durch Krankheiten, materiell bedingte Belastungen sowie subjektiv empfundene Belastungen (Bertelsmann Stiftung 2016):

- dauerhafter Stress,
- fehlende private Netzwerke zur Unterstützung,
- Sorgen und
- nichtdeutsche Familiensprache.

Exemplarisch werden klassische Belastungssituationen für die Familie dargestellt. Eine klassische Belastung ergibt sich aus dem Fehlen materieller Mittel, was sich auf die gesamten Ziele des Familiensystems beeinträchtigend auswirkt und Kinderarmut hervorruft. Darüber hinaus werden Familien in besonderer Weise belastet, wenn ein Familienmitglied eine seltene Krankheit hat oder ein schwerwiegendes Trauma erleidet. Und wenn Belastungsfaktoren kumulieren, ergeben sich häufig prekäre Zustände und Lebensumstände.

11.5.1 Kinderarmut

Der Armutsbegriff in der Europäischen Union definiert sich, „wenn Personen über ein so geringes Einkommen und so geringe Mittel verfügen, dass ihnen ein Lebensstandard verwehrt wird, der in der Gesellschaft, in der sie leben, als annehmbar gilt.“ *(Lecerf 2016: 4).* Die Festlegung der Armutsschwelle betrifft Menschen, die über weniger als 60 Prozent des mittleren gesellschaftlichen Einkommens verfügen. In Deutschland wird auch ein sozialrechtlich orientierter Armutsbegriff verwendet, der Menschen umfasst, die von der staatlichen Grundsicherung leben.

Die **Kinderarmut** in Deutschland bewegt sich trotz einer guten Wirtschaftslage auf einem relativ hohen Niveau. 2017 waren ca. 2 Mio. Kinder und Jugendliche unter 18 Jahren auf staatliche Grundversorgung angewiesen. Kinder von Alleinerziehenden und aus Familien mit mehr als drei Kindern sind überproportional häufig von Kinderarmut betroffen (Lenze 2017).

Faktoren

Die Kinderarmut bei **Ein-Eltern-Familien** ist durch unterschiedliche **Faktoren** begründet:

- Mangelnde Bereitschaft zur Zahlung des Unterhalts.
- Alleinerziehende sind meist Frauen, die über ein geringeres Lohnniveau verfügen.
- Schwierigkeit eine passende Anstellung zu bekommen.
- Die Vereinbarkeit von Beruf und Familie ist durch die Anforderungen in beiden Bereichen nur mit familienfreundlichen Arbeitsverhältnissen zu leisten.

Bei den **kinderreichen Familien** ist die Kinderarmut dadurch begründet, dass

- die Aufwendungen für mehrere Kinder die wirtschaftliche Leistungsfähigkeit einer Familie übersteigen,
- die Berufstätigkeit beider Elternteile nicht einfach zu realisieren ist, weil passende Jobgestaltungen fehlen,
- die Leistungen für die Familie die Aufwendungen nicht ausgleichen oder
- mögliche Arbeitslosigkeit oder Kurzarbeit die Problemlage dramatisch verschärft.

Folgen

Die **Folgen von Kinderarmut** für Kinder und Jugendliche sind fatal. Die Bertelsmann Stiftung spricht davon, dass Armut „Kinder und Jugendliche begrenzt, beschämt und ihr Leben bestimmt" *(Bertelsmann Stiftung 2020: 5)*. Diese Aussagen werden durch verschiedene Fakten belegt (Bertelsmann Stiftung *2020*: 5 ff.):

Armut begrenzt bedeutet, Kinder

- haben seltener einen Rückzugsort oder ruhigen Ort zum Lernen Zuhause (13 % im Vergleich zu 0,7 % in Familien mit gesichertem Einkommen),
- sind in ihrer Mobilität eingeschränkt (bei der Hälfte der Familien im SGB II-Bezug fehlt ein Auto aus finanziellen Gründen),
- haben öfter keinen Computer mit Internet (24 % im Vergleich zu 2,2 %),
- können selten neue Kleidung kaufen (24,5 % können aus finanziellen Gründen nicht ab und zu neue Kleidung kaufen),
- sind seltener Mitglied in einem Verein,
- können kaum etwas mit Freund*innen unternehmen, was Geld kostet (z. B. ins Kino gehen, Eis essen),
- erhalten seltener von ihren Eltern Taschengeld (20 % der Eltern im SGB II-Bezug, aber nur 1,1 % der Eltern in gesicherten Einkommenslagen geben ihren Kindern aus finanziellen Gründen kein Taschengeld),
- können nicht mit der Familie eine Woche im Jahr in den Urlaub fahren (67,6 % der Familien im SGB II-Bezug fahren aus finanziellen Gründen nicht in den Urlaub im Vergleich zu 12,1 % aus anderen Familien),
- kommen aus ihrer eigenen Lebenswelt bzw. ihrem Umfeld nicht heraus und
- können oft nicht mit auf Klassenfahrt, keinen Schulaustausch mitmachen etc.

Armut beschämt bedeutet, Kinder

- können seltener Freund*innen nach Hause einladen (28,3 % im Vergleich zu 17 %),
- schämen sich, wenn Freund*innen zu ihnen kommen,
- schlagen Einladungen zum Geburtstag aus, weil sie kein Geschenk haben oder selbst keinen Geburtstag feiern können,
- müssen bei Lehrer*innen oder Trainer*innen stigmatisierende Anträge für Klassenfahrten, Freizeitangebote o. ä. stellen – oder sie melden sich krank und fahren nicht mit,
- erfinden Ausreden, wenn sie nichts mit Freund* innen machen können, weil sie kein Geld haben,
- werden häufiger ausgegrenzt und erleben Gewalt etc.

Armut bestimmt ihr Leben bedeutet, Kinder

- machen sich Sorgen um die finanzielle Situation ihrer Familie,
- fühlen sich in unserer Gesellschaft unsicherer als andere junge Menschen und werden häufiger ausgegrenzt, gehänselt oder erleben Gewalt,
- können nicht für die Zukunft sparen und haben damit weniger Handlungsperspektiven,
- sind häufiger von gesundheitlichen Beeinträchtigungen betroffen, neigen stärker zu riskantem Gesundheitsverhalten (Bewegungsmangel, Rauchen) und leiden häufiger unter sozialen und psychischen Belastungen,
- haben geringere Bildungschancen und erleben im Bildungssystem Benachteiligungen – der Schulstart verläuft seltener regelhaft, sie wiederholen häufiger eine Klasse, sie haben (außer im Fach Sport) schlechtere Noten, erhalten bei gleichen Leistungen seltener eine Empfehlung für das Gymnasium und vollziehen seltener einen gelingenden Übergang von der Sekundarstufe I in die Sekundarstufe II,
- ziehen sich eher von ehrenamtlichen und politischen Aktivitäten zurück, beteiligen sich weni-

ger und fühlen sich insgesamt weniger zugehörig in der Gesellschaft,
- können weniger als andere Kinder und Jugendliche an kulturellen und sozialen Aktivitäten teilhaben oder
- erleben in nahezu allen Lebensbereichen Einschränkungen aufgrund der Armut; dies kann in eine Abwärtsspirale führen und Folgen für das ganze Leben der Kinder und Jugendlichen haben – das muss aber nicht sein.

Merke

Wichtige Punkte zur Kinderarmut

Das Faktenblatt der Bertelsmann Stiftung fasst die wichtigsten Punkte zum Thema **Kinderarmut in Deutschland** zusammen (Bertelsmann Stiftung 2020: 1):
- Mehr als jedes fünfte Kind wächst in Deutschland in Armut auf. Das sind 2,8 Mio. Kinder und Jugendliche unter 18 Jahren.
- Die Kinder- und Jugendarmut verharrt seit Jahren auf diesem hohen Niveau. Trotz langer guter wirtschaftlicher Entwicklung sind die Zahlen kaum zurückgegangen. Kinderarmut ist seit Jahren ein ungelöstes strukturelles Problem in Deutschland.
- Die Corona-Krise wird die Situation für arme Kinder und ihre Familien weiter verschärfen. Es ist mit einem deutlichen Anstieg der Armutszahlen zu rechnen.
- Aufwachsen in Armut begrenzt, beschämt und bestimmt das Leben von Kindern und Jugendlichen – heute und mit Blick auf ihre Zukunft. Das hat auch für die Gesellschaft erhebliche negative Folgen.
- Die Vermeidung von Kinderarmut muss gerade jetzt politisch Priorität haben. Sie erfordert neue sozial- und familienpolitische Konzepte. Dazu gehören Strukturen für eine konsequente Beteiligung von Kindern und Jugendlichen und eine Absicherung ihrer finanziellen Bedarfe durch ein Teilhabegeld oder eine Grundsicherung.

11.5.2 Seltene Erkrankung eines Kindes

Hat ein Kind eine **seltene, chronische Erkrankung,** sind das Kind und die Familie in besonderem Maß belastet (► Tab. 11.6).

Treten solche Belastungen in einer Familie auf, ist **Unterstützung** aus verschiedenen Seiten notwendig:
- Entlastungsangebote wie Kuren oder Rehabilitationen,
- Inanspruchnahme von Förderangeboten für die Kinder,
- Unterstützung durch externe Expertise,
- finanzielle Hilfen, z. B. Leistungen der Pflegeversicherung oder
- Unterstützung durch Selbsthilfegruppen.

11.5.3 Kumulationssituationen

Kommen mehrere Belastungsfaktoren zusammen oder entstehen sie in einer Art Abwärtsspirale, führt die **Kumulation der Belastungsfaktoren** zu einer erschwerten Gesamtsituation, in der die Ressourcen zur Bewältigung möglicherweise nicht mehr ausreichen. Aus dem andauernden Defizit an Ressourcen verbunden mit Dauerstress resultieren seelische Erkrankungen wie Depressionen. Solche **Ereignisse** können sein:
- lange Krankheit mit finanziellen Einbußen,
- Misserfolgserlebnisse, beispielsweise in der Arbeit,
- wirtschaftliche Unsicherheit, prekäre Arbeitsverhältnisse, Arbeitsplatzverlust,
- Verlust der Wohnung,
- Stress in der Partnerbeziehung oder Verlust eines Partners,
- Tod eines Kindes oder
- Fremdheitsempfindungen, Mangel an sozialer Einbindung, soziale Isolation.

Tab. 11.6 Familiäre Belastungen durch seltene Erkrankungen von Kindern

Belastung	Erläuterung
Krankheitssymptome	Die Symptome können Angst, Abwehr oder Ekel hervorrufen.
Langwieriger und schwieriger Weg zur Diagnosestellung	Hoher Aufwand an Zeit, finanziellen Ressourcen und Zuwendung.
Behandlung der Krankheit	Bindung von erheblichen zeitlichen, finanziellen und psychosozialen Ressourcen.
Körperliches und seelisches Leid des Kindes, Überforderung	Das Leiden des Kindes kann Mitleid, Angst, Solidarität oder Abwehr hervorrufen.
Beeinträchtigungen im Alltag der Familie	Auf das erkrankte Kind in seiner Situation wird Rücksicht genommen, dies kann zu Einschränkungen und Anpassungsleistungen aller Familienmitglieder führen.
Zurücksetzung anderer Familienmitglieder	Geschwister können sich zurückgesetzt fühlen, wenn der Hauptteil der Aufmerksamkeit dem erkrankten Kind gewidmet wird.

Solche **Belastungskaskaden** können in einem massiven gesellschaftlichen Abstieg bis hin zu existenziellen Bedrohungen resultieren.

11.6 Pflege von Angehörigen

11.6.1 Grundlagen

Die **Pflege von Angehörigen** ist in Deutschland immer noch der Normalfall. Ca. 80 % der Mitglieder in der privaten und gesetzlichen Pflegeversicherung sind Leistungsbezieher im ambulanten Bereich (BMG 2021). Pflegende Angehörige erbringen einen großen Teil der Pflegeleistungen und leisten damit einen **volkswirtschaftlich enorm hohen Beitrag.** Dabei ist die Pflege im eigenen Haushalt mit Abstand am zeitintensivsten und die pflegenden Angehörigen erhalten häufig sehr wenig Unterstützung. Pflege von Angehörigen ist also mit sehr hoher eigener Belastung assoziiert.
Diese Pflege wird in der Hauptsache von **Frauen** (Töchter und Schwiegertöchter) übernommen. In Familien mit Migrationshintergrund ist die Rollenzuweisung noch ausgeprägter. Für die pflegenden Angehörigen wäre der Begriff „informelle Fürsorge- und Pflegepersonen aus dem familiären oder privaten Umfeld“ eine zutreffendere Bezeichnung. Aufgrund der häufig hohen Belastung durch die Pflege von Angehörigen, der oft fehlenden Kenntnisse, der Beschränkung des eigenen Lebenskreises und der mindestens teilweisen Aufgabe der eigenen Vorstellungen vom erfüllten Leben sind physische, psychische und emotionale Krisen wahrscheinlich. Die **Wahrscheinlichkeit für chronische psychische Erkrankungen** ist bei pflegenden Angehörigen verglichen mit Gleichaltrigen ohne eine solche Aufgabe um etwa 40 % erhöht, das Mortalitätsrisiko bei jungen Pflegenden ist etwa um 50 % erhöht (Tseliou et al. 2107).

11.6.2 Motive

Die **Motive** für die häusliche Pflege sind vielfältig. Oft entspringen sie einem tradierten Rollenverständnis oder einer Art von Ausgleich zwischen den Generationen:

- Pflichtgefühl,
- Selbstverständlichkeit (z. B. bei islamischen Familien),
- Mitleid und Nächstenliebe,
- Dankbarkeit, Generationenausgleich,
- Lebenssinn, soziale Anerkennung und
- Schuldgefühle, gegebene Versprechen.

11.6.3 Belastungen

Mit der Übernahme der Pflege eines nahen Angehörigen beginnt für die betroffenen Familienmitglieder ein neuer Lebensabschnitt. Pflege bedeutet eine Vielzahl von **Belastungen,** einen immensen Zeitaufwand und die Erbringung verschiedener Pflegeleistungen. Die Angehörigen sind durch die Pflege und Betreuung mit einer Vielzahl von Anstrengungen und Forderungen konfrontiert. Sie leisten Unvorstellbares und müssen sich mit Schwäche, seelischem Leiden und Hilflosigkeit auseinandersetzen. Dass auch pflegende Angehörige Rechte und eigene Bedürfnisse haben, wird kaum unterstützt. Da Pflegepersonen im Allgemeinen eher als Anhängsel der Erkrankten oder einfach nur als *Care Giver* (jemand, der Pflegeleistungen erbringt) betrachtet werden, kommt ihnen nur wenig Aufmerksamkeit zu. Das Auge wird immer nur auf die Patient*innen gerichtet und nicht auf die pflegenden Angehörigen, welche die Versorgung sicherstellen. Sie rücken stets in den Hintergrund. Viele pflegende Angehörige sind seelisch und körperlich durch ihren Einsatz als Pflegender so angespannt, dass sie kaum abschalten können. Durch den Eintritt von Pflegebedürftigkeit und die Erkrankung eines Familienmitgliedes kommt es zu einer Umstrukturierung des Familienlebens und zur Veränderung der Rollenverteilungen. Die Pflegesituation stellt für die Familie eine große Herausforderung dar, wobei die Pflege in das Familienleben so integriert werden soll, dass die Familie daran nicht zerbricht. Vor allem für pflegende Angehörige ist diese Situation eine große Herausforderung, da sie durch die pflegerischen Leistungen und den zunehmenden Unterstützungsbedarf auch ihre eigene Gesundheit belasten.

Körperliche Belastungen

Als Folgen der permanenten Anstrengungen treten häufig auch **physische Belastungserscheinungen** wie Schulter-, Hüft- und Rückenschmerzen auf. Viele Angehörige sind niedergeschlagen und verzweifelt, sie leiden unter nervösen Erschöpfungszuständen, Schlafstörungen, Herz-, Magen-, Kopf- und Gliederschmerzen. Durch die körperliche und geistige Inaktivität, die eingeschränkte Erholung und Entspannung sowie die mangelnde

Bewegung an der frischen Luft ist die Gesundheit der pflegenden Angehörigen gefährdet. Der daraus entstehende chronische Stress kann negativen Einfluss auf das endokrine, kardiovaskuläre und immunologische System haben und zu psychosomatischen Erkrankungen führen. Die Anstrengungen durch die häusliche Pflege gefährdeten den Gesundheitszustand der häuslichen Pflegepersonen. Somit drohen die Pflegepersonen von heute die künftigen Pflegebedürftigen zu sein.

Geistig-seelische Belastungen

Die belastende pflegerische Situation kann **geistig-seelische Belastungen** wie Depressionen, Ängste, Kummer, Trauer, Hoffnungslosigkeit und Angst hervorrufen. Auf diese Weise werden die Belastungen, die in einer Familie entstehen und von den Familienmitgliedern getragen werden müssen, potenziert. Im Zuge dieser permanenten Dauer-Stress-Situation kann sich ein Burnout-Syndrom entwickeln (▸ Kap. 16.1.1). Der Zustand der körperlichen, physischen und psychischen Erschöpfung und Überforderung bringt die Pflegeperson bald an die Grenzen seiner Belastbarkeit, wobei sie sich diese Überforderung auf keinen Fall eingestehen will und Stärke statt Schwäche und Bedürftigkeit zeigt. Die pflegende Person verausgabt sich dabei so sehr, dass die gestellten Anforderungen an sich selbst zu hoch sind. Dauert dieser Belastungszustand weiter an und stellt sich keine Entlastung ein, kann die Situation eskalieren. Angehörige können gewalttätig werden, was lediglich eine Überforderungsreaktion darstellt. Gleichzeitig können sie apathisch werden oder in die Kompensation mit Alkohol, Drogen oder anderem selbstschädigendem Verhalten flüchten. Auf diese Weise wird die Pflegeperson selbst zum Beeinträchtigten und Hilfesuchenden.

Der persönliche Freiraum wird ebenfalls durch die Übernahme der häuslichen Pflege verringert, und pflegende Angehörige verzichten oft zugunsten des zu pflegenden Menschen auf die Erfüllung eigener Berufs- und Lebenspläne. Auf diese Weise neigen pflegende Angehörige oft aus Scham oder Schuldgefühlen dazu, ihre Adaptionsfähigkeit zu überschätzen und zu lange zu zögern, bis sie Hilfe von außen heranziehen.

Soziale Belastungen

Die Pflegesituation birgt auch massive **soziale Belastungen** und schränkt die Pflegeperson stark in ihrer persönlichen Freizeit ein. Vor allem wenn die Pflegeperson berufstätig ist, muss der Alltag umstrukturiert und die Hilfeleistungen in der Freizeit erbracht werden. Eine Abhilfe schafft die durch den Gesetzgeber geregelte **Pflegezeit** von maximal sechs Monaten (▸ Kap. 7.4.2), in der pflegebedürftige nahe Angehörige in der häuslichen Umgebung von einer Pflegeperson gepflegt werden und die Pflegepersonen vollständig oder teilweise von der Arbeit freigestellt werden können. Durch die Erfüllung der pflegerischen Tätigkeiten sind die Pflegepersonen allerdings häufig sozial eingeschränkt, können nicht frei über ihre Zeit verfügen und sind gewissermaßen immer im Dienst. Damit wird die Pflege zur bestimmenden Alltagsaufgabe, wodurch eigene Pläne und Aktivitäten sowie der Kontakt zu Freunden reduziert werden muss. Soziale Isolation ist oft vorprogrammiert.

Pflege von demenzerkrankten Angehörigen

Viele Menschen empfinden die **Pflege von demenzerkrankten Angehörigen** vor allem als geistig-seelisch und sozial sehr belastend. Diese Pflegepersonen opfern sich oft jahrelang auf, bis es in der häuslichen Umgebung nicht mehr weitergeht und der Zustand untragbar wird. Nicht selten brechen die Pflegepersonen regelrecht zusammen und durchleben eine depressive Phase. Pflegende Angehörige, die demenzkranke Menschen versorgen, sind besonders gefährdet, selbst pflegebedürftig zu werden.

Übersicht über beispielhafte **Erschwernisfaktoren** bei der Pflege von demenzkranken Angehörigen:

- Wutausbrüche und Beschimpfungen des demenziell Erkrankten.
- Undankbarkeit, Reizbarkeit, wechselnde Launen.
- Beeinträchtigungen beim Essen und Trinken, fehlender Hunger und Durst.
- Selbstgefährdendes Verhalten.
- Schlafstörungen, Störungen des Tag-Nacht-Rhythmus.
- Der Demenzerkrankte erkennt seine Angehörigen nicht mehr.

Die *Deutsche Alzheimergesellschaft* beschreibt, dass Angehörige von **beeinträchtigenden Folgen** berichteten (DAlzG 2022), wie dass

- problematische Verhaltensweisen wie Aggressivität, Schreien oder Wahnvorstellungen bei den Menschen mit Demenz als besonders belastend empfunden wurden.

- sich während der Pflege ihre körperliche Gesundheit verschlechterte und sie häufiger Medikamente benötigten.
- Freunde, Bekannte und/oder Familienmitglieder den Kontakt mieden.
- sie ihren Beruf und ihre Hobbys aufgeben mussten.

Praxistipp

Selbsttest

Für die Einschätzung der psychischen Belastung von Pflegepersonen, die einen demenzkranken Angehörigen pflegen, gibt es vom Projekt Digitales Demenzregister Bayern eine **Angehörigenampel** als Selbsttest für die körperliche und seelische (psychische) Belastung. Der Test kann kostenlos unter https://digidem-bayern.de/angehoerigenampel/ aufgerufen werden.

Pflegende Angehörige sehen sich herausgefordert, sich den Bedürfnissen der Demenzerkrankten anzupassen und ihr Leben entsprechend zu ändern. Damit passen sie sich an die Umstände und ihre Rollen als Pflegepersonen an und geben so möglicherweise ihren Lebensentwurf oder Lebenstraum auf. Neben den vielfältigen Belastungen stellt sich für die pflegenden Angehörigen auch die Aufgabe, neue Kompetenzen zu erwerben, dass die Pflege fachlich korrekt und fördernd gestaltet werden kann (► Abb. 11.4).

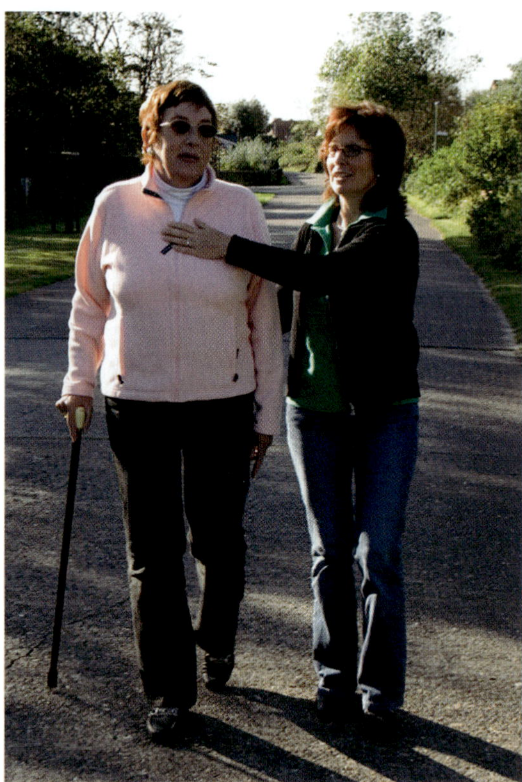

Abb. 11.4 Diese pflegende Angehörige hat gelernt, wie sie die Haltung ihrer Mutter korrigieren kann [K313]

11.6.4 Filiale Reife

Zu den Belastungen, denen pflegende Angehörige ausgesetzt sind, kommt das Phänomen, dass die Pflege von Eltern eine Rollenumkehr bewirkt, die *Margret Blenkner* bereits 1965 mit dem Begriff **Filiale Reife** („*filial maturity*") umschrieben hat (Blenkner 1965). Dieses Konzept ist sehr vielschichtig und geht von der Annahme aus, dass erwachsene Kinder im Alter von ca. 40–50 Jahren realisieren müssen, dass sie nicht mehr uneingeschränkt auf die Unterstützung der Eltern zurückgreifen können, wenn sie selbst physische, psychische oder emotionale Krisensituationen durchleben. Die Eltern benötigen umgekehrt verstärkt Hilfe und Unterstützung, wenn die eigenen Fähigkeiten altersbedingt nachlassen. Die Filiale Reife beschreibt nun eine **Entwicklungsaufgabe,** in der die Kinder gegenüber den Eltern nicht eine Form von elterlich-vormundschaftlicher Rolle einnehmen, sondern in der die Beteiligten eine gänzlich neue Form von Beziehung mit veränderter emotionaler Grundlage und neuartigem Rollenverständnis eingehen. Diese neue Form der Beziehung stellt sich allerdings nicht automatisch ein, sie verlangt nach **aktiver Beziehungsarbeit** und dem **Zurücklassen alter Kindheitsmuster.** Auf der anderen Seite bereiten sich die Eltern darauf vor, eigene Verantwortung eventuell abzugeben und die eigene Hilfsbedürftigkeit zu akzeptieren. Eine produktive Bewältigung dieser Rollenumwälzung kann in eine neue Form von Beziehung mit einem veränderten Blick auf Ressourcen, Schwächen und die innewohnenden Möglichkeiten der familiären Vertrautheit eröffnen.

Ein wichtiger Schritt innerhalb der Filialen Reife ist die jeweilige **Abgrenzung:**

- Töchter machen ihr Bedürfnis nach einem eigenen Leben deutlich und vereinen dieses Bedürfnis mit der Hilfszusage gegenüber den Eltern.

- Die Eltern klären ihr Bedürfnis nach emotionaler Zuwendung und offenbaren ihre Hilfsbedürftigkeit, wenn sie vorliegt.
- Die Beteiligten übernehmen für das eigene Glück und Wohlergehen die Verantwortung, auch wenn aufgrund von Hilfsbedürftigkeit ein Abhängigkeitsverhältnis entsteht. Diese Verantwortung beinhaltet auch die beiderseitige Bereitschaft, rechtzeitig vor einer Situation der Überforderung professionelle Unterstützung (z. B. durch Pflegefachpersonen) zuzulassen

Die Beteiligten verzichten auf die Verstrickung in frühere emotionale Muster und üben eine Art Versöhnung, indem gegenseitige Vorwürfe aus früheren Zeiten keine Rolle mehr spielen. Hier drückt sich Reife bei beiden Beteiligten aus, die sich auf Augenhöhe begegnen können. *Jens Bruder* hat drei wichtige Voraussetzungen für das Gelingen der Filialen Reife beschrieben (Bruder 2004):

- **Fähigkeit zur emotionalen Autonomie:** Mit dieser Fähigkeit werden Gefühle nicht an frühere Handlungen oder Muster geknüpft, sondern in eigener Verantwortung betrachtet und eingeschätzt. Dieses Konzept wird durch die emotionale Intelligenz erweitert.
- **Fähigkeit zu einem fürsorglich-autoritären Umgang:** Mit dieser Haltung werden Klarheit und Fürsorge verknüpft, die in der Beziehung mit einem hilfsbedürftigen Menschen zu einer authentischen Grundhaltung führen.
- **Kontrollfähigkeit unangemessener Schuldgefühle:** Diese Fähigkeit erlaubt das Überwinden der Fixierung auf Schuldaspekte, die möglicherweise gar nicht der aktuellen Situation entsprechen und Entwicklung blockieren.

Die Aufgabe für die Kinder ist es, sich in die Lebenssituation ihrer Eltern einzufühlen, die von nachlassenden Kräften gekennzeichnet ist. Dabei zeigt sich der innere Kontrast, dass die Eltern zeitlebens für Sicherheit, Stärke und Zuverlässigkeit gestanden haben. Letzten Endes soll sich ein Verantwortungsgefühl für die eigenen Eltern entwickeln.

Verlaufen filiale Reifungsprozesse nicht erfolgreich oder sind pflegende Angehörige körperlich bzw. emotional überfordert, können aus dieser Überforderung Gewalthandlungen gegen die Pflegebedürftigen entstehen (▸ Abb. 11.5).

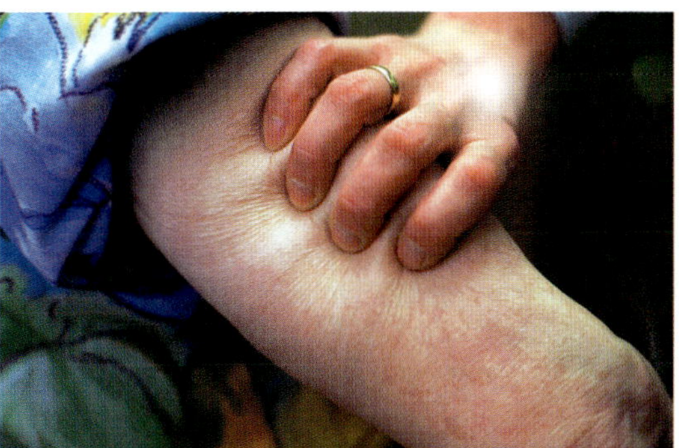

Abb. 11.5 Gewalt durch pflegende Angehörige kann ein Zeichen von Überforderung sein [K157]

11.6.5 Hilfen

Hilfestellungen für pflegende Angehörige sind auf unterschiedliche Bereiche gerichtet (▸ Tab. 11.7). Pflegefachpersonen und Altenpfleger*innen vor allem im ambulanten Bereich nehmen bei den Hilfestellungen eine **besondere Rolle** ein. Sie fungieren als Vertrauenspersonen, Gesprächspartner, Vermittler von Hilfen, Koordinator*innen und einfühlsame Berater*innen.

Tab. 11.7 Ziele von Hilfestellungen für pflegende Angehörige und Beispiele

Ziele	Beispiele
Informationen	Wissensvermittlung durch alle an der Pflegesituation Beteiligten, beginnend mit dem Hausarzt
Konkrete Entlastung	Betreuter Urlaub mit Menschen mit Demenz
Gemeinsame positiv erlebte Erfahrungen	Gemeinsame Tanznachmittage oder Filmvorführungen
Austausch mit Gleichgesinnten	Selbsthilfegruppen

11.6.6 Leistungen

Die Unterstützung bei häuslicher Pflege umfasst verschiedene **Leistungen:**

- **Pflegegeld** (Geld für pflegende Angehörige,
- **Pflegesachleistung** (Geld für professionellen ambulanten Pflegedienst),

- **Kombination von Pflegegeld und Pflegesachleistung,**
- **Pflegehilfsmittel** (zur Erleichterung der Pflege im häuslichen Bereich),
- **Zuschüsse zur Wohnraumanpassung,**
- **Verhinderungspflege** (zur Vertretung der Pflegeperson), **Tages- und Nachtpflege,**
- **Pflegeberatung** (Pflichtberatung für pflegende Angehörige nach § 37 Abs. 3 SGB XI bei Pflegegrad 2 oder höher), Inanspruchnahme der Beratung durch einen Pflegestützpunkt,
- **Pflegekurse,**
- diverse Aspekte der **Familienpflegezeit** (Pflegezeit bei kurzzeitiger Verhinderung, Pflegezeit bei länger andauernder Verhinderung, Lohnersatzleistungen, zinslose Darlehen, Betreuung minderjähriger pflegebedürftiger naher Angehöriger),
- **Beiträge zur Renten- und Arbeitslosenversicherung sowie**
- **gesetzlicher Unfallschatz** bei häuslichen Pflegeleistungen.

Im Versorgungsnetz für die häusliche Pflege durch Angehörige finden sich darüber hinaus **weitergehende Hilfsangebote:**

- **Hilfsorganisationen,** z. B. Malteser, Johanniter, Diakonie, Caritas, AWO, ASB,
- **Beratungsstellen,** z. B. kommunale Wohnraumberatungsstellen, Bürgerservicestellen,
- **freiberufliche Pflegeberater,**
- **Kirchengemeinden,** die oft einen ehrenamtlich organisierten Hilfsdienst für Senioren bzw. professionelle Pflegedienste unterhalten,
- **Telefonseelsorge** sowie
- **Briefseelsorge** als Teil der Evangelisch-Lutherischen Kirche in Bayern (inklusive des Facebook-Auftritts „Vernetzte Kirche").

11.7 Beeinträchtigende Familienprozesse

Familien erfüllen eine wichtige Aufgabe für die Menschen und die Gesellschaft. Dabei wird davon ausgegangen, dass diese Aufgaben normalerweise erfolgreich bewältigt werden. Allerdings ändert sich durch eigene Kinder die komplette Lebenssituation, so dass manche Eltern nicht ausreichend auf diese Veränderungen vorbereitet sind. Eltern können ihre familiär bedingten Aufgaben aus unterschiedlichen Gründen möglicherweise nicht ausreichend erfüllen, sodass **beeinträchtigende Familienprozesse** entstehen. Innerfamiliär zeigen sich Gewaltphänomene vor allem durch Vernachlässigung, körperliche Misshandlung und sexuellen Missbrauch, aber auch durch Kombinationen dieser Phänomene.

11.7.1 Vernachlässigung

Definition

Vernachlässigung

Wiederholte oder andauernde Unterlassung der Fürsorge durch Personen, die für die Sorge der anvertrauten Personen (hier: die Kinder) verantwortlich sind.

Die **Vernachlässigung** entzieht den Kindern die Fürsorge, die zur Sicherung ihrer seelischen und körperlichen Bedürfnisse notwendig ist. Vernachlässigung ist eine Form der Kindeswohlgefährdung (§ 1666 Abs. 1 BGB) und eine besondere Form der Kindesmisshandlung.

Formen

Mögliche Zeichen von Vernachlässigung können auf der körperlichen, emotionalen oder erzieherischen Ebene auftreten. Für die Vernachlässigung können folgende **Formen** beschrieben werden:

- unzureichende Versorgung der Grundbedürfnisse (mangelnde Ernährung, unzureichende Körperpflege),
- Mängel in der Aufsicht (z. B. Alleinlassen von Säuglingen oder Kleinkindern),
- mangelhafte Gesundheitsfürsorge (z. B. Vorenthalten von Schutzimpfungen)
- fehlende oder mangelhafte Zuwendung (z. B. Verweigerung des Körperkontakts mit dem Kind) oder
- unpassende Reizsetzung für das Kind (z. B. Anschreien).

Wenn bei Eltern fehlende Einsicht, keine Handlungsmöglichkeiten oder mangelndes Erkennen von Bedürfnissen vorliegen, erfolgt die **Vernachlässigung unabsichtlich.** Werden die Bedürfnisse der Kinder wissentlich missachtet, liegt **absichtliche Vernachlässigung** vor.

Vernachlässigung ist vermutlich die häufigste Form der Missachtung von Kindesrechten, auch wenn in diesem Bereich eine Dunkelziffer besteht.

Symptome

Vernachlässigte Kinder weisen häufig folgende **Symptome** auf:

- Entwicklungsstörungen (körperlich, geistig, sozial),
- aggressives oder autoaggressives Verhalten,
- Unruhe, Hyperaktivität,
- repetitive Verhaltensweisen (z. B. Schaukeln, Kopfschlagen),
- Angstzustände, Weinen,
- Rückzug, Apathie, Tendenzen zur Isolation (z. B. Schulschwänzen),
- Konzentrationsstörungen, Lernschwierigkeiten sowie
- Essstörungen.

Folgen

Vernachlässigung hat für das Wohl des Kindes umfassende und vielfach schädigende **Folgen** (Hofacker 2012: 98 f.):

- Gefährdung der körperlichen, geistigen und sozial-emotionalen Entwicklung,
- Gefährdung der Gesundheit und der körperlichen Entwicklung,
- Gefährdung der kognitiven und schulischen Entwicklung,
- Gefährdung der sozial-emotionalen Entwicklung sowie
- Beeinträchtigungen der psychischen Gesundheit.

Vorsicht

Jüngere Kinder

Gerade jüngere Kinder sind sehr verletzlich und werden durch Vernachlässigung anhaltend geschädigt.

Maßnahmen

Maßnahmen gegen Vernachlässigung sind vorbeugend und einschreitend vorzunehmen. Vorbeugung geschieht dabei durch Information, Beratung und die Bereitschaft zu Gesprächen. Bei Verdacht auf Vernachlässigung dokumentieren Pflegefachpersonen die Situation und unterrichten beteiligte Ärzte.

11.7.2 Körperliche Misshandlung

Definition

Körperliche Misshandlung

Alle Handlungen von Eltern oder anderen Bezugspersonen, die durch Anwendung von körperlichem Zwang bzw. Gewalt für einen einsichtigen Dritten vorhersehbar zu erheblichen physischen oder psychischen Beeinträchtigungen des Kindes und seiner Entwicklung führen oder vorhersehbar ein hohes Risiko solcher Folgen bergen. (Mützel et al. 2012: 65).

Die **körperliche Misshandlung** von Kindern stellt nicht nur den Straftatbestand der Körperverletzung dar (§ 223 StGB), sondern den Tatbestand der Misshandlung von Schutzbefohlenen (§ 225 StGB), welcher härter bestraft wird. Dabei gibt es auch heute noch Familien, in denen das Verständnis von Kindererziehung Schläge oder Prügeln beinhaltet, obwohl Kinder ein Recht auf eine gewaltfreie Erziehung haben (§ 1631 BGB):

Formen

Die Gewalteinwirkung im Rahmen körperlicher Misshandlung wirkt sich im Allgemeinen auf die Haut der Kinder und Jugendlichen aus. Folgende **Formen** werden unterschieden (Mützel et al. 2012: 67):

- stumpfe/schürfende Gewalt (z. B. Schläge, Kratzer),
- thermische Einwirkung (Verbrühung, Verbrennung),
- scharfe und spitze Gewalt (durch Messer o. ä.),
- Strangulation sowie
- Schütteltrauma.

Folgen

Folgen dieser körperlichen Misshandlungsformen sind beispielsweise Hämatome, Kratzer oder Schnitt- bzw. Verbrennungswunden. Darüber hinaus wirken sich jegliche Misshandlungen auf der körperlichen Ebene auch auf die seelische Ebene aus, weil Kinder und Jugendliche die Erfahrung machen, dass ihre Grenzen nicht eingehalten werden und Eltern nicht auf ihr Wohlergehen achten. Die traumatischen Erfahrungen verfolgen Kinder häufig ihr ganzes Leben lang.

Maßnahmen

Maßnahmen gegen körperliche Gewalt an Kindern sind ebenfalls präventiv und einschreitend. Ärzte sind an einer entscheidenden Stelle um Anzeichen für Misshandlungen oder Vernachlässigungen bei Kindern und Jugendlichen zu erkennen. Pflegefachpersonen unterstützen Ärzte bei Verdacht auf körperliche Gewalt gegenüber Kindern durch Dokumentation der Situation und Information.

Kritischer Blick

Zahlen zur Kindesmisshandlung

Die Kriminalstatistik der Polizei verzeichnet jedes Jahr viele Fälle von Kindesmisshandlung (§ 225 StGB). 2020 gab es 3758 Fälle von Kindesmisshandlung mit 4542 Opfern. Bei Kindesmisshandlung kann von einer hohen Dunkelziffer ausgegangen werden, weil die Taten meist innerfamiliär verübt werden und die Kinder häufig nicht in der Lage sind, die Misshandlung anzuzeigen oder sich dafür schämen (Polizeiliche Kriminalprävention 2022).

11.7.3 Sexueller Missbrauch

Definition

Sexueller Missbrauch

Jede Einbeziehung eines Kindes in eine sexuelle Handlung, für die es von der Entwicklung her noch nicht reif ist, die es daher nicht überschauen kann und gegen dessen Willen die Handlung vorgenommen wird.

In Deutschland wurden im Jahr 2020 rund 14.500 Fälle von sexuellem Kindesmissbrauch angezeigt. Die Dunkelziffer ist aber um ein Vielfaches größer (Unabhängiger Beauftragter für Fragen des sexuellen Kindesmissbrauchs 2022). Mädchen werden in etwa dreimal so häufig Opfer von sexuellem Missbrauch wie Jungen. Insgesamt gibt es kaum spezifische Merkmale von Mädchen, die Opfer von sexuellen Übergriffen geworden sind. Die Verursachenden von sexuellen Übergriffen sind überwiegend Männer, sehr häufig geschieht der sexuelle Missbrauch in der Familie, der Verwandtschaft oder im Bekanntenkreis.

Merke

Kinder unter 14 Jahren

Bei Kindern unter 14 Jahren wird grundsätzlich davon ausgegangen, dass sie sexuellen Handlungen nicht zustimmen können. Sexuelle Handlungen sind immer als sexuelle Gewalt zu werten. Auch wenn ein Kind zum Ausdruck bringt, dass es einverstanden ist oder der Täter es so interpretiert, kommt auf keinen Fall eine Einwilligung zustande.

Formen

Die meisten sexuellen Übergriffe gegenüber Kindern und Jugendlichen bestehen nicht im versuchten oder vollzogenen Geschlechtsverkehr, sondern in exhibitionistischen Handlungen bzw. sexuellen Berührungen (Hardt und Engfer 2008: 813). Je nach Kontext werden verschiedene Grauzonen in die **Formen** des sexuellen Missbrauchs mit einbezogen. Die Formen können in **Hands-on-Taten** und **Hands-off-Taten** unterschieden werden (Weissenrieder 2012: 82 f.; ► Tab. 11.8):

Tab. 11.8 Formen des sexuellen Missbrauchs (Weissenrieder 2012: 82 f.)

Formen	Beispiele
Hands-on-Taten	• Berühren von Brust- und Genitalbereich • Orale, vaginale oder anale sexuelle Handlungen • Einführen von Gegenständen in Anus, Vagina oder Mund • Masturbation am Täter durch Kinder bzw. Jugendliche • Anfertigen von pornografischen Aufnahmen
Hands-off-Taten	• Jede Form von Exhibitionismus • Anfertigen von sexualisierten Aufnahmen des Opfers • Betrachten von pornografischen Aufnahmen mit Kindern oder Jugendlichen • Verbale sexuelle Gewalt

Folgen

Der sexuelle Missbrauch ist eine Verletzung der gesamten Persönlichkeit eines jungen Menschen, auf seine Selbstsicherheit und Selbstwirksamkeit, sein Grundvertrauen und seine körperliche und psychische Unverletzlichkeit. Die **Folgen bei den betroffenen Kindern und Jugendlichen** sind vielfältig und wirken sich auf das weitere Leben aus, u. a.

- Ohnmacht,
- Scham, Ekel,
- Selbstvorwürfe,
- Vertrauens- und Kontrollverlust, Grenzüberschreitung,
- Depressionen, Aggressionen sowie
- Störungen des Sexualverhaltens.

Praxistipp

„Angst hat mir mein Vater in die Wiege gelegt"

In einer Studie über „Sexuelle Gewalt in der Familie. Gesellschaftliche Aufarbeitung sexueller Gewalt gegen Kinder und Jugendliche von 1945 bis in die Gegenwart" werden zum Teil verstörende Berichte von Opfern sexueller Übergriffe dokumentiert und analysiert. Eine gute Zusammenfassung bietet der Artikel von *Annette Langer* (Langer 2021).

Maßnahmen

Maßnahmen gegen sexuelle Gewalt an Kindern bestehen in präventiver Aufklärung und Kampagnen gegen Kindesmissbrauch (▸ Abb. 11.6). Wenn Pflegefachpersonen den Verdacht auf eine sexuelle Misshandlung bei Kindern oder Jugendlichen vermuten, ist ein behutsames Vorgehen angesagt. Die Situation wird dokumentiert und Ärzte hinzugezogen.

www.gegen-missbrauch.de
augen, die beschreiben,
was der mund nicht ausdrücken kann.

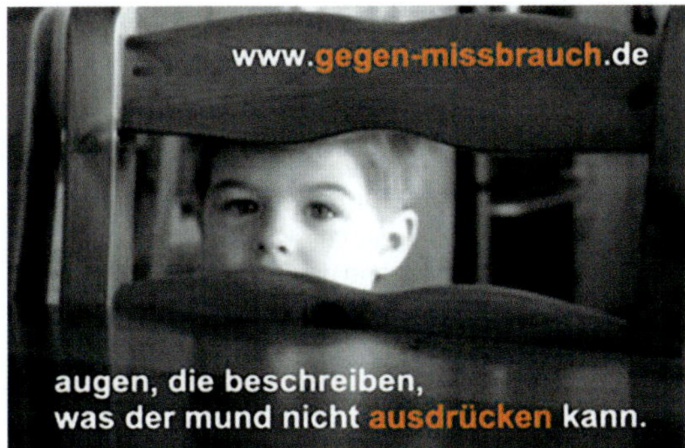

Abb. 11.6 Kampagne gegen Kindesmissbrauch [W252]

Lebensweltbezug

Die Familie ist ein zentraler Ort für lebensweltliche Erfahrungen. Die Prägung der Lebensgeschichte beginnt in familiären Kontexten und Konstellationen und erstreckt sich über viele Jahre hinweg. Das System Familie, das sich gegenüber der Umwelt abgrenzt und sowohl den Innenraum als auch die Begegnung mit der Umgebung gestaltet, wirkt sich unmittelbar auf die lebensweltliche Erfahrung der Menschen aus. Dabei sind die Grundmuster familiärer Ereignisse ähnlich, variieren aber in jedem Einzelfall. So macht ein Einzelkind völlig unterschiedliche familiäre Erfahrungen als ein Kind aus einer Groß- oder Ein-Eltern-Familie, Erfahrungen der Stabilität oder Instabilität zeigen sich bezogen auf Lebensereignisse wie Verlusterfahrungen ebenso wie aufgrund von beeinträchtigenden Familienprozessen. Die Wahrnehmung von Familie ist soziokulturell geprägt, woraus sich ein weiterer Einflussfaktor auf die Lebenswelt der Einzelnen ergibt. Kann die Familie den Anforderungen nicht gerecht werden, die an sie gestellt werden, ereignen sich häufig schädigende Prozesse für die Beteiligten, vor allem für die Kinder. Die Auswirkungen solcher Prozesse zeigen sich nicht selten lebenslang. Familienerfahrungen prägen die Gestaltung der Muster, die dann bei weiteren Familiengründungen weitergegeben oder auch bewusst aufgebrochen werden. Für die Gesellschaft sind Familien von unschätzbarem Wert, wenn auch die klassischen Familienformen im Wandel begriffen sind. Dazu gehört nicht nur die Erziehung der Kinder, sondern auch die Leistung von pflegenden Angehörigen, die den pflegebedürftigen Menschen ein Leben daheim ermöglichen. Die häusliche Pflege von Pflegepersonen ist gesamtgesellschaftlich gesehen immer noch der Normalfall, was eine immense volkswirtschaftliche Leistung darstellt. Ohne die Angehörigenpflege wäre die Versorgung von Pflegebedürftigen in Deutschland nicht machbar. Damit gehen allerdings Phänomene wie Überforderung und Gewalt in Familien einher.

Für Pflegefachpersonen bedeutet **Familienorientierung:**

- Familie ist der lebensweltliche Erfahrungsort aller Pflegebedürftigen, seien es Kinder, Erwachsene oder alte Menschen. Das Wissen um familiär geprägte Zusammenhänge kann Pflege erleichtern und Zugänge schaffen.

- Sie verstehen Familie und Angehörige als gleichberechtigte Partner und damit als Ressource im Pflegeprozess. Sie beziehen sie bei allen Fragen der Pflege mit ein, damit die Orientierung an der Lebenswelt der Betroffenen möglichst optimal gelingt.
- Sie wissen darum, dass sie selbst durch Familienerfahrungen geprägt sind, und können differenzieren, dass andere Menschen in anderen familiären Konstellationen aufwachsen und sich dort möglicherweise wohlfühlen.
- Sie wissen um beeinträchtigende Familienprozesse und kennen ihre Rolle sowie Handlungsmöglichkeiten im Zusammenhang mit diesen Prozessen.

Wiederholungsaufgaben

- Wie kann Familie definiert werden?
- Was ist der Unterschied zwischen der biologischen und der funktionalen Familie?
- In welchem Gesetz ist die Familie in Deutschland besonders geschützt?
- Was bedeuten die Begriffe Elternzeit und Unterhaltsvorschuss?
- Welches sind die Unterschiede zwischen Kindergeld, Kinderzuschlag und Elterngeld?
- Haben uneheliche Kinder auch einen Erbanspruch?
- Welche vier Aufgaben hat die Familie?
- Was ist der Unterschied zwischen den Begriffen Ein-Eltern-Familie und Alleinerziehende?
- Es gibt inzwischen viele verschiedene Familienformen. Welches ist der Unterschied zwischen der Regenbogen- und der Patchworkfamilie?
- Welches sind die vier Ziele des Familiensystems in Bezug auf die Umwelt nach *Friedemann?*
- Was bedeutet Einverdienermodell im Zusammenhang mit der Familie?
- Welche drei Hauptfolgen hat Kinderarmut?
- Wie können Kinder auf die seltene Erkrankung ihres Geschwisters reagieren?
- Die Pflege von demenzkranken Angehörigen gilt als besonders belastend. Welche Faktoren erschweren die Pflege?
- Was bedeutet filiale Reife?
- Was können Pflegefachpersonen tun, wenn sie einen Verdacht auf Kindeswohlgefährdung haben?

LITERATUR

Bavelas JB, Segal L. Family systems theory: Background and implications. J Commun. 1982; 32(3): 99–107. DOI:https://doi.org/10.1111/J.1460-2466.1982.TB02503.X.

Bertelsmann Stiftung (Hrsg.). Sechs von zehn Familien in NRW fühlen sich belastet – Bedarf nach Präventionsangeboten hoch. 2016. Aus: https://www.bertelsmann-stiftung.de/de/themen/aktuelle-meldungen/2016/august/sechs-von-zehn-familien-in-nrw-fuehlen-sich-belastet-bedarf-nach-praeventionsangeboten-hoch/ (letzter Zugriff: 31.03.2022)

Bertelsmann Stiftung (Hrsg.) Factsheet Kinderarmut in Deutschland. 2020. Aus: https://www.bertelsmann-stiftung.de/fileadmin/files/BSt/Publikationen/GrauePublikationen/291_2020_BST_Facsheet_Kinderarmut_SGB-II_Daten__ID967_final.pdf (letzter Zugriff: 31.03.2022)

Blenkner M. Social work and family relationships in later life with some thoughts on filial maturity. In: Shanas E, Streib GF (eds.). Social structure and the family: generational relations. Englewood Cliffs, N. J.: Prentice-Hall; 1965. p. 46–59.

bpb Bundeszentrale für politische Bildung Familienhaushalte nach Ländern und Familienform. 2021. Aus: https://www.bpb.de/kurz-knapp/zahlen-und-fakten/soziale-situation-in-deutschland/61600/familienhaushalte-nach-laendern-und-familienform/ (letzter Zugriff: 31.03.2022)

Bruder J. Filiale Reife – ein wichtiges Konzept für die familiäre Versorgung Alterskranker. In: Danielszik A, Haenselt R, Waack K. (Hrsg.). Handbuch für Leiter/Leiterinnen von Pflege- und Betreuungskursen für pflegende Angehörige von Menschen mit Demenz. Köln: KDA; 2004. S. 32–39.

Bujard M. Familienpolitische Geldleistungen. 2014. Aus: https://www.bpb.de/themen/familie/familienpolitik/193715/familienpolitische-geldleistungen/ (letzter Zugriff: 31.03.2022)

BVerfG Bundesverfassungsgericht. Entscheidung des Bundesverfassungsgerichts 24/119 Adoption I. 29.07.1968 (1 BvL 20/63; 1 BvL 31/66; BVerfGE 24, 119, 144).

BVerfG Bundesverfassungsgericht. Urteil des Ersten Senats des Bundesverfassungsgerichts vom 3. April 2001. Nichtberücksichtigung der Betreuung und Erziehung von Kindern bei der Bemessung des Beitrags zur sozialen Pflegeversicherung. (1 BvR 1629/94).

DAlzG Deutsche Alzheimergesellschaft e. V. Entlastungsangebote für pflegende Angehörige. 2022. Aus: https://www.deutsche-alzheimer.de/angebote-zur-unterstuetzung/entlastungsangebote (letzter Zugriff: 31.03.2022)

destatis Statistisches Bundesamt. Zahl der Woche Nr. 26 vom 29. Juni 2021. Aus: https://www.destatis.de/DE/Presse/Pressemitteilungen/Zahl-der-Woche/2021/PD21_26_p002.html (letzter Zugriff: 31.03.2022)

Friedemann ML. Familien- und umweltbezogene Pflege: die Theorie des systemischen Gleichgewichts, Bern: Huber; 1996.

Friedemann ML, Köhlen C. Familien- und umweltbezogene Pflege. 3.A. Bern: Huber, 2010.

Hardt J, Engfer A. Vernachlässigung, Misshandlung und Missbrauch von Kindern. In: Oerter R, Montada L. (Hrsg.). Entwicklungspsychologie. 6.A. Weinheim: Beltz; 2008. S. 803–821.

Hofacker N. Vernachlässigung. In: Bayerisches Staatsministerium für Arbeit und Sozialordnung, Familie und Frauen (Hrsg.). Gewalt gegen Kinder und Jugendliche. Erkennen und Handeln. Leitfaden für Ärztinnen und Ärzte. München: Bayerisches Staatsministerium für Arbeit und Sozialordnung, Familie und Frauen; 2012. S. 97–107.

Holoch E, Frech S. Familienorientierte Kinderkrankenpflege. Kinderkrankenschwester. 2001; 20(10): 438–443.

IAQ Institut Arbeit und Qualifikation. Alleinerziehende Elternteile nach Geschlecht und Familienstand 2020. Aus: https://www.sozialpolitik-aktuell.de/files/sozialpolitik-aktuell/_Politikfelder/Familienpolitik/Datensammlung/PDF-Dateien/abbVII20.pdf (letzter Zugriff: 31.03.2022)

Langer A. Studie über sexuelle Gewalt in der Familie. „Angst hat mir mein Vater in die Wiege gelegt". 2021. Aus: https://www.spiegel.de/panorama/gesellschaft/sexuelle-gewalt-in-der-familie-studie-angst-hat-mir-mein-vater-in-die-wiege-gelegt-a-c73b6478-4a45-48ab-88d5-5f6cb4eafcab (letzter Zugriff: 31.03.2022)

Lecerf M. Armut in der Europäischen Union. Die Krise und ihre Folgen. Straßburg: Europäisches Parlament DG EPRS; 2016. DOI: https://doi.org/10.2861/73307.

Lenze A. Kinder und Armut: Was macht Familien arm? 2017. Aus: https://www.bpb.de/themen/familie/familienpolitik/260000/kinder-und-armut-was-macht-familien-arm/ (letzter Zugriff: 31.03.2022)

Mützel E, Heinrich M, Penning R, Graw M. Körperliche Gewalt. In: Bayerisches Staatsministerium für Arbeit und Sozialordnung, Familie und Frauen (Hrsg.). Gewalt gegen Kinder und Jugendliche. Erkennen und Handeln. Leitfaden für Ärztinnen und Ärzte. München: Bayerisches Staatsministerium für Arbeit und Sozialordnung, Familie und Frauen; 2012. S. 65–79.

Oetjens R. Leben in der Großfamilie: „Ich hatte nie das Gefühl, alleine zu sein!" 2022. Aus: https://www.familie.de/familienleben/grossfamilie-die-vor-und-nachteile/ (letzter Zugriff: 31.03.2022)

Polizeiliche Kriminalprävention des Bundes und der Länder (Hrsg.) Zahlen und Fakten: Kindesmisshandlung. 2022. Aus: https://www.polizei-beratung.de/themen-und-tipps/gewalt/kindesmisshandlung/fakten/ (letzter Zugriff: 31.03.2022)

Schneewind KA. Sozialisation und Entwicklung im Kontext der Familie. In: Oerter R, Montada L. (Hrsg.) Entwicklungspsychologie. 6.A. Weinheim: Beltz; 2008. S. 117–146.

Tseliou F, Rosato M, Maguire A, Wright DM, Dermot OR. Differential effect of caregiving across age-groups: a census-based record linkage study. Lancet. [Supplement 3] 2017; 390(11): S90. DOI:https://doi.org/10.1016/S0140-6736(17)33025-8.

Unabhängiger Beauftragter für Fragen des sexuellen Kindesmissbrauchs. Zahlen zu sexuellem Kindesmissbrauch in Deutschland. 2022. Aus: https://beauftragter-missbrauch.de/themen/definition/zahlen-zu-sexuellem-kindesmissbrauch-in-deutschland (letzter Zugriff: 31.03.2022)

Weissenrieder N. Sexuelle Gewalt. In: Bayerisches Staatsministerium für Arbeit und Sozialordnung, Familie und Frauen (Hrsg.). Gewalt gegen Kinder und Jugendliche. Erkennen und Handeln. Leitfaden für Ärztinnen und Ärzte. München: Bayerisches Staatsministerium für Arbeit und Sozialordnung, Familie und Frauen; 2012. S. 81–94.

KONTAKTADRESSEN

Allianz Chronischer Seltener Erkrankungen: https://www.achse-online.de/de/

Kindernetzwerk e. V.: https://www.kindernetzwerk.de/de/

Vernetzte Kirche. Internet-Agentur der Evangelisch-Lutherischen Kirche in Bayern: https://www.vernetzte-kirche.de

Zentrales Informationsportal über seltene Erkrankungen: https://www.portal-se.de

12 Kommunikation und Beziehungen

Überblick

In diesem Kapitel werden die für Pflegeausbildung und -studium relevanten Inhalte zu den Themen **Kommunikation und Beziehungen** vermittelt. Die Grundlage jeglicher Auseinandersetzung mit anderen Menschen ist die Kommunikation (► Kap. 12.1). Beziehungen sind für alle Menschen wichtig und zentral, daher werden sie in Bezug auf ihre psychosoziale Bedeutung geklärt und die Auswahlkriterien für Beziehungen in der sozioemotionalen Selektionstheorie analysiert. Besonders betrachtet werden die Phänomene Freundschaft (► Kap. 12.2) und Nachbarschaft (► Kap. 12.3) als bedeutende und tragende soziale Kräfte. Die Bildung von virtuellen (► Kap. 12.4) und realen (► Kap. 12.5) sozialen Netzwerken erfährt als zentrale Komponente sozialer Umgebungsgestaltung eine besondere Aufmerksamkeit. Dabei sind reale soziale Netzwerke verschiedener Typen (► Kap. 12.5.1) gerade bei Menschen mit einem Mangel an Ressourcen besonders wichtig, insbesondere die Selbsthilfegruppen (► Kap. 12.5.2).

„*Der Mensch wird am Du zum Ich*" ist eine Aussage, die der Religionsphilosoph *Martin Buber* 1923 formuliert hat (Buber 2021: 3). Er meint damit, dass Menschen ihre eigene Identität (► Kap. 3.4) in der Auseinandersetzung mit ihrer Umwelt und den sie umgebenden Menschen bilden. Indem sie auf ein Gegenüber treffen und mit ihm in **Kommunikation** treten, kann die Bildung des eigenen Ichs in Abgrenzung zur Umwelt erfolgen. Dabei bedeutet diese Abgrenzung keinesfalls eine Beziehungslosigkeit, vielmehr ist jeder Mensch in ein System von **Beziehungen** und **sozialen Netzwerken** eingebettet, die gleichermaßen das Bewusstsein der eigenen Identität wie auch das Gefühl der Anbindung vermitteln. Die sozialen Beziehungen stabilisieren die eigene Lebenswelt (► Abb. 12.1), indem sie

- Einsamkeit vermindern,
- soziale Bestätigung ermöglichen und
- den eigenen Horizont erweitern.

Sowohl Beziehungen als auch soziale Netzwerke dienen hauptsächlich der **psychosozialen Unterstützung.** Diese bezeichnet qualitative Aspekte positiver sozialer Interaktion zwischen zwei Personen, insbesondere

- **emotionsorientierte Unterstützung** (z. B. durch Trösten, positives Feedback geben) und
- **aktivitätsorientierte Unterstützung** (z. B. durch praktische Hilfen oder Vermittlung von lösungsrelevanten Informationen).

Gerade wenn Menschen über wenige soziale Ressourcen verfügen, ist psychosoziale Unterstützung notwendig. Beziehungen erweisen sich in solchen Notlagen als Quellen der Hilfe und Stärkung.

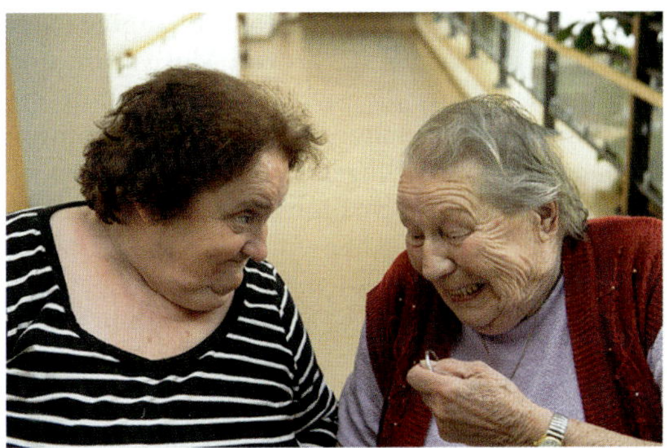

Abb. 12.1 Soziale Beziehungen stabilisieren die eigene Lebenswelt [K157]

Vor dem Hintergrund der Annahme der lebenslangen Entwicklung (► Kap. 5) kann vermutet werden, dass Individuen ihre Lebenswelt aktiv bis ins hohe Alter gemäß ihren eigenen Vorstellungen und Bedürfnissen verändern und gestalten. Dabei spielt die Perspektive auf die Position im Leben und die Lebenserwartung eine bedeutende Rolle. Menschen, die ihr Leben noch vor sich haben, verhalten sich möglicherweise anders als Menschen, deren Perspektive das Ende des Lebens bereits mit einschließt.

Sozioemotionale Selektionstheorie

Die Psychologin *Laura Carstensen* hat sich mit dieser perspektivenabhängigen Sicht der Lebenswelt befasst und folgende theoretische Annahme formuliert:

„Wenn Menschen ihre Lebenszeit als unbegrenzt und die Zukunft als offen erleben, wie es meist in der Jugend der Fall ist, dann sind sie motiviert, neue Informationen zu suchen. Sie bemühen sich darum, ihren Horizont zu erweitern, neues Wissen zu erwerben und neue Beziehungen einzugehen. Im Gegensatz dazu sind Menschen, die ihre Lebenszeit als begrenzt erleben (was meist für das höhere Erwachsenenalter zutrifft), verstärkt motiviert, ein hohes emotionales Wohlbefinden zu erreichen. Sie investieren in Sicherheit, vertiefen vorhandene Beziehungen und genießen das Leben. Unter diesen Umständen verwenden Menschen ihre Ressourcen darauf, ihre eigenen Gefühle zu regulieren."

(Carstensen und Lang 2007: 389 f.).

Die **sozioemotionale Selektivitätstheorie** von Carstensen und Lang (Carstensen und Lang 2007) beschreibt also eine **lebensweltabhängige Veränderung des Verhältnisses von Motivation und Zukunftsaussicht,** die sich insbesondere in der Auswahl und Gestaltung sozialer Beziehungen niederschlägt. In der Jugend herrscht überwiegend das Motiv der Informationssuche vor, während mit zunehmendem Alter emotional befriedigende Ziele bevorzugt werden. Die Autoren betonen allerdings, dass sie nicht davon ausgehen, *„dass der altersabhängige Wandel in der Motivation hin zu einer Bevorzugung emotionaler Ziele zwingend bewusst verläuft"* (Carstensen und Lang 2007: 396). Auch **soziale Beziehungen** werden in der Jugend eher gemäß einem Informationsgewinn ausgewählt, während es empirisch als erwiesen gilt, dass *„ältere Menschen ihre soziale Umwelt so gestalten, dass dabei emotional bedeutungsvolle, angenehme Erfahrungen vermehrt werden, während andere weniger erwünschte oder auch potentiell negative Erlebnisse vermieden werden." (Carstensen und Lang* 2007: *402).* Diese Theorie bietet eine Erklärungsansatz, der über das Phänomen hinausgeht, dass Menschen im Alter im Allgemeinen über weniger soziale Beziehungen verfügen, weil sie beispielsweise weniger mobil sind. Sie betont die **emotionale Dimension** als wichtige Triebfeder für die Investition in Beziehungen und weist gleichermaßen darauf hin, dass das emotionale Erleben in einer Situation entscheidend ist für die Konstruktion des situativen Gesamterlebens. Die Ausrichtung auf emotional befriedigende Situationen und Beziehungen führt dann auch zu einer nachweisbaren emotionalen Stabilität und Zufriedenheit im Alter, obwohl hier Teile des Lebens von Negativ- und Verlusterfahrungen gekennzeichnet sind. Gleichzeitig ist dieser Ansatz bedeutungsvoll für Pflegefachpersonen, die Interaktionen erfolgreich gestalten wollen. Ältere Menschen erachten nach diesem theoretischen Ansatz möglicherweise eine positive Atmosphäre in der Interaktion und das Gefühl, ernst genommen zu werden, für sich als sehr wichtig und interpretieren eine andere Form und Atmosphäre der Interaktion als negativ. Dies kann sich in Vermeidung und Rückzug äußern.

Praxistipp

Nutzen der sozioemotionalen Selektionstheorie

Pflegefachpersonen nutzen die sozioemotionale Selektionstheorie zur Reflexion, wenn

- Menschen Beziehungen aufrechterhalten, die sie möglicherweise schädigen,
- soziale Beziehungen bei älteren Menschen der Zahl nach weniger werden und
- die positive Lebensausrichtung alter Menschen bedroht ist und Ressourcen gesucht werden müssen.

12.1 Kommunikation

Definition

Kommunikation

Prozess mit folgenden Bestimmungsstücken: Teilnehmer, Nachrichten, Mittel und Modalitäten, Kontextgebundenheit, Interaktivität und Intentionalität (Röhner und Schütz 2020).

Kommunikation ist eine der wesentlichen menschlichen Fähigkeiten. Mit ihr tauscht sich der Mensch auf verschiedenste Weise aus und kann u. a.

- Identität entwickeln (► Kap. 3.4),
- Beziehungen und Netzwerke knüpfen (► Kap. 12),
- Lernen (► Kap. 9) und sich darüber austauschen,
- Kultur schaffen (► Kap. 10) sowie
- Teilhabe gestalten (► Kap. 7.3.2).

Die **Sprache** ist das bedeutendste Mittel *(verbale Kommunikation).* Sie kann durch Veränderung von

- Lautstärke,
- Intonation,
- Stimmlage und
- Tonhöhe

abgewandelt werden *(paraverbale Kommunikation)* und wird mit dem Körper durch Mimik und Gestik unterstützt, manchmal sogar ersetzt *(nonverbale Kommunikation).* Die Bedeutung von Kommunikation erschließt sich meistens erst, wenn sie eingeschränkt ist oder nicht zur Verfügung steht. Dies ist bei mangelnden Sprachkenntnissen der Fall, wird aber auch von anderen Fähigkeiten und Faktoren bedingt:

- geistige Fähigkeiten, z. B. Denken, Merkfähigkeit,
- psychische Faktoren, z. B. Stimmungen, Aufmerksamkeit,
- Orientierung (zeitlich, räumlich, situativ und zur Person),
- Auffassungsgabe und Konzentrationsvermögen,
- Bewusstseinslage,
- Sprachstörungen (Aphasien) oder
- Sprechstörungen (Dysarthrien).

Für Betroffene, die sich nicht äußern oder verständlich machen können, bedeuten die Einschränkungen in der Kommunikation oft eine extrem **verzweifelnde Erfahrung.**

Merke

Gesprächsfördernde Möglichkeiten bei Menschen mit Kommunikationsstörungen

- Lassen Sie den Betroffenen Zeit und sprechen Sie nicht für sie. Nehmen Sie den Menschen mit Aphasie das Wort nicht aus dem Mund.
- Korrigieren Sie den Menschen mit Aphasie nicht, denn er hat wesentliche Informationen bereits übermittelt.
- Sorgen Sie für eine fokussierte Gesprächsatmosphäre und vermeiden Sie Stör- und Hintergrundgeräusche.
- Nehmen Sie Blickkontakt mit den Betroffenen auf.
- Sprechen Sie langsam, klar und deutlich und betonen Sie wichtige Wörter. Verwenden Sie einfache Sätze, ohne in Babysprache abzugleiten. Machen Sie ausreichend Pausen.
- Setzen Sie Gestik und Mimik ein, um das Gesprochene zu unterstützen.
- Fragen Sie nach, ob Wichtiges verstanden wurde, beispielsweise „Haben Sie verstanden?"
- Beachten Sie Zeichen des Verstehens oder Nicht-Verstehens bei Ihrem gegenüber.
- Bieten Sie Hilfe an und sichern Sie das Verständnis. Hilfen sind gleichzeitig oft auch verständnissichernde Maßnahmen, z. B. Rückfragen wie „Du meinst Frau Maier?" (Bundesverband Aphasie 2022).

Pflegefachpersonen nutzen alle ihnen zur Verfügung stehenden Möglichkeiten zur **Förderung der Kommunikation.** Sie reflektieren, dass die pflegerische Beziehung in jedem Fall von der Qualität der Kommunikation abhängt, sei es verbale Kommunikation oder die Berührungsqualität bei Menschen mit Syndrom reaktionsloser Wachhheit (SRW).

Praxistipp

Menschen mit Aphasie

Menschen mit Aphasie sind nicht geistig behindert. Sie haben lediglich ein neurologisches Defizit und können daher Sprache nicht bilden und/oder nicht verstehen.

12.2 Freundschaft

Definition

Freundschaft

Auf gegenseitiger Zuneigung beruhendes Verhältnis von Menschen zueinander (Duden 2022)

Die Definition aus dem Duden zeigt, dass **Freundschaft** ein schwierig zu definierendes Konzept ist, für das folgende Kennzeichen konstitutiv sind:

- Freiwilligkeit,
- persönliche Beziehung,
- gegenseitige Sympathie und Vertrauen,
- kein Verwandtschaftsverhältnis und
- überwiegend keine sexuelle Beziehung.

Freundschaften waren bereits in der Antike bedeutsam und haben Philosophen wie Platon, Aristoteles und Cicero beschäftigt. Sie haben eine immense gesellschaftliche Bedeutung, denn sie sind eine Alternative zu Verwandtschafts- und Partnerbeziehungen einerseits und formellen Beziehungen (z. B. zu Arbeitskollegen) andererseits. Freundschaften schaffen eine Form der Vertrautheit, die **identitätsstiftend** und **stabilisierend** wirkt: in Freundschaften herrscht eine Atmosphäre, in der ein Mensch einem anderen etwas anvertrauen kann. Indem vom Gegenüber Verständnis und Verlässlichkeit signalisiert wird, verstärkt sich die vertrauensvolle Beziehung und hilft beiden Beteiligten, eine stabile Persönlichkeit zu bilden und zu erhalten. Dieser Austausch unter Gleichgesinnten kann ein ganzes Leben überdauern (▸ Abb. 12.2).

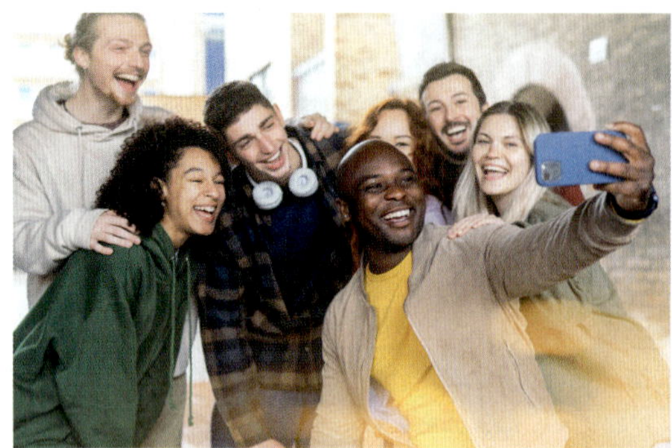

Abb. 12.2 Freundschaft und Austausch unter Gleichgesinnten schaffen oft Bande fürs ganze Leben [J787]

Sarah Zimmermann hat plakativ in einem „Drehbuch Freunde" die Komponenten von Freundschaft dargelegt (Zimmermann 2013):

1. Den Grundstein zu einer Freundschaft legen räumliche Nähe, häufige Kontakte, soziale Kompetenz und wechselseitige Selbstoffenbarung.
2. Umzug, Familiengründung sowie Verstöße gegen Verhaltensnormen können Freunde entzweien.
3. Der Stellenwert solcher Freundschaftsregeln ist bei Männern und Frauen häufig verschieden.

Der wichtigste Faktor bei Freundschaften scheint die **Akzeptanz** und **Bestätigung der eigenen Persönlichkeit** zu sein. Ältere Menschen knüpfen daher seltener neue Freundschaften, investieren allerdings in bestehende und emotional bedeutsame Beziehungen.

Gute Freundschaft bietet eine Menge an **Vorteilen:**

- Sie steigert das Wohlbefinden und die Zufriedenheit.
- Durch Freundschaften wird die Gesundheit verbessert.
- Menschen empfinden in Begleitung von Freunden mehr Unterstützung und weniger Stress.
- Freunde erweitern die Perspektive und schaffen Entlastung.
- Freundschaften steigern das Selbstwertgefühl und verhelfen zu höherer Selbstwirksamkeit.

Freundschaft ist also ein Konzept, bei dem sich eine Investition zu lohnen scheint. Gepflegte Freundschaften können sich bis ins Alter erhalten und fungieren auch dort als Stabilisator für die Lebenssituation. Die Anzahl der Freundschaften ist häufig vermindert, weil

- Freundschaften aufgrund von Mobilitätseinbußen nicht mehr effektiv gepflegt werden können und
- Freunde sterben können.

Praxistipp

Gebote der Freundschaft

1. In schlechten Zeiten Hilfe anbieten
2. Kontakt halten und sich füreinander Zeit nehmen
3. Persönliche Gefühle und Gedanken offenbaren
4. Anvertrautes für sich behalten
5. Gute Laune verbreiten
6. Den anderen in seiner sozialen Zugehörigkeit bestätigen
7. Zuhören
8. Seelische Unterstützung geben
9. Vor Kritik in Schutz nehmen
10. Neuigkeiten teilen
11. Rat einholen
12. Gemeinsam etwas unternehmen
13. Miteinander scherzen
14. Negative Kommentare vermeiden
15. Freiräume und andere Freunde sowie den Partner respektieren (Zimmermann 2013)

Kritischer Blick

Haben gute Freunde eine ähnliche Bedeutung wie Verwandte?

Gemäß dem Konzept der wahrgenommenen Familie (► Kap. 11) werden Freunde mit einem Sprichwort charakterisiert als „die Familie, die wir uns selbst heraussuchen". Eine Studie hat versucht, die Frage zu klären, ob enge Freundschaft möglicherweise innerpsychische Prozesse aktiviert, die eigentlich für Verwandtschaft relevant sind, und ob dies möglicherweise besonders für Frauen gilt. Es zeigte sich, dass Männer auf Freunde reagierten, als ob sie Fremde wären und keine Verwandten. Im Gegensatz dazu reagierten Frauen viel wohlwollender auf Freunde – tatsächlich so wohlwollend, dass diese Reaktionen statistisch nicht von ihren Reaktionen auf Verwandte zu unterscheiden waren (Ackerman et al. 2007).

Freundschaft erschöpft sich nicht nur in psychosozialer Unterstützung, Menschen können auch konkret unterstützt werden, z. B. bei Hilfeleistungen (z. B. Mithilfe beim Hausausbau eines Freundes) oder im Zusammenleben (z. B. Gründung einer Wohngemeinschaft auf freundschaftlicher Basis; vgl. Praxistipp).

Praxistipp

+-60 In Freundschaft Wohnen

Das Projekt **+-60 In Freundschaft Wohnen** versteht sich als Wohnprojekt von Menschen, die als Singles leben, aber nicht auf Gemeinschaft verzichten wollen. Die Wohnprojektgruppe beschreibt ihr Anliegen:

„Uns eint der Wunsch, unser Älterwerden unter Beibehaltung der eigenen Selbstständigkeit gestalten zu können und mit Gleichgesinnten aktiv eine Generationen und Kulturen übergreifende alltagstaugliche Nachbarschaft entsprechend unserer eigenen Potenziale zu entwickeln. Wir wollen eine Balance der Bedürfnisse nach freundschaftlicher Nähe und persönlichem Rückzug wahren und uns nach Möglichkeit verbindlich ‚um einander kümmern', altersbedingt notwendig werdende professionelle Dienstleistungen jedoch extern, und zwar als Gruppe kostengünstig einkaufen."

(Fischer und Rübesam 2022)

12.3 Nachbarschaft

Nachbarschaft ist überwiegend ein zufälliges Geschehen. Nachbarn sind die Menschen, mit denen man in räumlicher Nähe zusammenwohnt, deren Ausmaß unterschiedlich aufgefasst wird. Aus der räumlichen Nähe kann eine soziale Verbundenheit entstehen, die im Lauf der Zeit eine bedeutende Tragfähigkeit entwickeln kann.

Fallbeispiel

„Wenn der Nachbar nicht wäre ..."

Die Auszubildende Susanne erzählt ihrer Freundin Karla von ihrer Oma Hannelore Metzger, die in einem kleinen Dorf wohnt. Sie lebt mit ihren 76 Jahren alleine und ist seit acht Jahren verwitwet. Sie hat zwei Kinder, die aber beide ca. 120 km entfernt wohnen. Frau Metzger ist etwas wackelig auf den Beinen, kommt aber im Alltag einigermaßen zurecht. Wenn sie Hilfe bei Kleinigkeiten braucht, beispielsweise beim Wechseln einer Glühbirne oder wenn etwas Schweres in den Keller getragen werden muss, dann kommt der Nachbar Herr Schellenberg von gegenüber. Dieser wohnt mit seiner demenzkranken Frau ebenso lange im Ort, daher kennen sich die Familien schon eine halbe Ewigkeit. Herr Schellenberg passt auch immer auf, ob er Frau Metzger regelmäßig sieht. Sonst ruft er vorsichthalber mal an und erkundigt sich, ob es Frau Metzger gut geht. Frau Metzgers Kinder kommen sehr häufig, sind aber im Alltag doch nicht einfach verfügbar. Daher sind sie wirklich froh, dass Herr Schellenberg ein wenig auf ihre Mutter aufpasst und sie im Alltag unterstützt.

Sind Ihnen Ihre Nachbarn bekannt? Kennen Sie solche nachbarschaftlichen Konstellationen wie im Fallbeispiel? Wie würden Sie nachbarschaftliche Beziehungen gestalten wollen?

Nachbarschaft heißt aber nicht automatisch, dass mit ihr eine Verbundenheit begründet ist. Viele Menschen, vor allem in größeren Städten, kennen ihre Nachbarn kaum oder gar nicht. Auch kann Nachbarschaft missbraucht werden, wenn sich Nachbarn gegenseitig bespitzeln und denunzieren. Eine gute Nachbarschaft hat folgende **Kennzeichen:**

- ausbalanciertes Verhältnis von Nähe und Distanz,
- Offenheit gegenüber dem Anderen,
- Respekt und
- Mindestmaß an Interesse.

Nachbarschaftshilfe war früher wesentlich verbreiteter als heute. Hilfe wurde bei der gemeinsamen Ernte, beim Hausbau und bei besonderen Belastungen wie Krankheiten geleistet. Das soziale Netzwerk war dazu da, dass größere Belastungen auf viele Schultern verteilt wurden. In Notzeiten gewinnt die Nachbarschaft wieder an Bedeutung, beispielsweise Einkaufshilfen für Menschen in Quarantäne angesichts der Corona-Pandemie 2019–2020. Das Hilfskonzept wurde damals über soziale Netzwerke ausgeweitet, sodass die räumliche Nähe nur noch bedingt eine Rolle spielte.

Die Bedeutung dieser sozialen Unterstützungsform zeigt sich in dem bis heute gebräuchlichen Begriff **Nachbarschaftshilfe.**

Definition

Nachbarschaftshilfe

Gegenseitige unter Nachbarn gewährte nichtentgeltliche Hilfeleistung.

Die Nachbarschaftshilfe (► Abb. 12.3) ist ursprünglich eine nicht-formalisierte Art der Unterstützung. Im Bereich der Pflege zählt sie zu den niedrigschwelligen Entlastungsleistungen, für die die Pflegekasse bei Vorliegen eines Pflegegrads einen Entlastungsbeitrag von 125 Euro pro Monat

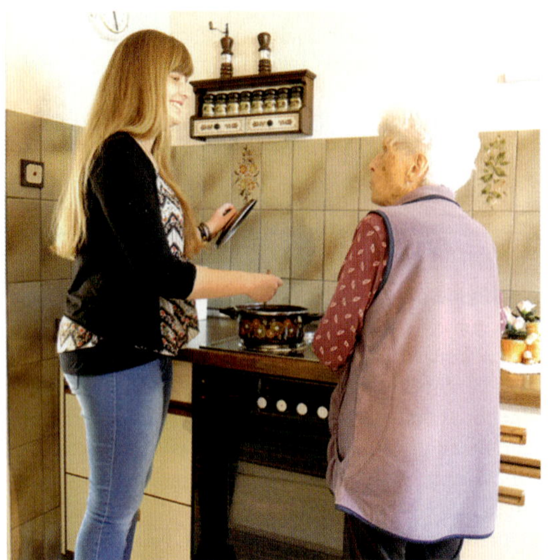

Abb. 12.3 Nachbarschaftshilfe ist ein Erfolgsmodell, in dem sich Alt und Jung begegnen können [P666]

bezahlt. Der Entlastungsbeitrag ist zweckgebunden und kann nur für anerkannten Nachbarschaftshilfen (z. B. durch einen ambulanten Dienst vermittelt) verwendet werden. Nachbarschaftshilfe ist in **drei Schwerpunkten** organisiert:

- **Hilfen zur Unterstützung im Alltag:** Hier werden alle Hilfe- und Unterstützungsleistungen verstanden, die zur Bewältigung von individuellen Notlagen oder Bedürfnissen erforderlich sind. Sie sind entweder unentgeltlich oder werden über den Entlastungsbeitrag finanziert. Beispiele: Reinigungsarbeiten im Haus, Gartenarbeit.
- **Betreuungsangebot für pflegebedürftige Menschen:** Das Angebot umfasst regelmäßige Treffen, Feste, Kaffeenachmittage, Besuchsdienste, Seniorenausflüge, aber auch Begleitung zu Arztterminen sowie Gespräche und allgemeine Zuwendung.
- **Angebote zur Entlastung von pflegenden Angehörigen:** Pflegende Angehörige können Leistungen in Anspruch nehmen, bei denen pflegebedürftige Menschen stundenweise betreut werden. Im Vordergrund steht die Alltagsbetreuung, Grundpflege wird nicht geleistet.

Manche ambulanten Dienste oder Seniorenbüros fungieren als Koordinationsstellen und vermitteln unterschiedliche Hilfeleistungen. Für die Betroffenen vereinfacht sich damit der Aufwand, denn sie werden in der Suche nach Hilfsangeboten unterstützt. Neben der organisierten Nachbarschaftshilfe bieten Vereine oder Kirchengemeinden ähnliche Leistungen kostenfrei an.

Praxistipp

Nachbarschafts-App

Für die Netzwerkbildung vor allem in Städten gibt es bereits Apps wie nebenan.de, Nextdoor oder Neighbors Club. Mit diesen *Social-Networking-Apps* sind folgende Ziele verbunden:

- Förderung von zwischenmenschlichen Kontakten insbesondere in der Anonymität der Stadt,
- einfacher Chataustausch,
- Austausch von lokalen Empfehlungen und Tipps,
- lokaler Marktplatz mit Kleinanzeigen sowie
- niederschwellige Vermittlung von Hilfeleistungen.

Die Anfragen für Hilfseinsätze bei der organisierten Nachbarschaftshilfe laufen häufig über eine zentrale Nummer in einer Koordinationsstelle. Von dort werden die Anfragen weitergeleitet und so die Hilfe organisiert. Die Mitarbeiter der organisierten Nachbarschaftshilfe sind während ihres Einsatzes unfallversichert und unterliegen der Schweigepflicht.

Erläuterungen zum Fallbeispiel

„Wenn der Nachbar nicht wäre …"

Nachbarschaft ist ein Phänomen, das primär nicht gesteuert abläuft. Die Nachbarn kann man sich nicht aussuchen, daher ist nur zu hoffen, dass die Nachbarschaft positiv verläuft. Schließlich gibt es auch enorm viele Nachbarschaftsstreitigkeiten, z. B. über Lärm oder Dreck.

Im Fallbeispiel zeigt sich die positive Seite der Nachbarschaft, wo Frau Metzger durch die Unterstützung von Herrn Schellenberg in ihrer Selbstständigkeit gestärkt wird und dort Hilfe bekommt, wo sie sie braucht. Die nachbarschaftliche Hilfe ergänzt dabei passgenau die Hilfen durch die Kinder und die Ressourcen, über die Frau Metzger noch verfügt.

Gegenstück einer solch aufmerksamen Unterstützung ist die übermäßige soziale Kontrolle, in der Menschen eines Teils ihrer Privatsphäre beraubt werden, z. B. wenn sie sich in ihrem eigenen Garten nicht unbeobachtet aufhalten können.

12.4 Virtuelle soziale Netzwerke

Definition

Virtuelle soziale Netzwerke

Webbasierte Gemeinschaft, in der Menschen Profile anlegen, Kontakte speichern und sich mit anderen Benutzern austauschen.

Voraussetzungen für **virtuelle soziale Netzwerke** sind also die Möglichkeiten,

- ein öffentliches oder halböffentliches Profil in einem abgegrenzten System anzulegen,
- andere Nutzerkontakte zu speichern und öffentlich oder privat aufzulisten und
- Austausch mit anderen Nutzern über technikunterstützte Plattformen zu betreiben.

Fallbeispiel

„Sind meine Freunde auf Facebook weniger wert?"

Die Auszubildenden Susanne Fischer und Karla Stein tauschen sich darüber aus, wie viel Freunde sie jeweils auf Facebook haben. Wenn sie sich die Zahlen so anschauen und mit wem sie so alles befreundet sind, sind sie ziemlich stolz. Mit diesen Freunden ist ein fast grenzenloser Austausch über verschiedenste Themen möglich, was ihnen sehr viel Spaß macht. Obwohl sie viele Menschen hinter den Facebook-Profilen gar nicht kennen, fühlen sie sich auf gewisse Weise mit ihnen verbunden. Sie sind ein Teil einer großen Community. Deswegen sind sie auch oft am Handy und schauen, ob es nicht wieder neue Posts gibt. Wenn sie mal eine Weile offline sind, haben sie den Eindruck, dass ihnen etwas fehlt. In der Schule haben sie gerade die virtuelle Welt thematisiert. Ihre Lehrerin hat die provokante These in den Raum gestellt, ob Freundschaften in sozialen Netzwerken nicht eine große Illusion seien.
Was denken Sie? Wie empfinden Sie die Qualität Ihrer Kontakte in sozialen Netzwerken?

Das **Besondere** an der virtuellen Welt ist die Eigenschaft, dass das Nutzerprofil mehr oder weniger frei konfiguriert werden kann. Gleichzeitig können Kontakte quasi ohne Grenzen gepflegt und aufrechterhalten werden. Eine Vielzahl von Kontakten kann gespeichert und verwaltet werden, die mittlere Anzahl der Facebook-Freunde lag 2013 bei 342 und dürfte heute deutlich größer sein (Wolfram 2013). Jugendliche verbringen inzwischen viel Zeit in der virtuellen Welt: 89 % der 12- bis 19-Jährigen sind täglich bis zu 221 Minuten im Internet unterwegs, dabei sind soziale Netzwerke wie WhatsApp, Snapchat, Instagram oder Facebook die eindeutigen Favoriten (Feierabend et al. 2017: 13).
Allerdings nutzen nicht nur Jugendliche virtuellen sozialen Netzwerken; je nach Netzwerk ist die **Altersstruktur** unterschiedlich (Rabe 2021; ► Tab. 12.1):
Die Unterschiede im Nutzerverhalten variieren im Lauf der Jahre, nachdem längere Zeit Facebook der Favorit war, haben Anwendungen wie Instagram oder SnapChat gerade bei den Jugendlichen an Beliebtheit deutlich gewonnen.
Für betroffene Menschen im Gesundheits- und Pflegezusammenhang ergeben sich vielfältige **Nutzungsmöglichkeiten** virtueller sozialer Netzwerke:

- Aufrechterhalten von Beziehungen mittels Messengerdiensten bei Einschränkungen der Mobilität,
- Lernen in der virtuellen Welt,
- Austausch mit Gleichgesinnten, z. B. auch mit Betroffenen derselben Krankheit,
- Ausgleich von Einschränkungen wie Sprech- oder Hörschwierigkeiten durch textbasierte Kommunikation.

Mit Messengerdiensten wie WhatsApp, Telegram, Threema oder Signal lassen sich kostengünstig Text- und Sprachnachrichten verschicken, aber auch Fotos und Videos. Die Anwendungen ermöglichen inzwischen auch Echtzeitanrufe oder Videotelefonie, die ohne zusätzliche Kosten national oder international bewerkstelligt werden können. Dies schafft völlig neue Möglichkeiten des Austauschs und der Vernetzung.
Ältere Menschen nutzen inzwischen mehr als früher die virtuellen sozialen Netzwerke und gleichen so altersbedingte Einschränkungen aus. Mit den

Tab. 12.1 Altersstruktur ausgewählter Social Media Plattformen in Prozent (Rabe 2021).

	14–29 Jahre	30–49 Jahre	50–69 Jahre	Ab 70 Jahre
Facebook	35	41	23	8
Instagram	73	26	9	1
SnapChat	44	2	0	0
TikTok	32	5	3	0
Twitter	9	5	2	1

entsprechenden Geräten und Anwendungen können sie niederschwellig Kontakte pflegen und neue knüpfen, sich mit Gleichgesinnten austauschen und mit ihnen nahestehenden Menschen vielfältig kommunizieren.

Praxistipp

Soziale Netzwerke für Ältere

Für ältere Menschen gibt es **soziale Netzwerke,** die spezifisch auf die Bedürfnisse der Nutzer abgestimmt sind, beispielsweise:

- **feierabend.de.** Das Motto gemeinsam statt einsam wird durch eine umfangreiche Plattform realisiert, die verschiedene Informationen zu Gesundheit, Reisen, Leben, Unterhaltung, Vorsorge und zur digitalen Welt bereitstellt. Das Angebot von **platinnetz.de,** das ebenfalls zu feierabend.de gehört, versteht sich als internetbasierte Kennenlernbörse.
- **50plus-treff.de.** Dieses Angebot umfasst Partnersuche und Freundschaft, Gruppen und Treffen, Chat und Foren sowie Reiseangebote und Reiseforen.
- **herbstzeit.de.** Das Motto dieser Plattform heißt „Der Treffpunkt von Menschen im besten Alter". Das Informations- und Kommunikationsangebot ist kostenlos und bietet Inhalte, die sich an neuen Bildern des Älterwerdens orientieren. Das traditionelle Seniorenbild wird durch realistische, attraktive und zeitgemäße Bilder und Wünsche der Generation 50plus ersetzt.
- **planetsenior.de.** Das 50plus-Portal für Menschen im besten Alter. Auch hier gibt es ein umfangreiches Informationsangebot von Ernährung über Literarisches bis Finanzen und Recht.

Die **Rolle virtueller sozialer Kontakte** bei gesundheitsbedingten Einschränkungen werden in diversen Konstellationen in ► Tab. 12.2 verdeutlicht:

Erläuterungen zum Fallbeispiel

„Sind meine Freunde auf Facebook weniger wert?"

Die Vorstellungen von Kontakt, Beziehungen, Freundschaft und Partnerschaft sind einem stetigen Wandel unterworfen. Dabei spielen u.a. das Menschenbild, das Alter, der soziale und ökonomische Status und die Entwicklungsphase eine Rolle. Besonders im Jugendalter kommen zwei Faktoren zusammen:

- Jugendliche sind heutzutage bereits *„digital natives"*, das heißt, sie bewegen sich in der virtuellen Welt wie selbstverständlich, nutzen die Kommunikationstechnologien virtuos und sehen virtuelle Kontakte und Kommunikation häufig als qualitativ gleichwertig zu realen Beziehungen und Kontakten an.
- Jugendliche transformieren die familiären Beziehungen, indem sie sich Beziehungen zu Gleichaltrigen zuwenden. Ein Teil dieser Beziehungen wird heutzutage elektronisch unterstützt aufrechterhalten.

Die Beurteilung der Qualität von virtuellen Beziehungen, die lediglich von außen geschieht, kann nur misslingen, denn sie berücksichtigt nur scheinbar objektive Kriterien und vernachlässigt die lebensweltliche Perspektive. Entscheidend ist, dass sich Menschen in der Art, wie sie ihre Beziehungen leben, wohlfühlen und keinen Schaden nehmen.

12.5 Reale soziale Netzwerke

Definition

Netzwerk

„Relativ dauerhafte, meist informelle Beziehungsstrukturen zwischen Individuen und Gruppen" (Trojahn 2020).

Tab. 12.2 Konstellationen gesundheitsbedingter Einschränkungen und die Rolle der virtuellen sozialen Netzwerke

Konstellation	Möglichkeiten
Im Rahmen einer Essstörung befindet sich eine Jugendliche in der Kinder- und Jugendpsychiatrie. Dort wird die Handynutzung erst einmal unterbunden.	Die Handybenutzung wird therapeutisch gestaffelt und wegen schädlicher Einflüsse (z.B. Gleichgesinnte, Pseudoselbsthilfegruppen) unter Aufsicht gewährt.
Ein 51-jähriger Erwachsener mit offener Tuberkulose ist in einer Klinik räumliche isoliert.	Er kann sich regelmäßig per Videotelefonie mit seiner Ehefrau austauschen, dadurch ist das Ansteckungsrisikos vermindert.
Eine ältere Frau lebt allein und kann durch mobilitäts- und pandemisch bedingte Einschränkungen ihre familiären Kontakte nicht wie früher aufrechterhalten. Sie ist aber nach wie vor am familiären Austausch interessiert. Die Familie wohnt nicht am Ort, sondern ist in Deutschland und Europa verteilt.	Die Ausstattung mit einem PC, einem seniorengerechten Smartphone und entsprechenden Anwendungen (z.B. Zoom) macht es möglich, wöchentliche Familienkonferenzen über Distanzen und Grenzen abzuhalten und so den familiären Austausch zu verwirklichen.

Reale soziale Netzwerke sind Geflechte der Interaktion zwischen Individuen, die nicht vordergründig technikbasiert, sondern in direkten Beziehungen aufrechterhalten werden.

12.5.1 Netzwerktypen

Reale soziale Netzwerktypen bilden sich aus unterschiedlichen **Gründen,** z. B.

- **Bekanntschaftsnetzwerke:** Verbindungen von Menschen, die sich aus unterschiedlichen Zusammenhängen kennen.
- **Nachbarschaftliche Netzwerke:** Zufällig entstandene und gepflegte Beziehungen zwischen Menschen die räumlich nahe wohnen.
- **Verwandtschaftsnetzwerke** *(„kindred“):* Ausgesuchte Verwandte einer Person von beiden Elternteilen, mit denen aktiv Beziehungen aufrechterhalten werden.
- **Eigenschaftsorientierte Netzwerke:** Menschen, die sich aufgrund gleicher Persönlichkeitseigenschaften oder -orientierungen zusammenfinden.
- **Interessegeleitete Netzwerke:** Durch ähnliche Interessen verbundene Menschen, beispielsweise bei Selbsthilfegruppen.

Fallbeispiel

„Soziale Netzwerke verändern sich“

Die Auszubildenden Susanne Fischer und Karla Stein kennen die 67-jährige Frau Lehmann, die seit einigen Jahren bei ihrem vier Jahre jüngeren Lebensgefährten Herr Kuschke in dessen Einfamilienhaus zusammenlebt. Seit dem Schlaganfall ihres Lebensgefährten unterstützt sie ihn bei der täglichen Grundpflege und beim Anziehen. Einmal in der Woche kommt ein ambulanter Pflegedienst zum Duschen. Frau Lehmann geht seit der Erkrankung des Freundes nur noch selten weg. Aus ihrem Kegelclub, die sie gemeinsam besuchten, hat sie sich abgemeldet. Frau Lehmanns Tochter Gisela wohnt mit ihrer Familie im Nachbarort, kann aber nur samstags kommen und hilft dann ihrer Mutter bei den Einkäufen und im Haushalt. Der Sohn aus erster Ehe von Herrn Kuschke lebt in England und meldet sich nur selten. Dafür ruft Herrn Kuschkes Tochter Angelika regelmäßig bei ihnen an. Am Wochenende erwarten sie Angelika zu Besuch. Sie will ihnen das neugeborene Enkelkind vorstellen, worauf sich beide schon sehr freuen.

Susanne und Karla stellen sich folgende Fragen:

1. Welche typischen Veränderungen in den sozialen Netzwerken älterer Menschen zeigen sich im dem konkreten Beispiel?
2. Welche Argumente sprechen dagegen, dass Frau Lehmann und Herr Kuschke nicht mit der Tochter Gisela und deren Familie zusammenleben?
3. Welche Netzwerke könnten insbesondere Frau Lehmann unterstützen?

Soziale Netzwerke sind eine spezielle, meist informell zustandegekommene Form der gegenseitigen Wahrnehmung und Unterstützung. Sie können

- gegenseitigen Austausch und Unterstützung bieten,
- Informationen bereitstellen,
- Sozialkontakte ermöglichen oder
- gegenseitige Stabilisierung leisten.

12.5.2 Selbsthilfegruppen

Definition

Selbsthilfegruppen

Selbst organisierte und verwaltete Zusammenschlüsse von Menschen mit ähnlichen Problemlagen oder Anliegen.

Selbsthilfegruppen vereinen Menschen, die sich angesichts von gleichen Problemlagen nicht allein fühlen möchten, sondern in einer selbstorganisierten Gemeinschaft etwas gegen das Problem unternehmen wollen (▸ Abb. 12.4). Typische Probleme sind u. a.

- Umgang mit chronischen oder seltenen Krankheiten,

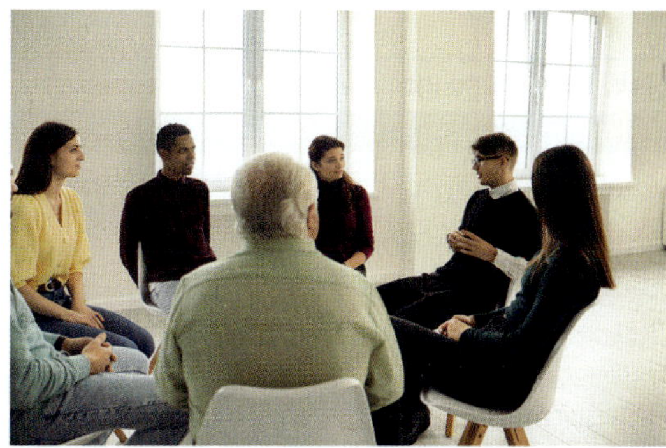

Abb. 12.4 Selbsthilfegruppen bieten die Möglichkeit, sich mit anderen über ähnlich gelagerte Anliegen und Probleme auszutauschen [J787]

- seelische Erkrankungen,
- Behinderungen,
- Lebenskrisen,
- Sucht oder
- belastende soziale Problemlagen.

Selbsthilfegruppen leisten oft Erstaunliches für ihre Mitglieder zu verschiedenen Themen (► Tab. 12.3). Selbsthilfegruppen sind häufig als Verein organisiert und vielfach Teil von regionalen oder bundesweiten Selbsthilfeorganisationen. Inzwischen gibt es längst auch informelle Austauschgruppen für alle Lebenslagen, beispielsweise Facebook-Gruppen für bestimmte Erkrankungen oder bei Behinderungen.

Erläuterungen zum Fallbeispiel

„Soziale Netzwerke verändern sich"

Die Auszubildenden Susanne und Karla haben sich einige Fragen gestellt, wie sie die Situation von Frau Lehmann und Herrn Kuschke verstehen können.

1. Typische Veränderungen in den Netzwerken älterer Menschen sind die Verkleinerung des Netzwerks, der Verlust des direkten familiären Netzwerks, die durch die zusätzliche Belastung verursachte Aufgabe des Hobbys, die Inanspruchnahme des professionellen Netzwerks ambulanter Dienst und die Erweiterung des familiären Netzwerks durch die Geburt der Enkelin.
2. Vermutungen: Gisela ist beruflich und durch ihre eigene Familie nicht in der Lage die Mutter mit ihrem Lebensgefährten aufzunehmen. Sie verfügt nicht über ausreichenden Wohnraum. Möglicherweise möchte sie auch nicht mit ihrer Mutter zusammenwohnen und scheut auch die Belastung der häuslichen Pflege, die ggf. auch auf sie zurückfällt.
3. Unterstützung könnten Frau Lehmann durch ehrenamtliche Netzwerke, Nachbarschaftshilfe, weitere Leistungen der Pflegeversicherung, Selbsthilfegruppen oder dem Netzwerk erhalten, das sie durch ihr Hobby gespannt hatte.

Lebensweltbezug

Beziehungen sind einer der Schlüssel zum Verständnis der Lebenswelt von Menschen. Mit welchen Menschen sich jemand umgibt oder wen er meidet, sagt viel über denjenigen aus. Der Mensch als Gegenüber wirkt in vielfältigster Weise als Spiegel für die jeweils eigene Persönlichkeit und ist der Anlass zur Bildung des Konzepts Person (► Kap. 3.1). Beziehungen können förderlich oder auch belastend sein, sie können Erfüllung oder Aufgabe darstellen. Menschen als soziale Wesen sind von vornherein auf Sozialität ausgelegt, da kein Mensch isoliert auf die Welt kommt und in ihr lebt. Positive Beziehungen und Netzwerke sind Kraftquellen bei all den Anforderungen und Belastungen, denen Menschen in ihrem Leben ausgesetzt sind.

Gerade in der heutigen Zeit verändern sich Beziehungen rasant zugunsten einer fortschreitenden Digitalisierung. Der technikbasierte Austausch bietet dabei ungeahnte Möglichkeiten (z. B. die Möglichkeit, einen Austausch über Kontinente in Echtzeit zu führen) wie auch massive Probleme (z. B. das Abgleiten in virtuelle Scheinwelten, in denen sich Individuen als Avatare begegnen, ohne die Klarheit, wer hinter dem jeweiligen künstlichen Profil steckt).

Pflegefachpersonen berücksichtigen, dass die pflegebedürftigen Menschen in ihrem eigenen Kosmos

Tab. 12.3 Leistungen von Selbsthilfegruppen

Leistung	Beispiele
Information	Verschiedene Informationen über die Krankheit, die Therapie, rechtliche Regelungen und Tipps zur Lebensführung
Erfahrungsaustausch	Gegenseitige informelle Beratung über Erfahrungen im Umgang mit Ämtern oder Therapieerfahrungen
Praktische Hilfen	Beratung bei der Suche nach spezialisierten Rehabilitationseinrichtungen
Emotionale Motivation und Unterstützung	Austausch unter Gleichgesinnten zur Entlastung und Relativierung der eigenen Situation
Vertretung der Betroffenen in der Öffentlichkeit und der Politik	Aufruf in der Politik für mehr Forschungsgelder zur Entwicklung neuer Therapiemöglichkeiten

von Beziehungen verschiedenster Art und Qualität leben. Bei diesem Thema gibt es weder Normalität noch Vernunft, allenfalls die Kriterien, schädigende oder förderliche Folgen aus Beziehungen. Indem sie mit den zu Pflegenden interagieren, sind sie Teil ihrer Beziehungswelt geworden und müssen für sich die Themen professionelle Beziehung sowie Nähe und Distanz klären. Dabei gilt die Beziehungsgestaltung im professionellen, möglicherweise asymmetrischen Kontext als Thema, das sehr reflektiert und sensibel angegangen werden muss. Professionelle Beziehungen balancieren das Verhältnis von Nähe und Distanz aus, indem ethische, rechtliche und vernünftige Maßstäbe an die Situation angewendet werden. Dazu kommt allerdings, dass auch Pflegefachpersonen aus einem eigenen Beziehungskontext mit eigenen Erfahrungen, Bedürfnissen und Wünschen kommen. Diese eigene Position gilt es ebenfalls reflektiert zu hinterfragen, damit Beziehungen im Pflegezusammenhang die Lebenswelt aller Beteiligten nicht beeinträchtigen.

Wiederholungsaufgaben

- Was bedeutet *Bubers* Aussage „Der Mensch wird am Du zum Ich"?
- Was sagt die sozioemotionale Selektionstheorie aus?
- Welche Eigenschaften sind für das Konzept Freundschaft konstitutiv?
- Welches sind wichtige „Gebote der Freundschaft"?
- Nachbarschaft entsteht in aller Regel zufällig. Welche Voraussetzungen benötigt eine gelingende Nachbarschaft?
- Welche drei Schwerpunkte bilden die Säulen der Nachbarschaftshilfe?
- Für ältere Menschen gibt es spezielle virtuelle soziale Netzwerke. Welches sind typische Angebote?
- Wozu benötigt ein Mensch eine Selbsthilfegruppe?

LITERATUR

Ackerman JM, Kenrick DT, Schaller M. Is friendship akin to kinship? Evol Hum Behav. 2007; 28(5): 365–374. DOI: https://doi.org/10.1016/j.evolhumbehav.2007.04.004.

Buber M. Ich und Du. Ditzingen: Reclam; 2021.

Bundesverband Aphasie e. V Kommunikation und Umgang mit aphasischen Menschen. 2022. https://aphasiker.de/kommunikation-und-umgang-mit-aphasischen-menschen/(letzter Zugriff: 31.03.2022)

Carstensen L, Lang F. Sozioemotionale Selektivität über die Lebensspanne: Grundlagen und empirische Befunde. In: Brandtstädter J, Lindenberger U. (Hrsg.). Entwicklungspsychologie der Lebensspanne. Stuttgart: Kohlhammer; 2007. S. 389–412.

Duden online. Stichwort Freundschaft. 2022. Aus: https://www.duden.de/rechtschreibung/Freundschaft (letzter Zugriff: 31.03.2022)

Fischer S, Rübesam B. +-60 In Freundschaft Wohnen. 2022. Aus: https://wohnprojekteberlin.wordpress.com/projekte-im-ueberblick/brunnenviertel/60-in-freundschaft-wohnen/ (letzter Zugriff: 31.03.2022)

Feierabend S, Plankenhorn T, Rathgeb T. JIM 2017. Jugend, Information, (Multi-)Media. Basisstudie zum Medienumgang 12- bis 19-Jähriger in Deutschland. Stuttgart: Medienpädagogischer Forschungsverbund Südwest; 2017.

Rabe L. Anteil der Nutzer von Social-Media-Plattformen nach Alter in Deutschland 2021. 2021. Aus: https://de.statista.com/statistik/daten/studie/543605/umfrage/verteilung-der-nutzer-von-social-media-plattformen-nach-altersgruppen-in-deutschland/ (letzter Zugriff: 31.03.2022)

Röhner J, Schütz A. Psychologie der Kommunikation. 3.A. Wiesbaden: Springer, 2020.

Trojahn A. Soziale Netzwerke und Netzwerkförderung. Köln: BZgA; 2020. DOI: https://doi.org/10.17623/BZGA:224-i108-2.0.

Wolfram S. Data Science of the Facebook World. 2013. Aus: https://writings.stephenwolfram.com/2013/04/data-science-of-the-facebook-world/ (letzter Zugriff: 31.03.2022)

Zimmermann S. Die Gesetze der Freundschaft. 2013. Aus: https://www.spektrum.de/news/die-gesetze-der-freundschaft/1190912 (letzter Zugriff: 31.03.2022)

KONTAKTADRESSEN

Netzwerk Nachbarschaft: https://www.netzwerk-nachbarschaft.net

13 Wohnen

Überblick

In diesem Kapitel werden die für Pflegeausbildung und -studium relevanten Informationen über das wichtige Thema **Wohnen** vermittelt. Das Konzept Wohnen beinhaltet neben dem Aspekt des Grundbedürfnisses (► Kap. 13.1) den unscharfen Begriff der Heimat (► Kap. 13.1.1). Der Blick auf die Wohnbedürfnisse (► Kap. 13.1.2) gibt einen Hinweis auf das breit angelegte Angebot der Wohnformen (► Kap. 13.2). Die Wohnbedingungen und das Wohnumfeld werden erst unter dem Blick des stationären Wohnens (► Kap. 13.3.1) betrachtet, bei dem heimrechtliche Bedingungen, die Generationen des Pflegeheimbaus und das Quartierskonzept eine Rolle spielen. Das Wohnen in der Häuslichkeit (► Kap 13.3.2) thematisiert hingegen die notwendigen Hilfsstrukturen zum Verbleib in der eigenen Wohnung einschließlich der Unterstützung durch technische Hilfsmittel und digitale Assistenzsysteme (► Kap. 13.4).

13.1 Einführung

Wohnen zählt zu den Grundbedürfnissen des Menschen wie Kleidung und Nahrung und ist ein Teilaspekt der Teilhabe (► Kap. 7.3.1). Wohnung bedeutet Sicherheit und Schutz vor der Außenwelt und bietet einen abgegrenzten Lebensraum, der nach den eigenen Vorlieben gestaltet werden kann. Menschen verbringen einen bedeutenden Teil ihres Lebens in ihrer Wohnung und kommen dort zur Ruhe. Die Wohnung ist ein zutiefst lebensweltlich prägendes Element, denn in einer Wohnung wachsen Menschen auf und erfahren dort die architektonische Entsprechung zum Konzept der Familie. Daher gehört zum Wohnen der Gedanke an Kontinuität. Nur wenige Menschen erleben Wohnen im Zusammenhang mit häufigem Ortswechsel wie Schausteller oder Angehörige eines Zirkus.

Ist die **Kontinuität des Wohnens beeinträchtigt,** beispielsweise durch Naturkatastrophen, Einbrüche oder durch häufige Wohnungswechsel, bedeutet das für die Betroffenen

- Verunsicherung,
- Beeinträchtigung der Stabilität und
- Neuanpassungsleistungen.

Die Versorgung mit bezahlbarem Wohnraum ist eine gesellschaftspolitische Herausforderung. Nicht jeder Mensch kann sich eine eigene Wohnung leisten, die Mieten sind gerade in Ballungsräumen für Menschen mit niedrigem Einkommen (z. B. Ein-Eltern-Familien oder Großfamilien) häufig nur schwer zu bezahlen. Der **Anteil der Wohnkosten am verfügbaren Gesamteinkommen** betrug 2020 (destatis 2020) bei

- der armutsgefährdeten Bevölkerung insgesamt 49 %,
- der nicht armutsgefährdeten Bevölkerung 21,9 %,
- armutsgefährdeten Alleinerziehenden 47,3 % und
- nicht armutsgefährdeten Alleinerziehenden 27,2 %.

Das Gegenstück zu Wohnung ist die Obdachlosigkeit. Obdachlos sind Menschen, die aus unterschiedlichen Gründen keinen festen Wohnsitz zur Verfügung haben und sich im Freien aufhalten und dort oder in Notunterkünften übernachten.

Kritischer Blick

Nationaler Aktionsplan

Die Bundesarbeitsgemeinschaft Wohnungslosenhilfe (BAG W) hat darauf hingewiesen, dass der im Koalitionsvertrag der aktuellen Bundesregierung angekündigte Nationale Aktionsplan das Ziel, Obdach- und Wohnungslosigkeit bis 2030 zu überwinden, nur erreichen kann, wenn folgende Eckpunkte so bald als möglich umgesetzt werden (BAG W 2022):

- Wohnungen für Wohnungslose,
- präventive Maßnahmen zur Vermeidung von Wohnungslosigkeit,
- menschenwürdige ordnungsrechtliche Unterbringungsmöglichkeiten,
- medizinische Versorgung wohnungsloser Menschen und
- persönliche und niederschwellige soziale Hilfen.

13.1.1 Heimat

Definition

Heimat

Auf einen Ort bezogener subjektiver Begriff einer positiv gefärbten Erfahrungswelt.

Der Begriff **Heimat** entzieht sich einer eindeutigen Definition und ist je nach historischem und politischem Kontext wandelbar. In aller Regel verstehen Menschen unter Heimat den Ort ihrer Geburt oder die Region der ersten Erfahrungen, der Geborgenheit und der Entwicklung. Der Philosoph *Rainer Piepmeier* hat den Begriff Heimat in **vier Dimensionen** entfaltet:

1. „Heimat ist erlebter, gelebter Raum, der von Menschen gestaltet wurde und wird.
2. Heimat ist erlebte und gelebte Zeit. Heimat ist so und vor allem Erinnerung; aber sie kann nicht darin aufgehen. Sie ist auch Zeit in der Dimension der Gegenwart und Zukunft.
3. Heimat ist der Ort der Arbeit und des Handelns.
4. Heimat ist personale Kommunikation, ist Sichkennen, Freundschaft und Liebe; ist institutionelle Kommunikation. Was ‚Heimat' ist und sein soll, wird in kommunikativen Verständigungs- und Selbstverständigungsprozessen festgelegt." *(Piepmeier 1990: 97)*

Heimat beinhaltet also viele Dimensionen, die die lebensweltliche Perspektive eines Menschen bedingen. Heimat ist allerdings auch eine Art Wunschort, da sie überwiegend mit positiven Vorstellungen verbunden ist. Dabei kann nicht außer Acht gelassen werden, dass im Zuge der heutigen Mobilität Heimat nicht unbedingt für immer mit einem Ort verbunden ist: „Unter heutigen Bedingungen kann Heimat auch nicht mehr statisch an den Ort der Geburt gebunden sein. Heimat kann auch neu gewonnen [...] werden" *(Piepmeier 1990: 106).*

Heimatlosigkeit wird oft durch unfreiwilligen Verlust und konkrete Ereignisse bedingt. Die Erfahrung des Verlusts von Heimat kann traumatisch sein oder freiwillig bedingt, wenn Menschen mit leichtem Gepäck flexibel an verschiedenen Orten leben. Für Menschen in einer fremden Umgebung bemisst sich der Verlust von Heimat an der Länge, wie die Menschen in der fremden Umgebung bleiben müssen. Ein Einzug in eine Einrichtung der stationären Langzeitpflege wird sehr häufig im Sinne eines kritischen Lebensereignisses (► Kap. 5.2.4) als Verlust von Heimat erlebt. Die Bildung eines neuen Heimatgefühls ist prinzipiell möglich, erfordert allerdings einige Zeit.

13.1.2 Wohnbedürfnisse

Wohnbedürfnisse und Heimat entspringen dem gleichen Konzept. Der Wunsch nach Sicherheit, Privatheit, Orientierung und Anbindung prägt die Vorstellung, wo und wie Menschen wohnen wollen. Lebensweltliche Orientierung bedingt, dass das Wohnumfeld so weit als möglich selbst gestaltet werden kann.

Fallbeispiel

„Wohnen – auf was will ich nicht verzichten?"

Die Auszubildenden Susanne Fischer und Karla Stein spielen das Robinson-Spiel: Sie sollen sich vorstellen, sie seien auf einer einsamen Insel gestrandet. Sie sollen sich überlegen, welche fünf Dinge sie am meisten vermissen würden, die ihnen in ihrem Wohnumfeld immer zur Verfügung stehen. Darüber hinaus sollen sie sich überlegen, welche Gefühle sie angesichts der neuen Umgebung empfinden, die ja nicht die Eigenschaften ihres Wohnumfelds aufweist. Karla vermisst am meisten ihr Zimmer, ihr Bett, ihren wunderbaren Spiegel, den Blick aus ihrem Fenster und die Badewanne, die sie häufig benutzt. Susanne deutet an, dass bei ihr andere Dinge im Vordergrund seien.

Was denken Sie? Welche Dinge würden Sie am meisten vermissen?

Die Mehrzahl der pflegebedürftigen Menschen jeden Alters leben daheim. Dies gilt auch für pflegebedürftige alte Menschen (► Kap. 11.6.1). Dabei zeichnet sich der **Trend zur Singularisierung** des Alters ab

Definition

Singularisierung

(lat. *singulus* = einzeln, allein): Lebensform des Alleinlebens.

Im Alter leben immer mehr Menschen allein, besonders in Großstädten. Die Mehrzahl der Alleinlebenden sind Frauen. Die wichtigste Wohnform im Alter ist allerdings noch der Zweipersonenhaushalt. Langsam bilden sich bei älteren Menschen neue Formen des gemeinschaftlichen Wohnens, weil Menschen auch im Alter in Gemeinschaft leben wollen. Diese Bedürfnisse bedingen verschiedene **Probleme:**

- Die eigenständige Aufrechterhaltung der häuslichen Versorgung wird im Alter zunehmend schwieriger, da bei körperlichen Einschränkungen die Aufgaben wie Putzen, Instandhalten und Verkehrssicherung schwerer fallen.
- Wohnverhältnisse beinhalten bei entsprechender Konstellation die Gefahr von Isolation.
- Die selbstständige Lebensführung wird durch mangelnde Barrierefreiheit behindert.

Praxistipp

Ziele der Landesheimbauverordnung BW

Die Landesheimbauverordnung Baden-Württemberg (LHeimBauVO) drückt in ihren Zielen die Orientierung an den Wohnbedürfnissen und den Rechten der Menschen aus:

„Die Gestaltung der Bau- und Raumkonzepte von Heimen […] muss sich vorrangig an den Zielen der Erhaltung von Würde, Selbstbestimmung und Lebensqualität orientieren. Dies schließt das Recht auf eine geschützte Privat- und Intimsphäre der Bewohnerinnen und Bewohner von Heimen mit ein."

(§ 1 Abs. 1 LHeimBauVO)

Einsamkeit

Einsamkeit als Folge von sozialer Isolation ist ein vielschichtiges Phänomen mit unterschiedlichen Ursachen. Eine Forsa-Umfrage im Rahmen des Projekts „Miteinander-Füreinander" der Malteser (Malteser 2021) hat ergeben, dass 22 % der befragten Älteren sich häufig oder zumindest hin und wieder einsam fühlen. Die Zahl der einsamen Menschen im Alter wird steigen. Die Gruppe der 80- bis 90-Jährigen wächst rasant und wird sich bis 2050 sogar mehr als verdoppeln. Aktuell leben über zwei Millionen alte Menschen in Deutschland allein. Ohne Partner, ohne persönliche Kontakte. Laut des Deutschen Zentrums für Altersfragen (DZA) erhält jeder vierte alte Mensch nur einmal im Monat Besuch von Freunden oder Bekannten. **Besonders von Einsamkeit betroffen** sind

- über 84-Jährige: 31 %,
- alleinlebende Ältere: 35 % sowie
- Befragte mit größeren gesundheitlichen Problemen: 41 %.

Es gibt viele **Gründe für das Auftreten von Einsamkeit:**

- Schicksalsschläge, z. B. der Verlust eines Lebenspartners,
- Erkrankungen, z. B. Depression,
- beeinträchtigte körperliche Mobilität, z. B. durch Schmerzen beim Gehen,
- mangelnde Mobilitätsangebote, z. B. kein erreichbarer barrierefreier öffentlicher Nahverkehr,
- Mobilitätsbarrieren, z. B. fehlender Aufzug im Haus oder
- zunehmende Altersarmut, z. B. wodurch ein Taxi nicht bezahlt werden kann.

Damit ist das Verhindern von Einsamkeitsgefühlen eine gesamtgesellschaftliche Aufgabe.

Erläuterungen zum Fallbeispiel

„Wohnen – auf was will ich nicht verzichten?"

Wohnbedürfnisse sind – wie jegliche lebensweltliche Dimension – äußerst individuell veranlagt. Daher zeigen sich bei den Menschen ganz verschiedene Vorlieben und Prioritäten, was Leben und Wohnen betrifft. Die Gestaltung der Wohnumgebung ist allerdings ebenso durch die Rahmenbedingungen bedingt, beispielsweise durch die finanzielle Situation oder die räumlichen Verhältnisse. Menschen im Gesundheits- und Pflegezusammenhang befinden sich in einer temporären oder dauerhaften Fremde, müssen sich an die neue Umgebung anpassen und darauf hoffen, dass bei dauerhaften Versorgungssituationen die individuelle Realisierung der Wohnbedürfnisse möglich ist.

13.2 Wohnformen

Menschen können, wenn sie nicht daheim leben, in verschiedenen **Wohnformen** untergebracht sein. Diese Formen richten sich nach den Einschränkungen, die den Menschen beeinträchtigen sowie den vorhandenen Ressourcen, die ein Mensch zum Wohnen aufwenden kann. Diese Ressourcen umfassen beispielsweise

- **materielle Ressourcen,** z. B. zur Finanzierung eines Pflegeheimaufenthalts,
- **Lebenseinstellung** und **soziale Orientierung,** z. B. die Bereitschaft, in einer Senioren-Wohngemeinschaft zu leben,
- **Flexibilität,** z. B. die Bereitschaft, einen ambulanten Dienst in seine eigene Wohnung zu lassen sowie

- **freundschaftliche** oder **nachbarschaftliche Hilfen,** z. B. Einkaufs- oder technische Hilfen durch Nachbarn.

Ein Großteil der älteren Bevölkerung lebt daheim und kann sich selbstständig versorgen. Die **Pflege im häuslichen Bereich** wird überwiegend von Angehörigen geleistet. Ca. 80 % der Mitglieder in der privaten und gesetzlichen Pflegeversicherung sind Leistungsbezieher im ambulanten Bereich (BMG 2021; ► Kap. 11.6). Etwa 10,2 Millionen Menschen der über 65-jährigen leben mit ihrem Ehepartner in einer Wohnung. Während sich Ehepartner oft noch über einen längeren Zeitraum unterstützen können, steigt die Gefahr einer Pflegebedürftigkeit bei Alleinlebenden schneller an.

Im Rahmen der **Versorgungsmöglichkeiten** gibt es ein großes Angebot an Wohn- und Versorgungsformen (► Tab. 13.1). Vor- und Nachteile werden durch die Betroffenen und ihre Angehörigen abgewogen. Eine Beratung durch freie Pflegeberater oder Pflegestützpunktekann erforderlich werden.

Tab. 13.1 Wohn- und Versorgungsformen

Wohn- und Versorgungsform	Kurzbeschreibung
Wohnen zu Hause, Versorgung durch Angehörige	Für viele die angenehmste Wohnform, da sich der Wohnort nicht ändert. Eventuell sind Wohnraumanpassungen nötig – z. B. Badsanierung, Geländer, Treppenlift
Servicewohnen	Leben in der eigenen Wohnung oder einer neuen Wohnung im Bereich „Betreutes Wohnen" wird ermöglicht. Der Haushalt wird grundsätzlich weitergeführt, jedoch können Unterstützungsangebote genutzt werden (z. B. Übernahme des Einkaufs). Oft werden Notfallklingeln installiert.
Mehrgenerationenhaus	In einem Haus wohnen mehrere Mietparteien unterschiedlichen Alters. Das gemeinschaftliche Miteinander steht im Vordergrund. Gegenseitige Unterstützung wird als Selbstverständlichkeit betrachtet.
Wohnen gegen Hilfeleistungen	Bei dieser Form wird ein Zimmer oder Teil der Wohnung an eine andere Person vermietet, der statt einer Mietzahlung die pflegerische Unterstützung der älteren Person anbietet.
24-Stunden-Pflege im eigenen Wohnumfeld	Rund um die Uhr ist eine Pflegeperson in der Wohnung oder durch Rufbereitschaft in wenigen Minuten vor Ort. Pflegeleistungen der Versicherungen decken oft die Kosten nicht. Eine Möglichkeit ist die Übernahme der Pflege durch ausländisches Personal.
Senioren- oder Pflege-WG	Betreute Senioren-WGs sind eine gute Idee für alleinstehende ältere Personen. So sind sie in Gemeinschaft und können sich gegenseitig unterstützen. Besonders bekannt sind Dementen-WG.
Ambulante pflegerische Versorgung	Die Pflege erfolgt bei den Pflegebedürftigen zu Hause. Es wird ein Versorgungsvertrag geschlossen. Dieser regelt, welche Leistungen genutzt werden.
Teilstationäre Einrichtungen: Tagespflege/Nachtpflege	Der Pflegebedürftige wohnt noch zu Hause, wird aber über einen bestimmten Zeitraum in der teilstationären Einrichtung betreut. Tagespflegen bieten insbesondere Betreuungsleistungen an. Nachtpflegen sichern die nächtliche Versorgung ab (z. B. Lagern, Unterstützung beim Verrichten der Notdurft).
Betreutes Wohnen	Die Wohnungen gehören oft Pflegediensten oder werden von diesen bewusst genutzt. Je nach Bedarf werden pflegerische Hilfen oder auch Haushaltshilfen angeboten. Neben den Mietkosten werden weitere Leistungen je nach Bedarf in Rechnung gestellt.
Vollstationäre Einrichtungen/Pflegeheime	Die vollstationäre Versorgung erfolgt in Pflege- und Altersheimen. Zur Aufnahme muss eine Heimnotwendigkeitsbescheinigung vorliegen. Das bedeutet, dass eine Versorgung im ambulanten Sektor nicht (mehr) ratsam oder gar gefährlich ist.
Pflegeeinrichtungen im Ausland	Neben der Versorgung im eigenen Land kann die Pflege auch im Ausland erfolgen. In den meisten Fällen haben die älteren Personen auch dort einen Anspruch auf ihre Renten und Pflegeleistungen. Dieser Schritt wird teilweise gewählt, um in einem anderen Land weniger Kosten zu haben oder um im bevorzugten Land alt zu werden.

Tab. 13.1 Wohn- und Versorgungsformen (*Forts.*)

Wohn- und Versorgungsform	Kurzbeschreibung
Palliativpflege/Hospiz	Für schwerstkranke Menschen sind Hospize sowie Palliativstationen oder ambulante Angebote der Palliativpflege gut geeignet. Speziell ausgebildetes Personal kann individuell auf die Wünsche der Personen bis zum Tod eingehen.
Krankenhaus	Krankenhäuser bieten nur eine zeitweise pflegerische Unterstützung. Meist ist das in Notsituationen oder bei geplanten operativen Eingriffen oder Therapien der Fall.
Stationäre Behinderteneinrichtung	Wohnangebot für Menschen mit Behinderungen. In einer stationären Behinderteneinrichtung liegt der Fokus nicht auf der Medizin oder der Pflege, sondern auf folgenden Themen: • Teilhabe am Arbeitsleben, • Teilhabe am Leben in der Gemeinschaft, • Erziehung und schulische Ausbildung behinderter Menschen.

Vollstationäre Pflege

Das umfassendste Pflegeangebot findet sich in der **vollstationären Pflege.** Sowohl Kurzzeit- als auch Langzeitpflege können im individuellen Fall angebracht sein. Die sozialen Auswirkungen sollen der Isolation entgegenwirken und die pflegenden Angehörigen entlasten.

Ambulante Pflege

Pflege zuhause kann sozialer Isolation entgegenwirken, da der Pflegebedürftige in seinem gewohnten Umfeld bleiben kann. Ungünstige Wohnbedingungen können jedoch eine Isolation hervorrufen oder verstärken.

Betreutes Wohnen

Eine Alternative zum Leben in Einrichtung oder Familie ist das **betreute Wohnen.** Es soll gewährleisten, dass alte Menschen eigenständig in einer Wohnung leben können, die barrierefrei gebaut und eingerichtet sind. Ein dichtes Netz von sozialen, medizinischen und pflegerischen Angeboten soll Unterstützung geben (▸ Abb. 13.1).

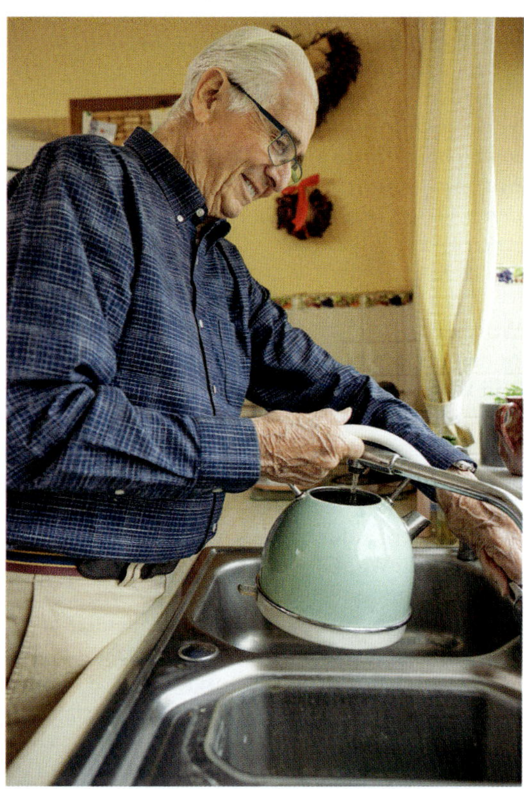

Abb. 13.1 Im Betreuten Wohnen ist eine weitgehend selbstständige Gestaltung der Lebenswelt möglich [J787]

Teilstationäre Dienste

Ziel der **teilstationären Dienste** ist es, die vertraute Umgebung für den alten Menschen möglichst lange zu erhalten, seine Versorgung aber dennoch in einer teilstationären Einrichtung (*halboffene Hilfe*) sicherzustellen.

- Stationärer Mittagstisch, z. B. von Wohlfahrtsverbänden angeboten.
- Oft bieten stationäre Einrichtungen auch pflegerische Leistungen, psychische Betreuung und Beschäftigungsmöglichkeiten an.
- In Tageskliniken und Tagespflegeeinrichtungen werden alte Menschen werktags stundenweise oder für den ganzen Tag aufgenommen. Nachts und am Wochenende leben sie zu Hause.

- Nachtpflegeeinrichtungen sind Einrichtungen, die Pflegebedürftige während der Nachtzeit betreuen, wenn häusliche Pflege nicht in ausreichendem Umfang sichergestellt werden kann, oder wenn dies zur Ergänzung oder Stärkung der häuslichen Pflege erforderlich ist. Die Einrichtung von Nachtpflegeplätzen ist innerhalb wie außerhalb der Altenhilfe möglich.

Neue Wohnformen

Neben den klassischen Versorgungsformen in der ambulanten und stationären Pflege etablieren sich immer mehr neue **Wohn- und Betreuungsformen** für alte Menschen. Dies ist auch ausdrücklich politisch gewollt (§ 45c SGB XI Förderung der Weiterentwicklung der Versorgungsstrukturen und des Ehrenamts, Verordnungsermächtigung im ersten Pflegestärkungsgesetz). Dabei werden insbesondere *„Modellvorhaben zur Erprobung neuer Versorgungskonzepte und Versorgungsstrukturen insbesondere für an Demenz erkrankte Pflegebedürftige sowie andere Gruppen von Pflegebedürftigen, deren Versorgung in besonderem Maße der strukturellen Weiterentwicklung bedarf"* (§ 45c Abs. 1 Satz 3 SGB XI) gefördert.

Wohngemeinschaften

In den vergangenen Jahren hat die Zahl der **Haus- und Wohngemeinschaften** alter Menschen ständig zugenommen, und immer mehr „junge Alte" zeigen Interesse an dieser Wohnform. Die Neufassungen der Heimgesetze der Länder (z. B. **Wohn-, Teilhabe- und Pflegegesetz (WTPG) von Baden-Württemberg oder Pflege- und Wohnqualitätsgesetz (PfleWoqG) von Bayern**) sollen solche neuen Wohnformen ausdrücklich fördern.
Motive für den Einzug in eine Wohngemeinschaft sind der Wunsch und die Hoffnung, Isolation oder Verlust des Lebenspartners ausgleichen zu können und im Krankheits- oder sonstigen Bedarfsfall Hilfe zu erhalten.

13.3 Wohnbedingungen und Wohnumfeld

Die Wohnbedingungen sind abhängig von der Wohn- und Betreuungsform. Für den ambulanten und stationären Bereich ergeben sich deutliche Unterschiede.

13.3.1 Stationäres Wohnen

Im Portal pflegedatenbank.com sind für das Jahr 2020 insgesamt 11.712 Altenheime und Pflegeheime in Deutschland gelistet. Dabei ist ein rasanter Anstieg bei den Einrichtungen der stationären Langzeitversorgung zu verzeichnen, etwa 44 % der Altenheime sind in privater Trägerschaft. Die freigemeinnützigen Träger verlieren leicht an Bedeutung, der Anteil der kommunalen Träger liegt bei etwa 4 % (pflegemarkt.com 2020).

Heimrecht

Das Betreiben eines Heimes unterliegt in Deutschland strengen gesetzlichen Bestimmungen. Das **Heimrecht** ist insgesamt als ein **Verbraucherschutzrecht** anzusehen. Aufgrund von Bund- und Länderzuständigkeiten teilt sich das Heimrecht in das bundesweit gültige **Wohn- und Betreuungsvertragsgesetz** *(WBVG)* und die **Heimgesetze der Bundesländer** auf.

Heimvertrag

Seit 2009 sind alle Angelegenheiten über **Verträge** in Einrichtungen der stationären Langzeitpflege im bundeseinheitlichen **Wohn- und Betreuungsvertragsgesetz** *(WBVG)* geregelt. Dieses Gesetz regelt die Inhalte von Heimverträgen und schützt die Interessen der Heimbewohner. Dabei wird unter einem Heim eine Einrichtung verstanden, die Pflege- und Betreuungsleistungen anbietet und den dazugehörigen Wohnraum vermietet. Ambulante Pflege fällt somit nicht unter diese Vertragsbestimmungen. In diesem Gesetz sind die wesentlichen Vertragsbestandteile aufgeführt (► Tab. 13.2).
Vor Vertragsabschluss macht es Sinn, dass sich zukünftige Heimbewohner umfassend informieren und beraten lassen. Die Regelungen des WBVG entsprechen dem Gedanken, dass die pflegebedürftigen Menschen in ihrer Abhängigkeit von den Pflegeheimträgern geschützt werden müssen. Weiter können **Internetangebote** und **Pflegestützpunkte** beratend zur Seite stehen, sodass Kriterien wie Kosten, Pflegequalität, Ausstattung, Lage, Zusatzleistungen etc. bei der Entscheidung mit einbezogen werden können.

Länder-Heimgesetze

Teile des Heimrechts wurden im Zusammenhang mit der Föderalismusreform 2006 vom Bundesheimgesetz in die ordnungsrechtliche Kompetenz

Tab. 13.2 Bestandteile eines Heimvertrags

Merkmal	Erläuterungen
Vertragspartner	Die Vertragspartner müssen klar benannt sein, dass dem zukünftigen Heimbewohner ein Ansprechpartner für alle Fragen zur Verfügung steht.
Vorvertragliche Informationen	Rechtzeitig vor Vertragsunterzeichnung müssen dem zukünftigen Bewohner in leicht verständlicher Form schriftliche Informationen über den Vertragsinhalt ausgehändigt werden (Beschreibung der Einrichtung, Ausstattung, Angebote, Kosten, Ergebnisse von Qualitätsprüfungen). Werden die Informationen nicht zugänglich gemacht, steht dem zukünftigen Heimbewohner ein Sonderkündigungsrecht zu.
Wohnen	Angaben über den vermieteten Wohnraum mit Detailangaben wie Größe, Ausstattung, Telefon, WLAN, Balkon.
Dienstleistungen	Neben der Verpflegung und tagesstrukturierenden Betreuungsleistungen sind hier Angaben über zusätzliche Leistungen wie Hausmeistertätigkeiten und die Reinigung der Wäsche denkbar.
Pflege	Die Pflegeleistungen werden von der Pflegekasse überwacht und finanziert, allerdings kann im Heimvertrag Bezug auf das Pflegekonzept als Grundsatz der Pflegearbeit und -organisation genommen werden. Möglicherweise kann hier auch geregelt werden, wenn Menschen anderen Glaubens eine besondere Form der Pflege wünschen.
Kosten	Die Kosten umfassen neben den von der Pflegekasse getragenen Pflegeleistungen folgende Kostenbestandteile: • Einrichtungseigener Eigenanteil zu den Pflegekosten *(EEE)*, • Unterkunfts- und Verpflegungskosten, • Investitionskostenumlage, • Ausbildungsumlage (ggf.) und • Kosten für zusätzliche Dienstleistungen (ggf.).
Kündigung	Zum Schutz des Heimbewohners wird der Heimvertrag auf unbestimmte Zeit geschlossen. Die Heimbewohner – nicht aber der Heimträger - können den Vertrag allerdings ordentlich bis zum dritten Werktag des laufenden Monats zum Monatsende kündigen. Ein Sonderkündigungsrecht besteht bei Preiserhöhungen. Der Heimvertrag endet mit dem Tod des Heimbewohners.

der Bundesländer übertragen. Diese Landesheimgesetze sind inzwischen in unterschiedliche **Länder-Heimgesetze** umgearbeitet und umbenannt worden.

In den jeweiligen Gesetzen werden die Genehmigung des Betriebs von Heimen sowie anderer Formen des Wohnens oder der Betreuung für ältere, pflegebedürftige und behinderte Menschen geregelt und in Rechtsverordnungen die personelle oder bauliche Ausstattung der Einrichtungen geregelt.

Heimrechtliche Verordnungen

Die **heimrechtlichen Verordnungen** als Konkretisierung der länderrechtlichen Regelungen geben genauere Hinweise über die Ausgestaltung des jeweiligen Heimbetriebs (► Tab. 13.3). Am Beispiel der heimrechtlichen Verordnungen des Landes Baden-Württemberg lassen sich wichtige Auswirkungen zeigen.

Vor allem die **Landesheimbauverordnung** und die **Landespersonalverordnung** enthalten Regelungen, die den Heimalltag massiv betreffen.

Wesentliche Regelungen in der **Landesheimbauverordnung:**

- Bau- und Raumkonzepte von Heimen müssen sich an den Zielen der Erhaltung von Würde, Selbstbestimmung und Lebensqualität orientieren.
- Recht auf eine geschützte Privat- und Intimsphäre.
- Gewährleistung von Barrierefreiheit sowie Förderung der selbstständigen und sicheren Nutzung von Wohnräumen, die Teilnahme am Gemeinschaftsleben sowie die Orientierung im Heimbereich.

Tab. 13.3 Verordnungen im Zusammenhang mit den landesheimgesetzlichen Regelungen am Beispiel Baden-Württemberg

Name	Alte Bezeichnung der Regelung
Verordnung des Ministeriums für Arbeit und Sozialordnung, Familien und Senioren über die Mitwirkung der Bewohner in Angelegenheiten des Heimbetriebs in Baden-Württemberg (**Landesheimmitwirkungsverordnung** – *LHeimMitVO*)	Verordnung über die Mitwirkung der Bewohnerinnen und Bewohner in Angelegenheiten des Heimbetriebes
Verordnung des Sozialministeriums zur baulichen Gestaltung von Heimen und zur Verbesserung der Wohnqualität in den Heimen Baden-Württembergs (**Landesheimbauverordnung** *LHeimBauVO*)	Verordnung über bauliche Mindestanforderungen für Altenheime, Altenwohnheime und Pflegeheime für Volljährige
Verordnung des Sozialministeriums über personelle Anforderungen für stationäre Einrichtungen (**Landespersonalverordnung** *LPersVO*)	Verordnung über personelle Anforderungen für Heime
Verordnung über die Pflichten der Träger von Altenheimen, Altenwohnheimen und Pflegeheimen für Volljährige im Falle der Entgegennahme von Leistungen zum Zweck der Unterbringung eines Bewohners oder Bewerbers (**Heimsicherungsverordnung** *HeimsicherungsV*)	Verordnung über finanzielle Sicherungs- und treuhänderische Leistungen

- Einrichtungen sollen die Größe von 100 Heimplätzen nicht überschreiten und wohnortnahe, gemeinde- und stadtteilbezogene Angebote bieten.
- Einzelzimmer für alle Bewohnerinnen mit einer Mindestgröße von 14 qm.
- In Wohngruppen sollen höchsten 15 Bewohnerinnen aufgenommen werden.

Wesentliche Regelungen in der **Landespersonalverordnung:**

- Eigenschaften der fachlichen Leitung von Heimen.
- Persönliche Ausschlussgründe für die Beschäftigung von Menschen in Heimen.
- Bereitstellung berufsbegleitender Fortbildung sowie regelmäßige Fortbildungen in der stationären Einrichtung in der Arbeitszeit.
- Eigenschaften der verantwortlichen Pflegefachkraft (Pflegedienstleitung).
- Definition von Pflegefachkräften und Fachkräften sowie Festsetzung des Anteils der Pflegefachkräfte von 50 % an der gesamten Personalausstattung (*Fachkraftquote*).
- Ausreichende Personalbesetzung im Tagdienst: je eine Pflegefachkraft pro 30 Bewohner*innen.
- Ausreichende Personalbesetzung im Nachtdienst: mindestens pro 45 Bewohnerinnen je eine Beschäftigte.
- Schülerinnen werden im dritten Ausbildungsdrittel höchstens mit einem Anteil von 0,2 Vollzeitäquivalenten berücksichtigt.

Vorsicht

Pflegefachkräfte und Fachkräfte

In der Landespersonalverordnung Baden- Württemberg (LPersVO) wird zwischen **Pflegefachkräften** (Anlage 1 Nummer 1 zur LPersVO) und **Fachkräften** (Anlage 1 Nummer 2 der LPersVO) unterschieden. **Pflegefachkräfte** sind

- Altenpfleger*innen,
- Gesundheits- und Krankenpfleger*innen sowie
- Gesundheits- und Kinderkrankenpfleger*innen.

Bei den **Fachkräften** handelt es sich u. a. um

- Dorfhelfer*innen,
- Logopäd*innen,
- Masseur*innen,
- Physiotherapeut*innen,
- Podolog*innen,

die einen Teil der Pflegefachkräfte ersetzen dürfen (§ 8 LPersVO). Dies **unterläuft** faktisch die Fachkraftquote, insbesondere bei der Ausübung der vorbehaltenen Tätigkeiten.

Generationen des Pflegeheimbaus

Das Kuratorium Deutscher Altershilfe hat über Jahrzehnte hinweg den Pflegeheimbau begleitet und **Generationen des Pflegeheimbaus** beschrieben. Die Generationen werden mit Schlagworten charakterisiert und spiegeln die jeweilige Auffassung des Umgangs mit älteren Menschen wider (► Tab. 13.4).

Tab. 13.4 Generationen des Pflegeheimbaus

Generation	Beschreibung
1. Generation: Verwahranstalt (1940er- bis Anfang 1960er-Jahre)	Einfachste Versorgungsform, Mehrbettzimmer mit einer hohen Belegungsdichte, lange Flure, keine Gemeinschaftsräume, minimale Ausstattung
2. Generation: Krankenhaus (1960er- bis 1970er Jahre)	Defizitorientierung, Orientierung an Krankhausabläufen, Rationalität, Funktionalität
3. Generation: Wohnheim (1980er Jahre)	Wohnen als Leitmotiv, Balance zwischen Privat- und Gemeinschaftsräumen, Orientierung an Wohlbefinden und Individualität
4. Generation: Familiäre Umgebung (Ende 1990er- Jahre bis ca. 2010)	Orientierung an einer Hausgemeinschaft, Prinzip Überschaubarkeit. Das Leben spielt sich neben individuellen Zimmern überwiegend in einer geräumigen Wohnküche ab
5. Generation: Leben in Privatheit, in Gemeinschaft, in der Öffentlichkeit (seit ca. 2011)	Orientierung an der eigenen Häuslichkeit, gleichzeitig gemeinschaftliche Räume mit offenen Angeboten. Eingebundensein in öffentliche Strukturen und des Austauschs (z. B. offener Mittagstisch)

Inzwischen wird eine **sechste Generation** skizziert, die drei Dimension umfasst:

- privates Leben im eignen Appartement,
- Leben in Gemeinschaft im teilöffentlichen Raum und
- Leben im und für das Quartiert.

Quartierskonzept

Das **Quartierskonzept** (Quartier = Wohnviertel) bezieht sich auf die Wohn- und Lebenssituation in einem umgrenzten Wohnraum (Gemeinde, Kleinstadt, Stadtviertel) und beschreibt die Lebens- und Wohnbedingungen für ältere Menschen. In diesem Zusammenhang steht auch die Gestaltung von Wohn- und Pflegeangeboten durch stationäre Pflegeeinrichtungen. Eine Pflegeeinrichtung als Teil des Quartierskonzepts benötigt den lebendigen Austausch zwischen eigenen, internen Angeboten (z. B. offener Mittagstisch, Ehrenamtlichenarbeit) und der Einbettung in die Strukturen des Umfelds (z. B. Einkaufsmöglichkeiten, soziale und kulturelle Angebote zu Fuß erreichbar). Quartierskonzepte zielen darauf, einen sozialen Nahraum, ein Dorf, eine Gemeinde, ein Stadtteil, ein Kiez, ein Viertel, mit dem sich die Bewohner identifizieren, so zu gestalten, dass auch ältere Menschen und Menschen mit Unterstützungsbedarf in ihrem vertrauten Wohnumfeld verbleiben können. Dafür werden möglichst viele altersgerechte Wohnangebote sowie soziale Angebote und Unterstützungsangebote (Wohnen, Soziales, Pflege) kleinräumig in den Quartieren verfügbar gemacht.

13.3.2 Wohnen in der Häuslichkeit

Wohnen in der eigenen Häuslichkeit ist entweder durch mitlebende Angehörige (Partner, Kinder) oder durch unterschiedliche **Hilfsansätze** gewährleistet:

- **Strukturelle Ansätze**
  - Bau von barrierefreien, altersgerechten Wohnungen, ggf. im Verbund mit Serviceangeboten,
  - Bereitstellung von Hausnotrufsystemen,
  - erreichbare Angebote des täglichen Bedarfs (Ärzte, Apotheken, Einkaufsmöglichkeiten …),
  - altersgerechte Verkehrssteuerung und
  - Bereitstellung von Begegnungsräumen und Zonen des Ausgleichs.
- **Kommunikations- und Hilfestrukturen**
  - Schaffung von Wohnberatungs- und Koordinierungsstellen für Hilfen und Angebote,
  - tagesstrukturierende Angebote von Altentagesstätten, Vereinen und Kirchengemeinden,
  - Besuchsdienste von Ehrenamtlichen, Kirchen und Verbänden,
  - offene Angebote von stationären Einrichtungen (Mittagstisch, Tage der offenen Tür) und
  - Förderung von Vernetzung (Nachbarschaftshilfe, Bekannte, Bezugspersonen).

Liegt im häuslichen Umfeld Pflegebedürftigkeit vor, kommen **weitere Hilfsangebote** in Betracht:

- Essen auf Rädern,
- Fahrdienste,
- ambulante Pflege sowie
- Anpassung des Wohnumfelds bei fehlender Barrierefreiheit (► Abb. 13.2; ► Abb. 13.3)

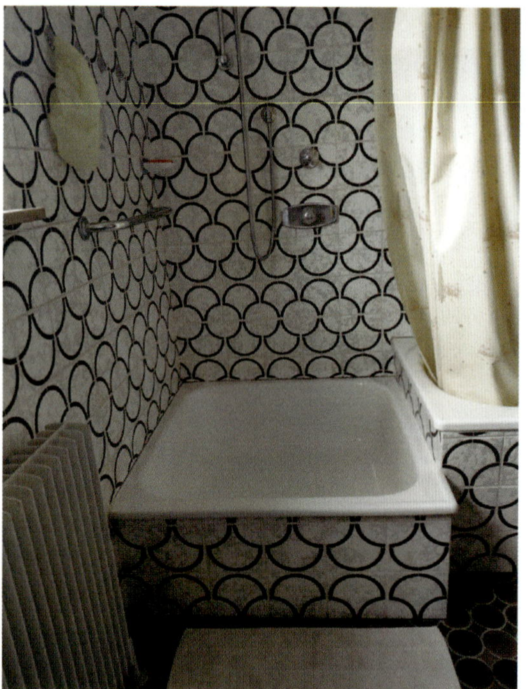

Abb. 13.2 Ein Bad im privaten Wohnumfeld ist selten barrierefrei [P644]

13.4 Technische Hilfsmittel und digitale Assistenzsysteme

Technische Hilfsmittel unterstützen die Selbstständigkeit der Menschen, die weiter in ihren eigenen Wänden leben wollen. Diese Hilfsmittel werden in dem Konzept des **Ambient Assisted Living** (► Kap. 6.3.2) zusammengefasst. Mit diesen Konzepten werden einerseits Wohnmöglichkeiten daheim gefördert, andererseits setzen sich die Betroffenen mit neuen Regeln und Gewohnheiten auseinander. Dies kann am Beispiel des Hausnotrufs gezeigt werden.

Hausnotrufsystem

Der bekannteste Ansatz des technikunterstützten Alltags ist das **Hausnotrufsystem** (► Abb. 13.4). Dieses System findet vor allem in Wohnsituationen Anwendung, in denen hilfsbedürftige Menschen alleine wohnen und im Falle eines schädigenden Ereignisses (z. B. eines Sturzes) Hilfe gerufen und vermitteln kann. Die hilfs- oder pflegebedürftige Person erhält einen **Sender mit einem Notrufknopf,** den sie am Handgelenk oder um den Hals trägt. In einer Gefahrensituation oder bei einem Ereignis, in dem die betroffene Person sich nicht mehr selbst helfen kann, wird durch das Drücken

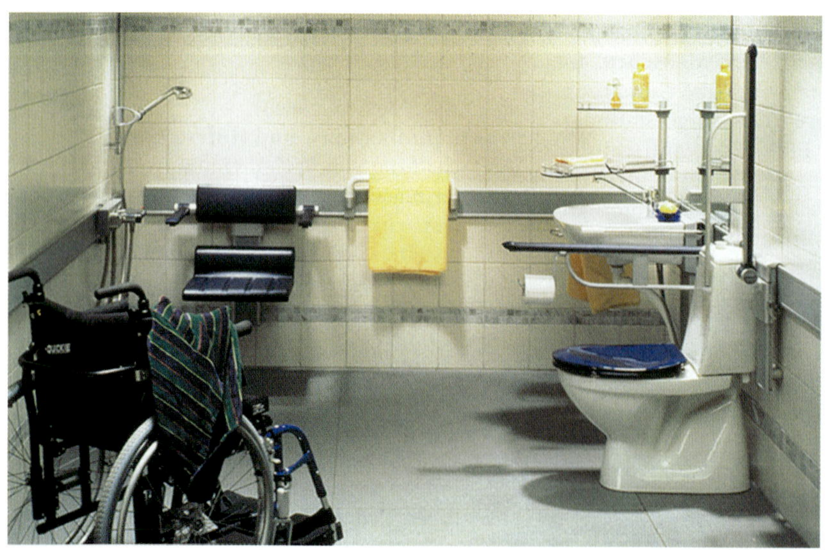

Abb. 13.3 Beispiel eines barrierefrei eingerichteten Bads in einer stationären Pflegeeinrichtung [V610]

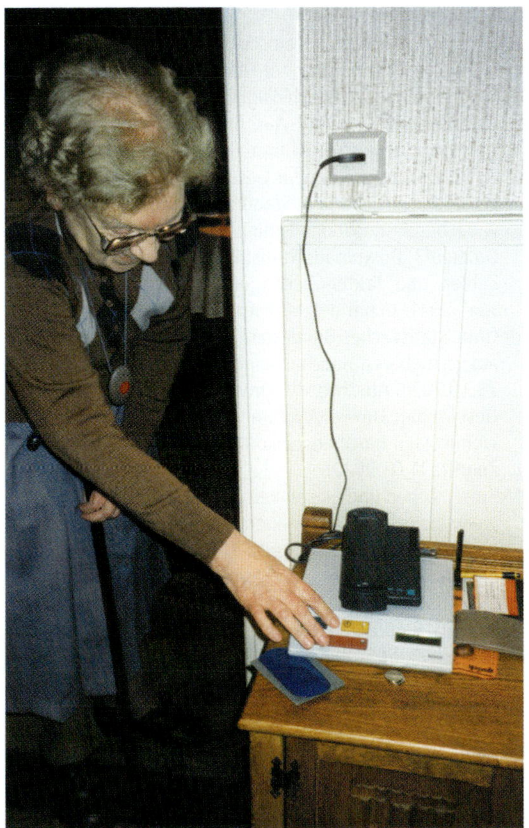

Abb. 13.4 Der Hausnotruf ist ein mittlerweile weit verbreitetes technisches Assistenzsystem [M221]

des Knopfes am Sender ein Signal gesendet, das die Angehörigen oder eine Notrufzentrale informiert und auch den Standort des Senders meldet. Hierauf können die Angehörigen kommen oder die Notrufzentrale organisiert eine Hilfeleistung. Dieses System kann auch durch eine Funktion ergänzt werden, wo sich die betroffene Person je nach Vereinbarung ein- oder mehrmals am Tag per Knopfdruck meldet. Damit wird ein Feedback gegeben, dass die Person handlungsfähig und nicht so geschädigt ist, dass sie sich nicht mehr melden kann. Inzwischen werden solche Systeme von vielen Anbietern, z.B. dem Deutschen Roten Kreuz, den Johannitern oder den Maltesern zur Verfügung gestellt. Die monatlichen Kosten der Systeme liegen in der Regel zwischen 20 und 25 Euro, dazu kommen Anschlussgebühren und ggf. Kosten für zusätzliche Leistungen wie ein Anruf zur Erinnerung an die Medikamenteneinnahme.

Hausnotrufsysteme werden von der Pflegekasse als Pflegehilfsmittel zur selbständigeren Lebensführung und Mobilität angesehen und können bei Vorliegen folgender **Voraussetzungen** bezuschusst werden:

- Die Betroffenen leben allein oder sind über weite Teile des Tages alleinlebend.
- Bei den Betroffenen ist jederzeit eine Gefahren- oder Notfallsituation möglich, weil ihr Gesundheitszustand dies erwarten lässt (z.B. wegen Gleichgewichtsstörungen, Schwindel, Blutdruckschwankungen, Sturzgefahr).
- Die Betroffenen können in einer Gefahrensituation auf keine andere Art und Weise Hilfe herbeirufen und sind damit auf ein Hausnotrufsystem angewiesen.

Dies gilt auch, wenn Betroffene mit Menschen in häuslicher Gemeinschaft leben, die im Falle einer Not- oder Gefahrensituation selbst nicht in der Lage sind, selbstständig Hilfe zu rufen. Der Zuschuss durch die Pflegekasse wird nur bei einem bewilligten Pflegegrad bewilligt, dann wird der Basistarif übernommen. Hausnotrufgeräte können Betroffenen ihre Selbstständigkeit sichern, die durch Krankheit, Behinderung oder Pflegebedürftigkeit eingeschränkt sind, aber noch alleine leben wollen. Dieses elektronische Meldesystem versteht sich also als eine Absicherung in Notlagen. Für Menschen mit Demenz sind Hausnotrufgeräte weniger geeignet, da Schwierigkeiten mit der Bedienung auftreten können.

Menschen, die dieses Hilfsmittel in Anspruch nehmen, müssen die technische Installation in ihrem Haus zulassen und sich mit einigen **Regeln und Gewohnheiten** auseinandersetzen:

- Der Sender muss regelmäßig getragen werden.
- Betroffene müssen zulassen, dass sie tatsächlich hilfsbedürftig sind und möglicherweise in die Situation kommen, Hilfeleistungen in Anspruch zu nehmen.
- Je nach Vereinbarung muss sich die betroffene Person ein- oder mehrmals am Tag per Knopfdruck bei dem Anbieter melden.
- Die allgemeinen Vorsichtsregeln gelten auch mit aktiviertem Hausnotruf.

Digitale Gesundheit

Digitale Gesundheit entwickelt sich in den letzten Jahren zu einem zukunftsträchtigen Thema auch des Wohnens. Die Konzepte **e-Health** und **Telemedizin** (► Kap. 6.3.2) erschöpfen sich nicht nur in verschiedenen technischen und internetbasierten

Anwendungen, sie integrieren sich mehr und mehr in Wohnelemente, z. B.

- Sensoren in Wohnräumen zur Messung der Bewegungsaktivitäten,
- wohnfeldintegrierte Tablets zur Vereinfachung der Kommunikation und Inanspruchnahme von Telesprechstunden,
- sensorbasierte Ausleuchtung der Wohnung oder
- Kochsensoren, Herd-Topf-Kombinationen mit korrespondierender Energieübertragung.

Dieses Feld wird sich zu einem bedeutenden Zukunftsmarkt entwickeln.

Lebensweltbezug

Wohnen als Grundbedürfnis ist gekennzeichnet durch

- den emotionalen Bezug zum Wohnort,
- die beeinflussenden Rahmenbedingungen,
- die Prioritäten, die sich als Wohnbedürfnisse zeigen sowie
- die Möglichkeiten, die zu den Beeinträchtigungen einer Person passen.

Da keine Versorgungssituation einer anderen gleicht, unternehmen Pflegefachpersonen Anstrengungen, für jede Versorgungssituation und jedes Wohnbedürfnis die passende Lösung zu finden. Dabei werden sie von Menschen mit spezieller Expertise (z. B. Wohnraumberatungen) unterstützt. Oberstes Gebot ist die Orientierung an der Würde, der Selbstbestimmung und der freien Gestaltung der Umwelt der betroffenen Menschen.

Wiederholungsaufgaben

- Was ist der Unterschied zwischen der Wohnumgebung und dem Begriff Heimat?
- An welchen Wohnbedürfnissen orientiert sich die Landesheimbauverordnung Baden-Württemberg?
- Es gibt eine Vielzahl von Wohn- und Versorgungsformen. Wie sind Servicewohnen und Wohnen gegen Hilfeleistungen jeweils charakterisiert?
- Welche Schwerpunkte charakterisieren stationäre Behinderteneinrichtungen?
- Welches sind Merkmale eines Heimvertrags?
- Das Kuratorium Deutscher Altershilfe beschreibt verschiedene Generationen des Pflegeheimbaus. Mit welchen Eigenschaften wird die fünfte Generation beschrieben?
- Wie funktioniert ein Hausnotruf? Wie wird er finanziert?

LITERATUR

BAG W Bundesarbeitsgemeinschaft Wohnungslosenhilfe. Nationalen Aktionsplan zur Überwindung von Wohnungs- und Obdachlosigkeit konkretisieren und auf den Weg bringen. 2022. Aus: https://www.bagw.de/de/presse/show/news.9884.html (letzter Zugriff: 31.03.2022)

BMG Bundesministerium für Gesundheit. Zahlen und Fakten zur Pflegeversicherung. Stand: 14.06.2021. Aus: https://www.bundesgesundheitsministerium.de/fileadmin/Dateien/3_Downloads/Statistiken/Pflegeversicherung/Zahlen_und_Fakten/Zahlen_und_Fakten_der_SPV_Juni_2021_bf.pdf (letzter Zugriff: 31.03.2022)

destatis Statistisches Bundesamt. Anteil der Wohnkosten am verfügbaren Haushaltseinkommen. Stand: 29.10.2020. Aus: https://www.destatis.de/DE/Themen/Gesellschaft-Umwelt/Wohnen/Tabellen/eurostat-anteil-wohnkosten-haushaltseinkommen-silc.html (letzter Zugriff: 31.03.2022)

Malteser. Leben und Einsamkeit im Alter. 2021. Aus: https://www.malteser.de/miteinander-fuereinander/forsa-umfrage.html (letzter Zugriff: 31.03.2022)

Pflegemarkt.com. Anzahl und Statistik der Altenheime in Deutschland. 2020. Aus: https://www.pflegemarkt.com/2016/10/28/anzahl-und-statistik-der-altenheime-in-deutschland/#:~:text=In%20Deutschland%20gibt%20es%20rund,2021%20dabei%20in%20privater%20Trägerschaft (letzter Zugriff: 31.03.2022)

Piepmeier R. Philosophische Aspekte des Heimatbegriffs. In: Cremer W, Klein A. (Hrsg.) Heimat. Analysen, Themen, Perspektiven. Band 1. Bielefeld: Westfalen-Verlag; 1990. S. 91–108.

KONTAKTADRESSEN

Deutsches Seniorenportal: https://www.seniorenportal.de
Informationsportal Pflegegüte: https://www.pflegegüte.de
Koordinierungsstelle Telemedizin Baden-Württemberg: https://www.telemedbw.de
Seniorplace.de (Wohn- und Pflegeangebote schnell und unkompliziert finden): https://www.seniorplace.de
Wohnen im Alter (Das Onlineportal für Pflege & Wohnen im Alter): https://www.wohnen-im-alter.de
Zukunftsregion digitale Gesundheit (ZDG): https://www.bundesgesundheitsministerium.de/zukunftsregion-digitale-gesundheit.html

14

Aktivitäten

Überblick

In diesem Kapitel werden die für Pflegeausbildung und -studium relevanten Inhalte im Bereich der **Aktivitäten** thematisiert. Menschen sind die meiste Zeit ihres Lebens aktiv, sei es beim Arbeiten oder in der Freizeit. Für Aktivitäten im Gesundheits- und Pflegebereich, insbesondere dann, wenn Menschen bei der Ausübung von Aktivitäten unterstützt werden müssen, können vier Kategorien unterschieden werden: die salutogenetischen Aktivitäten (► Kap. 14.1), die rehabilitativen Aktivitäten (► Kap. 14.2), die präventiven Aktivitäten (► Kap. 14.3) und die Aktivitäten, die den Alltag bestimmen und strukturieren (► Kap. 14.4). dabei werden wesentliche Teilkonzepte wie basale Stimulation (► Kap. 14.1.1) oder die 10-Minuten-Aktivierung (► Kap. 14.4.2) exemplarisch dargestellt. Bei den alltagsorientierten Aktivitäten, die die Lebenswelt lebenslang prägen, werden die Bereiche Konsum (► Kap. 14.4.5) und gesellschaftliche Betätigung (► Kap. 14.4.6) thematisiert.

Aktivitäten aller Art gehören zum Bereich der Teilhabe (► Kap. 7.3.1), der allen Menschen offensteht. Aktivitäten zeigen die Individualität eines Menschen, indem dieser aus den verschiedenen Möglichkeiten von Aktivitäten diejenigen auswählt, die ihm zusagen und für die er sich interessiert. Damit sind Aktivitäten der Spiegel für die Lebenswelt der Menschen (► Abb. 14.1).

Menschen betätigen sich, um ihre Zeit sinnerfüllt zu gestalten. Im Alltag hat sich der Begriff **Freizeit** eingebürgert, der von der Annahme ausgeht, dass es eine „unfreie" Zeit gibt, das heißt Zeit, die verbracht wird, indem Menschen von anderen abhängig sind und Pflichten erfüllen (► Abb. 14.2). Menschen, die beispielsweise in die Nacherwerbsphase eingetreten sind, sind ihrer Pflichten enthoben. Sie verfügen

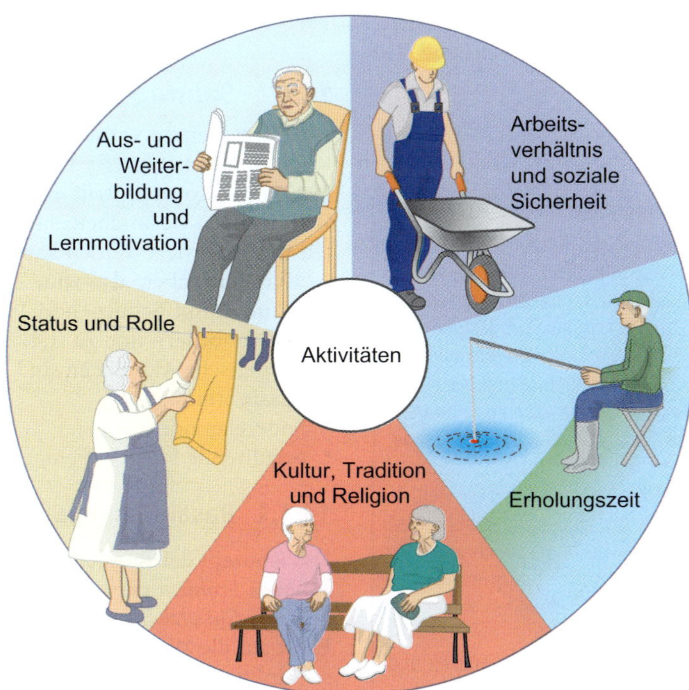

Abb. 14.1 Aktivitäten spiegeln die Vielfalt der eigenen Lebenswelt wider [L138]

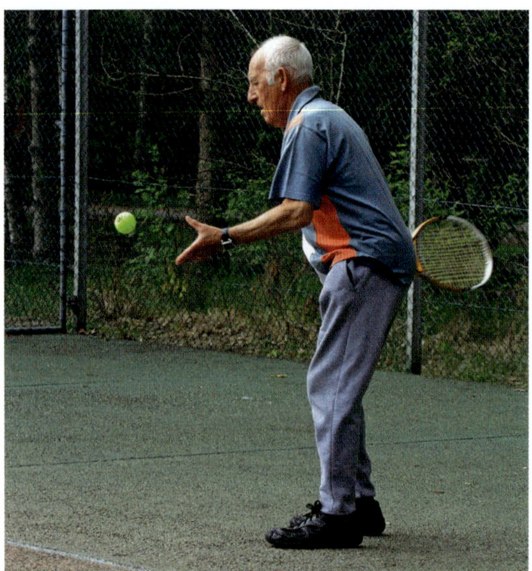

Abb. 14.2 Freizeit ist Zeit zur freien Verfügung (z. B. für Hobbys) [J787]

über ein hohes Maß an Freizeit, was allerdings nicht bedeutet, dass sie nichts zu tun hätten. Viele ältere Menschen sind noch ausgesprochen aktiv, engagieren sich vielfältig und gönnen sich beispielsweise Reisen, zu denen sie früher nicht ausreichend Zeit hatten.

Fallbeispiel

„Freizeit – für mich unverzichtbar!"

Die Auszubildenden Susanne Fischer und Karla Stein haben in der Schule die Aufgabe bekommen, sie sollten sich überlegen, was sie alles in ihrer Freizeit machen und welche Bedeutung Freizeit für sie hat. Sie denken nach und merken bald, wie sehr sie Lebensfreude aus den vielen Freizeitbeschäftigungen ziehen, denen sie nachgehen. Das heißt aber nicht, dass sie ständig unterwegs wären: sie gehen ihren Hobbys nach, shoppen gerne, aber einen wesentlichen Teil ihrer Freizeit verbringen sie mit Freunden. Sie merken, dass ihnen diese Zeit, in der sie manchmal einfach nur miteinander abhängen und nichts tun als quatschen, besonders wichtig ist. Da fühlen sie sich wirklich frei. Susanne bringt es auf den Punkt: „Einfach nur die Gedanken schweifen lassen und nicht funktionieren müssen …".

Was denken Sie? Welche Bedeutung haben Freizeit und die Aktivitäten, die Sie unternehmen, für Sie?

Menschen, die ihre Aktivitäten nicht mehr steuern oder selbstständig ausüben können, werden mit individuellen ausgewählten Angeboten unterstützt. Für Aktivitäten ergeben sich settingspezifische und für verschiedene Altersstufen unterschiedliche Fördermöglichkeiten. Aktivitäten im Gesundheits- und Pflegebereich können in verschiedene Dimensionen eingeteilt werden (► Abb. 14.3):

- salutogenetische Aktivitäten,
- rehabilitative Aktivitäten,
- präventive Aktivitäten und
- alltags- und tagesstrukturierende Aktivitäten.

Erläuterungen zum Fallbeispiel

„Freizeit – für mich unverzichtbar!"

Freizeit als Gegenbegriff zur abhängigen Arbeit ist ein Produkt der Neuzeit. In der vorindustriellen Zeit nahm die Arbeit den größten Teil des Tages ein, lediglich Ruhezeiten unterbrachen die Arbeitsleistung. Freizeitgestaltung hat sich in verschiedenen Bereichen entwickelt und unterliegt wechselnden Trends und Strömungen.

Wie die beiden Freundinnen aber berichten, liegt der Wert von Aktivitäten nicht immer auf dem Aktiv-Sein. Soziale Erfahrungen sind im Bereich der Freizeit ebenso wichtig wie die Ausübung eines Hobbys, einer ehrenamtlichen Betätigung oder des Konsums.

14.1 Salutogenetische Aktivitäten

Die Salutogenese wurde von dem Medizinsoziologen *Aaron Antonovsky* beschrieben (Antonovsky 1997). Das Konzept stellt die Frage, unter welchen Bedingungen Gesundheit entsteht bzw. diese erhalten und gefördert werden kann. **Salutogenetische Aktivitäten** haben also zum Ziel, das Wohlbefinden und damit Schutz- und Widerstandsfaktoren gezielt zu fördern und zu stärken. Beispiele für salutogenetische Aktivitäten sind beispielsweise:

- Basale Stimulation®,
- Snoezelen oder
- berührende Pflege (*Therapeutic Touch*®).

14.1.1 Basale Stimulation®

Das Konzept der **Basalen Stimulation**® wurde von *Andreas Fröhlich* entwickelt und in Zusammenarbeit mit *Christel Bienstein* für die Pflege adaptiert. Es ist auf die Wahrnehmungswelt von stark eingeschränkten Menschen ausgerichtet und erweitert systematisch die Sinneswahrnehmungen.

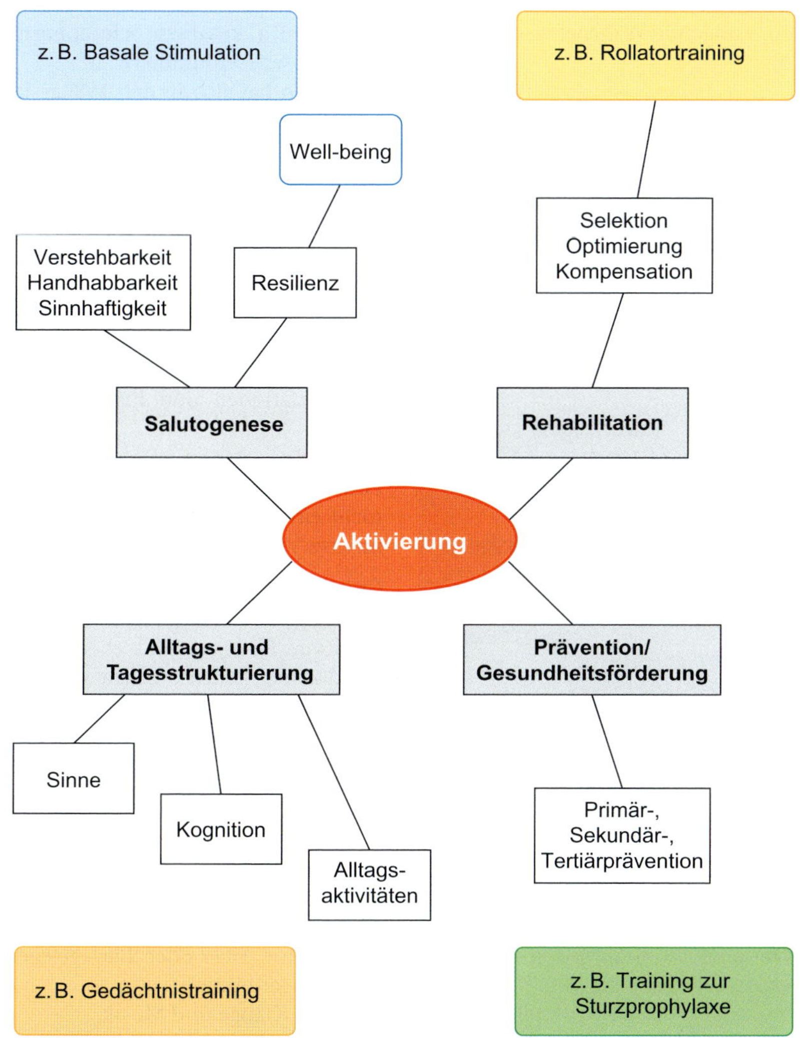

Abb. 14.3 Übersicht über verschiedene Dimensionen von Aktivitäten [L143/P644]

Ziel

Bei der **Basalen Stimulation®** wird davon ausgegangen, dass jeder Mensch ein Maß von Wahrnehmungsreizen benötigt, damit seine Sinne nicht verkümmern und sich schädliche Folgen für ihn einstellen. Auch wenn von außen keine Kommunikationsäußerungen und Antworten auf Reize erkennbar sind, zielt die Basale Stimulation® auf ein angepasstes Reizangebot ab, das Sinne entwickelt, aber nicht schädigt.

Grundhaltung

Die **Grundhaltung bei diesem Konzept** ist voraussetzungslos, offen und nicht fordernd. Es wird angenommen, dass bei betroffenen Menschen nie alle Wahrnehmungskanäle verschlossen sind und dass ein entsprechendes Pflegeangebot bei den Betroffenen möglicherweise förderlich wirkt.

Methode

Pflegefachpersonen gestalten ihre Pflege basalstimulierend, indem sie gezielt und systematisch

Wahrnehmungen bei den Betroffenen hervorrufen. Es handelt sich um folgende Wahrnehmungsbereiche (► Tab. 14.1):

Tab. 14.1 Wahrnehmungsbereiche und ihre basalstimulierende Förderung.

Wahrnehmungsbereich	Beispiele für Förderungen
Oral: Erfahrungen von Geschmack, Konsistenz und Temperatur	Ananas-Eiswürfel, Kompressen mit eingewickeltem Obst, Mundpflegeöle
Olfaktorisch: Geruchserfahrungen	Duftlampe, ätherische Öle
Taktil: Tasterfahrungen mit den Händen, Berührungen am Körper	Initialberührung, bewusste Gestaltung des Anfangs und des Endes von Körperkontakt
Akustisch: Hörerfahrungen	Anregungen durch Radio, Hörbücher oder Musik
Visuell: Seherfahrungen	Gezielter Einsatz von Bildern, Farbgestaltung, Kontrasten
Vestibulär: Erfahrungen des Wechsels des Gleichgewichts	Wiegende Bewegungen bei der Positionierung
Vibratorisch: Erfahrungen von Vibration	Gezielte Vibrationen an Schlüsselpunkten des Körpers

Praxistipp

Die Basale Stimulation® ist Haltung und Methode zugleich. Sie fordert die Kreativität der Pflegenden heraus und sucht nach lebensweltlich passenden und förderlichen Angeboten. Das Konzept bedient sich einer gründlichen sensobiografischen Anamnese (► Kap. 15.2.1) und bindet die Angehörigen und Bezugspersonen mit ein. Die Präferenzen der zu Pflegenden haben immer Vorrang vor den Vorstellungen der Pflegefachpersonen, welche Anregungen förderlich sein könnten.

14.1.2 Snoezelen

Das Konzept **Snoezelen** wurde 1978 von *Jan Hulsegge* und *Ad Verheul,* zwei Zivildienstleistenden in den Niederlanden, ohne theoretische Fundierung entwickelt, um Menschen mit sensorischen Störungen und schwersten Behinderungen sinnvolle Freizeit- und Erholungsmöglichkeiten zu bieten. Der Begriff Snoezelen ist eine Wortneuschöpfung aus „snuffelen" („kuscheln, schnuppern") und „doezelen" („dösen, schlummern").

Snoezelen hat sich in den 1980er-Jahren in Großbritannien und Deutschland verbreitet und fand auch Eingang in die Altenpflege. Mittlerweile hat sich dieses Konzept weltweit auf mehr als dreißig Nationen ausgebreitet.

Ziel

Das **Sinnesangebot** dieser Methode soll

- sanfte Reize bieten,
- Reize ordnen,
- Interesse durch neue Reize wecken,
- Assoziationen und Erinnerungen hervorrufen und
- Wohlbefinden und Entspannung erzeugen.

Das Konzept ist eher ein **Freizeitangebot** und nicht eine spezifische Therapie- oder Fördermaßnahme.

Grundhaltung

Die **Grundhaltung bei diesem Konzept** ist behutsam-fördernd und eher praktisch orientiert. Für die Betroffenen wird ein offenes Angebot gestaltet, das den Charakter der Freiwilligkeit nicht aus den Augen verliert. Grundsätzlich soll ein Teilbereich des Lebens erholsam gestaltet werden, das Konzept erhebt nicht den Anspruch einer mit wissenschaftlichen Grundsätzen entwickelten Interventionsstrategie.

Methode

Im speziell eingerichteten **Snoezelen-Raum** finden sich folgende **Elemente:**

- bequeme Sitz- oder Liegegelegenheit, ggf. mit Massagefunktion,
- sanfte Klänge und Musik,
- verschiedene Lichteffekte (mittels Projektoren, Wassersäulen, Spiegelkugeln, Farbdrehscheiben) sowie
- Duftangebot.

Da nicht jeder Bewohner einer Einrichtung der stationären Langzeitpflege mobil ist und in einen Snoezelen-Raum gebracht werden kann, wurden **mobile Snoezelen-Elemente** entwickelt, die den bettlägerigen alten Menschen zugutekommen.

14.1.3 Berührende Pflege

Das Konzept der **Berührenden Pflege** (*Therapeutic Touch*®) wurde in den 1970er-Jahren von *Dolores Krieger* in den USA entwickelt. Das Konzept versteht sich als komplementärmedizinische

Methode und kann Stress, Ängste und Schmerzen abmildern und damit den Heilungsprozess fördern.

Methode

Therapeutic Touch® (TT) wird durch geschulte Menschen dadurch ausgeübt, dass an Energielinien, -punkten und -zentren des Betroffenen eine gezielte und bewusste therapeutische Berührung stattfindet. Die Methode versteht sich nicht als Massage, sie will vielmehr den Energiefluss im Körper anregen und harmonisieren. Die **TT-Behandlung** findet in vier Schritten statt:

- **Zentrieren:** In der eigenen Mitte entsteht die Klarheit, dem andere wirklich helfen zu wollen.
- **Spüren:** Das Energiefeld wird ertastet und gezielt eingeschätzt.
- **Behandeln:** Der Energiefluss wird harmonisiert und angeregt.
- **Evaluieren:** Das Energiefeld wird erneut kontrolliert, ob die Behandlung erfolgreich war.

14.2 Rehabilitative Aktivitäten

Rehabilitative Aktivitäten zielen auf die Wiederherstellung eines ursprünglichen Fähigkeitszustandes ab. Dabei spielt das SOK-Modell (► Kap. 6.3.1) eine bedeutende Rolle. Beispiele für rehabilitative Aktivitäten sind:

- Rollatortraining,
- Anziehtraining bei einem Schlaganfallpatienten,
- Schulung eines Diabetikers seinen Blutzucker selbstständig zu messen,
- Übungen zur Kräftigung der Muskulatur nach Bettlägerigkeit,
- Gedächtnistraining bei Menschen mit beginnender Demenz,
- Unterweisung von Angehörigen in der Anwendung von Einlagen und
- Rehasport.

14.3 Präventive Aktivitäten

Präventive Aktivitäten im gesundheits- und Pflegezusammenhang zielen vor allem darauf ab, dass bestimmte problematische Pflegesituationen nicht eintreffen. Die frühzeitige Erkennung der Möglichkeit solcher Probleme wird durch Anamneseverfahren (► Kap. 15) geleistet. Bedeutende Problembereiche für die Betroffenen erfordern spezifische Aktivitäten (► Tab. 14.2):

Tab. 14.2 Problembereiche in der Pflege und spezifische Aktivitäten

Problembereich	Aktivitäten (Auswahl)
Gefahr von Dekubitus	• Bewegungsförderung • Druckentlastung • Druckverteilung • Vermeidung zusätzlicher Druckgefährdung
Gefahr von Intertrigo	• Regelmäßige Hautinspektion • Behutsame Hautpflege in Hautfalten • Herstellung eines trockenen Milieus in Hautfalten
Sturzgefahr	• Kraft- und Balance-Training • Bereitstellung von Mobilitätshilfen • Verminderung von Sicherheitsrisiken (z. B. Stolperfallen) • Überprüfung der Medikamente, z. B. bei Polypharmazie
Gefahr der Mangelernährung	• Regelmäßige Gewichtskontrolle • Angebot hochkalorischer Nahrungsergänzung • Tellerbilanzierung
Gefahr einer instabilen Schmerzsituation	• Regelmäßige Schmerzerfassung • Medikamentöse Schmerztherapie nach WHO-Schema • Angebot alternativer Unterstützung bei Schmerzen (z. B. durch Beschäftigung)
Deprivationsgefahr	• Angebot sozialer Einbindung • Einbindung von Besuchsdiensten • Angebot von Alltagsaktivitäten

14.4 Alltags- und tagesstrukturierende Aktivitäten

14.4.1 Tagesstrukturierende Aktivitäten

Die **Gestaltung der Tagesstruktur** ist eine Aktivität, die ein Mensch autonom vornimmt. Die Tagesstruktur richtet sich nach unterschiedlichen Einflussfaktoren:
- persönliche Vorlieben und Gewohnheiten,
- Rhythmen (z. B. Wachen und Schlafen),
- Rituale,
- selbst gesetzte Ziele,
- Tageszeit und Termine sowie
- ungeplante Einflüsse.

Die **Tagesstruktur in Einrichtungen der stationären Langzeitpflege** wird häufig durch institutionell bedingte Rhythmen vorgegeben (z. B. Essenszeiten). Ansprechend gestaltete strukturierende Elemente wie Uhren und Kalender geben Orientierung im Tagesablauf und vermeiden leblose Eintönigkeit.

In der **häuslichen Umgebung** sind pflegebedürftige alte Menschen gehalten, ihre Tagesstruktur selbst zu gestalten. Dies bringt einen Aspekt von Freiheit mit sich. Gleichzeitig können die alten Menschen Gefahr laufen, dass sie vereinsamen und ggf. verwahrlosen, wenn die Tagesstrukturierung von Bezugspersonen und ambulanten Pflegefachpersonen abhängig ist. Niederschwellige Angebote wie Seniorennachmittage, Begegnungsangebote, Ausflüge, Maßnahmen der Seniorenbildung, Selbsthilfeangebote und Angebote des Ehrenamts im Alter helfen dabei, eine neue Struktur im eigenen Leben zu erschaffen.

Fallbeispiel

„Ein Aktivierungsplan"

Die Auszubildenden Susanne Fischer und Karla Stein erarbeiten für die Einrichtung der stationären Langzeitpflege, in der sie ihren Vertiefungseinsatz machen, einen Aktivierungsplan. Sie sammeln unterschiedliche Aktivierungskonzepte und wollen dann Wochenpläne aufstellen. Schnell merken sie, dass es eine Menge an Aktivierungskonzepten gibt, die sich häufig auf bestimmte Gruppen von Pflegebedürftigen beziehen. So finden sie orientierende Angebote unter dem Stichwort Realitätsorientierungstraining (ROT), die sich auf Menschen mit leichter Demenz beziehen. Für Menschen mit ausgeprägter Demenz passt dieses Konzept hingegen nicht. Sie stehen also vor der Schwierigkeit, dass Aktivierungsangebote einerseits für viele Pflegebedürfnisse passen sollen, andererseits so individuell wie möglich ausgeformt sind.

Was denken Sie? Welche Erfahrungen haben Sie mit Aktivitäten von Pflegebedürftigen gemacht? Welche aktivitätsbezogenen Konzepte kennen Sie?

Ziele

Die Angebote der Tagesgestaltung und Aktivierung werden unter den **Grundgedanken der Förderung** gestellt. Im Einzelnen handelt es sich um drei Förderungsebenen (► Tab. 14.3).

Konzepte

Konzepte der Tagesstrukturierung und der Aktivierung orientieren sich an der aktuellen Lebenswelt der alten Menschen. Dies bedeutet nicht, dass bei jedem Menschen aufgrund von biografischen Erhebungen schematische Angebote „erzwun-

Tab. 14.3 Angebote der Tagesgestaltung und Aktivierung und ihre Förderungsaspekte

Förderungsebenen	Beispiele
Förderung der Eigenaktivität	• Angebote von biografieorientierter Beschäftigung (auch geeignet bei Bettlägerigkeit) • Sinnhafte Angebote von Alltagshandlungen • Einbezug in Alltagshandlungen bei demenziell erkrankten alten Menschen • Förderung von Engagement (Heimbeirat, Pate für neue Bewohnerinnen)
Förderung von kognitiver Betätigung	• Kulturelle Angebote • Zeitungsrunden • Angebot einer Bibliothek • Bereitstellung von Senioren-PC
Förderung von Sozialkontakten	• Integration von Angehörigen mit der Förderung der sozialen Kontakte • Inanspruchnahme des ehrenamtlichen Besuchsdienstes • Einrichtung von Bezugspflege • Förderung der Teilnahme an Festen, gemeinsamem Essen, Unternehmungen

gen" werden. Menschen sind Individuen und folgen nicht zwangsläufig nur ihren biografischen Prägungen.

Vorsicht

Stereotype in Aktivierungsangeboten

Stereotype in Aktivierungsangeboten sind unpassend und verhindern lebendige Aktivierungspotenziale:
- Nicht jede alte Frau bastelt gerne oder liebt Handarbeit.
- Nicht jeder Mensch, der seine Kindheit auf dem Bauernhof verbracht hat, beschäftigt sich gerne mit Erzählungen vom Leben auf dem Land.
- Wer früher gerne gewandert ist, macht dies nicht unbedingt auch heute noch.

Im Folgenden werden einige **klassische Konzepte** für die Gestaltung der Lebenswelt im Sinne der Aktivierung und der Tagesstrukturierung vorgestellt.

14.4.2 10-Minuten-Aktivierung

Das von *Ute Schmidt-Hackenberg* entwickelte Konzept zielt auf die Ansprache demenziell Erkrankter im Tageslauf ab. Das Angebot ist absichtlich **kurz** angelegt („10 Minuten"), spricht Menschen auf verschiedenen Ebenen an und orientiert sich an der früheren Lebenswelt und den Alltagserfahrungen der alten Menschen.

Ziel

Das Angebot ist ausdrücklich **niederschwellig** *(einfach zugänglich)*, da es einerseits wenig Vorbereitung erfordert und andererseits nur kurzzeitige Konzentration erfordert. Die 10-Minuten-Aktivierung zielt auf ein **neues Lebensgefühl in den Alltag** ab und fördert ganz unterschiedliche Kompetenzen (z. B. Mobilität, Feinmotorik, Kommunikation, Aufmerksamkeit). Das Selbstbewusstsein soll ausdrücklich gestärkt werden.

Grundhaltung

Die **Grundhaltung bei diesem Aktivierungskonzept** ist offen und wertschätzend. Alle Beiträge der alten Menschen werden mit Offenheit aufgegriffen und als wertvoll betrachtet. Dies gilt auch für Beiträge, die sich nicht unmittelbar erschließen oder verstanden werden können. Wichtig ist nicht nur der „Aktivierungserfolg", sondern die Atmosphäre, in der die Aktivierung stattfindet.

Methode

Das Angebot wird in **kleinen homogenen Gruppen** im Tagesverlauf, am besten zu einem festen Zeitpunkt, durchgeführt. Die spontane Durchführung ist allerdings ebenso erwünscht und wirksam, wenn sich zeitliche Ressourcen im Tagesverlauf bieten, da keine umfassende Vorbereitung notwendig ist.

Pflegefachkräfte und Altenpflegerinnen orientieren sich an den **Erfahrungen, Ressourcen und Interessen der alten Menschen** und berücksichtigen biografische Informationen. Dabei versuchen sie möglichst viele Sinne anzusprechen und anzuregen.

Als Material dienen **Gegenstände und Materialien,** die alten Menschen von früher bekannt sein dürften. Hier eröffnet sich ein weites Feld von Möglichkeiten:
- **alte Fotos,**
- **Haushaltsgegenstände von früher** (z. B. Sammeltassen, Waschbrett, Emaillesieb, Fleischwolf, Milchkanne, Dosenöffner, Kochbücher),
- **alte Werkzeuge** (z. B. Handbohrer, alte Hämmer, geschmiedete Nägel, Feilen),
- **Handarbeitsmaterial** (z. B. Wolle, Strick- und Häkelnadeln, Nähzeug),
- **alte Kleidungsstücke** (z. B. Hüte, Mieder, Schuhe, Hals- und Taschentücher),
- **Bücher, Zeitungen** und **Zeitschriften** von früher
- **Dekorationsmaterial** (jahreszeitlich bedingt) oder
- **Sammlung von älterer Musik** (Tonträger von früher).

Diese Materialien können als Türöffner dienen und ermöglichen damit den Zugang zu Erinnerungen und früheren Erfahrungen, die im Augenblick aktualisiert werden, egal, ob die Erinnerungen bleiben oder kurz darauf wieder verschwinden. Die Materialien werden sinnvollerweise in sogenannte **Erinnerungskisten** zusammengefasst. In solch einer Kiste sammeln sich die thematisch zusammengehörigen Materialien, z. B. eine Kiste mit alten Fotos als Anregung zum Austausch über Personen und Inhalte auf den Fotos. Günstig erweist sich eine Kurzanleitung für die mögliche 10-Minuten-Aktivierung mit Vorschlägen zum Ablauf, zu Fragen oder zum Einsatz bei Einzelnen sowie in Gruppen.

14.4.3 Aktivitäten in Hausgemeinschaften

Grundlegendes **Ziel von Hausgemeinschaften** ist das Wohnen in Normalität, das bedeutet in einer Form der bisher gewohnten Lebensumwelt. Diese Normalität ist mit folgenden Zielen verbunden:
- Fähigkeiten und Selbständigkeit der Bewohner erhalten und fördern.
- Soziales und familiäres Umfeld der Bewohner in den Ablauf des Alltags integrieren.
- Mehr Verantwortung und Einbindung für Angehörige.
- Ausweitung des Ehrenamts.
- Bewohnerorientierung: Bedürfnisse der Bewohner berücksichtigen.
- Einrichtung nach außen öffnen.
- Hauswirtschaftliche Tätigkeiten auf die Hausgemeinschaft verlagern.
- Betreuung als Hauptaufgabenfeld betrachten.
- Versorgung/Betreuung, Speisenzubereitung, Reinigung, Wäsche dezentral organisieren.
- Stationäre Pflege orientiert sich an dem ambulanten Versorgungskonzept und arbeitet pflegebedarfs- und beziehungsorientiert.

Übergeordnete Ziele der Hausgemeinschaften sind:
- die Verbesserung der Lebensqualität der Wohnenden und der Mitarbeiterinnen,
- menschliche Lebensumstände,
- Überschaubarkeit,
- Geborgenheit und
- Normalität des Wohnens.

Grundhaltung

Die **Grundhaltung beim Hausgemeinschaftskonzept** ist humanitär-normalisierend ausgerichtet. Sie berücksichtigt die Erwartungen von alten Menschen an moderne Einrichtungen, die traditionell Rahmenbedingungen ihrer Lebenswelt bedingt und eingeschränkt hatten. Die Grundhaltung fokussiert die Wohnbedürfnisse alter Menschen und lässt institutionelle Bedingungen in den Hintergrund treten.

Merkmale

- Die kleineren Wohneinheiten schaffen größere **persönliche Nähe** und damit den alten Menschen mehr Vertrautheit miteinander.
- Die Sicherheit in der Umgebung und ein engerer persönlicher Kontakt wird durch einen **verkleinerten Mitarbeiterstamm** ermöglicht.
- Normalität, sinnhafte alltagspraktische Aufgaben und Reaktivierung von früheren Erfahrungen werden durch die **Verlagerung von hauswirtschaftlichen Tätigkeiten auf die Hausgemeinschaften** erreicht. Dies fördert in besonderem Maß die Selbstständigkeit.
- Der **Leitgedanke der Individualität** äußert sich in der erleichterten Berücksichtigung von Wünschen, Gewohnheiten, Ritualen, Vorlieben und Abneigungen.
- Hausgemeinschaften leben in der **Balance** zwischen gelebter Gemeinschaft und privaten Rückzugsmöglichkeiten.
- **Bezugspersonen** wie Angehörige und Freunde sind Hauptpersonen im Hausgemeinschaftsgedanken.

Erläuterungen zum Fallbeispiel

„Ein Aktivierungsplan"

Susanne und Karla haben ein wesentliches Kennzeichen von Aktivierungskonzepten kennengelernt. Sie sind für eine bestimmte Gruppe von Pflegebedürftigen konzipiert und generalisieren innerhalb dieser Gruppe. Daher kann ein Angebot, das für einen pflegebedürftigen Menschen passt, für einen anderen Menschen nicht zutreffen. Die Kunst für Pflegefachpersonen besteht darin,
- das richtige Maß an Aktivitäten anzubieten,
- Angebote für bestimmte Gruppen von Pflegebedürftigen zu machen,
- die Angebote individuell auszugestalten sowie
- Aktivitäten gemäß der angestrebten Zielsetzung individuell und wirksam zu gestalten.

Dabei arbeiten sie mit anderen Berufsgruppen, z. B. Alltagsbetreuer, Servicekräfte oder Therapeuten zusammen.

14.4.4 Tiere in der Pflege

Zu den Wohnbedingungen von Menschen gehören auch die **Haustiere.** Meist wird zu den Tieren ein enger emotionaler Kontakt aufgebaut. Tiere haben auf Menschen zum Teil erstaunliche Wirkungen. Das Thema „Tiere in der Pflege" ist noch relativ neu, dennoch ergeben sich bereits jetzt interessante Perspektiven.

Ziele

Die förderlichen Aspekte von Tierbesuchen in Pflegeheimen und von einrichtungseigenen Tieren für alte Menschen sind vielfältig. **Ziele** für den Einsatz von Tieren in der Pflege sind:

- beruhigende Wirkungen auf pflegebedürftige alte Menschen,
- Erfahrungen von positiven Emotionen,
- aktivierende Effekte auf Stimmung, Aufmerksamkeit und Interesse,
- Anregung von sozialer Interaktion und
- positive Stimmung auch bei den Pflegenden.

Für viele alte Menschen sind Haustiere Teil ihres Alltags oder waren es früher. Tiere in der Pflege entsprechen also dem Prinzip der lebensweltlichen **Normalität,** also der Angleichung von Wohnbedingungen in der häuslichen Umgebung an die Bedingungen in der stationären Langzeitpflege.

Grundhaltung

Für den Einsatz von Tieren in der stationären Langzeitpflege wird eine **offene, vorurteilsfreie Grundhaltung** benötigt. Dieser Einsatz erfordert Klärungen auf verschiedenen Ebenen (Fragen der Hygiene, der haftungsrechtlichen Aspekte, der Geeignetheit von Tierarten, der Versorgung des in der Einrichtung lebenden Tieres …).
Positive Effekte werden vermutlich nur eintreten, wenn die jeweiligen Bewohner in ihrem Leben einen positiven Bezug zu Tieren hatten. Umgekehrt kann die Anwesenheit eines Tieres Ängste und Unsicherheit hervorrufen.

Methode

Im günstigsten Fall wohnt das Tier **dauerhaft mit in der Einrichtung** und ist einem Wohnbereich zugeordnet. Das **Spektrum an möglichen Tierarten** ist weit: Hunde oder Katzen haben als aktive Tiere die Möglichkeit der direkten Kontaktaufnahme. Ein Aquarium mit Fischen wirkt beruhigend, Nagetiere wie Hamster werden ebenfalls positiv empfunden. Nur ruhige und stressresistente Tiere eignen sich für die Haltung.
Das Tier muss in der Einrichtung **artgerecht gehalten** werden. Dazu gehören Rückzugsmöglichkeiten und eigene Zonen (z. B. Futterbereiche). Die Möglichkeit des Auslaufs ins Freie muss erwogen und ggf. realisiert werden. Ein Tier lebt auf dem Wohnbereich und wird nicht ausgebeutet, indem es immer als Streichelobjekt zur Verfügung stehen muss.
Die **Versorgung eines Tiers auf einem Wohnbereich** bedarf der umfangreichen Koordination. Auch regelmäßige Tierarztbesuche (Entwurmung, Impfungen) müssen eingeplant werden. Diese Aufgaben können verteilt werden, dennoch muss die tägliche Versorgung gewährleistet sein. Alte Menschen können bei den Versorgungsaufgaben problemlos einbezogen werden.

Merke

Tiere in Pflegeeinrichtungen

- Die Thematik **Tiere in Pflegeheimen** ist bisher einige Male untersucht worden. Das bundesweite Forschungsprojekt „Kleintiere in Altenheimen" wurde durch die Universität Bremen wissenschaftlich begleitet und 2005 der Öffentlichkeit vorgestellt (Freie Hansestadt Bremen 2005).
- Der **Forschungskreis Heimtiere in der Gesellschaft** hat zahlreiche Studien zum Thema Erforschung der Mensch-Heimtier-Beziehung auf seiner Homepage vereinigt, z. B. die Studie „Wellensittiche in Altenheimen – Die Veränderung des Lebensstils und der Lebensqualität durch Heimtiere." (Forschungskreis Heimtiere in der Gesellschaft 2022).
- Die **Bundesarbeitsgemeinschaft der Senioren-Organisationen** *(BAGSO)* hat im Rahmen ihres GERAS-Wettbewerbs 2018 Preise an drei Pflegeeinrichtungen verliehen, die ihren Bewohnern vorbildlich einen Alltag mit Tieren ermöglichen. Einen Preis erhielten außerdem zwei junge Unternehmerinnen, die sich auf die therapeutische Arbeit mit Tieren in Pflegeheimen spezialisiert haben (BAGSO 2018).

Haustiere in der Familie

Viele Menschen haben zu ihrem **Haustier** eine sehr enge Beziehung. In der häuslichen Umgebung stellt solch ein Haustier eine Quelle für emotionale Stabilität dar, in manchen Fällen auch ein Anlass für Bewegung (z. B. mit dem Hund rausgehen). Haustiere sind primär eine Ressource, die gut genutzt werden können. Wenn ein Heimeinzug in eine Einrichtung der stationären Langzeitpflege ansteht, stellt sich die Frage, was mit dem Tier geschieht. An sich könnte das Tier mit in die Einrichtung einziehen, allerdings muss hier die Versorgung des Tieres sichergestellt sein. Ist die Versorgung in der Einrichtung nicht möglich, muss geklärt werden, wer sich weiterhin um das Tier kümmert. Optimalerweise bleibt der Kontakt zwischen dem alten Menschen und dem Tier weiter erhalten.

Besuchsdienste

Eine andere Möglichkeit Kontakte mit Tieren zu fördern sind **Hundebesuchsdienste,** bei denen ehrenamtliche Hundehalter zu festen Terminen in die Einrichtung kommen. Diese Besucher sollten von einem Mitarbeiter oder einem weiteren ehrenamtlichen Helfer, z. B. Freund oder Verwandten, begleitet und betreut werden. Dadurch ist gewährleistet, dass weder Tier noch Mensch überfordert werden. Die Hunde müssen ruhig, ausgeglichen und stressresistent sein. Eine Unterstützung durch eine **Fachkraft für tiergestützte Interventionen** ist günstig.

Hygienische Anforderungen

Für die **Tierhaltung in Pflegeheimen** hat die **Kommission für Krankenhaushygiene und Infektionsprävention** *(KRINKO)* in der Empfehlung „Infektionsprävention in Heimen" Hinweise zur Prävention von Infektionen durch Tierkontakte gegeben. Hier wird betont, dass die Haltung von Haustieren für Gesundheit und Wohlbefinden förderlich sein könne. Das Halten von Tieren in Heimen sei grundsätzlich möglich, wenn Unfällen und Infektionsgefährdungen hinreichend vorgebeugt wird und keine Allergie bei Mitbewohnern gegen eine Tierhaltung spricht. [...] Für die Infektionsprävention wird ausgeführt, dass

- das Heimtier ggf. adäquat geimpft und regelmäßig entwurmt wird,
- bei Krankheitszeichen tierärztlich untersucht wird,
- Aufenthaltsbereich, Trink- und Futterbehälter regelmäßig gereinigt werden und
- Ektoparasiten wie Flöhe, Zecken, Läuse, Milben erkannt und entfernt werden (KRINKO 2005).

Praxistipp

Empfehlungen

Die Deutsche Gesellschaft für Krankenhaushygiene (DGKH) hat eine **„Empfehlung zum hygienegerechten Umgang mit Therapiehunden in Krankenhäusern und vergleichbaren Einrichtungen"** veröffentlicht, die die wichtigsten Aspekte zusammenfasst und eine übersichtliche Entscheidungshilfe für die beteiligten Personen darstellt (DGKH 2017). Dabei muss beachtet werden, dass die Durchführung des Infektionsschutzgesetzes (IfSG) Ländersache ist und das vor Ort tätige Hygienepersonal ggf. im Zusammenwirken mit dem Gesundheitsamt eine lokale Risikoanalyse vornimmt und einrichtungsspezifische Maßnahmen festlegt.

Aus Japan gibt es seit 2001 eine alternative Entwicklung: **Tierroboter** (engl. *medical commitment robot*) wie die Robbe *„Paro"*. Es handelt sich hierbei um eine Puppe, die dem Jungen einer Sattelrobbe nachempfunden wurde. Der Roboter verfügt über ein weiches helles Fell und darunter Sensoren, die Berührungen und Berührungsqualität erkennen können. Er ist so programmiert, dass er auf Berührungen mit Bewegungen des Schwanzes, des Kopfes und der Augen reagiert. Er kann Namen lernen und selbst Geräusche machen.

Der Roboter wurde entwickelt, damit die positiven Aspekte von Haustieren in der Pflege alter Menschen ohne die damit verbundenen hygienischen Anforderungen und den notwendigen Versorgungsaufwand erreicht werden. Dieser *„Beziehungsroboter"* soll gerade Menschen mit Demenzerkrankungen aktivieren, indem er auf Berührungen mit verschiedenen Lauten reagiert. Der Einsatz als Ersatz für lebende Haustiere ist derzeit in Deutschland nicht vorgesehen. Das Design des Roboters existiert inzwischen in der 8. Generation.

Kritischer Blick

Robotik in der Pflege

Kritiker an dem Konzept der Roboter in der Pflege argumentieren, dass Maschinen die menschliche Zuwendung nicht ersetzen können. Dennoch werden der Roboterrobbe „Paro" folgende **Wirkungen** nachgesagt:

- Sie reduziert Stress bei Patienten und den Pflegefachpersonen.
- Sie stimuliert Interaktion zwischen Patienten und Pflegefachpersonen.
- Sie hat einen psychologischen Effekt auf Patienten, indem sie Entspannung und Motivation verbessert.
- Sie verbessert die Sozialisation der Patienten in der Gemeinschaft mit anderen Patienten und mit den Pflegefachpersonen.

Diese Effekte werden durch die Erfahrungen aus der Praxis gestützt.

14.4.5 Konsum

Definition

Konsum

Inanspruchnahme und Verbrauch von Gütern und Dienstleistungen zur Befriedigung der eigenen Bedürfnisse.

Der **Konsum** von Verbrauchsgütern stellt eine lebensweltlich orientierte Alltagsaktivität dar, die auf der Befriedigung eigener Bedürfnisse beruht. Dabei können unterschiedliche Ebenen von Bedürfnissen befriedigt werden, da die Konsumaktivitäten nicht nur einfach neutral oder vernünftig sind. So werden über die Befriedigung von Basisbedürfnissen auch Statussymbole oder Luxusgüter konsumiert.

Menschen als Konsumenten sind Gegenstand von Werbemaßnahmen. **Werbung** wird meist zielgruppenspezifisch eingesetzt und erfüllt folgende **Funktionen** (bpb 2016):

- **Bekanntmachungsfunktion,** indem sie auf Produkte, Dienstleistungen oder Ideen hinweist.
- **Informationsfunktion,** indem sie auf Merkmale wie Produkteigenschaften, -qualitäten, -verwendung, -preise hinweist.
- **Suggestionsfunktion,** weil Werbung emotionale Kräfte durch Elemente wie Farben, Bilder, Musik freisetzt, die dem Umworbenen den Eindruck vermitteln, mit dem beworbenen Objekt den Zielen seiner Wunsch- und Traumwelt näherzukommen.
- **Imagefunktion,** wenn Werbung das Werbeobjekt so präsentiert, dass es sich positiv von Konkurrenzprodukten unterscheidet.
- **Erinnerungsfunktion,** da sie durch mehrfaches Wiederholen der Werbebotschaft Gedächtniswirkungen und Lernprozesse bezüglich des Werbeobjekts hervorruft.

Gerade ältere Menschen sind als relativ finanzstarke Konsumentengruppe eine bedeutende Zielgruppe für die Werbung und werden mit Begriffen wie Best Ager, Silver Ager oder Generation Gold bezeichnet (▸ Abb. 14.4).

Konsumaktivitäten können im Zusammenhang mit gesundheitsbedingten Belastungen eingeschränkt sein, insbesondere weil Menschen gerne eine persönliche Wahl beim Konsum treffen. **Möglichkeiten zum Ausgleich** sind beispielsweise

- Einkaufsmöglichkeiten in Einrichtungen,
- Hol- und Bringdienste oder
- Online-Kaufmöglichkeiten.

Damit erhalten sich die älteren Menschen Wahl- und Entscheidungsmöglichkeiten und bekommen vielfältige Anregungen, die einen Bezug zu ihren früher selbstverständlichen Aktivitäten haben.

14.4.6 Gesellschaftliche Betätigung

Auch gesellschaftliche Betätigung wie die Bildung und Äußerung einer politischen Meinung (▸ Abb. 14.5), die Selbstverwaltung und die Selbstorganisation in Interessenverbänden sind Formen der Teilhabe. Zu der gesellschaftlich bedeutsamen Betätigung zählt auch das Ehrenamt, das quer durch die Altersschichten verbreitet ist.

Es gibt eine Vielzahl von **Interessensvertretungen für ältere Menschen** in Deutschland, die teilweise auch die Aufgabe einer Selbsthilfegruppe übernehmen:

- Bundesarbeitsgemeinschaft der Seniorenorganisationen e. V.,
- Bundesarbeitsgemeinschaft Seniorenbüros,
- Bundesinteressenvertretung für alte und pflegebetroffene Menschen e. V. (BIVA-Pflegeschutzbund),
- Bundesverband Geriatrie e. V.,
- Deutsche Alzheimer Gesellschaft e. V.,
- Deutsche Seniorenliga e. V. und
- Verband Deutscher Alten- und Behindertenhilfe e. V. (VDAB).

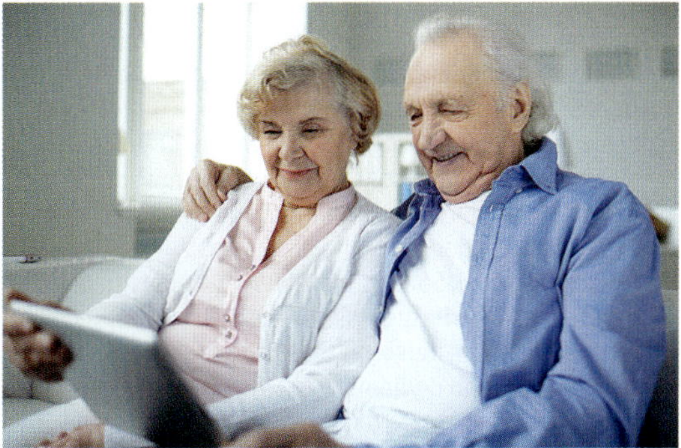

Abb. 14.4 Best Ager sind eine bedeutende Zielgruppe im seniorengerechten Marketing [J787]

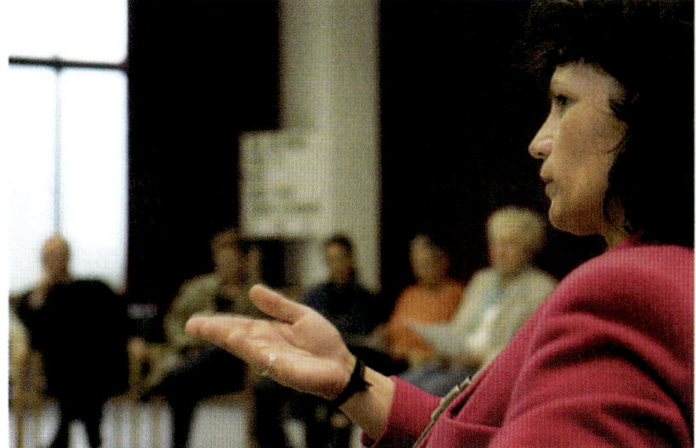

Abb. 14.5 Mitdiskutieren und sich eine politische Meinung bilden, ist eine Form der Teilhabe [K157]

Lebensweltbezug

Aktivitäten sind grundlegende menschliche Verhaltensweisen. Menschen sind nicht für Passivität gemacht. Neben den Aktivitäten, die die Grundbedürfnisse sichern, betätigt sich der Mensch in vielfacher Hinsicht und gestaltet so einen beträchtlichen Teil seiner Lebenswelt. So können beispielsweise die Arbeit oder die Freizeitbeschäftigungen einen Menschen so stark charakterisieren, dass in der Anamnese (► Kap. 15) ausdrücklich danach gefragt wird, um den Menschen besser verstehen zu können. Werden die Betätigungsmöglichkeiten durch gesundheitliche Beeinträchtigungen eingeschränkt, ergibt sich für Pflegefachpersonen die Aufgabe alternative und sinnvolle Aktivitäten zu ermöglichen. Die Angebote richten sich nach dem jeweiligen Setting, den Zielen, Bedürfnissen und Interessen der Betroffenen sowie den Möglichkeiten und Zielen der Einrichtung. Wenn Aktivitäten nicht als elementare Lebensäußerung begriffen werden, verliert die pflegerische Versorgung einen wesentlichen lebensweltlich orientierten Baustein.

Wiederholungsfaufgaben

- Welche vier Formen von Aktivitäten im Gesundheits- und Pflegebereich gibt es?
- Welches sind die Grunddimensionen, auf die sich das Konzept der Basalen Stimulation® bezieht?
- Aus welchen zwei Begriffen setzt sich der Begriff Snoezelen zusammen?
- Das Konzept des Therapeutic Touch® soll Energieflüsse im Körper harmonisieren und aktivieren. In welchen Schritten läuft eine TT-Behandlung ab?
- Welche Hauptaktivitäten werden bei der Gefahr der Mangelernährung angewendet?
- Welches sind Beispiele für die Förderung kognitiver Betätigung?
- Welche hygienischen Anforderungen formuliert die KRINKO für Tiere in Pflegeeinrichtungen?
- Was bedeutet der Begriff Best Ager und in welchem Kontext wird er gebraucht?

LITERATUR

Antonovsky A. Salutogenese: Zur Entmystifizierung der Gesundheit. Tübingen: Dgvt-Verlag; 1997.

BAGSO Bundesarbeitsgemeinschaft der Senioren-Organisationen e. V. Leben mit Tieren in Pflegeeinrichtungen. Der GERAS-Wettbewerb 2018. Aus: https://www.bagso.de/fileadmin/user_upload/bagso/06_Veroeffentlichungen/2019/BAGSO_Themenheft_Leben_mit_Tieren_in_Pflegeeinrichtungen_GERAS.pdf (letzter Zugriff: 31.03.2022)

bpb Bundeszentrale für politische Bildung. Stichwort Werbung. 2016. Aus: https://www.bpb.de/kurz-knapp/lexika/lexikon-der-wirtschaft/21204/werbung/ (letzter Zugriff: 31.03.2022)

DGKH Deutsche Gesellschaft für Krankenhaushygiene. Empfehlung zum hygienegerechten Umgang mit Therapiehunden in Krankenhäusern und vergleichbaren Einrichtungen. Hyg Med. 2017; 42(10): 197–198.

Forschungskreis Heimtiere in der Gesellschaft. Studien. 2022. Aus: https://www.mensch-heimtier.de/der-forschungskreis/studien.html (letzter Zugriff: 31.03.2022)

Freie Hansestadt Bremen. Tiere helfen Menschen: Bundesweit erstes Pilotprojekt in einer Bremer Alteneinrichtung. 2005. Aus: https://www.senatspressestelle.bremen.de/pressemitteilungen/tiere-helfen-menschen-bundesweit-erstes-pilotprojekt-in-einer-bremer-alteneinrichtung-12761 (letzter Zugriff: 31.03.2022)

KRINKO Kommission für Krankenhaushygiene und Infektionsprävention Infektionsprävention in Heimen. Bundesgesundheitsblatt. 2005; 48(9): 1061–1080.

KONTAKTADRESSEN

Bundesarbeitsgemeinschaft der Seniorenorganisationen e. V. (BAGSO): https://www.bagso.de

Bundesarbeitsgemeinschaft Seniorenbüros: https://seniorenbueros.org

Bundesinteressenvertretung für alte und pflegebetroffene Menschen e. V. (BIVA-Pflegeschutzbund): https://www.biva.de

Bundesverband Geriatrie e. V.: https://www.bv-geriatrie.de

Deutsche Alzheimer Gesellschaft e. V.: https://www.deutsche-alzheimer.de

Deutsche Seniorenliga e. V.: https://www.deutsche-seniorenliga.de

Hundebesuchsdienst für Senioren-, Behinderten- und Kindereinrichtungen sowie in Schulen und Kindergärten in München und im Münchener Umland): https://streichelbande.de/index.php

Tierbesuchsdienst für soziale Einrichtungen, Krankenhäuser, Hospize und Privatpersonen des Begegnungshof Nepomuk: https://www.begegnungshof-nepomuk.de/tiergestützte-angebote/tierbesuchsdienst/

Tierbesuchsdienst U. Sänger: https://www.tiergestuetzte-begleitung.de/tierbesuchsdienst.htm

Verband Deutscher Alten- und Behindertenhilfe e. V. (VDAB): https://www.vdab.de/home/

Verein für qualitätsgesicherten Hunde-Besuchsdienst in Karlsruher Pflegeheimen: http://www.tier-besuchsdienst.de

15 Anamneseverfahren

Überblick

In diesem Kapitel werden die für Pflegeausbildung und -studium relevanten Inhalte zum Thema **Anamneseverfahren** aufbereitet. Die Anamnese ist im Gesundheits- und Pflegekontext einer der elementarsten Schritte. Die systematische Gewinnung von Informationen ist die Grundvoraussetzung für die Planung und Durchführung aller Interventionen. Neben der sozialen (▶ Kap. 15.1) und der biografischen Anamnese (▶ Kap. 15.2) wird auf spezifische Verfahren wie die Sensobiografie (▶ Kap. 15.2.1) und die religiöse Anamnese (▶ Kap. 15.2.2) eingegangen. Die Interpretation pflegerischer Daten ist ein Zentralbereich im pflegerischen Prozess und wird anhand der Anamneseverfahren von *Krohwinkel* (▶ Kap. 15.3.1) und der Strukturierten Informationssammlung (▶ Kap. 15.3.2) verdeutlicht.

Definition

Anamnese

Griech. *ἀνά* = auf und *μνήμη* = Vorgeschichte. Professionelle Erfassung von relevanten Daten durch Fachpersonen.

Die **Anamnese,** also die Gewinnung von Daten steht am Anfang von jedem bisher formulierten Pflegeprozessmodell. Sie dient als Ausgangspunkt für das weitere strukturierte Vorgehen im Pflegeprozess, das je nach Autor oder Autorin in die Aufteilung in Ressourcen und Probleme, die Formulierung von Zielen oder die Maßnahmenplanung mündet. Dabei wird die Relevanz der Daten je nach Setting eher enger oder weiter interpretiert. Lebensweltorientierung bedeutet in diesem Zusammenhang die Öffnung des Interesses auf die Perspektive der betroffenen Person und ihrer Sicht auf die Situation. So betont die Weltschmerzorganisation (International Association for the Study of Pain), dass Schmerz ein unangenehmes Sinnes- und Gefühlserlebnis ist, das immer eine persönliche Erfahrung darstellt (*„Pain is always a personal experience“*; IASP 2022). Diese Erfahrung darf also nicht einfach wegdiskutiert oder -interpretiert werden, sondern wird immer primär ernst genommen (▶ Abb. 15.1).

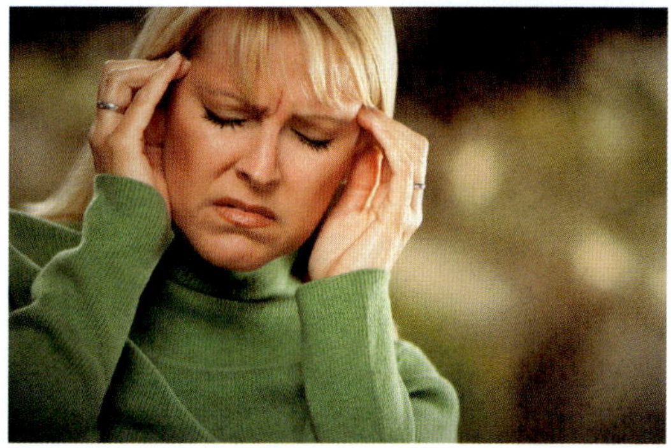

Abb. 15.1 Schmerz ist ein multidimensionales, höchst individuelles Gefühl [J787]

15.1 Soziale Anamnese

Definition

Soziale Anamnese

Ermittlung von sozial bedeutsamen Daten.

Die **soziale Anamnese** bezieht sich auf den Umstand, dass Menschen soziale Wesen sind und in Beziehung mit anderen Menschen leben (▶ Kap. 12). Sie beschäftigt sich mit der gesellschaftlichen Stellung und dem sozialen Umfeld des pflegebedürftigen Menschen und ermöglicht ein Verständnis der aktuellen Situation.

Fallbeispiel

„Jetzt verstehe ich erst …"

Die Auszubildenden Susanne Fischer und Karla Stein machen ein Interview mit Frau Herrmann, einer älteren, alleinstehenden Dame. In der Aufgabe, die sie bekommen haben, ist beschrieben, dass sie herausbekommen sollen, welchen Personen ein älterer Mensch im Laufe seines Lebens begegnet ist und wie wichtig diese Begegnungen für diesen Menschen waren. Frau Herrmann erzählt ihnen, dass sie in ihrem Leben vielen Menschen begegnet ist, vor allem, weil sie ein offener und kontaktfreudiger Mensch ist. Sie betont allerdings, dass es bei all ihren Begegnungen zwei Menschen gab, die ihr immer besonders am Herzen gelegen sind: ihre beste Freundin und ein Pfarrer aus ihrer Heimatgemeinde. Ihre Freundin ist leider letztes Jahr verstorben, der Pfarrer hat ihr nach einem Schicksalsschlag neuen Lebensmut gegeben, wofür sie ihm immer dankbar sei wird.
Was denken Sie? Welche Menschen und Begegnungen sind für Sie besonders bedeutsam? Welche Bedeutung hat die Sozialanamnese für Ihre Arbeit?

Die Sozialanamnese kann u.a. folgende **Aspekte** umfassen:

- Familiäre Situation:
  - Familienstand,
  - Angehörige,
  - Bezugspersonen und soziales Netz sowie
  - Belastungsfaktoren in der Familie.
- Berufliche Situation:
  - Bildungsabschluss,
  - aktuell ausgeübter Beruf sowie
  - Berufsbiografie.
- Religionszugehörigkeit.
- Interessen und Freizeit:
  - Freizeitverhalten,
  - besondere Interessen und Kenntnisse sowie
  - Nebentätigkeiten.

Die Sozialanamnese wird an den Menschen und die Situation angepasst. Häufig geben Vordrucke wie Stammblätter oder EDV-gestützte Anamneseprogramme Themen vor.

Erläuterungen zum Fallbeispiel

„Jetzt verstehe ich erst …"

Die Betrachtung der Beziehungserfahrungen eines Menschen gibt Auskunft darüber, wie dieser Mensch geprägt worden und in welchem sozialen Netzwerk er eingebunden ist. Für die Pflege ergeben sich hier vielfältige Bezugspunkte:

- Beziehungserfahrungen könnten als Ressourcen im Pflegeprozess verwendet werden.
- Angehörige können bei der Pflege konkret mithelfen, mitbestimmen und bei pflegerischen Problemen unterstützend mitwirken.
- Neue Beziehungen können den Alltag unterstützen (z. B. Anreize zur Bewegung schaffen).

15.2 Biografische Anamnese

Definition

Biografische Anamnese

Sammeln von lebensgeschichtlich bedeutsamen Daten mittels verschiedener Verfahren.

Eine **biografische Anamnese** (► Kap. 5.1) ist einer der Grundpfeiler der lebensweltorientierten Arbeit. Diese Form des Arbeitens bedeutet eine Wahrnehmung der lebensgeschichtlichen Dimension des pflegebedürftigen Menschen. Sie bedeutet daher viel mehr als das Sammeln von Daten und Fakten aus dem Lebenslauf der Pflegebedürftigen. Wertschätzung und echtes Interesse am älteren Menschen, an seinen Geschichten, Erinnerungen, Erlebnissen und Lebenserfahrungen prägen diese Grundhaltung. Eine gelingende biografische Anamnese gelingt in einer Atmosphäre von gegenseitigem Vertrauen. Pflegefachpersonen fördern diese Vertrauensbasis durch respektvolles Verhalten, Zuwendung, Feingefühl und Diskretion.
Die biografische Anamnese kann mit folgenden Methoden unterstützt werden:

- **gesprächsorientierte Methoden,** z. B. Einzel- oder Gruppengespräche,
- **dokumentenorientierte Methoden** (z. B. Informationen wie früherer Beruf),
- Förderung von **Erzählungen** (Narrativa),
- Förderung von **Tagebüchern** oder Ausfüllen von **Biografiebögen,**
- Versuche, über **konkrete Angebote** Informationen zu bekommen (z. B. mit handwerklich orientierten Angeboten).

Die **Auswahl der Methode** hängt von verschiedenen Faktoren ab:

- Findet die biografische Anamnese spontan oder geplant statt?
- Passt die Methode zum Pflegebedürftigen?
- Passen die Rahmenbedingungen zur geplanten Methode?

Die gewählte Methode orientiert sich immer an der Lebens- und Erinnerungswelt des pflegebedürftigen Menschen und stellt ihn in den Mittelpunkt. Viele biografische Anamnesemethoden sind gesprächsorientiert. Dennoch können auch aktivitätsorientierte Methoden hilf- und aufschlussreich sein.

15.2.1 Sensobiografie

Die **Sensobiografie** zählt zu den spezifischen Anamneseverfahren und wird häufig im Rahmen der Basalen Stimulation® (▸ Kap. 14.1.1) angewendet. Es handelt sich dabei um eine Methode, die umfangreich lebensgeschichtlich bedeutsame Sinneserfahrungen ermittelt (Buchholz und Schürenberg 2013). Die Sensobiografie stellt **Fragen** wie

- Welches war Ihre Lieblingsfarbe?
- Welche Gerüche sind prägend für Ihre Kindheit?
- Was ist Ihr Lieblingsessen?
- Haben Sie als Kind gerne geschaukelt?
- Wonach hat es bei Ihrer Arbeit überwiegend gerochen?
- Welche Musik haben Sie gerne gehört?
- Haben Sie ein Musikinstrument gespielt?

Die Fragen der Sensobiografie richten sich an die Pflegebedürftigen, aber auch an Angehörige und Bezugspersonen, insbesondere wenn die Pflegebedürftigen sich nicht mehr äußern können.

15.2.2 Religiöse Anamnese

Fallbeispiel

„Was gibt Ihnen Ihr Glaube?"

Susanne Fischer und Karla Stein haben so gar nichts mit Glauben und Religion am Hut. Dennoch wollen sie sich im Rahmen der Biografiearbeit, die sie schreiben müssen, auch mit der Bedeutung befassen, die die Religion für ihre Klientin Frau Huber hat. Diese hat ein Kreuz auf ihrem Nachttisch stehen und betet vor jeder Mahlzeit. Als die beiden Frau Huber fragen, ob sie gläubig sei und was ihr ihr Glaube denn gebe, lächelt Frau Huber: „Lange Jahre hatte ich mit der Kirche nichts zu tun. Aber nach dem Tod meines Mannes war ich unendlich traurig und am Boden zerstört. Ich hatte damals ein Gespräch mit einem Pfarrer, das mir sehr geholfen hat. Er hat mir den Rat gegeben, ich solle mich mit meinen Sorgen an Gott wenden. Einfach zu ihm sprechen und nicht weiter nachdenken. Jeden Tag. Ich konnte mir zwar nicht vorstellen, dass das etwas nützt, aber ich habe es dennoch getan. Nach und nach fühlte ich mich gehört und getröstet. Das war wunderbar. So danke ich Gott im Kleinen immer wieder, zum Beispiel im Tischgebet oder abends im Bett. Ich bin vielleicht keine gute Christin, aber ich bin überzeugt, dass ich mich an Gott wenden kann und er mich hört."

Welche Erfahrungen haben Sie mit der Bedeutung von Religion und Glaube bei pflegebedürftigen Menschen gemacht?

Betrachten pflegebedürftige ältere Menschen rückblickend ihr Leben und setzen sich mit dem näher rückenden Lebensende auseinander, kann Religiosität Halt geben und sinngebende Stütze sein, vor allem, wenn die Religion ein von Kindheit an fest verankerter Bestandteil des Lebens ist. Pflegefachpersonen informieren sich über die jeweilige Religion des alten Menschen und welchen Stellenwert diese in seinem Leben hat. Religiöse Rituale (▸ Kap. 10.3) und Feste sind für Gläubige von großer Bedeutung. Die Ausübung der Religion und der Kontakt zu Mitgläubigen sind auch bei bestehender Pflegebedürftigkeit von großer Wichtigkeit.

Erläuterungen zum Fallbeispiel

„Was gibt Ihnen Ihr Glaube?"

Vielen Menschen gibt der Glaube an Gott positive Energie im Alltag, sei es Trost, Stärke, Zuversicht, Sinn oder Hoffnung. Andere Menschen allerdings haben keinen Zugang zu religiösen Überzeugungen oder lehnen Vorstellungen von Gott oder Kirche ab. Religiosität oder auch Atheismus sind elementare Bestandteile der Lebenswelt eines Menschen. Pflegefachpersonen begegnen allen pflegebedürftigen Menschen mit dem gleichen Respekt und einer offenen, toleranten Haltung. Sie stülpen den Menschen nicht ihre eigene Haltung über und versuchen sie auch nicht, in irgendeine Richtung zu beeinflussen. Selbst in einer konfessionell geprägten Einrichtung ist der gelebte Glaube allenfalls ein offenes und freies Angebot fern von jedem Zwang.

15.3 Interpretation pflegerelevanter Daten

Bei der Anamnese gewonnene Daten werden **interpretiert** und für die weitere Gestaltung der Pflege benötigt. Die Quellen für pflegerelevante Daten sind sehr vielfältig:

- Beobachtungen,
- Messungen (z. B. Vitalzeichenkontrolle),

- Daten aus Dokumenten (z. B. Arztbriefe, OP-Berichte, Medikamentenübersichten),
- Eigenaussage der pflegebedürftigen Person sowie
- Aussagen von Bezugspersonen (Angehörige, Betreuer).

Für die Anamnese pflegerischer Daten gibt es etablierte systematische Verfahren, von denen exemplarisch für den deutschsprachigen Raum und den Bereich der stationären Langzeitpflege die Aktivitäten, Beziehungen und existenziellen Erfahrungen des Lebens *(ABEDL)* von *Monika Krohwinkel* und die Strukturierte Informationssammlung *(SIS®)* nach *Elisabeth Beikirch* dargestellt werden.

15.3.1 Monika Krohwinkel und die Aktivitäten, Beziehungen und Erfahrungen des täglichen Lebens (ABEDL)

Überblick

Monika Krohwinkel entwickelte ihr Strukturmodell fördernder Prozesspflege 1988 anhand der Studie „Der Pflegeprozess am Beispiel von Apoplexiekranken". Dieses Modell entwickelte sie ständig weiter und betonte 1999 den Aspekt des beziehungsorientierten Pflegemodells. Seither hat sich die Abkürzung **ABEDL** (Aktivitäten, Beziehungen und existenzielle Erfahrungen des Lebens) statt AEDL etabliert (Krohwinkel 2014).

Das Anamneseverfahren der ABEDL berücksichtigt 13 Bereichen, die untereinander in Beziehung stehen und in das Rahmenmodell ganzheitlich fördernder Prozesspflege eingebettet sind. Die ersten elf ABEDL-Bereiche lehnen sich an die Aktivitäten des täglichen Lebens (ATL) von *Liliane Juchli* an, die ABEDL „Soziale Bereiche des Lebens sichern" und „Mit existenziellen Erfahrungen des Lebens umgehen" wurden von *Krohwinkel* selbst aufgrund ihrer Studien hinzugefügt. Die Kategorien selbst sind nicht hierarchisch angeordnet, allerdings haben die Lebensaktivitäten „Kommunizieren" und „Sich bewegen" eine zentrale Rolle für alle weiteren Aktivitäten (► Abb. 15.2; → „Lebensaktivitäten realisieren können").

Die existenziellen Erfahrungen des Lebens unterteilt *Krohwinkel* in drei Gruppen und führt jeweils Beispiele auf:

- existenzfördernde Erfahrungen, z. B. Wiedergewinnung von Unabhängigkeit, Zuversicht, Vertrauen, Integration, Sicherheit, Hoffnung, Wohlbefinden,
- existenzgefährdende Erfahrungen, z. B. Verlust von Unabhängigkeit, Sorge, Angst, Misstrauen, Trennung, Isolation, Ungewissheit, Hoffnungslosigkeit, Schmerzen, Sterben,
- Erfahrungen, welche die Existenz fördern oder gefährden können, wie kulturgebundene Erfahrungen, z. B. Weltanschauung oder Glauben sowie lebensgeschichtliche Erfahrungen.

Definition

Lebensaktivitäten realisieren können

1. Kommunizieren
2. Sich bewegen
3. Vitale Funktionen aufrechterhalten
4. Sich pflegen
5. Essen und trinken
6. Ausscheiden
7. Sich kleiden
8. Ruhen, schlafen, sich entspannen
9. Sich beschäftigen, lernen, sich entwickeln
10. Eigene Sexualität leben
11. Für eine sichere und fördernde Umgebung sorgen
12. Soziale Kontakte und Beziehungen aufrechterhalten können
    a. In Kontakt sein und bleiben
    b. Mit belastenden Beziehungen umgehen
    c. Unterstützende Beziehungen erhalten, erlangen, wiedererlangen
13. Mit existenziellen Erfahrungen des Lebens umgehen und sich dabei entwickeln können
    a. Fördernde Erfahrungen machen
    b. Mit belastenden Erfahrungen umgehen
    c. Erfahrungen unterscheiden, welche die Existenz fördern oder gefährden
    d. Lebensgeschichtliche Erfahrungen einbeziehen

Lebensweltbezug

Krohwinkel hat immer betont, wie wichtig die Perspektive und das Erleben der Patienten für das Gelingen des Pflegeprozesses ist. Besonders am Beispiel der existenziellen Erfahrungen des Lebens zeigt sie, wie der Umgang mit Existenz fördernden oder gefährdenden Erfahrungen die Akzeptanz der aktuellen Situation beeinflusst. Erleben und Interpretieren von Situationen sind vor dem Hintergrund der Dichotomie von Pflegenden und Pflegeempfängern Aufgaben, die den Pflegefachpersonen mit Empathie und professionellen Mitteln zukommen.

GODO SYSTEMS GMBH

Pflegestift St. Martin | Wohnbereich 1 OG 021 | Ahlers, Georg

HOME QM DRUCK KLIE…

23 neue Nachrichten | David …

Stammdaten

Ändern

☑ Genehmigt

Anrede * / Titel	Herr / - Auswahl -	Familienstand	verwitwet	Mandant	Pflegestift St. Martin
Nachname *	Ahlers	Konfession	evangelisch	Wohnbereich	Wohnbereich 1 OG 02131-29847-35
Vorname *	Georg	Nationalität	deutsch	Zimmer / Bett	1-21
Rufname	Rufname	Migrationshint.	O Unbekannt O Ja ⦿ Nein	Aufenthalt	Vollstationäre Pflege (28.11.2018 - unbekannt)
Geburtsname	Geburtsname	Spricht Deutsch	O Unbekannt ⦿ Ja O Nein	Einstufung	Pflegegrad V (01.03.2019 - unbekannt)
Geburtsort	Dormagen	Versteht Deutsch	O Unbekannt ⦿ Ja O Nein	Abwesenheit	anwesend
Geburtsdatum *	23.11.1939 Alter: 80 Jahre				

Adressen

Angehöriger, Gesetzl. Betreuung	Petra Bach-Gutfleisch (Tochter)	0176 65678951	,	Tochter
Apotheke	Engel Apotheke	0211-7474560		Grafenberger Alle 156, 40233 Düsseldorf
Arzt	Dr. Hermann Albert (Internist)	02131-29841563		Schubertstraße 41 A, 41468 Neuss
Arzt	Dr. med. Christine Baumann (Dermatologe)	02131-412895	christine@dodo-systems.de	Oderweg 5, 41465 Neuss
	Dr. med.			

Altenhilfe Stationär

Kostform	Normalkost	Telefon am Bett		Patientenverfügung	O Unbekannt ⦿ Ja O Nein
ml	ml	Telefon	2211	Palliative Versorgung	O Unbekannt O Ja ⦿ Nein
Wunschbelegung				Sterbephase	O Unbekannt O Ja ⦿ Nein
§43b ab 15.02.2018					

Diagnosen

DIAGNOSE	GESTELLT VON	GESTELLT AM
Apoplex	Albert, Hermann	04.02.2019
E10.60 - Diabetes mellitus, Typ 1: Mit sonstigen näher bezeichneten Komplikationen: Nicht als entgleist bezeichnet	Albert, Hermann	12.02.2018
F00.0 - Demenz bei Alzheimer-Krankheit, mit frühem Beginn (Typ 2)	Albert, Hermann	01.10.2018
H40.4 - Glaukom (sekundär) nach Entzündung des	Baumann, Christine	12.03.2019

Allergien

ALLERGIE
Amoxillin

Vorsorgemaßnahmen

VORSORGEMASSNAHME	DURCHFÜHREN AM
Blutabnahme	29.03.2019 09:00 Uhr
Gynäkologe	15.03.2019 16:00 Uhr
Grippeschutzimpfung	28.09.2018 16:00 Uhr
Augenarztbesuch	09.03.2018 10:00 Uhr

Freiheitsentziehende Maßnahmen

MASSNAHME	BEWILLIGENDER	BIS
Abschließen der Zimmertüre		13.02.2019
Bettseitenschutz	Amtsgericht	

Hilfsmittel

HILFSMITTEL
Beinprothese
Brille
Duschstuhl
Zahnprothese Oberkiefer

Eigentum

EIGENTUM	GÜLTIG BIS
Fernseher	
Kopfhörer	
Radio/ CD-Player/ Stereoanlage	

Abb. 15.2 Anamnesemaske einer elektronischen Pflegedokumentation (GODO Systems®). Die Maske ist nach den ABEDL von Monika Krohwinkel aufgebaut [V430]

15.3.2 Elisabeth Beikirch und die Strukturierte Informationssammlung (SIS®)

Überblick

Fallbeispiel

„Die Strukturierte Informationssammlung ist ganz schön schwierig …"

Susanne Fischer und Karla Stein versuchen sich in ihrem Facheinsatz stationäre Langzeitpflege an er Erstellung einer Strukturierten Informationssammlung. Sie haben sich die leicht demenzerkrankte Frau Müller vorgenommen und befragen sie. Dabei halten sie sich an die im Vordruck angegebenen Impulsfragen. Frau Müller ist ein wenig irritiert, kommt aber immer mehr ins Erzählen und schweift zum Teil erheblich ab. Später fragen sie sich einerseits, was sie denn alles in dem Vordruck aufschreiben sollen, und andererseits, ob Frau Müller ihre Fragen auch immer so verstanden hat, wie sie sie gemeint hatten. Welche Erfahrungen haben Sie mit der Strukturierten Informationssammlung gemacht?

Elisabeth Beikirch hat mit ihrer Arbeitsgruppe das Strukturmodell zur Entbürokratisierung der Pflege mithilfe weiterer Experten 2013 entwickelt. Ausgewiesenes Ziel war es, die Pflegedokumentation zu verschlanken und so übermäßige Bürokratie abzubauen. Die Initiative gründete sich auf vielfache Kritik von Praktikern, Verbänden und der Politik. Im Rahmen eines Praxistests wurde mit umfangreichen Schulungsmaßnahmen das Modell in unterschiedlichen Einrichtungen erprobt und fortlaufend implementiert (EinSTEP 2022). Kernstück des Strukturmodells ist ein neues Anamneseverfahren: die **Strukturierte Informationssammlung (SIS®).** Diese rückt in ihrem Grundanliegen die Aussagen der Pflegebedürftigen ins Zentrum und stellt sie der professionellen Situationsinterpretation durch die Pflegefachkraft gegenüber. Sie ist eine radikal vereinfachte Zusammenfassung aller pflegerelevanten Informationen in einer gesamthaften Übersicht, die in verschiedene **Abschnitte** gegliedert ist (► Abb. 15.3):

- **Feld A:** Erfassung der Daten der pflegebedürftigen Person (Name, Geburtsdatum), des Gesprächsdatums und der Unterschrift der pflegebedürftigen Person.
- **Feld B:** Eingangsfragen („Was bewegt Sie im Augenblick?" „Was brauchen Sie?" „Was können wir für Sie tun?") zur Ermittlung der (wörtlich zitierten) Perspektive der pflegebedürftigen Person.
- **Feld C 1:** Darstellung der Themenfelder mit den Aspekten der Perspektive der pflegebedürftigen Person, der pflegefachlichen Einschätzung und des Verständigungsprozesses zwischen beiden Perspektiven.
- **Feld C 2:** Risikomatrix mit der pflegefachlichen Einschätzung zu individuellen Pflegerisiken und Phänomenen in Verknüpfung mit den Informationen aus den Themenfeldern im Ankreuzverfahren. Es sind häufige Pflegerisiken vorgegeben, die ergänzt werden können. Wird im Initialassessment „ja" angekreuzt, kann ein differenziertes Assessment erforderlich sein (ähnliche Entscheidungsstruktur wie bei der Risikoerfassung in vielen Expertenstandards).

Inhaltlich werden Informationen in sechs **Themenfeldern** erhoben:

- Kognitive und kommunikative Fähigkeiten,
- Mobilität und Beweglichkeit,
- krankheitsbezogene Anforderungen und Belastungen,
- Selbstversorgung,
- Leben in sozialen Beziehungen und
- Haushaltsführung (nur für die ambulante Versorgung).

Erläuterungen zum Fallbeispiel

„Die Strukturierte Informationssammlung ist ganz schön schwierig …"

Obwohl die Strukturierte Informationssammlung eine deutlich einfachere Struktur aufweist, ist sie deswegen nicht unbedingt leichter auszufüllen. Vielmehr ist die Fähigkeit gefragt, tatsächlich den Originalton der pflegebedürftigen Person abzubilden und Aussagen, pflegefachliche Einschätzungen und vereinbarte Entscheidungen prägnant und gleichzeitig nachvollziehbar zu formulieren. Hilfreich sind ggf. die Angehörigen, die die Bedürfnisse der Pflegebedürftigen formulieren, wenn diejenigen sich nicht selbst äußern.

Bezug zur Lebenswelt

Beikirch hat von Anfang an betont, dass die Strukturierte Informationssammlung von einer **personzentrierten Grundhaltung** geprägt sein muss. Die Perspektive des Pflegebedürftigen soll in jedem Fall handlungsleitend sein. Dabei werden folgende Grundprinzipien beachtet:

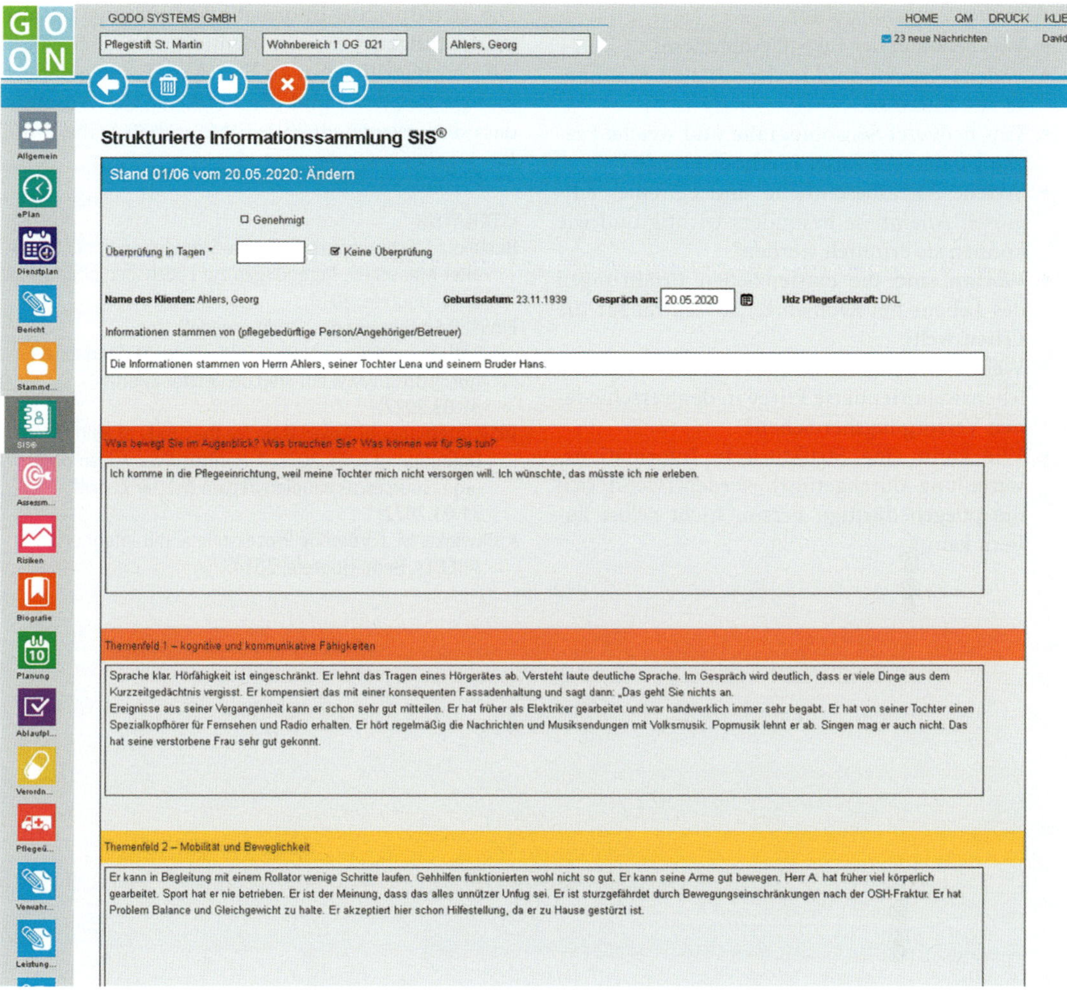

Abb. 15.3 Beispiel einer Strukturierten Informationssammlung (SIS®), die elektronisch bearbeitet werden kann [V430]

- Konsequente Darstellung der drei Schritte innerhalb der Themenfelder:
  - Sichtweise der pflegebedürftigen Person, ggf. der Angehörigen,
  - pflegefachliche Einschätzung und
  - Verständigungsprozess zwischen Pflegebedürftiger und Pflegefachperson.
- Dokumentation unterschiedlicher Einschätzungen von Pflegebedürftiger und Pflegefachperson und erzielter Kompromisse.
- Wiedergabe des wörtlichen Originaltons, den die Pflegebedürftige zur Einschätzung der eigenen Situation äußert (Feld B); Originalzitate können auch in den Themenfeldern (Feld C1) notiert werden.

Merke

Verständigungsprozess

Besonders die Darstellung des Verständigungsprozesses bildet den dialogischen Charakter im Gegenüber zwischen zu pflegender Person und Pflegefachperson ab. Mit diesem Verständigungsprozess zeigt sich die Offenheit der pflegerischen Grundhaltung, die sich für die Lebensrealität und die Lebenswirklichkeit des zu pflegenden Menschen interessiert.

Wiederholungsaufgaben

- Was bedeutet der Begriff Anamnese?
- Welche Aspekte sind in der sozialen Anamnese von Interesse?
- Was bedeutet Sensobiografie und welche Fragen werden bei dieser Methode gestellt?
- Welche Anamneseinhalte sind bei einer religiösen Anamnese besonders wichtig und wie können sie ermittelt werden?
- Warum sind die existenziellen Erfahrungen des Lebens bei *Krohwinkel* so zentral für die Lebenswelt?
- Welche Bedeutung hat die Anamnese für eine lebensweltorientierte Pflege in den verschiedenen Versorgungsbereichen?
- Wie kann eine Strukturierte Informationssammlung durchgeführt werden, wenn sich die pflegebedürftige Person nicht selbst äußern kann?

Die strukturierte Informationssammlung ist also ausdrücklich lebensweltorientiert, ohne sich direkt auf den Begriff selbst zu beziehen. Es ist geradezu ihre große Stärke und der Verdienst des Ansatzes, dass den pflegebedürftigen Menschen „eine Stimme gegeben" wurde.

LITERATUR

Buchholz T, Schürenberg A. Basale Stimulation in der Pflege alter Menschen. Anregungen zur Lebensbegleitung. 4.A. Bern: Hogrefe; 2013.

EinSTEP Einführung des Strukturmodells zur Entbürokratisierung des Strukturmodells. Startseite. Aus: https://www.ein-step.de (letzter Zugriff: 31.03.2022)

IASP International Association for the Study of Pain. Definition of pain. 2022. Aus: https://www.iasp-pain.org/resources/terminology/#pain (letzter Zugriff: 31.03.2022)

Krohwinkel M. Fördernde Prozesspflege mit integrierten ABEDLs. Bern: Hogrefe; 2014.

16 Herausforderungen und Belastungen

Überblick

In diesem Kapitel werden die für Pflegeausbildung und -studium relevanten Konzepte im Umgang mit **Herausforderungen und Belastungen** exemplarisch aufgezeigt. Menschen sind im Lebenslauf unterschiedlich belastet (► Kap. 16.1.1), von diesen Belastungen werden exemplarisch Stress und Burn-out als wichtige psychologische Phänomene betrachtet werden. Auf der sozialen Ebene werden Isolation und Vereinsamungsgefahr (► Kap. 16.1.2), Stereotype und Stigmatisierung (► Kap. 16.1.3) sowie Generationskonflikte (► Kap. 16.1.4) besprochen. Weiterhin sind lebens- und entwicklungsbezogene Ressourcen (► Kap. 16.2.1), das Konzept Resilienz (► Kap. 16.2.2), Copingstrategien (► Kap. 16.2.3) sowie das KomplementärSpiralModell zur Bewältigung von Krisen und Trauer (► Kap. 16.2.4) wichtige Elemente dieser Thematik.

Die Lebenswelt wird durch alle Lebensalter hindurch durch **förderliche oder beeinträchtigende Faktoren** geprägt. Für verschiedene Lebensalter sind diese Faktoren unterschiedlich ausgebildet und werden in ihrer jeweiligen Bedeutung für die Betroffenen individuell interpretiert. Solche Faktoren zeigen sich zum Beispiel im Konzept der Entwicklungsaufgaben (► Kap. 5.2.2), der kritischen Lebensereignisse (► Kap. 5.2.4) oder in den krankheitsbezogenen Anforderungen und Belastungen (► Kap. 7.3). Den Belastungen im Lauf des Lebens stehen Ressourcen gegenüber, mit denen ein Mensch den Belastungen gegenübertritt.

16.1 Belastungen

16.1.1 Herausforderungen in der Lebens- und Entwicklungsgestaltung

Stress

Für die Lebens- und Entwicklungsgestaltung ist altersübergreifend **Stress** in der heutigen Zeit eine Belastung von überragender Bedeutung. Chronischer Stress ist einer der bedeutendsten Gesundheitsgefahren der heutigen Zeit. Die TK-Stressstudie 2021 (TK 2021) hat **Stress in Deutschland** umfangreich untersucht; hier einige Ergebnisse:

- 64 % der Menschen in Deutschland fühlen sich mindestens manchmal gestresst.
- Häufig gestresst fühlen sich 26 % Prozent der Menschen.
- Frauen sind gestresster als Männer, aber bei Männern nimmt der Stress seit 2013 stärker zu als bei den Frauen.
- Menschen mit einem Haushaltsnettoeinkommen von 3.000 Euro und mehr sind signifikant gestresster als mit einem Haushaltsnettoeinkommen von unter 3.000 Euro.
- Psychische Erkrankungen waren 2020 am meisten verantwortlich für krankheitsbedingte Ausfalltage in Deutschland.

Stress ist häufig verursacht von folgenden **Faktoren:**

- finanziellen Nöten,
- gesundheitlichen Sorgen,
- Zeitnot,
- Stress und Auseinandersetzungen in der Familie sowie
- digitalem Stress (das Gefühl immer erreichbar sein zu müssen).

Chronischer Stress entsteht bei andauernder Einwirkung von äußeren Reizen (Stressoren) und kann krankhafte Anpassungsreaktionen hervorrufen, z. B. bei:

- kardiovaskulären Erkrankungen,
- immunologischen Erkrankungen,
- psychischen Erkrankungen oder
- neurodegenerativen Erkrankungen.

Gleichzeitig kann Stress Kompensationsverhalten wie übermäßiger Alkoholkonsum oder Rauchen begünstigen. Stressoren alleine verursachen noch keine Stressreaktion, es kommt auf die jeweilige Persönlichkeit an, die den Stressor beurteilt. Das **transaktionale Stressmodell** von *Richard Lazarus* geht von einer dreistufigen Bewertung eines Stressors aus (Lazarus und Folkman 1984; ► Tab. 16.1).

Menschen können zum Stressabbau verschiedene **Strategien** anwenden, die sie in ihren Alltag integrieren:

- Bewegung (Spaziergänge, Sport) (► Abb. 16.1),

Tab. 16.1 Bewertungsstufen im transaktionalen Stressmodell nach Lazarus. (Mod. nach Lazarus und Folkman 1984)

Bewertung	Erläuterung
Primäre Bewertung („*primary appraisal*")	Wird eine Situation als belastend erlebt, geschieht die Erstbewertung auf drei Arten: • herausfordernde Situation, • bedrohende Situation, • schädigende Situation.
Sekundäre Bewertung („*secondary appraisal*")	Überprüfung, ob die Situation mit den eigenen Ressourcen bewältigt werden kann. Ggf. werden Stressreaktionen oder Bewältigungsstrategien ausgelöst.
Neubewertung („*reappraisal*")	Bewertung des Erfolgs der eingesetzten Bewältigungsstrategie.

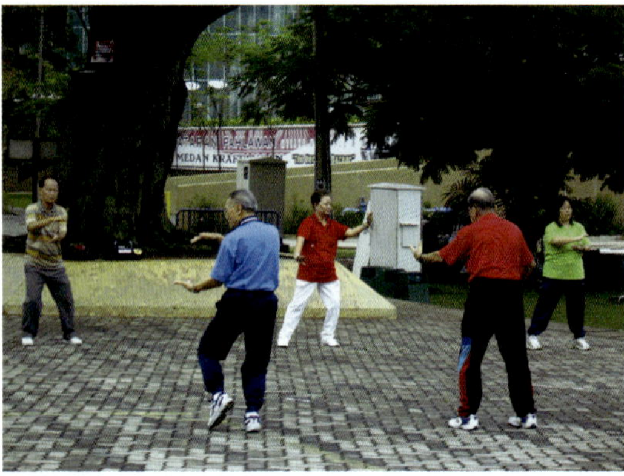

Abb. 16.1 Stressabbau durch körperliche Übungen [G1187]

- Progressive Muskelentspannung,
- gesunde Ernährung,
- Wellnessanwendungen,
- Entspannungsübungen sowie
- Trennung zwischen Arbeit und privater Zeit.

Praxistipp

Pandemiespezifische Belastungen

In der Corona-Pandemie 2019–2021 sind insbesondere bei Gesundheitsfachpersonen **pandemiespezifische Belastungen** aufgetreten, die über die Belastungen der Bevölkerung hinausgingen:

- *„Das Erfahren von Stigmatisierung, die Menschen, die mit an Covid-19 erkrankten Patient*innen arbeiten, entgegengebracht wird (z.B. aufgrund von Sorgen Anderer, die Gesundheitsfachkräfte könnten selbst infiziert sein),*
- *strikte Sicherheitsmaßnahmen wie das Tragen von Schutzkleidung, die dauerhafte Notwendigkeit von Konzentration und Wachsamkeit sowie stark regulierte Verfahrensanweisungen, die Spontanität und Autonomie einschränken, und die Reduktion körperlicher Berührungen,*
- *höhere berufliche Belastungen (längere Arbeitszeiten, mehr Patient*innen, hoher Weiterbildungsdruck),*
- *reduzierte soziale Unterstützung infolge langer Arbeitszeiten und Stigmatisierung von Gesundheitsfachkräften im Umgang mit Covid-19-Patient*innen,*
- *reduzierte Selbstfürsorge infolge Zeit- und Energiemangel,*
- *unzureichende Informationen über die Konsequenzen einer längerfristigen Exposition gegenüber Covid-19-infizierter Patient*innen,*
- *Sorgen, die eigene Familie und Bezugspersonen mit Covid-19 anstecken zu können,*
- *Konfrontation mit Ärger und Wut gegen die Regierung oder das Gesundheitssystem durch Patient*innen,*
- *Gefühle von Isolation durch die Separation von dem Team, mit dem man üblicherweise arbeitet,*
- *Sorgen, dass die Kolleg*innen mit zusätzlicher Arbeit konfrontiert werden, falls man sich selbst in Quarantäne befindet."*

(Petzold, Plag und Ströhle 2020: 418).

Burn-out

Definition

Burn-out

Physischer und emotionaler Erschöpfungszustand mit deutlich reduzierter Leistungsfähigkeit.

Die Weltgesundheitsorganisation (WHO) hat mit der ICD-11 das **Burn-out-Syndrom** nicht als Krankheit klassifiziert, sondern immer noch als Faktor, der den Gesundheitszustand beeinflusst. Burn-out wird hier im Zusammenhang mit Problemen in Verbindung mit Arbeit oder Arbeitslosigkeit (QD8: *"Problems associated with employment or unemployment"*; WHO 2019) genannt. Damit ist Burn-out keine eigenständige Krankheit, sondern ein Risikofaktor für Krankheiten wie Sucht oder Depression.

Das Burn-out-Syndrom zeigt sich in verschiedensten Symptomen, insbesondere in folgenden **Kernsymptomen** (Koch und Broich 2012):
- emotionale Erschöpfung,
- verringerte Zufriedenheit,
- beeinträchtigtes Verhältnis vor allem zur beruflichen Umgebung un d
- Arbeitsüberdruss.

Die negativen Gefühle gegenüber der Arbeit und sich selbst können sich in Richtung Zynismus, Distanziertheit, Ausgelaugtsein und Entkräftung, Gefühle des Versagens und des Verlusts in die eigenen Fähigkeiten sowie Ohnmachts- und Hilflosigkeitsgefühle zuspitzen.

Vorsicht

Persönlicher Umgang mit Burn-out

Burn-out ist einerseits ein Begriff, der inflationär gebjlv raucht wird, andererseits wird das Syndrom bei vielen Menschen unterschätzt. Menschen versuchen teilweise um jeden Preis zu vermeiden, dass andere in ihrer Umgebung von ihrer Hilflosigkeit mitbekommen. Burn-out ist mehr als eine einfache Erschöpfungsreaktion, sie erfordert professionelle Hilfe und kann Menschen in ihrer Selbstwirksamkeit vernichten. Pflegefachpersonen gehen professionell mit dem Begriff Burn-out um und wissen um die enorme Bedeutung, die Burn-out im korrekten Sprachgebrauch hat.

Burn-out hat eine enorme **volkswirtschaftliche Dimension:** 2019 wurden von der AOK im Durchschnitt 5,9 Arbeitsunfähigkeitsfälle mit insgesamt 129,8 Arbeitsunfähigkeitstagen pro 1000 Mitglieder gezählt (Radtke 2022).

Verhaltensänderungen wie **Verstecken und Vermeiden** zeigen sich in weiteren Verhaltensweisen, die ebenfalls hinter einem Burn-out stecken können:
- Die Betroffenen spüren ihre Stresssymptome, versuchen sie aber auf andere Weise zu erklären.
- Leistungssteigernde Mittel werden gerne ausprobiert und vor dem Hintergrund der Symptome gerechtfertigt.

Für das Burn-out-Syndrom werden fünf typische **Phasen** beschrieben (Keck 2017):
- **Stadium 1: Warnsymptome der Anfangsphase,** z. B. vermehrtes berufliches Engagement, pausenloses Arbeiten, Pausen und eigene Bedürfnisse werden nicht beachtet, starkes Ungleichgewicht zwischen Beruf und Privatleben.
- **Stadium 2: Abbau des Engagements,** z. B. Unsicherheit, Probleme bei komplexen Anforderungen, stärkere Vergesslichkeit, geringere Ausdauer, Motivation und Konzentrationsfähigkeit, erster Rückzug, Vernachlässigung von Partnerschaft und Freundschaften, emotionale Labilität.
- **Stadium 3: Verflachung,** z. B. Abflachung der Emotionalität und des sozialen Lebens, Fixierung auf Berufliches, Abstumpfung, Reduktion sozialer Kontakte auf ein Minimum, Konsum von Alkohol, Medikamenten oder Nikotin.
- **Stadium 4: ausgeprägte körperliche Reaktionen,** z. B. Infektionen, Verspannungen, Schwindel, Tinnitus, Schlafstörungen, Kreislaufprobleme, Herzbeschwerden, Versuche der Kompensation durch gesteigerten Konsum von Alkohol oder Medikamenten.
- **Stadium 5: Verzweiflung und Stressdepression,** z. B. Hoffnungslosigkeit, depressive Grundstimmung, Verzweiflung, Gefühl der Sinnlosigkeit, kein Vertrauen in eigene Fähigkeiten, auch nicht bei alltäglichen Tätigkeiten.

Für die Bewältigung eines Burn-out-Syndroms ist es ratsam, dass sich die Betroffenen Hilfe und Begleitung holen. Rückfälle beim Burn-out kommen nicht selten vor. Neben einer körperlichen Untersuchung kommt Unterstützung von einem Therapeuten oder einem Coach. Die Wege zur Gesundung sind dabei so individuell wie die Krankheitsverläufe. Hilfreich sind in diesem Zusammenhang auch Selbsthilfegruppen oder informelle Gruppen mit Menschen, die ähnliche Erfahrungen gemacht haben, z. B. bei Facebook. Dieser Austausch stabilisiert und kann dabei helfen, wenn ein Mensch zu einem Rückfall in alte Verhaltensmuster tendiert.

Praxistipp

Energie im Alltag

Der Burnout Coach *Suzy Roß* empfiehlt vor allem vier Punkte, um Energie im Alltag zurückzugewinnen (Roß 2021):
- Essen, Trinken, Schlafen für Deinen Körper,
- Ruhepausen für Dein Unterbewusstsein,
- emotionale Sicherheit für Dein Unterbewusstsein und
- für beide das Gefühl, dass irgendjemand hier alles im Griff hat.

16.1.2 Soziale Isolation und Vereinsamungsgefahr

> **Definition**
>
> **Soziale Isolation**
>
> Fehlen von Sozialkontakten.

Menschen sind auf Sozialität ausgerichtet. **Fehlende Sozialkontakte** können in soziale Isolation münden und beinhalten die Gefahr, zu **vereinsamen.** Soziale Einbindung bedeutet den Kontakt und die Pflege sozialer Beziehungen zu anderen Menschen und die Teilhabe am sozialen Leben in Gemeinschaft mit Andern.

Soziale Isolation ist ein eher quantitativer Begriff und bezeichnet verminderte oder fehlende Sozialkontakte. **Einsamkeit** (▸ Kap. 13.1.2) hingegen ist ein subjektiv empfundenes Gefühl, das aufgrund des Fehlens von Geborgenheit, Verständnis und Eingebundensein entsteht. Menschen können sich auch einsam fühlen, wenn sie über viele Kontakte verfügen, wenn ihnen die Kontakte die gewünschte seelische Qualität nicht vermitteln.

Soziale Isolation schädigt die Gesundheit der Betroffenen und lässt die Bereitschaft zur eigenen Gesundheitsförderung schwinden. Durch das fehlende soziale Netz vermindert sich die Möglichkeit, Unterstützung, Hilfeleistungen oder Rat zu bekommen. Auch die Möglichkeit des Austauschs oder die Hoffnung auf Trost und Zuspruch sind weniger gegeben. Soziale Isolation kann in verschiedenen Lebensaltern auftreten, besonders **gefährdet** sind u. a.

- gesundheitlich beeinträchtigte Menschen,
- ältere Menschen,
- Menschen mit psychischen Veränderungen sowie
- Menschen mit Behinderungen.

Pflegefachpersonen fördern Sozialkontakte und verstehen sich ebenfalls als wichtiger Sozialkontakt. Mit ihrem Auftreten helfen sie mit Vereinsamung entgegenzuwirken. Dabei können unterschiedliche **Ansätze** verfolgt werden (ZQP 2022):

- Kontakte fördern, z. B. regelmäßig mit Betroffenen nach draußen gehen und dort Begegnungen fördern,
- Aktivität unterstützen, z. B. die pflegebedürftige Person in Alltagstätigkeiten einbeziehen,
- Sicherheit vermitteln, z. B. dass Bezugspersonen oder Freiwillige die pflegebedürftige Person des Öfteren anrufen oder besuchen,
- Hinweis für den Umgang mit Menschen mit Demenz, z. B. die Person mit Demenz soweit wie möglich in alltägliche Aufgaben und Gespräche einbinden,
- auf Warnsignale für Einsamkeit achten, z. B. ob die pflegebedürftige Person traurig wirkt oder davon spricht, sich allein zu fühlen, einsam oder von der Gesellschaft ausgeschlossen zu sein?
- Tiere in die Pflege integrieren (▸ Kap. 14.4.4; ▸ Abb. 16.2).

16.1.3 Stereotype und Stigmatisierung

> **Definition**
>
> **Stereotype**
>
> Vereinfachte Vorstellungsbilder, die relativ feststehend jeweils weit verbreitet sind.
>
> **Stigmatisierung**
>
> Prozess, bei dem verschiedene äußere Merkmale von Personen und Gruppen negativ bewertet werden.

Stereotype haben die Funktion andere Menschen oder Gruppen zu charakterisieren, indem sie diesen (häufig falsche) Eigenschaften und Verhaltensweisen zuschreiben. **Stigmatisierung** benutzt

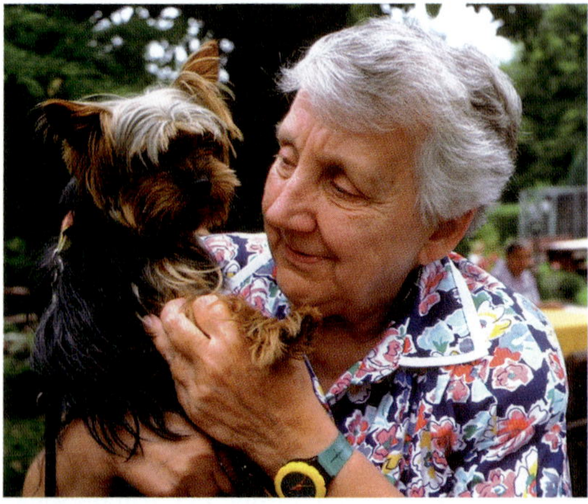

Abb. 16.2 Einsamkeit kann zur sozialen Isolation führen. Tiere mildern das Gefühl des Alleinseins [K157]

(meist einzelne) Merkmale im Bewertungsprozess. Stereotype und Stigmatisierung dienen der Vereinfachung der Welt und der Abgrenzung von anderen Menschen oder Gruppen. Damit schaffen sie Sicherheit und Rechtfertigung für das eigene Handeln und stabilisieren die eigene Haltung.

Altersstereotype sind vereinfachte und vergröbernde Aussagen über ältere Menschen, die mit einer Wertung, häufig mit einer negativen Etikettierung oder Stigmatisierung einhergehen. Dabei werden ein oder mehrere beobachtbare Merkmale eines älteren Menschen hervorgehoben und verallgemeinernd postuliert, dass Ältere so seien und nicht anders. Individuelle Merkmale werden dabei im Sinne von Gruppeneigenschaften verallgemeinert (Röhner und Schütz 2020). Somit sind Stereotype Resultate einer kognitiven Konstruktion, die unbewusst und automatisiert abläuft und nur schwer relativiert werden kann.

Merke

Wissenswertes über Stereotype und Stigmata

- Stereotype und Stigmata sind ausgesprochen resistent gegen Veränderungen.
- Die Kenntnis der Individualität eines Menschen kann gegen Stereotypisierung wirken.
- Die Bereitschaft zur Offenheit und die Einsicht, dass ein Kontakt durch Vorurteile und Stereotypen geprägt ist, ist der erste Schritt zur Veränderung.

Im **Gesundheits- und Pflegebereich** sind Menschen häufig von Stereotypen betroffen, insbesondere

- ältere Menschen,
- Menschen mit Behinderungen,
- gesundheitlich beeinträchtigte Menschen mit abweichendem Äußeren sowie
- Menschen mit psychischen Veränderungen.

Im Allgemeinen haben Stereotype und Stigmata eher **schädliche Auswirkungen,** besonders auf die Lebensweltgestaltung der Betroffenen. So könnte ein Mensch mit einer entstellenden Krankheit zu selbst gewählter sozialen Isolation tendieren.

Pflegefachpersonen **unterstützen** Betroffene, indem sie

- eigene Stereotype und stigmatisierende Tendenzen aufspüren und reflektieren.
- anwaltschaftlich für benachteiligte Menschen auftreten.
- darauf hinwirken, dass die Individualität der Menschen sichtbar und damit Stereotype entkräftet werden.

16.1.4 Generationskonflikte

Verschiedene Generationen machen unterschiedliche lebensweltliche Erfahrungen. Bei mangelndem Verständnis entstehen **Generationskonflikte.** Diese Konflikte zwischen den Generationen haben ihre Ursachen häufig in

- unterschiedlichen Bedürfnissen bzw. einer unterschiedlichen Bewertung von Bedürfnissen,
- Unterschieden im Kommunikationsstil,
- verschiedenartigen Umgangsformen und Ritualen und
- einer verschiedenartigen Weltsicht mit differierenden Werten.

Unterschiede an sich begründen keine Probleme. Im Gesundheits- und Pflegezusammenhang tragen allerdings verschiedene **Faktoren** dazu bei, dass Generationskonflikte entstehen können, u. a.:

- Asymmetrie in der Pflegebeziehung,
- mangelnde filiale Reife (► Kap. 11.6.4),
- inkongruenter Kommunikationsstil auf beiden Seiten,
- mangelnde Empathie, keine Bereitschaft zum Perspektivwandel,
- anachronistische Vorstellungen von Begriffen wie Leistung, Pflicht etc.,
- nicht wahrgenommene Bedürfnisse der Pflegebedürftigen,
- überangepasstes Verhalten (z. B. gelernte Hilflosigkeit) der Pflegebedürftigen sowie
- Benutzung von Altersstereotypen (► Kap. 16.1.3).

Grundsätzlich lassen sich Generationskonflikte mit einer respektvollen, offenen und achtsamen Haltung vermeiden. Kommunikationsbeeinträchtigungen können vermieden werden, wenn auf folgende **Gesprächsmechanismen verzichtet** wird:

- zu laute Ansprache („ältere Menschen hören immer schlecht"),
- zu starke Vereinfachung des Vokabulars/Telegrammstil („ältere Menschen begreifen immer schlecht"),
- unbewusste Entmündigung durch Verwendung der Wir-Form oder des Ausdrucks „Sie dürfen jetzt …" sowie
- Infantilisierung durch Babysprache.

16.2 Ressourcen

Definition

Ressource

Je nach Zusammenhang förderlicher Faktor.

Ein Mensch verfügt bereits bei der Geburt über (genetische) Ressourcen und erwirbt im Lauf seines Lebens eine Vielzahl von weiteren förderlichen Faktoren. Diese Ressourcen sind beispielsweise erforderlich bei Rekonvaleszenzprozessen nach einer Krankheit oder für erfolgreiches Altern (► Kap. 4.4.4).

16.2.1 Lebens- und entwicklungsbezogene Ressourcen

Menschen erwerben **lebens- und entwicklungsbezogene Ressourcen** durch

- Entwicklung und Reifung (► Kap. 5),
- Identität (► Kap. 3.4),
- Lern- und Bildungsprozesse (► Kap. 9),
- Wachstums- und Lernpotenziale,
- soziale Beziehungen (► Kap. 12) sowie
- Gesundheitsprozesse (► Kap. 7.1) und Gesundheitsförderung (► Kap. 8.2).

Viele diese Ressourcen werden nicht automatisch erworben, sondern durch Anstrengung und Betätigung. Pflegefachpersonen unterstützen die Bildung von Ressourcen bei Pflegebedürftigen jeder Altersstufe durch **gesundheitsförderliche Aktivitäten** wie

- Patientenedukation,
- Anleitung,
- Schulung sowie
- helfende Unterstützung.

John Heron hat für den Bereich der Beratung sechs verschiedene **Interventionsstrategien** beschrieben, die für die Bildung von Ressourcen im Pflegebereich übertragen werden können (Heron 1989):

- **Verordnende Interventionen:** Der Pflegebedürftige wird durch Anweisungen und Ratschläge gestärkt.
- **Informierende Interventionen:** Der Pflegebedürftige erhält Informationen und Wissensinhalte zur Erweiterung seiner eigenen Möglichkeiten.
- **Konfrontierende Interventionen:** Der Pflegebedürftige erhält ein Feedback für sein Verhalten mit Hinweisen auf mögliche Folgen.
- **Kathartische (reinigende) Interventionen:** Der Pflegebedürftige wird ermuntert Gefühle zu äußern, die den Kommunikationsprozess blockieren könnten. Dadurch soll der Pflegebedürftige positiv unterstützt werden.
- **Katalytische Interventionen:** Die Pflegefachperson unterstützt durch Fragen und ihre Präsenz einen Entdeckungs- und Ermöglichungsprozess beim Pflegebedürftigen.
- **Unterstützende Interventionen:** Durch eine vertrauensvolle Beziehung zwischen Pflegefachperson und Pflegebedürftigem wird der Pflegebedürftige bestärkt und wertgeschätzt.

16.2.2 Resilienz

Definition

Resilienz

Fähigkeit, seelische Belastungssituationen ohne Schaden durchzustehen.

Resilienz besteht im Einsatz persönlicher Schutzfaktoren (► Kap. 8.3.4), um Krisen im Lebenslauf zu meistern und aus ihnen gesund und ggf. gestärkt hervorzugehen. Menschen nutzen Resilienz, wenn sie in der Lage sind, diese Belastungssituationen so zu interpretieren, dass sie bewältigbar erscheinen. *Aaron Antonovsky* hat in seinem Modell der **Salutogenese** den Versuch unternommen, diese Faktoren zu finden (Antonovsky 1997):

- Das **allgemeine Widerstandspotenzial,** bestehend aus der genetischen Ausstattung, der kognitiven und emotionalen Kompetenzen, der zur Verfügung stehenden Bewältigungsstrategien und dem sozialen Unterstützungsnetz sowie
- den **Kohärenzsinn,** einer Art Überzeugung, dass Anforderungen im Sinne der Selbstwirksamkeitserwartung bewältigt werden können.

Der Erwerb von Resilienzfaktoren ist eine lebenslange Aufgabe und wird von den Beteiligten (z. B. Eltern, Erzieher, Lehrer) unterstützt. Resilienzfaktoren lassen sich plastisch in sieben Säulen (► Abb. 16.3) darstellen:

1. **Optimistisch sein:** Optimismus paart sich mit Realismus und führt zu einer gesunden offenen Haltung Herausforderungen gegenüber.
2. **Situationen akzeptieren:** Hier soll eingeübt werden, das zu akzeptieren, was nicht zu ändern

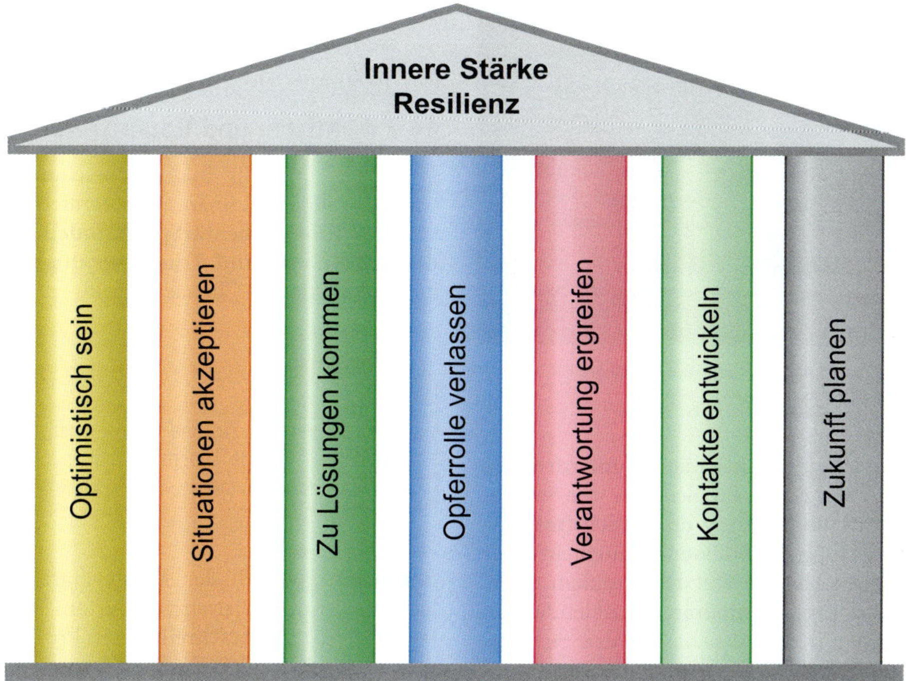

Abb. 16.3 Die sieben Säulen der Resilienz [L143]

ist. Gleichzeitig sind (kognitive) Selbstakzeptanz und (emotionale) Selbstannahme erforderlich.

3. **Zu Lösungen kommen:** Die Orientierung auf Lösungen beinhaltet präzise Ziele, die positiv, konkret, erreichbar, operationalisierbar und realistisch sind.
4. **Opferrolle verlassen:** Durch diesen Schritt wird eine neue Selbstwahrnehmung gefördert und Selbstvertrauen aufgebaut. Dazu gehört auch ein sorgsames Achten auf sich selbst.
5. **Verantwortung ergreifen:** Die Verantwortung für den eigenen Zustand macht frei von Schuldzuweisung an andere und kann dadurch eigens angestoßene Veränderungsprozesse begünstigen.
6. **Kontakte entwickeln:** Soziale Kontakte können der eigenen Selbstbestätigung dienen und unterstützend wirken.
7. **Zukunft planen:** Die Zukunftsperspektive ist ein Faktor der persönlichen Stärkung. Er wirkt selbstwirksamkeitsfördernd und verschafft einen neuen Schwung.

16.2.3 Copingstrategien

Definition

Coping
Umgang mit belastenden Lebensereignissen und Krisen.

Coping ist stark mit dem Konzept der Resilienz verbunden. Die Strategien der Bewältigung von Belastungen aller Art ist für jedes Lebensalter unterschiedlich ausgeprägt, je nachdem, welche Strategien bisher erlernt oder erfolgreich angewendet wurden (▸ Abb. 16.4).

Eine umfangreiche Übersicht über 15 Copingstrategien bietet die an das *COPE Inventory* (Carver, Scheier und Weintraub 1989) angelehnte Übersicht der Resilienz Akademie (2022):

1. **Aktives Coping:** Versuch, den Stressor durch angepasstes Verhalten zu kontrollieren.
2. **Planung:** Vorwegnehmen möglicher Stressoren und der entsprechenden Reaktionen.

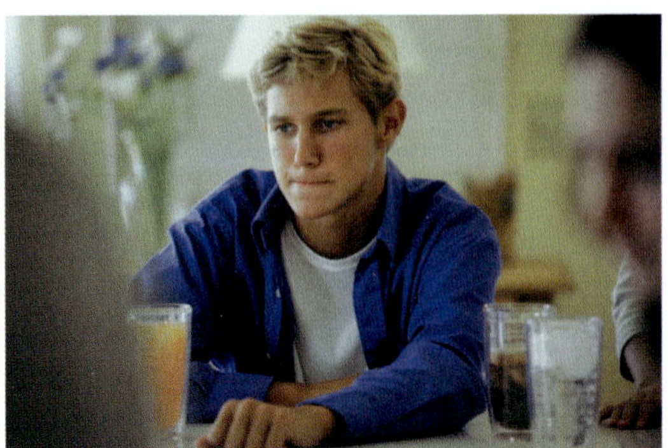

Abb. 16.4 Copingstrategien sind häufig individuell ausgeprägt [F654-002]

3. **Konkurrierende Aktivitäten unterdrücken:** Fokussierung auf das Problem bzw. den Stressor.
4. **Positive Neubewertung und Wachstum:** Die Neubewertung des Stressors ermöglicht einen veränderten Umgang mit dem Problem.
5. **Zurückhaltung:** Temporäres Ausblenden des Problems mit der Absicht, auf den richtigen Zeitpunkt für die passende Aktion zu warten.
6. **Soziale Unterstützung:** Hier sind die problemfokussierte und die emotionsfokussierte soziale Unterstützung gemeint.
7. **Religion:** Kraft schöpfen aus der Überzeugung einer höheren Macht
8. **Humor:** Eine Art emotionale Neubewertung der Situation, kann auch nur kurzfristig wirken.
9. **Fokus auf Emotionen und ihr Ausleben:** Annahme von assoziierten Emotionen und Ausleben. Damit verbunden sollte eine Neubewertung des Stressors sein.
10. **Verweigerung:** Eine Art Verdrängungsmechanismus, der besonders in akuten Überforderungssituationen hilfreich ist.
11. **Mentaler Rückzug:** Ablenkung durch Aktivitäten mit anderem Emotionsgehalt.
12. **Verhaltensrückzug:** Bei Belastung mit einem Stressor wird frühzeitig eine Verhaltensreduktion vorgenommen.
13. **Akzeptanz:** Der Stressor wird als gegeben gesehen, dies kann sich aktiv zeigen (Arrangement mit dem Stressor) oder eher resignierend (der Stressor wird als unveränderliches Schicksal wahrgenommen).
14. **Alkohol und Drogen:** Versuch des Ausgleichs durch den Körper schädigende Substanzen wie Alkohol oder Nikotin.
15. **Stressessen:** Versuch eines emotionsfokussierten Copings, wenn problemfokussierte Copingstrategien nicht zur Verfügung stehen.

16.2.4 Krisen- und Trauerbewältigung

Die Professorin für Bildungsforschung und Erwachsenenbildung *Erika Schuchardt* hat ein **universales KomplementärSpiralModell** entwickelt, das zur **Krisen- und Trauerbewältigung** dienen kann und Krise als Chance begreift.

Definition

Krise

Zeitlich begrenzter Zustand der seelischen Instabilität, wenn schwierige Lebenssituationen aktuell nicht bewältigt werden können.

Schuchardts Modell der Krisenverarbeitung verläuft in acht, empirisch fundierten Spiralphasen (► Abb. 16.5) und beschreibt einen Prozess sich mit dem krisenhaften Ereignis auseinanderzusetzen und zu einer erfolgreichen Bewältigung zu gelangen. Die Phasen sind dabei meist gleich angeordnet, „sie alle wirken allerdings über unterschiedlich lange Zeiträume, lösen einander oft ab, existieren aber auch neben- und miteinander" *(Schuchardt 2003: 139).*

Die einzelnen Phasen werden **charakterisiert** und **pflegerische Interventionsmöglichkeiten** gegenübergestellt (► Tab. 16.2).

Schuchardt weist darauf hin, dass bei ihren Analysen vorwiegend unangemessene Verläufe der Krisenverarbeitung zu finden waren. Sie unterscheidet **drei Grundtypen von Prozessverläufen zur Krisenverarbeitung:**

- ***„Angemessene Krisenverarbeitung** als lückenloser vollständiger Lernprozessverlauf: von - schon - betroffenen Menschen und ihren Bezugspersonen als komplementäre Integration/Partizipation erfahren,*
- ***Unangemessene Krisenverarbeitung** als lückenhafter unvollständiger Lernprozessverlauf: von – schon – betroffenen Menschen und ihren Bezugspersonen als nicht-komplementäre Isolation erlitten,*
- ***Experimentierende Krisenverarbeitung** als auf Umwegen suchender vollständiger Lernprozessverlauf: von – schon - betroffenen Menschen und*

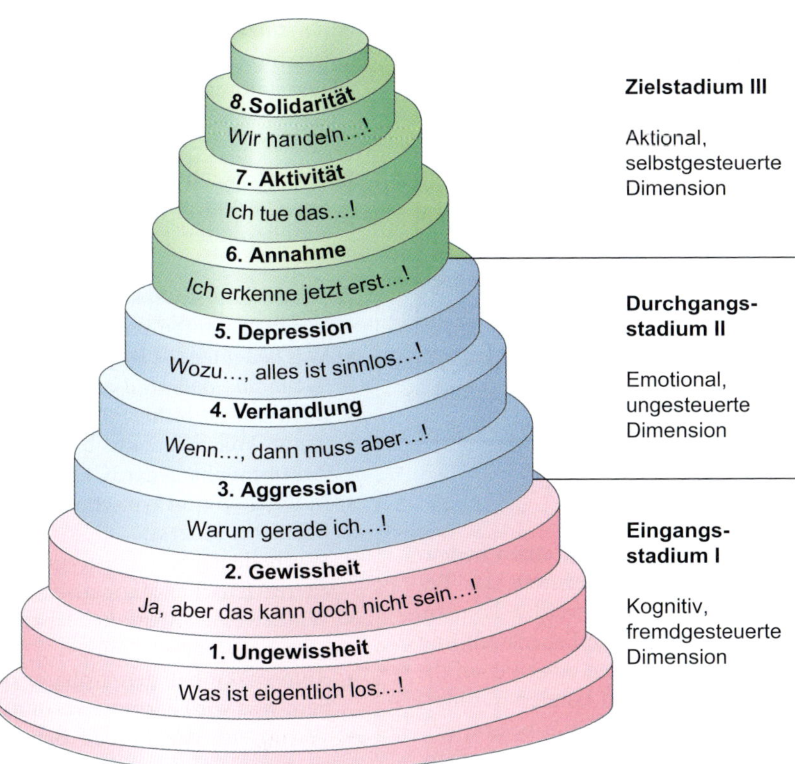

Abb. 16.5 Universales KomplementärSpiralModell (nach Schuchardt) [L234]

Tab. 16.2 Spiralphasen des KomplementärSpiralModells und pflegerische Haltungen.

Phasen	Pflegerische Haltungen
Ungewissheit („Was ist eigentlich los?"): der Eintritt in die Krise	**Haltung der Offenheit:** Betroffene nicht alleine lassen, für Gespräche bereit sein.
Gewissheit („Das kann doch nicht sein."): rationales Erkennen des Krisengrunds	**Haltung der Geduld:** Austausch auch über belastende emotionale Inhalte anbieten.
Aggression („Warum gerade ich …?"): Form der emotionalen Auseinandersetzung mit der Realität	**Haltung der Akzeptanz:** Aggression nicht persönlich nehmen, sondern als notwendige Strategie im Umgang mit der Belastung erkennen. Schutz bei zerstörerischer Autoaggression.
Verhandeln („Was kann ich tun, dass …?): Bemühungen mit allen Möglichkeiten den Zustand vor der Krise wieder herzustellen	**Haltung der Sensibilität:** Schutz des Betroffenen vor materiellen und geistigen Nachteilen.
Depression („Es nützt doch alles nichts mehr."): Erkennen der Realität der Verlusterfahrung, Versagensgefühle	**Haltung der Klarheit:** Unterstützung bei der Trauerarbeit ohne falsches Mitleiden.
Annahme („Ich kann dazu stehen."): Erfahrung des Durchgehens durch die Grenze der Erschöpfung, Neuanfang durch Lernen	**Haltung der positiven Unterstützung:** erste Ermutigung, Hinweise auf die im Betroffenen innewohnenden Kräfte und Potenziale.
Aktivität („Ich handle."): Aufbruch in aktive Bewältigung mit der Umorientierung eigener Werte und Normen	**Haltung des Empowerments:** begleitende Unterstützung mit dem Fokus auf Stärkung des aktiven Bewältigungsstrebens.
Solidarität („Wir handeln jetzt gemeinsam."): Öffnung der individuellen Perspektive, Übernahme von neuen Aufgaben in solidarischer Dimension	**Haltung der Partnerschaft:** Ermutigung den Weg der Erweiterung der eigenen Perspektive zu gehen.

ihren Bezugspersonen als nicht-komplementäre Integration erkämpft.“ (Schuchardt 2003: 140 ff.)

Praxistipp

Anwendung des KomplementärSpiralModells

Obwohl Menschen in Krisen unterschiedlich agieren, kann das Modell helfen ein Verständnis für die Betroffenen zu entwickeln und abschätzen zu können, in welcher Phase der Krise die Betroffenen sich gerade befinden und wie die Pflegefachpersonen ihre Unterstützung optimal anpassen können. Pflegefachpersonen können die Betroffenen unterstützen, dass die Krisenverarbeitung möglichst angemessen verläuft, damit Integration möglich wird.

Lebensweltbezug

Der Umgang mit Belastungen stellt einen bedeutenden Einflussfaktor für die Lebenswelt dar. Belastungen, die nicht kompensiert werden können, beeinträchtigen und verengen die Lebenswelt und lenken den Fokus der Betroffenen einseitig auf die belastenden Prozesse. Stressoren können in unterschiedlicher Weise die Lebensqualität beeinträchtigen, Burn-out Menschen lebensunfähig machen. Sozial schädigende Prozesse wie soziale Isolation oder Stigmatisierung grenzen Menschen aus ihrem gewohnten Lebensumfeld aus, Konflikte zwischen den Generationen schaffen ein Klima des Unbehagens und der mangelnden Mensch-Umwelt-Passung. Ressourcen helfen, die lebensweltlichen Gestaltungsmöglichkeiten aufrechtzuerhalten und stabilisieren Lebensentwürfe gegenüber den belastenden Faktoren.

Pflegefachpersonen sind mit einer zweifachen Aufgabe konfrontiert:

- Sie müssen für ihr eigenes Leben die Balance zwischen Belastungen und Ressourcen finden. Dies ist gerade im Gesundheits- und Pflegebereich häufig schwierig, weil die beruflichen Bedingungen stark belastend sind und Pflegefachpersonen teilweise zur Überbelastung und zum Burn-out tendieren.
- Sie haben mit den vielfältigen Belastungen der Pflegebedürftigen zu tun und fördern gleichzeitig deren Ressourcen. Damit haben sie einen wichtigen Einfluss auf die selbstständige Lebensweltgestaltung der pflegebedürftigen Menschen. Gerade bei der Begleitung Pflegebedürftiger in Krisen zeigt sich, wie eine professionelle, unterstützende Haltung die Krisenbewältigung unterstützen kann und die Betroffenen zu einer Neugestaltung ihrer Lebenswelt befähigt.

Reflexion

- Soziale Isolation ist ein potenziell schädigender Zustand. Welche Gruppen von Menschen sind besonders gefährdet?

Wiederholungsaufgaben

- Welche Faktoren verursachen häufig Stress?
- Was bedeuten die Begriffe “*primary appraisal*”, “*secondary appraisal*” und “*reappraisal*”?
- Burn-out ist bisher nicht als Krankheit anerkannt. Welchen Status hat dieses Syndrom im Zusammenhang der ICD-11?
- In welchen fünf typischen Phasen verläuft ein Burn-out-Prozess?
- Was bedeutet Stigmatisierung und wie können ältere Menschen stigmatisiert werden?
- Wie erwerben Menschen lebens- und entwicklungsbezogene Ressourcen?
- *Antonovsky* hat den Kohärenzsinn beschrieben. Was wird darunter verstanden?
- Warum ist das Modell der Krisenverarbeitung von *Schuchardt* als Spiralphasenmodell aufgebaut?
- Was versteht *Schuchardt* unter experimentierender Krisenverarbeitung?

LITERATUR

Antonovsky A. Salutogenese: Zur Entmystifizierung der Gesundheit. Tübingen: Dgvt-Verlag; 1997.

Carver CS, Scheier MF, Weintraub JK. Assessing Coping Strategies: A Theoretically Based Approach. J Personal Social Psychol. 1989; 56(2): 267–283. DOI:https://doi.org/10.1037//0022-3514.56.2.267.

Heron J. Six Category Intervention Analysis. 3.A. Guildford, Surrey: Human Potential Resource Group. University of Surrey, Guildford; 1989.

Keck ME. Burnout. 2017. Aus: https://www.psych.mpg.de/2319598/Burnout_BroschureA5_171024LOW.pdf (letzter Zugriff: 31.03.2022)

Koch U, Broich K. Das Burn-out-Syndrom. Bundesgesundheitsbl. 2012; 55: 161–163. DOI https://doi.org/10.1007/s00103-011-1415-x.

Lazarus RS, Folkman S. Stress, appraisal, and coping. New York: Springer; 1984.

Petzold MB, Plag J, Ströhle A. Umgang mit psychischer Belastung bei Gesundheitsfachkräften im Rahmen der Covid-19-Pandemie. Nervenarzt. 2020; 91(5): 417–421. DOI: https://doi.org/10.1007/s00115-020-00905-0.

Radtke R. Arbeitsunfähigkeitsfälle aufgrund von Burn-out-Erkrankungen in Deutschland in den Jahren 2004 bis 2019. 2022. Aus: https://de.statista.com/statistik/daten/studie/239872/umfrage/arbeitsunfaehigkeitsfaelle-aufgrund-von-burn-out-erkrankungen/ (letzter Zugriff: 31.03.2022)

Resilienz Akademie. Die 15 Coping-Strategien – Wie wir mit Stress umgehen. Aus: https://www.resilienz-akademie.com/die-15-coping-strategien/ (letzter Zugriff: 31.03.2022)

Röhner J, Schütz A. Psychologie der Kommunikation. 3.A. Wiesbaden: Springer, 2020.

Roß S. Wie Du Erschöpfung in Energie und Power verwandeln kannst – 3 Burnout-Hacks für Deinen Alltag! 2021. Aus: https://www.burnout-coaching-berlin.de/mini-blog/6-wie-du-erschöpfung-in-energie-und-power-verwandeln-kannst-3-burnout-hacks-für-deinen-alltag/ (letzter Zugriff: 31.03.2022)

Schuchardt E. Krisen-Management und Integration. Band 1: Biographische Erfahrung und wissenschaftliche Theorie. 8.A. Bielefeld: Bertelsmann; 2003.

TK Techniker Krankenkasse. Entspann dich, Deutschland! TK-Stressstudie 2021. Hamburg: TK; 2021.

WHO Weltgesundheitsorganisation. ICD-11 for Mortality and Morbidity Statistics. QD85 Burnout. 2019. Aus: https://icd.who.int/browse11/l-m/en#/http://id.who.int/icd/entity/129180281 (letzter Zugriff: 31.03.2022)

ZQP Zentrum für Qualität in der Pflege. Tipps gegen soziale Isolation und Einsamkeit. 2022. Aus: https://www.pflege-praevention.de/tipps/soziale-isolation-einsamkeit-pflegebeduerftige/ (letzter Zugriff: 31.03.2022)

17 Pflege und Lebensweltgestaltung

Überblick

In diesem Kapitel werden beispielhaft für Pflegeausbildung und -studium relevante Aspekte der **Lebensweltgestaltung im Rahmen verschiedener Kontexte in der Pflege** dargestellt. Generell ist die Pflege gekennzeichnet durch den Pflegenotstand (► Kap. 17) als Rahmenbedingung, in der sie stattfindet. Verschiedene Aspekte kommen bei der Einwirkung der Pflege und der Pflegeangebote auf die Lebenswelt der Menschen zum Tragen: Bei den Pflegeinterventionen und -techniken (► Kap. 17.1) werden das Konzept Selbstpflege nach *Orem* (► Kap 17.1.1) betrachtet. der Begriff Pflegekonzepte (► Kap. 17.1.2) untersucht die Auswirkungen von Pflegetechniken (► Kap. 17.1.3), Untersuchungen (► Kap. 17.1.4) sowie der Medikation (► Kap. 17.1.5) reflektiert. Angebote in der Lebensspanne (► Kap. 17.2) beziehen sich auf Menschen in verschiedenen Lebensaltern, während sich die Förderung von Lebensqualität und sozialer Teilhabe (► Kap. 17.3) auf soziale Teilhabeaspekte bezieht. Netzwerke (► Kap. 17.4) in der Pflege verstehen sich als Ressourcen, die zur Bewältigung der Pflegeaufgaben genutzt werden können. Die Angebote für Kinder und Jugendliche (► Kap. 17.5) unterscheiden sich markant von Angeboten für andere Lebensalter oder Patientengruppen wie die der chronisch Kranken (► Kap. 17.6) oder der Menschen mit psychiatrischen Veränderungen (► Kap. 17.7). Hier wird auch ein Überblick über die Betreuung nach § 1896 BGB wie auch Vorausverfügungen, z. B. Vollmachten oder Patientenverfügungen, gegeben. Pflegerische Angebote bei Grenz- und Verlusterfahrungen (► Kap 17.8), bei der inter-/transkulturellen Pflege (► Kap. 17.9) und in der Diversity-orientierten Pflege (► Kap. 17.10) vervollständigen den Überblick über die unterschiedliche Einwirkung pflegerischer Angebote auf die Lebenswelt der Betroffenen.

Pflegefachpersonen haben in unterschiedlichen Bereichen Kontakt und Einfluss auf die **Lebenswelt** der pflegebedürftigen Menschen. Die Pflege ist individuell auf Einzelne zugeschnitten; sie zeichnet sich durch einen aktivierenden, ressourcenorientierten Ansatz aus und findet innerhalb eines Beziehungs- und Problemlösungsprozesses statt. Für Pflegeinterventionen und in Bezug auf verschiedene Gruppen von Pflegebedürftigen können verschiedene spezifische Konstellationen und Einflüsse beschrieben werden. Dies geschieht einerseits durch Darstellung der Rahmenbedingungen, andererseits durch exemplarische Fallsituationen.

Pflege und Lebensweltgestaltung sind massiv beeinflusst durch das Phänomen des Mangels von Pflegefachpersonen. Dieses Phänomen ist längst zu einem Standard in der gesellschaftspolitischen Diskussion um die Pflege geworden. Die wachsende Differenz zwischen der größer werdenden Gruppe älterer Menschen, die auf Hilfe und Unterstützung angewiesen sind und der abnehmenden Anzahl erwerbstätiger Menschen, verschärft die Folgen für die Gesundheitsversorgung und die Pflege. Wenn eine steigende Anzahl von älteren Menschen hilfsbedürftig wird, stellt sich die Frage, von wem diese gepflegt werden. Gleichzeitig ist bei vor allem hochaltrige Menschen ein höherer Pflegeaufwand zu erwarten. Auch heute schon reicht die Anzahl der professionell Pflegenden und der pflegenden Angehörigen nicht aus. Die Branche der Pflegeberufe benötigt dringend neue Kräfte. Schon seit Jahren hat sich für dieses Phänomen der Begriff **Pflegenotstand** etabliert. In der Pflege fehlen zurzeit ca. 80.000 Fach- und 110.000 Hilfskräfte. Um den Beruf attraktiver zu machen, werden verschiedene **Strategien** vorgeschlagen und verfolgt:

- bessere Bezahlung über eine allgemein verbindliche Tarifvereinbarung zwischen Arbeitgebern und Arbeitnehmern;
- gesetzlicher Mindestlohn für qualifizierte Pflegekräfte;
- Angleichung des Lohnniveaus von Kranken- und Altenpflege;
- Anwerben ausländischer Arbeitskräfte und ausländischer Pflegeschüler;
- Attraktivitätssteigerung der Pflegeausbildung durch die generalistische Pflegeausbildung und
- Gewinnung von Menschen mit Migrationshintergrund für die Pflegeausbildung.

17.1 Pflegeinterventionen und -techniken

Neben den bereits beschriebenen gesundheitsbedingten Belastungen und Anforderungen (▸ Kap. 8.3) beeinflussen pflegerische Grundhaltungen und Pflegekonzepte, Pflegetechniken sowie die Medikation die Lebenswelt von Pflegebedürftigen.

17.1.1 Selbstpflege

Das Konzept der **Selbstpflege** wurde von *Dorothea E. Orem* in ihrem Buch „Nursing: Concepts of Practice" (Orem 1997) veröffentlicht und danach stetig weiterentwickelt.
Es gliedert sich in **drei Bereiche:**

- Selbstpflegetheorie,
- Theorie des Selbstpflegedefizits und
- Theorie des Pflegesystems.

Das Konzept stellt die Fähigkeit des Menschen, für sich selbst zu sorgen, in das Zentrum. Innerhalb dieser Theorien entwickelte Orem Eckpunkte der systematischen Ermittlung von Informationen über den Pflegebedürftigen. Diese spiegeln sich einerseits in den **Selbstpflegerfordernissen** wider, andererseits beschreibt Orem **grundlegende Bedingungsfaktoren,** die die Situation eines Pflegebedürftigen bestimmen (Pabst 2013).

Selbstpflegeerfordernisse

Orem unterscheidet drei Arten von **Selbstpflegeerfordernissen.**
Allgemeine Selbstpflegeerfordernisse haben alle menschlichen Wesen während des gesamten Lebens. Hierzu zählen:

- ausreichende Sauerstoffzufuhr,
- ausreichende Flüssigkeits- und Nahrungsmittelzufuhr,
- Versorgung in Verbindung mit Ausscheidungsprozessen und Exkrementen,
- Gleichgewicht zwischen Aktivität und Ruhe,
- Gleichgewicht zwischen sozialer Interaktion und Alleinsein,
- Vorbeugung von Risiken für das Leben, für Wohlbefinden und das menschliche Funktionieren sowie
- Entwicklung innerhalb sozialer Gruppen mit eigenen Potenzialen und Grenzen.

In jedem spezifischen Entwicklungsstand zeigen sich eigene Anforderungen an die Selbstpflege. Diese **entwicklungsbedingten Selbstpflegeerfordernisse** beeinflussen die Entwicklungsprozesse eines Menschen. Hierzu zählen:

- Sicherstellung der menschlichen Entwicklung in jeder Lebensphase vom Embryo bis zum alten Menschen,
- Pflegeaspekte im Zusammenhang mit nachteiligen Einflussfaktoren auf Entwicklungsprozesse und deren Auswirkungen und
- Überwindung von entwicklungsbeeinträchtigenden Aspekten (z. B. körperliche oder geistige Behinderungen, Verlusterfahrungen, chronische Krankheiten).

Gesundheitsbedingte Selbstpflegeerfordernisse stehen zwischen medizinischen Sachverhalten und dem Verlust an Autonomie. Dazu zählen:

- sich zu informieren und professionelle Hilfe in Anspruch zu nehmen,
- sich über notwendige Maßnahmen und Folgen von Diagnose und Therapie zu informieren,
- Anpassung des Selbstbildes an die Gesundheitsstörungen und daraus notwendigen Behandlungsstrategien und
- mit den Folgen einer Erkrankung leben zu lernen und dadurch zu reifen und sich weiterzuentwickeln.

Selbstpflegeerfordernisse müssen durch Pflegebedürfnisse selbst oder durch professionelle Pflege ausgeglichen werden.

Grundlegende Bedingungsfaktoren

Grundlegende Bedingungsfaktoren bezeichnen die internen oder externen Faktoren, die die Selbstpflegefähigkeiten und Selbstpflegeerfordernisse eines Menschen beeinflussen. *Orem* hat zehn bedingende Faktoren herausgearbeitet:

- Alter,
- Geschlecht,
- Entwicklungsstand,
- Gesundheitszustand,
- soziokulturelle Orientierung,
- Familiensystem,
- Lebensstil und Lebensstrukturen,
- Umweltfaktoren,
- Faktoren des Gesundheits- und Pflegesystems sowie
- Verfügbarkeit von Ressourcen.

Selbstpflegekompetenz

Die ermittelten Faktoren geben Auskunft über die **Selbstpflegekompetenz** eines Menschen, die u. a. folgende Komponenten umfasst:

- über Möglichkeiten und Rahmenbedingungen informiert sein,
- Entscheidungen treffen können,
- Hilfestellungen einfordern und annehmen können und
- zum Erhalt der eigenen Autonomie und der eigenen Möglichkeiten motiviert sein.

Hierfür sind vor allem kognitive und kommunikative Grundfähigkeiten erforderlich

Selbstpflegebedarf

Der **Selbstpflegebedarf** umfasst die Summe aller Maßnahmen, die zur Erfüllung der Selbstpflegeerfordernisse eines Pflegebedürftigen erforderlich sind. Selbstpflegekompetenz und der Selbstpflegebedarf bedingen sich, indem sie sich wie bei einer Waage gegeneinander ausbalancieren (► Abb. 17.1).

17.1.2 Pflegekonzepte

Während sich im Krankenhaus die Pflege nach den Maßgaben des § 135a SGB V orientiert und weitgehend funktional ausgerichtet ist, kommt im Bereich der stationären Langzeitpflege dem **Pflegekonzept** eine große Rolle zu. Pflegekonzepte sind im Gegensatz zu Leitbildern konkreter formuliert und verstehen sich als Selbstverpflichtung einer Einrichtung der stationären Langzeitversorgung. In einem Pflegekonzept können verschiedene **Eckpunkte** beschrieben werden:

- der theoretische Bezug an eine Pflegetheorie oder ein Modell, z. B. an das konzeptionelle Modell von *Monika Krohwinkel* (► Kap. 15.3.1).
- die pflegerische Grundhaltung, z. B. Ressourcenorientierung und -förderung sowie
- die Organisation der Pflege, z. B. Bezugspflege, Gruppenpflege, Funktionspflege.

Ein Pflegekonzept wirkt sich auf die Lebenswelt eines Pflegebedürftigen aus, denn es beschreibt, wie Pflege gestaltet wird und nach welchen Grundsätzen alle an der Pflege Beteiligten arbeiten. Pflegefachpersonen erleben **Funktionspflege** als *„monotone ‚Fließbandpflege‘ […], bei der das Zwischenmenschliche auf der Strecke bleibt. Das führt aufseiten der Pflegekräfte zu Frustration, schwindender Motivation und ständiger Unzufriedenheit“ (BAuA 2016: 27).*

Eine solche Arbeitsatmosphäre wirkte sich auch negativ auf die Pflegebedürftigen aus, während die patientenzentrierte Pflege als positiv erlebt wird, da sie im Mittelpunkt des pflegerischen Interesses stehen. Allerdings ist ein Pflegekonzept lediglich eine grundsätzliche Ausrichtung; die Rahmenbedingungen beeinflussen die aktuell geleistete Pflege.

Vorsicht

Pflegekonzept

Der **Begriff Pflegekonzept** hat eine zweifache Bedeutung:

- Der Begriff Pflegekonzept wird verwendet, wenn für eine bestimmte Gruppe von Patienten Grundsätze der Pflege, Betreuung und Therapie zusammengefasst werden, z. B. beim Bobath-Konzept oder der Integrativen Validation (IVA).
- Im Rahmen der Qualitätssicherung bezeichnet Pflegekonzept die Beschreibung der Grundsätze, nach denen eine Einrichtung ihr Pflegeangebot ausrichtet.

17.1.3 Pflegetechniken

Für die eigene Lebenswelt können **Pflegetechniken** unterschiedlich erlebt werden:

- Pflegetechniken können einen **Eingriff in die Intimsphäre** bedeuten.
- Sie können **entpersonalisierend** erlebt werden, indem die Technik wichtiger ist als das konkrete Erleben.

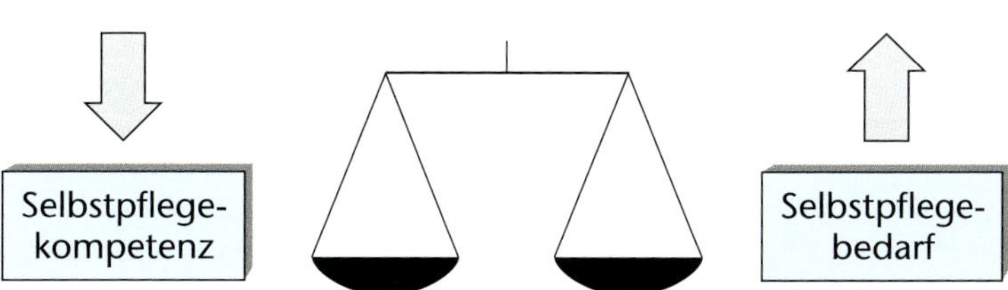

Abb. 17.1 Selbstpflegekompetenz und Selbstpflegebedarf bedingen einander [L143]

- Pflegetechniken können **unangenehme Empfindungen** und **Schmerzen** verursachen.
- Pflegetechniken können ein **Gefühl der Verunsicherung** und **des Ausgeliefertseins** bedeuten.

Häufige Pflegetechniken und -interventionen in der stationären Langzeitpflege sind

- Verbandwechsel,
- Katheterismus und
- Portversorgung.

Bei allen Interventionen wird ein ausgewogenes Verhältnis zwischen Technik und Zuwendung angestrebt. Dabei spielen die umfassende Beobachtung und Kommunikation eine wichtige Rolle.

17.1.4 Untersuchungen

Untersuchungen können von Medizinern, aber auch vom Pflegepersonal vorgenommen werden. Bei den Medizinern gibt es klinische Untersuchungsverfahren u.a. im Rahmen des **IPPAF-Schemas:**

- **I** – Inspektion: Betrachtung des Patienten,
- **P** – Palpation: Abtasten einzelner Körperpartien,
- **P** – Perkussion: Abklopfen von Körperregionen (z.B. Thorax),
- **A** – Auskultation: Abhören von Körperregionen (Thorax, Bauchraum) und
- **F** – Funktionsuntersuchung: Testen einzelner Körperfunktionen (z.B. Reflexe).

Pflegefachpersonen nehmen klinische Untersuchungen u.a. im Rahmen von Prophylaxen vor, z.B. beim klinischen Assessment der Ermittlung der Dekubitusgefahr. Sie lassen ältere Menschen insbesondere bei folgenden **Ereignissen** untersuchen:

- plötzliche Schmerzen,
- Sturz mit Aufprall auf den Kopf,
- unklare Blutungen,
- starke Veränderungen von Vitalparametern sowie
- Veränderungen im Mundbereich und Zahnapparat.

Fallbeispiel

„Nach einem Sturz"

Die Auszubildende Susanne Fischer beobachtet Frau Wenger, die am Sonntagnachmittag in der Pflegeeinrichtung gestürzt ist. Sie hat äußerlich keine Verletzungen, ist aber mit dem Kopf aufgeprallt und äußert Schmerzen im linken Arm. Die Schichtleitung schickt sie zur Untersuchung ins Krankenhaus. Als sie abends wieder da ist, hat Susanne die Gelegenheit sich mit ihr zu unterhalten. Frau Wenger berichtet, dass sie lange hat warten müssen und sie nicht informiert wurde, wie die Untersuchung abläuft. Nach dem Röntgen, wo die Mitarbeiterin kaum mit ihr gesprochen hatte, wurden ihr Kopf und ihr Arm abgetastet, was ihr Schmerzen bereitet hat. Ihr Fall wurde von den untersuchenden Ärzten besprochen. Dann bekam Frau Wenger mitgeteilt, dass nichts Wesentliches verletzt sei. Insgesamt fühlte sich Frau Wenger wenig informiert und unwohl bei der Untersuchung.
Was denken Sie? Welche Erfahrungen haben sie mit medizinischen Untersuchungen?

Die Untersuchung, Diagnosestellung und Behandlung von älteren Patienten bergen Besonderheiten. Ärzte sollten nicht

- *„das echte Altern mit einer Krankheit verwechseln (z.B. ist eine langsame Informationsaufnahme keine Demenz)*
- *eine Krankheit mit der reinen Alterung verwechseln (z.B. eine schwere Arthritis, Tremor oder Demenz dem fortgeschrittenen Alter zuschreiben)*
- *das erhöhte Risiko für unerwünschte Arzneimittelwirkungen auf besonders anfällige Organsysteme, die durch Krankheit belastet sind, ignorieren*
- *vergessen, dass ältere Menschen oft mehrere Begleiterkrankungen (z.B. Bluthochdruck, Diabetes, Arteriosklerose) haben, die das Risiko für Schädigungen erhöhen können" (Besdine 2019).*

17.1.5 Medikation

Die **Medikation** spielt in der medizinischen Behandlung eine wichtige Rolle. Medikamente haben einen Einfluss auf die Geschwindigkeit biologischer Abläufe im menschlichen Körper. Sie können keine Körperstrukturen oder Funktionen wiederherstellen, die einmal verloren gegangen sind. Neben der biochemischen Wirkung kann jedes pharmakologisch aktive Medikament auch unerwünschte Arzneimittelwirkungen (UAW) verursachen. **Typische unerwünschte Wirkungen** sind:

- Magen-Darm-Beschwerden wie Übelkeit, Durchfall, Verstopfung,
- Kopfschmerzen, Schwindel, Schlafstörungen, Müdigkeit, Einschränkung des Reaktionsvermögens,
- Hautausschläge,

- Schmerzen sowie
- allergische Reaktionen.

Gerade für **ältere Menschen** ist die Versorgung mit sicheren und wirksamen Arzneimitteln eine Aufgabe. Neben der Möglichkeit, dass ältere Menschen weniger Bereitschaft zeigen, die verordneten Medikamente einzunehmen, gibt es weitere **Herausforderungen** (Ruscin und Linnebur 2018):

- Sie gebrauchen mehr Medikamente als jede andere Altersgruppe, was das Risiko von unerwünschten Wirkungen und Arzneimittelwechselwirkungen erhöht und die Adhärenz schwierig macht.
- Bei ihnen treten mit größerer Wahrscheinlichkeit chronische Krankheiten auf, die sich durch das Arzneimittel verschlimmern oder die die Reaktion auf Arzneimittel beeinflussen.
- Ihre körperlichen Reserven sind allgemein verringert und können durch akute und chronische Erkrankungen weiter reduziert werden.
- Im Alter kann sich die Pharmakodynamik und Pharmakokinetik von Medikamenten verändern.
- Es kann für sie schwieriger sein, Arzneimittel zu bekommen oder sich diese zu leisten.

Polypharmazie

Obwohl die Definition von **Polypharmazie** uneinheitlich ist, geht man ab fünf oder mehr Medikamenten von Polypharmazie aus. Der Begriff Polypharmazie wird in **angemessene und unangemessene Polypharmazie** unterschieden:

- **Angemessene Polypharmazie:** Verschreibung mehrerer Medikamente für eine Einzelperson, die komplexe Bedingungen aufweist (z.B. eine Kombination mehrerer Diagnosen), wobei die Verschreibung der Medikamente im Hinblick auf neben- und Wechselwirkungen evidenzbasiert optimiert ist.
- **Unangemessene Polypharmazie:** Unangemessene Verschreibung mehrerer Medikamente oder bei beabsichtigter Verschreibung verfehlter Nutzen der Medikamente mit möglichen Neben- und Wechselwirkungen.

Fallbeispiel

„Warum bekommen Senioren eigentlich so viele Medikamente?"

Die Auszubildenden Susanne Fischer und Karla Stein beobachten, dass die in ihrer Pflegeeinrichtung wohnenden alten Menschen im Durchschnitt sechs Medikamente bekommen. Bei etwa einem Drittel sind es neun oder mehr Medikamente. Sie können sich nicht vorstellen, dass bei allen Bewohnern die komplette Medikation notwendig ist. Aber Medikamente werden irgendwie selten abgesetzt, auch bestehen manche Bewohner auf ihrer täglichen Medikamentendosis. Sie spricht mit ihrer Freundin Karla. Beide stimmen überein, dass sie möglichst wenige Medikamente nehmen würden.
Was denken Sie? Würden Sie mehrere Medikamente einnehmen? Hätten Sie Befürchtungen?

Besonders ältere Menschen in Pflegeheimen bekommen nicht selten mehrere Medikamente aufgrund vieler Diagnosen, die sie gleichzeitig haben. Für die Weltgesundheitsorganisation *(WHO)* sind der unsichere Umgang mit Arzneimitteln und Medikationsfehler Hauptursachen für vermeidbare Patientenschädigungen. Ziel der WHO ist eine Verringerung von vermeidbaren Schädigungen durch Arzneimittel um 50 % in den nächsten fünf Jahren (Schuler 2018).
Die Europäische Gemeinschaft hat ein Projekt ins Leben gerufen, das das **Management der Polypharmazie bis 2030** als Herausforderung für Patienten untersucht (Mair et al. 2017). Das übergeordnete Ziel wird beschrieben als „die Reduzierung vermeidbarer Schäden im Gesundheitswesen als oberste Priorität" (*„The European Union has identified the reduction of avoidable harm in healthcare as a key priority"; Mair et al. 2017: 9).*
Mair et al. (2017) beschreiben die drei wesentlichen Eckpunkte der Bestrebungen:

- **sorgfältige Auswahl** (*Choosing Wisely*),
- **frei von schädigenden Einflüssen** (*Free from Harm*) und
- **Sicherheit der Patienten** (*Patient Safety*).

Erläuterungen zum Fallbeispiel

„Warum bekommen Senioren eigentlich so viele Medikamente?""

Die Versorgung mit vielen Medikamenten ist insbesondere im Bereich der Pflege älterer Menschen sehr verbreitet, ein typischer Pflegeheimbewohner nimmt regelmäßig sieben bis acht verschiedene Arzneimittel ein (Ruscin und Linnebur 2018). Dies hängt häufig mit dem Umstand zusammen, dass ältere Menschen viele Diagnosen haben (Multimorbidität), die nebeneinander behandelt werden (► Kap. 7.2.1). Daneben entspricht die Versorgung mit Medikamenten bei Ärzten wie bei Betroffenen einer Art von Kultur: Ärzte sehen Medikamente als unverzichtbar in der Therapie von Krankheiten, Patienten sind häufig in einer Erwartungshaltung, dass Medikamente verschrieben werden. Aus diesem Grund ist die Praxis des Entschreibens *(„deprescribing")* wenig verbreitet. Eine neuseeländische Studie fand heraus, dass Ärzte die Verschreibung als „Schwimmen gegen den Strom" der Patientenerwartungen, der medizinischen Verschreibungskultur und organisatorischer Zwänge beschrieben. Die Aufhebung der Verschreibung sei sowohl für sie selbst als auch für die Patienten mit Risiken verbunden und würde in der Praxis ein Gefühl der Verletzlichkeit vermitteln (Wallis, Andrews und Anderson 2017).

Die Medikamentenversorgung muss dem Kriterium der **Sicherheit** entsprechen, dies betrifft die Aspekte:

- Bestellung der Medikamente,
- Medikamentenverwaltung,
- Richten der Medikamente, Fehlerkontrolle,
- Verabreichung sowie
- Beobachtung der Medikamentenwirkung.

In einer Untersuchung wurde allerdings festgestellt, dass **Heimbewohner Medikamente verabreicht bekamen,** die gar nicht verordnet worden waren.

Kritischer Blick

Untersuchung der Medikation in Heimen

Eine **Studie des Instituts für Rechtsmedizin** der Ludwig-Maximilians-Universität München fand konkrete Hinweise, dass zumindest in einigen bayrischen Altenpflegeheimen zu einem hohen Prozentsatz **nicht ärztlich verordnete und auch nicht indizierte Substanzen an Bewohner verabreicht worden** waren. Dabei wurden nach dem Tod entnommene Proben von 98 Heimbewohnern auf zahlreiche Arzneistoffe untersucht und die Ergebnisse mit den letzten Medikamentenplänen der Bewohner verglichen. Ergebnis: In 37 von 53 Fällen, in denen solche Pläne vorlagen, hatten die Altenheimbewohner Substanzen verabreicht bekommen, die nicht verordnet waren, oder umgekehrt hatten sie verordnete Arzneien nicht erhalten (Krüger et al. 2019).

PRISCUS-Liste

Wegen des erhöhten Risikos an unerwünschten Arzneimittelwirkungen und -wechselwirkungen gelten manche Wirkstoffe bei älteren Patienten als **potenziell inadäquate Medikation** *(PIM).*
2009 wurde deshalb im Rahmen des Aktionsplans Arzneimitteltherapiesicherheit des Bundesministeriums für Gesundheit *(BMG)* eine für Deutschland gültige Liste dieser potenziell inadäquaten Medikamente erarbeitet, die **„Priscus-Liste potentiell inadäquater Medikation für ältere Menschen"** *(PRISCUS-Liste; BMBF 2019: 12).* Sie führt Substanzen und Substanzklassen auf, die im Alter schlecht vertragen werden. Gleichzeitig gibt sie Empfehlungen für die Praxis, wenn eine potenziell ungeeignete Medikation unvermeidbar ist.

Merke

Wirkstoffgruppen in der Priscus-Liste

Folgende **Wirkstoffgruppen** werden in der Priscus-Liste aufgeführt (Auszug):

- Schmerzmedikamente *(Analgetika),* Beispiel: Acemetacin
- Medikamente gegen Herzrhythmusstörungen *(Antiarrhythmika),* Beispiel: Digoxin
- Medikamente zur Bekämpfung von Bakterien *(Antibiotika),* Beispiel Nitrofurantoin
- Gerinnungshemmer *(Antikoagulantien),* Beispiel: Ticlopidin
- Medikamente zur Behandlung depressiver Störungen *(Antidepressiva),* Beispiel: Imipramin
- Medikamente gegen Bluthochdruck *(Antihypertensiva),* Beispiel: Clonidin
- Medikamente zur Behandlung neurologischer Veränderungen *(Neuroleptika),* Beispiel: Haloperidol
- Medikamente zur Muskelentspannung *(Muskelrelaxanzien),* Beispiel: Tetrazepam
- Schlaffördernde Medikamente *(Sedativa),* Beispiel: Bromazepam
- Durchblutungsfördernde Mittel *(Vasodilatatoren),* Beispiel: Pentoxifyllin
- Medikamente gegen Epilepsie *(Antiepileptika),* Beispiel: Phenobarbital

Lebensweltbezug

Pflege zeigt sich in der Beachtung der Selbstpflegeaspekte von Menschen als hochindividuelle Komponente. Selbstpflegefähigkeiten begrenzen pflegerische Interventionen und beschreiben die Notwendigkeit des pflegerischen Angebots. Dieses verwirklicht sich in einem formulierten Pflegekonzept, mit dem die Institutionen der Langzeitversorgung ihren Anspruch verdeutlichen. Pflegetechniken beinhalten immer die Gefahr, dass die Pflegebedürftigen weniger in ihrer Subjektivität wahrgenommen werden. Hier ist eine besondere Sensibilität neben der fachlichen Expertise erforderlich. Darüber hinaus entfalten Medikamente eine lebensweltlich bedeutsame Wirkung. Sie helfen bei der Behandlung von Krankheiten, beeinflussen Krankheitssymptome und ermöglichen daher Lebensqualität und Wohlbefinden. Allerdings können Medikamente durch unerwünschte Wirkungen oder Wechselwirkungen das Wohlbefinden beeinträchtigen oder Schädigungen hervorrufen. Hier sind Kompetenz, gute Beobachtung und der Mut zum Entschreiben der behandelnden Ärzte erforderlich.

17.2 Angebote in der Lebensspanne

Angebote in der Lebensspanne werden für Menschen unterschiedlichen Alters in verschiedenen Settings gemacht. Die Konzepte sind vielfältig und werden situationsgerecht eingesetzt.

Fallbeispiel

„Was für ein Schicksal …"

Die Auszubildende Karla Stein lernt in ihrem Facheinsatz die 35-jährige Ina Kreisel kennen, die nach einem Arbeitsunfall an einem Syndrom reaktionsloser Wachheit (SRW) leidet und in der häuslichen Umgebung gepflegt wird (► Abb. 17.2). Die Leistungen der Berufsgenossenschaft machen eine individuelle Intensivpflege möglich, es gibt eine umfangreiche Ausstattung mit Hilfsmitteln sowie eine Rundumpflege. Das Angebot für diese Lebensspanne beinhaltet die Möglichkeit, die Pflege situationsgerecht und individuell zu gestalten. Dazu gehören u. a. basal-stimulierende Angebote, Wellnessangebote, Aktivitäten im Haus und außer Haus mit dem Elektrorollstuhl. Was denken Sie? Was halten Sie von dem Pflegeangebot für Frau Kreisel?

Angebote in der Lebensspanne können auch längere Zeiträume umfassen. Gerade Menschen in der stationären oder ambulanten Langzeitpflege sind oft jahrelang in Kontakt mit Pflegefachpersonen. Diese Erfahrungen prägen die Lebenswelt der Betroffenen, was die Bedeutung der Pflegefachpersonen für die Betroffenen unterstreicht.

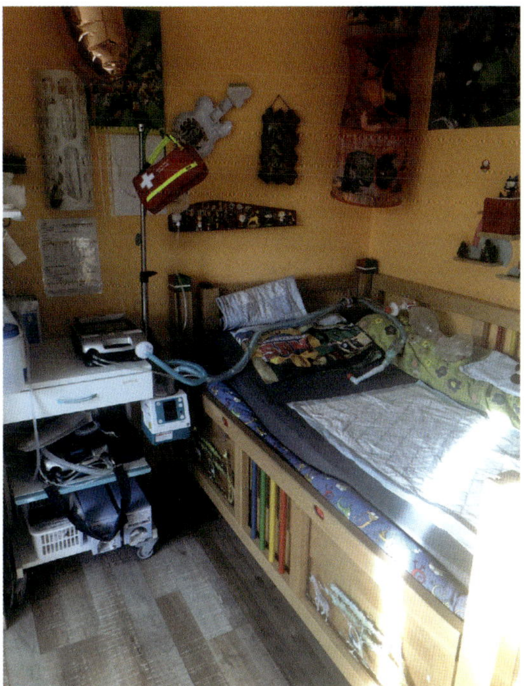

Abb. 17.2 Arbeitsplatz in der außerklinischen Intensivpflege einer jungen Frau [P1029]

Fallbeispiel

„So lange schon in der Pflege …"

Die 86-jährige Frau Mansdorf erzählt Susanne Fischer, dass sie schon 12 Jahre in dem Pflegeheim wohnt, in dem Susanne arbeitet. In diesen Jahren hat sich viel verändert: die Pflegekräfte scheinen weniger Zeit als früher zu haben, der Anteil von Pflegekräften aus anderen Ländern hat zugenommen und sie selbst hat im Lauf der Zeit einige Freundschaften geschlossen. Die meisten ihrer Freundinnen sind inzwischen gestorben. Bei den Pflegekräften hat sie ebenfalls viel Wechsel erlebt, einige Mitarbeiterinnen sind schon länger da als sie selbst. Sie hat sich mit Frau Spielberg angefreundet, eine Mitarbeiterin, die als Raumpflegerin beschäftigt ist. Frau Mansdorf freut sich immer, wenn Frau Spielberg etwas Zeit für sie hat und sich mit ihr unterhält. Daher weiß sie über ihre Familie und ihren Alltag Bescheid und kann auch von ihren Erfahrungen berichten.
Was denken Sie? Wie lange sind die älteren Menschen bei Ihnen in der stationären Pflege? Haben sich in Ihrer Einrichtung ebenfalls freundschaftliche Beziehungen zwischen den Bewohnern und Mitarbeitern entwickelt?

17.3 Förderung von Lebensqualität und sozialer Teilhabe

Menschen, die im Gesundheits- und Pflegewesen arbeiten, kommt die Aufgabe zu, in ihrem Rahmen **Lebensqualität** (► Kap. 2.2) und **soziale Teilhabe** (► Kap. 7.3.1) zu fördern. Die Betroffenen leiden unter der Beeinträchtigung ihrer Lebenswelt und sind in der Gestaltung von positiven Beziehungen eingeschränkt. Diese Beeinträchtigungen finden sich im ambulanten wie im stationären Bereich.

Fallbeispiel

„Es droht die Einsamkeit ..."

Die Auszubildende Susanne Fischer hat die Gelegenheit, einen kurzen Facheinsatz bei dem Seniorenbüro der Stadt zu machen, in der sie wohnt. Dieses Büro ist eine Anlauf- und Koordinationsstelle für alle sozialen Hilfen. Die Leiterin Frau Weller macht auch Hausbesuche. Eines Tages nimmt sie Susanne mit zu dem alleinstehenden Herrn Hausner. Dieser wohnt im dritten Stock eines Altbaus in einer kleinen Zwei-Zimmer-Wohnung. Er hat in seiner Wohnung verschiedenartige Dinge im Übermaß angesammelt. Frau Weller erklärt Susanne, dass Herr Hausner an einer Schizophrenie leidet und es sich bei ihm um ein Messie-Syndrom handelt. Sie schätzt die Situation so ein, dass Herr Hausners soziale Teilhabe massiv gefährdet ist, weil er außer ihr kaum Sozialkontakte hat. Susanne hat den Eindruck, dass Herr Hausner eher passiv und zurückgezogen lebt. Sie kann nicht einschätzen, ob er sich wohl fühlt oder unter seiner Situation leidet. Ihre Frage danach beantwortet er ausweichend.
Was denken Sie? Haben Sie schon Erfahrungen mit Menschen gemacht, deren soziale Teilhabe gefährdet war? Welche Interventionsmöglichkeiten können Sie sich vorstellen?

Pflegefachpersonen sind aufmerksam, wenn Beeinträchtigungen der Lebensqualität oder der sozialen Teilhabe drohen. Sie sind der Schlüssel, solche negativen Verläufe zu verhindern oder abzuschwächen, wenn die Betroffenen dies nicht aus eigener Kraft können. Die soziale Teilhabe kann auch durch bauliche Vorgaben beeinträchtigt sein.

Fallbeispiel

„Zwei Einzelzimmer sind kein Doppelzimmer"

Das Ehepaar Meinzer will aufgrund körperlicher Beeinträchtigungen ins städtische Pflegeheim ziehen. Leider kommt das betreute Wohnen aufgrund ihrer Hinfälligkeit nicht in Betracht. Bei der Vorbesprechung mit der Heimleitung erfahren sie, dass die Pflegeeinrichtung nur über Einzelzimmer verfügt. Sie können aber zwei durch eine Tür verbundene Einzelzimmer haben. Das macht Ihnen Schwierigkeiten, weil sie während ihrem 52-jährigen Eheleben immer ein gemeinsames Bett hatten. Die Heimleitung versichert ihnen, dass das auch in der Pflegeeinrichtung möglich sein würde.
Was denken Sie? Entsprechen für Sie zwei Einzelzimmer einem Doppelzimmer? Was würden Sie bevorzugen?

Die Angebote für die Förderung der Lebensqualität und sozialen Teilhabe erstrecken sich auch auf die Organisation der Abläufe in der Pflegeeinrichtung (beispielsweise Schichtzeiten, Besuchsregelungen oder soziale Aktivitäten) oder verschiedene Angebote wie die Mahlzeiten oder die hauswirtschaftliche Versorgung.

Fallbeispiel

„Mahlzeiten sind elementar im Pflegeheim"

Im städtischen Altenpflegeheim nimmt der Qualitätsmanagementbeauftragte eine Bestandsaufnahme der Rahmenbedingungen vor, die sich auf die Lebenswelt der Bewohner auswirken. Dabei befragt er die Pflegebedürftigen und auch die Angehörigen des pflegerisch-therapeutischen Teams. Ein Motiv, das die Bewohner häufig nennen, ist die Auswahl der Mahlzeiten. Einige Bewohner wünschten sich explizit eine größere Wahlmöglichkeit beim Mittagsessen, wenn sie schon so viel Geld für das Pflegeheim bezahlen. Außerdem sind manche jüngere Alte eine Vollwert- oder vegetarische Kost gewohnt. Die Küchenchefin Frau Wanner nimmt an einer Fortbildung teil und kalkuliert einen neuen Vorschlag durch. Sie konfiguriert das Mahlzeitenangebot modular. So gibt es ab jetzt Mahlzeitenkomponenten, die von den Bewohnern ausgewählt und frei kombiniert werden können. Dreimal pro Woche werden ausgesuchte Vollwertbestandteile integriert, beispielsweise speziell zubereitetes Vollkorngetreide oder Kombinationen aus verschiedenen Gemüsen und Hülsenfrüchten, die besonders viel gesundes Eiweiß enthalten. Insgesamt achtet Frau Wanner darauf, dass das Essen immer gesund zubereitet ist und sich das Speisenangebot gleichzeitig an der Erfahrungswelt der alten Menschen orientiert. Natürlich muss es auch noch schmecken. Oft muss sie mit ihrem Küchenteam tüfteln, bis sie ein passendes Wochenangebot erarbeitet hat. Welche Bedeutung haben Mahlzeiten für Sie? Und für Ihre Bewohner?

17.4 Netzwerke

Vornehmlich in der ambulanten, aber auch in der stationären Pflege, dienen **Netzwerke** der Unterstützung pflegebedürftiger Menschen mit ihren verschiedenen Bedürfnissen. Die Ressourcen, die Netzwerke bereitstellen, unterstützen auch die Pflegefachpersonen. Sie helfen bei Tätigkeiten, für die die Pflegefachpersonen weniger Ressourcen zur Verfügung haben, z. B.

- Besuchsdienste,
- ehrenamtliche Hilfen,
- ambulante Hospizdienste (AHD),
- ambulante Kinder- und Jugendhospizdienste (AKHD) und
- Sitzwachen von Kirchengemeinden.

Betroffene profitieren von Netzwerken auch durch

- Leistungen von Selbsthilfegruppen (▸ Kap. 12.5.2),
- selbstverwaltete Beratungsleistungen (z. B. durch Seniorenbüros) sowie
- Therapieangebote.

Fallbeispiel

„Der Besuchshund ist eine feine Sache ..."

Die Auszubildenden Susanne Fischer und Karla Stein lernen in ihrer Stammeinrichtung Frau Däuble mit ihrem Hund Miko kennen. Der Hund hat eine Besuchshundeausbildung bei den Maltesern durchlaufen und kommt dienstags und freitags in die Pflegeeinrichtung. Viele Bewohner freuen sich schon auf die Nachmittage, wenn Miko kommt. Sie genießen seine ruhige Art und streicheln ihn gerne. Manche Bewohner werden an ihre eigenen Haustiere erinnert, die sie früher hatten. Tiere schaffen manches fast selbstverständlich, was Menschen nicht vermögen. So tauen demenzerkrankte Menschen richtig auf und werden zugänglich, auch wenn sie sich vorher eher abweisend und zurückgezogen verhalten haben. Susanne und Karla freuen sich sehr über Mikos Besuche. Gleichzeitig bedeuten sie eine riesige Erleichterung bei ihrer Arbeit, denn die alten Menschen sind wie ausgewechselt, die Stimmung auf der Station ist merklich ausgeglichener und die Betreuung der demenzkranken Menschen gestaltet sich wesentlich einfacher.

Welche Erfahrungen haben Sie mit Besuchsdiensten, insbesondere mit Besuchshunden? Was denken Sie, welche Voraussetzungen ein Hund für die Besuchshundeausbildung mitbringen muss?

Wenn am Ende des Lebens die pflegerischen Aufgaben sehr komplex und umfangreich werden, sind Institutionen segensreich, die eine spezialisierte Versorgung anbieten.

Erläuterungen zum Fallbeispiel

„Der SAPV – Ein Segen am Ende des Lebens"

Der 61-jährige Michael Bauer ist nach einem ausgedehnten Darmkarzinom mit Metastasen an der Schilddrüse und an der Lunge sehr ausgezehrt. Die behandelnden Ärzte beschließen im Einvernehmen mit Herrn Bauer, dass er nur noch palliativ versorgt werden soll. Er hat die Wahl zwischen der Palliativstation und der palliativen Versorgung zu Hause durch die spezialisierte ambulante Palliativversorgung (SAPV). Die SAPV macht Vorschläge zur pflegegerechten Gestaltung der Wohnung und zur Versorgung mit Hilfsmitteln durch die Pflegekasse. Sie koordiniert auch die kontinuierliche Versorgung mit stationären Flüssigsauerstoff-Tanks durch ein Sanitätshaus. Die Ärztin der SAPV kommt regelmäßig zu Herrn Bauer und versorgt ihn mit Schmerzmitteln und atemerleichternden Medikamenten. Die Pflegefachpersonen sind täglich vor Ort und unterstützen ihn im Alltag. Sie sind rund um die Uhr erreichbar und Ansprechpartner für alle Fragen, die Herrn Bauer bewegen. Herr Bauer fühlt sich durch die von der SAPV geleisteten Betreuung umfassend unterstützt. Auch die Ehefrau und die anderen Angehörigen sind erleichtert, dass es dieses Angebot gibt. Nach acht Wochen kann Herr Bauer in Frieden einschlafen.

17.5 Angebote für Kinder und Jugendliche

Kinder und Jugendliche benötigen in besonderem Maß Angebote, die bei Einschränkungen der Lebenswelt durch Erkrankungen und das Gesundheitssystem hervorgerufen werden. Sie können ihren eigenen Bereich noch nicht effektiv gegen äußere Einflüsse abschirmen und stabilisieren. Außerdem können sie diese Einflüsse nur eingeschränkt kognitiv relativieren.

Fallbeispiel

„Maria bekommt keine Luft mehr ..."

Die 12-jährige Maria leidet unter Asthma bronchiale. Sie traut sich nicht mehr, mit ihren Freundinnen unterwegs zu sein bzw. alleine joggen zu gehen. Nach mehreren schwergradigen Asthmaanfällen wird sie stationär in

der Klinik für Pneumologie aufgenommen. In der Notaufnahme konnte nur eine geringe Symptomlinderung erzielt werden, daher bekam sie eine nichtinvasive Überdruckbeatmung (NIPPV) verordnet. Am nächsten Tag kommen ihre Eltern zu Besuch und finden Maria noch verängstigter vor, als sie es bereits war. Sie fragen bei der behandelnden Ärztin nach irgendwelchen Angeboten, die ihrer Tochter guttun könnten. Die Ärztin empfiehlt ihnen die Schulungsgruppe „Lufthelden" für asthmaerkrankte Kinder und Jugendliche, die Asthmaschulungen nach den Standards der Arbeitsgemeinschaft „Asthma bronchiale im Kindes- und Jugendalter" (AGAS) anbietet. Dort werden in einem Team von Physiotherapeuten, Ärzten, Pflegefachpersonen und Psychologen Themen wie die Krankheitsentstehung sowie der Umgang mit Hilfsmitteln und Medikamenten besprochen. Das Angebot umfasst aber auch Atemübungen und Gespräche wegen den psychischen Belastungen bei Anfallsleiden. Auch die Eltern sind in das Schulungsangebot mit eingebunden. Nach zwei Wochen mit etwa 20 Unterrichtseinheiten fühlen sich sowohl Maria als auch ihre Eltern wesentlich gestärkter. Maria hat auch wieder mehr Mut gefasst, sich mit Freundinne zu treffen.
Was denken Sie? Welche Schwerpunkte lebensweltlich orientierter Angebote sehen Sie bei Kindern für besonders wichtig an?

Besonders für kleine Kinder sind neben dem Konzept des Rooming-in (► Kap. 7.2.4) Angebote wichtig, die die Begleitung der Eltern ermöglichen und dem Interesse des Kindes nach einer positiven Umgebung, Ablenkung und Spielgelegenheiten entgegenkommen (► Abb. 17.3).

Fallbeispiel

„Manja hat den Arm gebrochen"

Die siebenjährige Manja hat sich Ende Januar beim Sturz von der Treppe daheim den rechten Unterarm gebrochen. Die Fraktur von Elle und Speiche ist disloziert und muss operativ reponiert werden. Sie geht mit ihrem Vater in die chirurgische Notaufnahme des in der Nähe liegenden Krankenhauses. Leider ist es an diesem Tag draußen sehr glatt, die Notaufnahme ist überfüllt. Manja und ihr Vater müssen mehrere Stunden warten, bis jemand für sie Zeit hat. Manja klagt über Schmerzen, doch erst Stunden später erfolgt eine Versorgung mit Analgetika. Als sie endlich drankommt, wird sie ständig von ihrem Vater begleitet. Nur bei der Operation darf er nicht dabei sein, sitzt aber an ihrem Bett, als sie im Aufwachraum wieder zu sich kommt. Bevor sie geht, bekommt sie ein kleines Geschenk von den Pflegerinnen.
Als sich ihr Vater Jahre später mit ihr über das Erlebnis von damals unterhält, kann sie sich ganz gut daran erinnern. Besonders die Schmerzen, die sie aushalten musste, sind ihr negativ in Erinnerung geblieben. Die Begleitung durch ihren Vater und das Geschenk, das sie bekommen hat, fand sie hingegen positiv und sehr wichtig.

17.6 Angebote für chronisch Kranke

Menschen mit chronischen Erkrankungen haben spezifische Aufgaben und Belastungen, mit denen sie in ihrem Alltag und ihrer Lebenswelt zurechtkommen müssen. *Juliet Corbin* und *Anselm Strauss* haben ein **Phasenmodell zum Bewältigungshandeln chronisch kranker Menschen** entwickelt

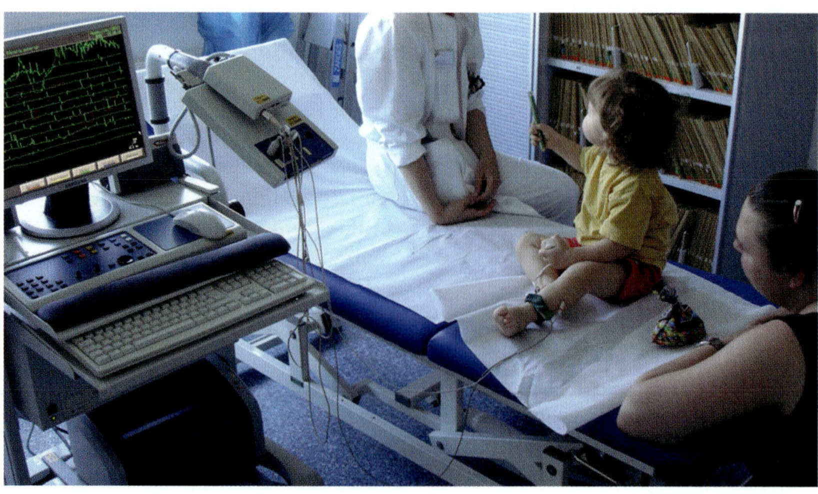

Abb. 17.3 Die Pädiatrie ist ein die Lebenswelt eines Kindes stark beeinflussender Erlebnisraum [H282-001]

(Corbin und Strauss 2010) und dabei sechs Phasen beschrieben:
1. vor der Diagnose,
2. Beginn der Krankheit,
3. Restabilisierung/Renormalisierung,
4. Leben im Auf und Ab der Krankheit,
5. Beginn der Abwärtsentwicklung und
6. Abwärtsentwicklung und Sterben.

Diese sechs Phasen werden in der Abbildung in verschiedene Aspekte differenziert (▸ Abb. 17.4):
- Krankheitsgeschehen,
- Erleben der Krankheitssituation,
- Bewältigungshandeln,
- Krankheitsmanagement und
- Umgang mit der Patientenrolle.

Chronisch Kranke und ihre Angehörigen sind also vielfach herausgefordert und erleben individuell das Krankheitsgeschehen. *Mieke Grypdonck* hat dieses Erleben der Betroffenen plastisch beschrieben (Grypdonck 2005): Chronisch Kranke erfahren ihr Kranksein als ganze Person und sind nicht nur auf die Krankheit beschränkt. Sie sind weniger daran interessiert, dass sie funktionieren, sondern dass ihr Leben Qualität aufweist. *Grypdonck* betont, *„dass die Pflege von chronisch Kranken nur dann wirksam sein kann, wenn sie aus der Perspektive der Familie geleistet wird." (Grypdonck* 2005: *30).* Die Aufgabe für Pflegefachpersonen sieht sie darin, *„dem Menschen zu helfen, sein Leben über die Krankheit hinauszuheben" („to lift life above illness"; Grypdonck* 2005: *30*) und charakterisiert vier zentrale Aufgaben der Pflege (▸ Tab. 17.1).

Phasen	**1 Vor der Diagnose**	**2 Beginn der Krankheit**	**3 Restabilisierung/Renormalisierung**	**4 Leben im Auf und Ab der Krankheit**	**5 Beginn der Abwärtsentwicklung**	**6 Abwärtsentwicklung und Sterben**
Krankheitsgeschehen	Erste Krankheitssymptome	Krisenhafte Zuspitzung der Krankheitssymptome: Diagnosestellung	Beginn der Langzeitbehandlung verbunden mit Umstellungs- und Anpassungserfordernissen	Wiederholter Wechsel von relativer Stabilität und Instabilität mit Krisen – immer wieder Veränderung der Bewältigungsanforderungen	Sich sukzessiv beschleunigende Krankheitsdynamik und größer und komplexer werdende Bewältigungsanforderungen	Voranschreitender Verlust der körperlichen und psychischen Integrität
Erleben der Krankheitssituation	Irritation, Beunruhigung	Biografische Zäsur	Erleichterung, Hoffnung auf Renormalisierung des durch die Krankheit gestörten Lebens	Erkennen der Bedeutung von Chronizität: gestörte Hoffnung auf Rückkehr zur Normalität, Leben lernen mit chronischer Krankheit	Überforderung, Verunsicherung, Verbitterung, Kampf um Lebensperspektiven trotz Voranschreiten der Krankheit	Angst, Verengung der Lebensperspektive
Bewältigungshandeln	Normalisierung der Krankheitssymptome	Schockbedingte Irritation der Handlungsfähigkeit: „Trudeln"	Langsames Wiedererlangen der Handlungsfähigkeit, Herauskristallisierung einer Bewältigungsstrategie	Oberflächliche Anpassung des Bewältigungshandelns an die Krankheitsrealität, Beibehalten der entwickelten Bewältigungsstrategie	Versuch des Beibehaltens nicht mehr tragfähiger Bewältigungsstrategien, Festhalten am Bild des handlungsfähigen Patienten	Endgültiger Verlust der Handlungsfähigkeit
Krankheitsmanagement	Abwarten bzw. kognitive Vermeidung	Orientierungslosigkeit	Hohe Compliance, aber: Umgang mit chronischer Krankheit wie mit einer Akuterkrankung	„großzügigere" Compliance	Wechselnde Compliance mit zunehmendem Vernachlässigen des Krankheitsmanagements	Erdulden
Umgang mit der Patientenrolle	—	Passiver Patient	Vorbildlicher, aktiver Patient	„Normaler" Patient	Wandel zum „kritischen" Patienten	Leidender Patient

Abb. 17.4 Phasenmodell zum Bewältigungshandeln chronisch kranker Menschen [L143]

Tab. 17.1 Aufgaben der Pflege chronisch kranker Menschen nach *Grypdonck*

Aufgabe	Beispiel
Kranken helfen, die existenzielle Krise zu überwinden	Vermittlung von Erfahrungen anderer Betroffener
Kranke beim Kampf des täglichen Lebens unterstützen	Anbieten von praktikablen Lösungen von Alltagsproblemen
Kranke beim Management des Therapeutischen Regimes unterstützen	Vermittlung eines angemessenen Selbstmanagements ohne Gefahr der Selbstschädigung
Kranken bei der Organisation der Pflege helfen	Berücksichtigung des Tagesplans des Betroffenen

Fallbeispiel

„Hätte ich doch nicht mein Leben lang geraucht"

Susanne Fischer und Karla Stein beschäftigen sich mit Herrn Schnitzer. Dieser war früher Bäcker, konnte aber nach 15 Berufsjahren seinen Beruf nicht mehr ausüben. Er hat sein Leben lang geraucht und leidet seit Jahren unter ausgeprägter COPD. Susanne und Karla wollen herausbekommen, inwieweit die chronische Erkrankung von Herrn Schnitzer seinen Alltag prägt und ihn belastet. Er berichtet ihnen, dass er unter den Auswirkungen der COPD erheblich leidet, die Atemnot macht ihm ständig zu schaffen, seine Glieder fühlen sich bereits am Vormittag bleiern an, auch der allgegenwärtige Auswurf ist für ihn eine Qual. Wenn seine Enkel zu Besuch kommen, versucht er den Husten zu unterdrücken, was aber nicht gelingt. Er ist froh, dass ihm seine Medikamente wenigstens soweit helfen, dass er ein wenig Lebensqualität verspürt. Die beiden jungen Frauen warnt er allerdings: „Hätte ich doch nicht mein Leben lang geraucht". Susanne und Karla sind froh, dass sie kein solches Schicksal erleiden müssen und dass sie nicht rauchen. Am Schluss sagt ihnen Herr Schnitzer, dass es nicht alleine die krankheitsbedingten Belastungen im Alltag sind, die ihn beschäftigen. Er habe seinen Beruf sehr gerne ausgeübt, musste ihn aber aufgrund seiner Erkrankung aufgeben. Das tue ihm heute noch weh. Die jungen Frauen sind nach dem Gespräch mit Herrn Schnitzler berührt und betroffen. Sie erkennen, dass eine chronische Krankheit viele Belastungen nach sich ziehen kann.

Was denken Sie? Kennen Sie Menschen, die an einer chronischen Krankheit leiden? Welches Ausmaß an Belastungen tragen Betroffene und ihre Angehörigen?

Die Beeinträchtigungen der Lebenswelt, die von chronischen Erkrankungen verursacht werden, potenzieren sich im Phänomen Multimorbidität (► Kap. 7.2.1). Aus der Perspektive der Betroffenen können die Ressourcen zur Bewältigung der verschiedenen Krankheitsschwerpunkte nicht ausreichen. Pflegefachpersonen ermitteln im Dialog mit den Betroffenen Prioritäten für Interventionen und orientieren sich an der maximalen Lebensqualität und an der Selbstbestimmung der Betroffenen.

17.7 Angebote für Menschen mit psychiatrischen Veränderungen

Menschen mit psychiatrischen Veränderungen bilden keine einheitliche Gruppe von zu Pflegenden, daher sind auch die Angebote der Pflege sehr unterschiedlich. Exemplarisch für diese Vielfalt werden Szenarien und ihre Implikationen für lebensweltlich orientierte Angebote geschildert.

17.7.1 Kinder- und Jugendpsychosomatik

Fallbeispiel

Alena

Die Inselstation der **Kinder- und Jugendpsychosomatik** für psychisch kranke Kinder und Jugendliche verfügt über zwölf Betten in fünf Zimmern, davon ist eins ein Einzelzimmer. Zu jedem Patientenzimmer gehört eine separate Nasszelle. Es gibt ein gemeinsames Esszimmer mit Fernseher und einer Küche, in der die Kinder mit der Pflegefachperson kochen können, darüber hinaus ein Spielzimmer mit verschiedenen Spielsachen und Gesellschaftsspielen, wo die Kinder auch ihre Hausaufgaben machen können. Der Tätigkeitsschwerpunkt auf der Station liegt neben der Versorgung bei der Verhaltensbeobachtung und Therapie der Kinder. Kommt ein Kind neu auf die Station, wird es erst einmal einige Tage im stationären Umfeld beobachtet. Dann wird erst darüber entschieden, welche Medikation, welche Maßnahmen und Therapien angesetzt werden. Auf der Station werden Kinder jeden Alters bis 18 Jahre behandelt. Haben sie zusätzliche medizinische Erkrankungen wie Diabetes oder Asthma, wird diese Behandlung ebenfalls hier vorgenommen. Die meisten Kinder kommen mit Diagnosen wie Aufmerksamkeitsdefizit-Hyperaktivitätsstörung (ADHS) oder Essstörungen wie Anorexie zur Behandlung. Nicht selten kommen die Kinder aus belastenden familiären Verhältnissen, sodass der Kontakt zu den Eltern eingeschränkt sein kann. Der Tag in

der Station weist eine Vielzahl von Regeln und eine feste Struktur auf.
Für die Patienten mit Anorexie gelten genaue Regeln für das Ess- und Sozialverhalten anhand von ausdifferenzierten Essplänen in Gemeinschaft. Flankierend wird die Lebens- und Erfahrungswelt durch therapeutisch angeleitete Mahlzeiten, Zwischenmahlzeiten, regelmäßiges Wiegen, themenzentrierter Gruppentherapie, Übungen zur Selbsterfahrung des eigenen Körpers, Evaluationen des Essverhaltens und therapeutisch begleitetem Kochen gegliedert. Zu den Kontrollen gehört auch die Erfassung der Vitalparameter Blutdruck und Puls dreimal pro Woche. Die Therapievereinbarungen sehen auch unangekündigte Gewichts- und Zimmerkontrollen vor.
Die 14-jährige Alena ist bereits zwei Wochen auf der Inselstation. Sie leidet unter Magersucht und soll auf der Station lernen, ihr Gewicht zu halten und ihr Essverhalten zu normalisieren. Sie hat sich dank der freundlichen Pflegerinnen und der angenehm gestalteten Umgebung gut eingelebt. Mit den Regeln, die sie am Anfang ihres Aufenthalts unterschreiben musste, hat sie sich arrangiert. Sie kann nicht sagen, dass ihr der Aufenthalt hier gefällt, denn ihr fehlen ihre Freundinnen daheim. Allerdings ist sie froh, dass sie die angespannte Situation in ihrer Familie nicht erleben muss. Neben dem Alltag auf der Station geht Alena vormittags in die klinikeigene Schule. Nachmittags erledigt sie Lernaufgaben und hat Freizeit, die sie sich mit ihrem Tablet vertreibt. Alena fühlt sich einsam, denn sie hat hier auf der Station noch keine Freundschaften gefunden. Und die Pflegerinnen sind zwar immer für sie da, aber sie sind älter als sie und immer auf eine gewisse Weise distanziert. Ihr ist es unangenehm, dass regelmäßig ihr Körpergewicht und Puls und Blutdruck gemessen werden. Da fühlt sie sich beobachtet und kontrolliert, sie malt sich dann immer aus, was die anderen über sie denken könnten.

Die **Gestaltung der Lebenswelt** orientiert sich im Beispiel weitgehend an der entsprechenden Krankheit und bietet eine Vielzahl von Regeln und Vereinbarungen. Diese haben einen therapeutischen Nutzen und sollen helfen, ein verlorenes Maß an Normalität zurückzugewinnen. Das Erleben dieser Umgebung kann allerdings – wie im Beispiel gezeigt – weniger nutzbringend als vielmehr unangenehm empfunden werden. Neben der soweit wie möglich angenehm gestalteten Umgebung helfen hier klare, empathische Beziehungen gepaart mit einer professionellen Einstellung, die Nähe und Distanz ausbalanciert.

17.7.2 Akutpsychiatrie

In der Akutpsychiatrie kümmern sich die Pflegefachpersonen um alle Arten von psychischen Erkrankungen, Krisen und Notfällen. Die Diagnose und Therapie erfolgen nach ärztlichen Leitlinien, die individuell auf die Patienten abgestimmt sind. Bei der Versorgung der Patienten wirkt ein multiprofessionelles pflegerisch-therapeutisches Team (▸ Kap. 18.2) mit, u.a. Ärzte, Pflegefachpersonen, der Sozialdienst, die Fachtherapeuten und ggf. die Seelsorge. Durch die enge Zusammenarbeit mit der psychiatrischen Institutsambulanz wird bereits in der Akutphase der Fokus auf die Versorgung nach der stationären Phase gelegt. Ziel der Akutpsychiatrie ist es, dass Menschen, die sich in einer akuten psychiatrischen Krise befinden, zu versorgen, Symptome zu mildern und die Patienten zu stärken, mit ihrem Krankheitsbild umzugehen. Dafür ist ein unterstützendes, geschlossenes Milieu notwendig, das zuerst eine Abmilderung von Außenreizen schafft. Die deeskalierende Umgebung stärkt die Betroffenen (▸ Abb. 17.5). Gespräche, Gruppentherapien, Sport und Beschäftigungsangebote schaffen eine förderliche Atmosphäre. Diese wird durch eine angepasste Medikation ergänzt, deren Wirkung genau überwacht wird.

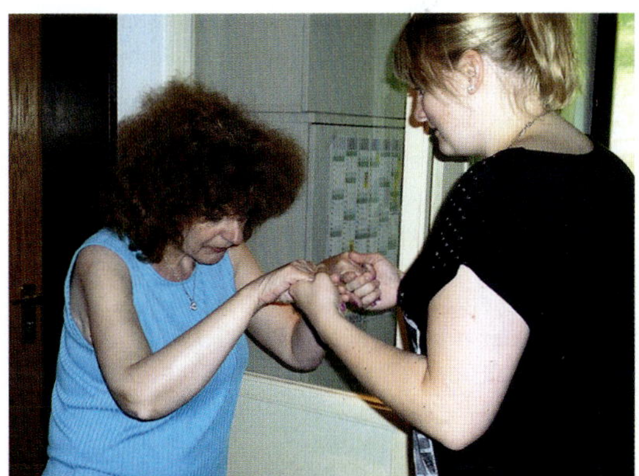

Abb. 17.5 Deeskalation ist eine der Aufgaben der psychiatrischen Pflege [M322]

Fallbeispiel

Hartmut C.

Die Akutstation B besteht aus vier Patientenzimmern mit Nasszellen, dazu einem großen Gemeinschaftsraum, einem zentralen Dienstzimmer und einem Raum zur Deeskalation für Notfälle. Der alleinstehende Hartmut C. wurde von der Polizei auf der Straße aufgegriffen. Er war in Unterhemd und Unterhose unterwegs und konnte sich nicht verständlich äußern. Er kam in die Akutstation des Zentrums für seelische Gesundheit zur Erstversorgung. Die Phase der Eingewöhnung ist Hartmut besonders schwergefallen; er hat manche Medikamente nicht vertragen und war unruhig und agitiert. Außerdem ließ er keine Körperpflege zu und wirkte nach einigen Tagen verwahrlost. Sein Bekannter Bernd besuchte ihn und brachte, da er einen Schlüssel zu seiner Wohnung hatte, frische Wäsche und etwas Obst. Hartmut erkannte Bernd und freute sich über den Besuch. Nach zwei Wochen besserte sich der Zustand von Hartmut deutlich, er akzeptierte Unterstützung, und die Medikamente schienen zu wirken. Als er nach vier Wochen mit der Diagnose Schizophrenie entlassen wurde, war er sehr gut mit Medikamenten eingestellt. Er sollte auf keinen Fall seine Medikamente absetzen, regelmäßig zum Arzt gehen und von der Ambulanten psychiatrischen Pflege (APP) betreut werden.

17.7.3 Gerontopsychiatrie

In der **Gerontopsychiatrie** sind Menschen im höheren Lebensalter mit psychiatrischen Veränderungen untergebracht. Die häufigsten Krankheitsbilder im Alter sind neben den Demenzerkrankungen Depressionen, Angststörungen, Alkoholerkrankungen sowie Schizophrenien. Letztere nehmen im Alter ab, weil Menschen mit Schizophrenie eine um 15–20 Jahre verkürzte Lebenserwartung haben (Fessl 2020). Die gerontopsychiatrische Versorgung findet in unterschiedlichen **Institutionen** statt, in:

- gerontopsychiatrischen Abteilungen in psychiatrischen Zentren, z. B. psychiatrische Landeskrankenhäuser oder psychiatrische Fachkliniken,
- spezialisierten gerontopsychiatrischen Einrichtungen und
- offenen oder geschlossenen Stationen in Pflegeheimen mit einem gerontopsychiatrischen Schwerpunkt.

Eine Besonderheit der Gerontopsychiatrie ist der Umstand, dass ältere Menschen, die psychisch erkrankt sind, häufig auch an körperlichen Erkrankungen, beispielsweise des Herz-Kreislauf-Systems oder des Bewegungsapparats leiden. Sinnesbeeinträchtigungen wie Schwerhörigkeit können ebenfalls dazukommen und die Kommunikation erschweren. Die Erkrankungen beeinträchtigen die Lebensqualität, die Selbstständigkeit und die soziale Teilhabe der Betroffenen, sodass die Pflegebedürftigkeit verstärkt wird.

Demenz

Definition

Demenz

„Allgemeine Bezeichnung für eine Minderung der geistigen Fähigkeiten, die schwerwiegend genug ist, um das tägliche Leben zu beeinträchtigen." (alz.org 2022)

Demenz (► Kap. 7.2.2) ist keine spezifische Erkrankung, sondern ein Begriff, der verschiedene Syndrome umfasst. Demenz äußert sich in sehr vielen Gestalten, alle Demenzformen haben die gemeinsame Erscheinungsform, dass die Betroffenen kognitive Fähigkeiten verlieren (z. B. Nachlassen der Merkfähigkeit, des Denkens, Rechnens oder Schreibens), die sich auf Alltagsaktivitäten auswirken.

Fallbeispiel

Frau Wolfram

Die 88-jährige Hermine Wolfram lebt seit drei Jahren auf dem Wohnbereich Rosenhain des Pflegeheims der Diakonie „Am Waldrand". Es handelt sich um einen offenen Wohnbereich mit integrativer Versorgung, wo Menschen mit und ohne kognitive Einschränkungen leben. Frau Wolfram leidet unter einer nicht kategorisierten schweren Demenz und Herzinsuffizienz mit starker Ödembildung an den Beinen. Die Kompressionsstrümpfe akzeptiert sie zurzeit noch. Meist macht sie einen traurigen und depressiven Eindruck. Sie geht über den Wohnbereich und äußert Sätze wie: „Ich bin hier nicht richtig, das stimmt so nicht" oder „Ich mache alles falsch" oder „Helfen Sie mir". Sie sucht Körperkontakt und wirkt oft sehr verzweifelt. Die Mitarbeiter versuchen, so gut es geht auf sie einzugehen. Wenn man sie an die Hand nimmt und mit ihr geht, beruhigt sie sich für eine Weile. Eines Nachts ist sie nicht in ihrem Bett. Die Nachtwache Teresa sucht im ganzen Haus, bis sie von einer anderen Bewohnerin einen Hinweis bekommt.

Darauf findet Teresa Frau Wolfram in der Mitarbeitertoilette der Küche. Frau Wolfram hat sich in einer Toilettenkabine eingeschlossen und macht erst nach langem Zureden wieder auf. Leider hat sie Stuhlgang in der Toilette verschmiert. Teresa reinigt alles und bringt Frau Wolfram wieder ins Bett. Diese bedankt sich, geht auch tatsächlich ins Bett, steht aber zwei Stunden später wieder nackt auf dem Gang.
Welche Erfahrungen haben Sie mit gerontopsychiatrisch veränderten Menschen gemacht?

Für gerontopsychiatrische veränderte Menschen, insbesondere für demenzerkrankte Menschen, gibt es unterschiedliche **Betreuungsangebote,** die verschiedene **Zielsetzungen** aufweisen:

- **Alltagsorientierung,** z. B. Realitätsorientierungstraining (ROT),
- **Tagesstrukturierung,** z. B. MAKS-Therapie,
- **Ressourcenorientierung,** z. B. das psychobiografische Pflegemodell nach *Erwin Böhm* oder
- **Akzeptanz,** z. B. Validation nach *Naomi Feil.*

Praxistipp

Fünf-Sinne-Konzept

Das Fünf-Sinne-Konzept ist ein Beispiel der lebensweltlich orientierten Angebote in der stationären Pflege. Das Konzept findet sich bei dem Altenhilfeträger Dienste für Menschen e.V. und beinhaltet die positive Stimulation über die fünf Sinne Sehen, Hören, Fühlen, Riechen und Schmecken. Zielgruppe sind einerseits Menschen mit Demenz, andererseits aber alle Menschen in den Pflegeeinrichtungen. Das Konzept findet sich in vielfältigen Interventionen, z. B.

- im baulichen Lebensumfeld durch Gestaltung der Außen- und Innenräume in Form eines Licht- und Farbkonzeptes, in der Gestaltung von Kräutergärten,
- in strukturierten sozialen Interaktionen im Tagesablauf (Lesen, Singen, Basteln),
- in der spirituell-religiösen Dimension (Seelsorge, Gebete, Gottesdienste) oder
- in gezielter Förderung motorischer Aktivitäten durch standardisierte Bewegungsprogramme (Fünf Esslinger) und besonderen Bewegungstechnologien (Ganzkörpervibration; Runge 2022).

Fallbeispiel

Herr Hofmeister

Herr Hofmeister ist ein vielseitig interessierter 75-jähriger Mann, der seit zwei Monaten in einem Pflegeheim des Altenhilfeträgers Dienste für Menschen bei Schwäbisch Hall lebt. In dieser Einrichtung gibt es einen Wochenplan, der auf das Fünf-Sinne-Konzept ausgerichtet ist. Montags nimmt Herr Hofmeister unter dem Stichwort Bewegung/Fühlen an der Gymnastik teil. Dienstags wird unter dem Stichwort Hören/Sehen, Erinnerungspflege und Gedächtnistraining angeboten. An den Angeboten für demenzerkrankte Menschen, die mittwochs stattfinden, nimmt er nicht teil, dafür genießt er am Donnerstag unter dem Stichwort Schmecken/Riechen die hauswirtschaftliche Erinnerungspflege. Kuchen backen bereitet ihm besonderen Spaß. Am Freitag nimmt er das Angebot Bewegung/Fühlen wahr, wo die Betreuungskräfte Gedächtnistraining von A bis Z anbieten. Auf diese Weise ist seine Woche durchstrukturiert, und er hat nie Langeweile.

Eine spezielle Form der Interaktion mit Menschen mit Demenz ist die **Integrative Validation nach Richard®** *(IVA).* Sie versteht sich als **Interaktionskonzept** unter den Prämissen von

- Wertschätzung und Respekt,
- Wahrnehmung von aktuellen Gefühlen,
- Wahrnehmung von Antrieben sowie
- verbaler Wertschätzung der Antriebe und Gefühle am Gesprächsende mit bestätigenden Sprichwörtern.

Das Konzept kann in **jeder Phase der Demenz** angewendet werden. Manchmal können so auch Menschen in schwersten Demenzzuständen kurzzeitig erreicht werden. Pflegefachpersonen verfügen notwendigerweise über ein vertieftes biografisches Wissen über den Menschen mit Demenz. Gleichzeitig agieren sie in einer Haltung von Kongruenz und Echtheit, indem ihr verbales, nonverbales und paraverbales Verhalten übereinstimmen. Integrative Validation versteht sich weniger als ein Konzept zur Lösung von inneren Konflikten oder Blockaden als vielmehr als Begleitung, die grundsätzlich wertschätzend und ressourcenorientiert ist. Dabei wird nach zwei Prinzipien vorgegangen:

- Prinzip Agieren (ritualisierte Begegnung) und
- Prinzip Reagieren (Richard und Richard 2016)

Da die Integrative Validation Fragetechniken und Interpretationen vermeidet und sich auf die Gefühle und Bedürfnisse der Menschen mit Demenz einlässt, werden diese in ihrer Lebenswelt **abgeholt.** Durch kurze direkte Sätze, den bewussten Gebrauch von nonverbaler und paraverbaler Kommunikation neben dem gesprochenen Wort und die Verallgemeinerung in Sprichwörtern erkennen sich die Menschen wieder und empfinden einen **wohltuenden Kontakt** zu dem Kommunikationspartner. Die Akzeptanz und Bestätigung der Gefühle der Betroffenen schafft eine gemeinsame Ebene ohne Bewertung, Analyse oder Korrektur. Da die Betroffenen gezielt angesprochen werden, ergibt sich ein **Impuls,** der Aufmerksamkeit und Wachheit hervorbringen kann.

Praxistipp

Nutzen der Integrativen Validation

Die Integrative Validation ist eine Kommunikationsmethode, die einerseits präventiv wirken kann und andererseits in herausfordernden Situationen eine Handhabe bietet, um deeskalierend vorzugehen.

Depression

Demenz ist ein bedeutendes Thema in der Pflege älterer Menschen und in der Gerontopsychiatrie. Darüber wird häufig vergessen, dass auch die **Depressionen im Alter**eine bedeutende Rolle spielen.

Definition

Depression

„Weit verbreitete psychische Störung, die durch Traurigkeit, Interesselosigkeit und Verlust an Genussfähigkeit, Schuldgefühle und geringes Selbstwertgefühl, Schlafstörungen, Appetitlosigkeit, Müdigkeit und Konzentrationsschwächen gekennzeichnet sein kann." (WHO Europa 2022).

6,1 % der Menschen in der Altersgruppe von 70–79 Jahren erkranken an einer schweren **Depression,** während die leichteren und subklinischen Depressionen zwei bis dreimal so häufig sind und im gleichen Maß die Lebensqualität und die Gesundheit beeinträchtigen. Damit ist die Depression neben den Demenzen die häufigste psychische Erkrankung im höheren Lebensalter. Mit dieser Erkrankung geht das Phänomen der **Selbsttötung** einher. Das Risiko eines Suizids ist für ältere Menschen deutlich erhöht (35 % aller Alterssuizide bei einem Anteil an der Bevölkerung von ca. 21 %. Stiftung Deutsche Depressionshilfe 2022).

Merke

Wissenswertes zum Suizid

- *„Ein Suizid geschieht meist als Folge einer psychiatrischen Erkrankung.*
- *Hinweise auf Suizidalität (z. B. Äußerungen wie „Ich kann nicht mehr", „Ich will nicht mehr") sind immer ernst zu nehmen und sollten angesprochen werden.*
- *Im Fall von suizidalen Gedanken oder Verhalten ist ein Arzt hinzuzuziehen.*
- *Die Behandlung einer Depression verringert das Suizidrisiko.*
- *Die Gründe für die dramatische Zunahme des Suizidrisikos bei älteren Männern sind nicht vollständig geklärt. Ein Faktor dürfte zumindest sein, dass Depression insbesondere bei älteren Männern noch häufig nicht oder nur sehr unzureichend behandelt wird. In einer eigenen Untersuchung mit der Kassenärztlichen Vereinigung Bayern wurde festgestellt, dass bei den in der Studie untersuchten Männern über 60 Jahre über 60 % weder eine Behandlung mit Antidepressiva noch eine Psychotherapie erhielten." (Stiftung Deutsche Depressionshilfe 2022)*

Depressionen im Alter äußern sich u. a. durch
- gedrückte Stimmung, keine Stimmungsextreme, manchmal Gefühllosigkeit,
- Gefühle von Hilf- und Hoffnungslosigkeit,
- Minderwertigkeitsgefühle,
- Antriebslosigkeit und Interessensverlust sowie
- psychosomatisch bedingte Beschwerden wie erhöhte Ermüdbarkeit, Schlafstörungen, Appetitlosigkeit oder Schwindel.

Sie sind oft nicht leicht zu erkennen, weil sie für somatisch bedingte Erkrankungen oder Demenzen gehalten werden und auch durch Nebenwirkungen von Medikamenten bedingt sein können. Ältere Menschen mit Depressionen leiden unter erheblichen Beeinträchtigungen der Lebensqualität. Ihre Lebenswelt ihr erkrankungsbedingt eingeschränkt, da ihnen der Antrieb fehlt.

Kritischer Blick

Psychotherapie bei älteren Menschen

Die Studie Deutschland-Barometer Depression 2019 zeigt, dass nur 12 % der Menschen über 70 Jahren, die an einer Depression leiden, eine Psychotherapie erhalten. Die Studie weist im gleichen Zug nach, dass mit 64 % die Mehrheit der an Depression Erkrankten über 70 Jahren bereit wäre, eine Psychotherapie in Anspruch zu nehmen (Stiftung Deutsche Depressionshilfe 2019).

Ältere Menschen mit Depressionen reagieren oft sehr gut auf die Versorgung mit Antidepressiva. Pflegefachpersonen haben darüber hinaus folgende **Möglichkeiten der Intervention:**

- Sie sprechen das Thema Depression behutsam an, wenn sie Symptome bemerken und informieren den Arzt.
- Sie organisieren konstante Vertrauenspersonen in der Bezugspflege.
- Sie nehmen die Betroffenen ernst und zeigen Wertschätzung.
- Sie ermuntern die Betroffenen, Gefühle auszusprechen und zuzulassen.
- Sie versuchen, Sozialkontakte herzustellen und Angehörige mit einzubinden. Dazu gehören auch Anrufe oder Videocalls.
- Sie bieten Struktur im Alltag und passende Aktivitäten an, beispielsweise aufgrund biografischer Informationen. Hierzu gehört vor allem die Bewegungsförderung.
- Sie kommunizieren klar, mit professioneller Distanz und ohne falsches Mitleid bzw. gutgemeinte Ermutigungen.
- Sie dokumentieren den individuellen Verlauf, Äußerungen des Betroffenen, Symptome, Veränderungen und Medikamentenwirkungen.

Merke

Studien zu Depression im Alter

- In einer Kohortstudie wurde über einen Zeitraum von 25 Jahren der Zusammenhang zwischen Hörverlust und Hilfsbedürftigkeit, Demenz und Depression untersucht, dabei wurde ein deutlicher Zusammenhang zwischen nicht korrigierten Hörschwierigkeiten und demenzieller Veränderung sowie Depression nachgewiesen (Amieva et al. 2018).
- Die dänische Forscherin *Julianne Holt-Lunstad* hat in einer großen Studie festgestellt, dass einsame Menschen ein höheres Risiko für chronischen Stress, Herz-Kreislauf-Erkrankungen, Demenz oder Depressionen und schließlich sogar für einen vorzeitigen Tod haben. Einsamkeit sei sogar in Bezug auf die Gesamtmortalität so schädlich wie Rauchen oder Adipositas (Holt-Lunstad et al. 2015).
- Eine vergleichende Studie hat bereits 2001 ergeben, dass Depressionen im Gegensatz zu anderen bekannten Risikofaktoren mit der Sterblichkeit in der älteren Bevölkerung durch eine Reihe unabhängiger Mechanismen verbunden sind (Blazer, Hybels und Pieper 2001).

Schizophrenie

Definition

Schizophrenie

Psychische Erkrankung mit erheblichen Störungen des Denkens, Fühlens und Wahrnehmens. Wird zu den endogenen Psychosen gerechnet.

Psychosen

Psychische Erkrankungen mit veränderter Wahrnehmung und Verarbeitung der Realität.

Schizophrenie betrifft die gesamte Persönlichkeit und verändert sie tiefgreifend. Sie tritt in unterschiedlichen **Erscheinungsformen** auf:

- **paranoid-halluzinatorische Schizophrenie,** kennzeichnend sind Wahnideen und akustische Halluzinationen;
- **hebephrene Schizophrenie,** vor allem mit affektiven Störungen (z. B. Enthemmung, Gleichgültigkeit) und formalen Denkstörungen;
- **katatone Schizophrenie,** kennzeichnend sind psychomotorische Störungen (Zuviel oder Zuwenig an Bewegung).

Fallbeispiel

Frau Liebig

Frau Liebig ist 68 Jahre alt, hat zwei Töchter und lebt seit einem halben Jahr im Pflegeheim „An der Bergstraße". Ihr Mann hat sich schon vor 20 Jahren von ihr getrennt. Sie wurde bereits früh wegen ihrer paranoiden Schizophrenie berufsunfähig und hat dann zurückgezogen in ihrem kleinen Haus gewohnt. Die beiden Töchter haben sich um sie gekümmert, bis es daheim nicht mehr ging. Am Anfang ihres Aufenthaltes wollte sich Frau Liebig im Bad nicht waschen. Die Altenpflegerin Sonja redete ihr gut zu, doch Frau Liebig blieb bei ihrer Weigerung. Eines Tages äußerte sie, dass sie sich eigentlich gerne waschen würde, sich aber vor den Tieren ekelt, die aus dem Ausfluss krabbeln. Sonja überlegte und brachte ihr zwei Waschschüsseln ans Bett. Von da an wusch sich Frau Liebig und man merkte ihr an, dass ihr Körperpflege wichtig ist.

Inzwischen äußern sich bei Frau Liebig die wiederkehrenden schizophrenen Schübe meist in Halluzinationen, indem sie beispielsweise nachts Menschen vor ihrem Fenster sieht und Babys schreien hört. Ängstlich sagt sie dann: „Sagen Sie den Männern da draußen, sie sollen bitte gehen" und meint, man müsse die Babys doch beruhigen. Je nach Zustand nehmen die Pflegefachpersonen Frau Liebig dann mit in das Dienstzimmer und achten darauf, dass sie möglichst nicht alleine ist. Manchmal reicht das, zuweilen benötigt Frau Liebig ihre Bedarfsmedikation.

Sonja weiß aus vielen Gesprächen mit Frau Liebig, dass sie unter ihrer Erkrankung leidet. Sie kann sich aber in den klaren Momenten nicht an das erinnern, was in den schizophrenen Schüben vorgefallen ist. In den schubfreien Zeiten erscheint sie unbeschwert, ist aufgeschlossen und lacht auch gerne.

Was denken Sie? Haben Sie schon Erfahrungen mit schizophrenen älteren Menschen gemacht?

Obwohl die Schizophrenie eher im frühen Erwachsenenalter auftritt, wird inzwischen eine spät einsetzende Schizophrenie (Beginn nach dem 40. Lebensjahr) und eine sehr spät einsetzende Schizophrenie-ähnliche Psychose (Beginn nach dem 60. Lebensjahr) klassifiziert (Howard et al. 2000).

Die Schizophrenie beeinträchtigt die Lebenswelt der Betroffenen massiv, z. B. mit folgenden **Symptomen:**

- formale Denkstörungen, z. B. die unzureichende Kombination von Begriffen,
- inhaltliche Denkstörungen, z. B. wahnhafte Vorstellungen wie Schuldwahn,
- Wahrnehmungsstörungen, z. B. Halluzinationen wie das Wahrnehmen von nicht vorhandenen unangenehmen Gerüchen,
- Störungen des Affekts, z. B. extreme Stimmungsschwankungen,
- psychomotorische Auffälligkeiten, z. B. Bewegungslosigkeit oder
- Störungen des Ich-Erlebens, z. B. Teile des eigenen Körpers werden als fremd und nicht zugehörig erlebt.

Merke

Angststörungen

Angststörungen können als eigenständige psychiatrische Störung oder als Kombination mit anderen psychiatrischen Erkrankungen auftreten. Die generalisierte Angststörung ist eine psychiatrische Erkrankung von älteren Menschen, die bei jungen Menschen eher selten ist (Fessl 2020). Bis zu 50 % der an Depression erkrankten älteren Menschen können parallel eine Angststörung aufweisen (Kraaij, Pruymboom und Garnefski 2002). Das Angststörungen unterschiedlich behandelt werden, ist hier besondere Aufmerksamkeit erforderlich.

Betreuung

Bei älteren Menschen mit psychiatrischen Veränderungen, aber auch bei anderen erwachsenen Menschen, kann zur Aufrechterhaltung stabiler persönlicher Verhältnisse eine **Betreuung** notwendig sein. Im Privatrecht wird prinzipiell davon ausgegangen, dass bis auf die gesetzlich geregelte Personensorge (z. B. die elterliche Erziehungsberechtigung) eine Person ihre Angelegenheiten selbst am besten regelt. Für den Fall, dass ein Mensch in eine Lage gerät, in der er seine Angelegenheiten nicht oder nur teilweise besorgen kann, hat das Bürgerliche Gesetzbuch die rechtliche Betreuung vorgesehen. Sie stellt ein **gesetzlich geregeltes und gerichtlich kontrolliertes Verfahren** dar, mit dem dieser Notstand im Sinne des Betroffenen ausgeglichen wird. In der Langzeitpflege finden sich häufig Konstellationen, in denen die rechtliche Betreuung notwendig ist. **Alternativen zur Betreuung** sind Vollmachten oder Hilfen aus der Familie sowie von nahestehenden Personen.

Rechtliche Grundlagen

„Kann ein Volljähriger aufgrund einer psychischen Krankheit oder einer körperlichen, geistigen oder seelischen Behinderung seine Angelegenheiten ganz oder teilweise nicht besorgen, so bestellt das Betreuungsgericht auf seinen Antrag oder von Amts wegen für ihn einen Betreuer. […] Ein Betreuer darf nur für Aufgabenkreise bestellt werden, in denen die Betreuung erforderlich ist."

(§ 1896 BGB)

Das Betreuungsgesetz definiert also die Beziehung des Betreuers zur betreuten Person und erreicht auf diese Weise, dass Betreuung im Sinne des Betreuten stattfindet, weil dessen persönliche Wünsche so weit wie möglich respektiert werden.

Praxis der Betreuung

Zustandekommen einer Betreuung

Die **Betreuung** kann
- von dem Betroffenen,
- von in die Situation involvierte Personen (Nachbarn, Pflegepersonen …) oder
- von Amts wegen

angeregt werden. Das Betreuungsgericht prüft die Angelegenheit (ggf. unter Hinzuziehung von Sachverständigen) und erlässt einen **Betreuungsbeschluss.**

Obwohl die Betreuung im Sinne des Betroffenen beschlossen wird, kann es sein, dass der Betreute nicht über die nötige Einsichtsfähigkeit verfügt. Hier werden möglicherweise Entscheidungen gegen den Willen des Betreuten getroffen.

Auswahl des Betreuers

Bei der **Auswahl des Betreuers** spielen persönliche Beziehungen eine Rolle. Deshalb soll in erster Linie der **Betreuungsverfügung** entsprochen werden (§ 1897 BGB). In zweiter Linie werden Personen herangezogen, die in verwandtschaftlicher oder persönlicher Beziehung zur betroffenen Person stehen. Weitere Möglichkeiten sind Rechtsanwälte oder ausgebildete Berufsbetreuer sowie Betreuungsvereine (§ 1900 BGB). Nahe Verwandte müssen nicht automatisch als Betreuer herangezogen werden, es geht immer um das Kriterium, inwieweit der Betreuer geeignet ist.

Mit der **Betreuungsverfügung** legt ein Mensch für den Fall seiner späteren Betreuungsbedürftigkeit bestimmte Wünsche fest. Im Falle der Einleitung eines Betreuungsverfahrens muss allerdings jeder eine solche Verfügung an das Betreuungsgericht abliefern (§ 1901c BGB). Die Inhalte einer Betreuungsverfügung sind nicht gesetzlich geregelt.

Aufgabenkreise

Die Betreuung kann u. a. folgende **Aufgabenkreise** umfassen:
- Gesundheitssorge
- Aufenthaltsbestimmung und Unterbringung in geschlossenen Einrichtungen
- Wohnungsangelegenheiten
- Vermögenssorge
- Fernmeldeverkehr und Postangelegenheiten
- Vertretung gegenüber Behörden

Die Aufgabenkreise definieren und begrenzen die Zuständigkeit des Betreuers, es können auch mehrere Betreuer für unterschiedliche Aufgabenkreise eingesetzt werden.

Grundsätzlich schränkt eine gesetzliche Betreuung die **Geschäftsfähigkeit** des Betreuten nicht ein, d. h. der Betreute kann prinzipiell machen, was er will. Sofern jedoch eine erhebliche Gefahr für die Person oder deren Vermögen besteht, kann das Betreuungsgericht anordnen, dass der Betreute zu einer Willenserklärung, die den Aufgabenkreis des Betreuers betrifft, dessen Einwilligung bedarf (**Einwilligungsvorbehalt**).

Die Entscheidungen des Betreuers haben zum Teil weitreichende Folgen für den betreuten Menschen. Das Betreuungsrecht hat daher eine Reihe der Maßnahmen von einer gerichtlichen Genehmigung abhängig gemacht (**Genehmigungsvorbehalt**). Dies betrifft vor allem Angelegenheiten der Vermögenssorge. Die gerichtliche Überprüfung schützt auch den Betreuer vor möglichen Fehlern.

Vorsicht

Mehrere Betreuer

Werden mehrere Betreuer bei einer Person für unterschiedliche Aufgabenkreise eingesetzt (z. B. eine Tochter ist für Vermögensangelegenheiten zuständig, die andere für Gesundheitssorge und Aufenthaltsbestimmung), kann das zu Konflikten führen.

Problematische Konstellationen

Bei der Betreuung gibt es unterschiedliche Konstellationen, die in der Praxis häufig zu Schwierigkeiten führen (► Tab. 17.2).

Ende oder Wechsel bei der Betreuung

In folgenden Fällen kann eine **Betreuung enden** oder **ein Wechsel** stattfinden:
- Die Betreuung ist nicht mehr notwendig, weil der Betroffene wieder seine Angelegenheiten selbst besorgen kann.
- Die Betreuung ist nach sieben Jahren überprüft und wird nicht mehr für notwendig erachtet.
- Es findet sich eine persönlich nahestehende geeignete Person. Diese kann einen Berufsbetreuer ablösen.
- Ein Betreuer gibt die Betreuung von sich aus ab.
- Der Betreuer ist nicht geeignet, wenn er sich als ungeeignet erweist oder ein sonstiger wichtiger Grund vorliegt. Wichtige Gründe sind zum Beispiel persönliche Auseinandersetzungen oder die Missachtung des Wohls der betreuten Person. Der Betreuer wird durch Beschluss des Betreuungsgerichts entlassen.

Tab. 17.2 Problematische Konstellationen bei Betreuungen.

Konstellation	Problem
Betreuungsperson hat für einen Demenzerkrankten den Aufgabenkreis Gesundheitssorge.	Häufig werden Gesundheitsbehandlungen (z. B. Medikamentenänderungen) nicht in Absprache mit der Betreuungsperson getätigt.
Berufsbetreuer betreut Hunderte von älteren Menschen.	Persönliche Beziehung zu dem Betreuten ist häufig nicht gegeben.
Eine Angehörige wurde zur Betreuerin bestimmt.	Andere Angehörige könnten misstrauisch und neidisch sein und unterstellen, dass die Betreuung zum Vorteil der Betreuerin geschieht.
Ein Bewohner, der nicht mehr einwilligungsfähig ist, muss fixiert werden.	Neben der Zustimmung des Betreuers muss die Genehmigung durch das Betreuungsgericht eingeholt werden. Ist dies aufgrund der gebotenen Eile nicht möglich, muss die Genehmigung unverzüglich nachträglich eingeholt werden (§ 1906 Abs. 2 BGB).
Ein Betreuer ist ungeeignet.	Das Verfahren kann sich hinziehen, bis die Betreuung überprüft und die Betreuung beendet wird.

Lebensweltbezug

Eine Betreuung stellt einen **massiven Einschnitt** in die Lebenswelt sowie die sozialen Beziehungen des Pflegebedürftigen dar. Die entsprechenden Entscheidungen geschehen unter Hinzuziehung von fremden Personen, was eine erhebliche Belastung für den Betroffenen darstellen kann. Eine Entscheidung in der Situation, in der quasi ein Notfall vorliegt, ist meist mit Stress assoziiert. Wesentlich günstiger sind hier alle **vorab getroffenen Regelungen** wie

- Vorsorgevollmacht,
- Bankvollmacht,
- Schenkung,
- Errichtung eines Testaments,
- Abfassen einer Patientenverfügung sowie
- Abfassen einer Betreuungsverfügung.

Definition

Vollmacht

Eine durch ein Rechtsgeschäft erteilte Vertretungsmacht (Stellvertretung). Die Vorsorgevollmacht kommt erst zur Wirkung, wenn ein bestimmter, definierter Fall in der Zukunft eintritt.

Vorabregelungen

Vorsorgevollmacht

Juristisch gesehen ist die **Vollmacht** eine Stellvertretung und unter anderem in § 164 ff. BGB geregelt. Eine wirksame Vertretung setzt voraus, dass der Vertreter im Namen des Vertretenen und innerhalb seiner Vertretungsmacht handelt, also quasi an dessen Stelle.

Eine **Stellvertretung** ist vielfach vorstellbar:

- beim Tätigen von Rechtsgeschäften (z. B. beim Kauf von Pflegeartikeln),
- bei gesetzlicher Vertretung (z. B. Einwilligung bei medizinischer Behandlung) und
- bei der Vermögensverwaltung (z. B. bei der Verwaltung von Immobilien).

Liegt eine solche Vollmacht nicht vor und der Betroffene kann seine Angelegenheiten nicht selbst besorgen, tritt die gerichtlich beschlossene Betreuung ein (► Kap. 17.7.3).

Die **Rechtsstellung des Inhabers der Vollmacht** ist – im Gegensatz zu einem Boten, der im Auftrag handelt – eine Handlungsmacht **anstelle** des Vollmachtgebers: Er kann Willenserklärungen abgeben, die möglicherweise gar nicht im Sinne des Vollmachtgebers sind. Vollmachten sind also mit einem großen Vertrauensvorschuss verbunden und sollten gut überlegt sein. Zur Kontrolle des Bevollmächtigten kann lediglich eine **Kontrollbevollmächtigter** (eine neutrale Person wie ein Rechtsanwalt oder ein Notar) eingesetzt werden. Eine Vorsorgevollmacht muss unverzüglich dem Betreuungsgericht vorgelegt werden, wenn ein Vorsorgefall eintritt (§ 1901c BGB).

Der **Vorteil der Vollmacht** bzw. **Vorsorgevollmacht** ist die schnelle Handlungsfähigkeit im Notfall.

Bankvollmacht

Die meisten Banken akzeptieren eine einfache Vorsorgevollmacht nicht ohne Weiteres, sondern bestehen auf einer vorab erteilten **Bankvollmacht.** Diese wird in Anwesenheit eines Bankmitarbeiters mit den Originalunterschriften des Vollmachtgebers und des Bevollmächtigten dokumentiert.

Schenkung

Vermögensregelungen können auch vorab getroffen werden, indem **Schenkungen** vorgenommen werden. Die entsprechenden Regelungen werden bei größeren Vermögenswerten sinnvollerweise von einem Notar begleitet und können ggf. zur Minderung der Erbschaftssteuer beitragen. In einem notariellen Schenkungsvertrag können auch Gegenleistungen wie Unterstützung im Pflegefall oder ein Wohnrecht vereinbart werden.

Patientenverfügung

Definition

Patientenverfügung

Rechtlich bindende Willenserklärung einer Person für den Fall, dass sie ihren Willen nicht wirksam gegenüber Ärzten, Pflegekräften oder Einrichtungsträgern äußern kann. Bezieht sich meist auf medizinische Interventionen und wird häufig im Umgang mit lebensverlängernden Maßnahmen genannt.

Mit einer schriftlichen **Patientenverfügung** können Menschen vorsorglich festlegen, dass bestimmte medizinische Maßnahmen durchzuführen oder zu unterlassen sind, falls sie nicht mehr selbst entscheiden können. Damit wird sichergestellt, dass ihr Wille berücksichtigt wird, wenn sie ihn in der aktuellen Situation nicht mehr äußern können. Ärzte und Betreuer sind an die Bestimmungen in der Patientenverfügung gebunden.

Jeder einwilligungsfähige Volljährige kann eine Patientenverfügung verfassen, diese kann jederzeit durch Erklärung oder schlüssig (durch Vernichten) widerrufen werden. Bei der Abfassung ist es sinnvoll, Vordrucke oder Textbausteine zu verwenden und sich beraten zu lassen.

Falls **keine Patientenverfügung vorliegt** oder unklare Formulierungen enthält, entscheiden der Arzt und der Betreuer vor dem Hintergrund des mutmaßlichen Willens des Betroffenen über das weitere Vorgehen. Bei Uneinigkeiten wird das Betreuungsgericht hinzugezogen. Nach § 630d BGB ist auf jeden Fall der mutmaßliche Wille des Patienten zu beachten.

Vorsicht

Eindeutigkeit von Patientenverfügungen

Eine Patientenverfügung ist nur dann wirksam, wenn sie sehr genau und eindeutig abgefasst ist. Es muss erkennbar sein, dass sie den aktuellen Patientenwillen abbildet. Allerdings hat der Bundesgerichtshof 2018 entschieden, dass die Anforderungen an Patientenverfügungen nicht zu hoch sein dürfen. Die erforderliche Konkretisierung einer Patientenverfügung kann sich im Einzelfall bei einer weniger detaillierten Benennung bestimmter ärztlicher Maßnahmen durch die Bezugnahme auf ausreichend spezifizierte Krankheiten oder Behandlungssituationen ergeben (BGH 2018).

Betreuungsverfügung

Definition

Betreuungsverfügung

Schriftlich niedergelegter Wunsch, wer die Betreuung in welchem Umfang übernehmen soll, falls eine Betreuung notwendig wird.

Kann ein Mensch seine Angelegenheiten nicht besorgen und wird dadurch eine Betreuung erforderlich, entscheidet das Betreuungsgericht über die Person des Betreuers. Mit einer **Betreuungsverfügung** kann die zu betreuende Person allerdings im Voraus festlegen, wer in welchem Umfang die Betreuung übernehmen soll. An diese Betreuungsverfügung ist das Betreuungsgericht gebunden, wenn nicht gravierende Gründe dagegensprechen (z. B. massive Streitigkeiten zwischen dem Betreuten und dem für die Betreuung Vorgesehenen). Die in der Betreuungsverfügung vorgesehene Person kann die Aufgabe der Betreuung ablehnen. Der Begriff Betreuungsverfügung wird in *§ 1901 c BGB* nicht ausdrücklich verwendet *(„Schriftstück, in dem jemand für den Fall seiner Betreuung Vorschläge zur Auswahl des Betreuers oder Wünsche zur Wahrnehmung der Betreuung geäußert hat“).*

Fallbeispiel

Frau Bonner

Frau Bonner ist 89 Jahre alt und hat bisher ihre Angelegenheiten selbst erledigt. Allerdings häufen sich in letzter Zeit Beschwerden beispielsweise von ihrem Vermieter, dass sie auf seine Post nicht geantwortet habe. Auch die Krankenkasse hat schon einige Male einen Unfallfragebogen nach einer typischen Unfalldiagnose geschickt und keine Reaktion erhalten. Frau Bonner hat zwei Töchter Anna und Elisabeth, die sich abwechselnd um die Mutter kümmern. Allerdings verstehen sich die beiden nicht besonders gut. Eines Tages bemerkt Elisabeth, dass sich Briefe in einer Schublade stapeln. Da Frau Bonner ihren Töchtern keine Vollmacht ausstellen will, wird eine Betreuung angeregt. Das Betreuungsgericht fragt beide Töchter, ob sie die Betreuung übernehmen würden. Beide Töchter erklären sich bereit, äußern aber Bedenken, wenn die jeweils andere Tochter die komplette Betreuung übernimmt. Der Beschluss des Betreuungsgerichts sieht vor, dass beide Töchter für unterschiedliche Aufgabenkreise zuständig sind: Anna kümmert sich um die Gesundheitsfürsorge, die Organisation der ambulanten Versorgung und (wenn erforderlich) die Heimangelegenheiten, während sich Elisabeth mit der Vermögenssorge, den Wohnungsangelegenheiten und der Vertretung gegenüber Behörden, Versicherungen sowie Renten- und Sozialleistungsträgern befasst. Beide Töchter sollen zu gleichen Teilen bei der Aufenthaltsbestimmung mitwirken.

Die Töchter sind nicht glücklich mit diesem Beschluss, doch sie akzeptieren ihn, da er für ihre Mutter eine gute Regelung darstellt.

17.8 Angebote bei Grenz- und Verlusterfahrungen

Angebote bei Grenz- und Verlusterfahrungen beziehen sich nicht nur auf den Verlust eines anderen Menschen, z. B. einen Ehepartner, sondern auch die Existenz betreffende Erfahrungen. Dazu gehören neben Traumatisierungen der Verlust der körperlichen Unversehrtheit, starke Schmerzen und die Erfahrung des eigenen Sterbens.

Merke

Existenzielle Erfahrungen – die 13. ABEDL von Krohwinkel

Monika Krohwinkel unterteilt die existenziellen Erfahrungen des Lebens in drei Gruppen und führt jeweils Beispiele auf:

- **Existenzfördernde Erfahrungen,** z. B. Wiedergewinnung von Unabhängigkeit, Zuversicht, Vertrauen, Integration, Sicherheit, Hoffnung, Wohlbefinden;
- **Existenzgefährdende Erfahrungen,** z. B. Verlust von Unabhängigkeit, Sorge, Angst, Misstrauen, Trennung, Isolation, Ungewissheit, Hoffnungslosigkeit, Schmerzen, Sterben;
- **Erfahrungen, welche die Existenz fördern oder gefährden können,** wie kulturgebundene Erfahrungen, z. B. Weltanschauung oder Glauben sowie lebensgeschichtliche Erfahrungen.

Krohwinkel hat immer betont, wie wichtig es ist, dass diese Erfahrungen im Pflegeprozess berücksichtigt werden, damit die Bedürfnisse der Pflegebedürftigen ganzheitlich berücksichtigt werden.

Körperliche Unversehrtheit

Die **Beeinträchtigung der körperlichen Unversehrtheit** wird je nach Ausprägung als Bedrohung empfunden. Das geriatrische Syndrom der **Frailty** (Auszehrung. beschreibt den Zustand des Verlusts von Fähigkeiten (► Abb. 17.6) wie

- nicht beabsichtigte Gewichtsreduktion von mehr als 5 % in 3 Monaten oder mehr als 10 % in 6 Monaten,
- Kraftverlust (20 % geringere Handkraft als bei einer vergleichbaren Altersgruppe) durch Abbau von Muskelmasse,

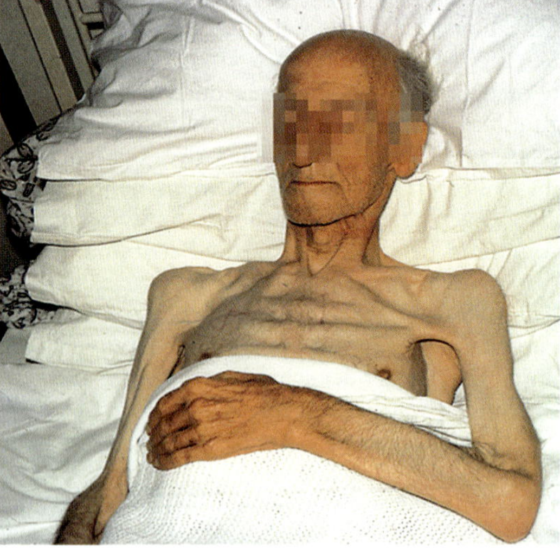

Abb. 17.6 Der Verlust von körperlicher Unversehrtheit (hier: extreme Auszehrung) bedeutet eine Grenzerfahrung für die Betroffenen [E237]

- subjektiv empfundene Erschöpfung, schnelle Ermüdbarkeit,
- verminderte Gehgeschwindigkeit (20 % verminderte Geschwindigkeit gegenüber einer vergleichbaren Altersgruppe) sowie
- reduzierte allgemeine Aktivität.

Frailty kann als Ausdruck eines Zustands angesehen werden, in dem Menschen die Belastungen durch exogene Stressoren mit eigenen Ressourcen nicht mehr ausgleichen können und vulnerabel werden. Dabei spielen physiologische Alterungsprozesse mit den pathologischen Folgen zusammen und bewirken eine geringere Widerstandsfähigkeit.

Maßnahmen, die der Frailty entgegenwirken:

- Kraft- und Ausdauertraining,
- Gleichgewichtstraining,
- Koordinationsübungen,
- gesunde, vollwertige Ernährung und
- Behandlung bestehender Erkrankungen.

Bei **Verlust von Körperstrukturen** (z. B. nach einer Amputation) oder **Organfunktionen** (z. B. Blindheit) wirken Pflegefachpersonen mit, dass mit Hilfsmitteln oder Unterstützungsleistungen ein Ausgleich der Einschränkung der körperlichen Unversehrtheit geschieht, beispielsweise

- eine Perücke bei Haarausfall (Alopezie),
- eine Zahnprothese bei Verlust der Zähne sowie
- Begleitung von blinden Menschen.

Pflegefachpersonen berücksichtigen, dass Beeinträchtigungen der körperlichen Unversehrtheit auch Auswirkungen auf die Psyche haben. Sie unterstützen die Pflegebedürftigen bei der Bewältigung dieser psychischen Belastungen.

Schmerzen

Definition

Schmerz

Unangenehmes Sinnes- und Gefühlserlebnis, das immer eine persönliche Erfahrung darstellt (IASP 2022).

Schmerzen gehören zu den Erfahrungen, die in besonderer Weise auf die Lebenswelt der Betroffenen einwirken. Akute Schmerzen warnen den Körper vor Schäden. Chronischen Schmerzen hingegen fehlt dieser Charakter des Warnsignals, sie bestehen über einen längeren Zeitraum hinweg und stellen eigenständige Krankheitsbilder dar. Schmerzerfahrungen werden durch unterschiedliche **Mechanismen** beeinflusst:

- Schmerzen werden im zentralen Nervensystem verarbeitet und emotional bewertet. Die Schmerzempfindung kann abgeschwächt oder verstärkt werden.
- Die Schmerzempfindung wird durch vorausgegangene Schmerzerfahrungen beeinflusst. So kann die Angst vor Schmerz die Sachmerzempfindung verstärken.
- Erfahrungen, dass Schmerz handhabbar war, können helfen, mit zukünftigen Schmerzen besser umzugehen.
- Wenn Menschen sich Schmerzen ausgeliefert und hilflos fühlen, ist die gesamte Schmerzsituation belastender.

Die **Unterscheidung zwischen nozizeptiven und neuropathischen Schmerzen** ist ebenfalls für die Lebenswert der Betroffenen bedeutsam, da

- nozizeptive Schmerzen aus der Reizung oder aus dem Trauma von peripheren Nervenfasern resultieren und durch Rezeptoren (Nozizeptoren) vermittelt werden. Sie sind mit Schmerzmitteln behandelbar.
- neuropathische Schmerzen aus einer Schädigung von Nervenfasern resultieren. Diese Schädigung führt häufig zu einer irreversiblen Neuropathie und damit zu einem chronischen Schmerzsyndrom, beispielsweise der Polyneuropathie oder die Trigeminusneuralgie. Die neuropathischen Schmerzen sind schwierig zu behandeln, oft kommen neben den Möglichkeiten einer kurativen oder kausalen Therapie Antikonvulsiva, Antidepressiva und Opioide in Betracht (Schlereth et al. 2019).

Die Unterstützung von Menschen mit Schmerzen geschieht im Hinblick auf **Schmerzfreiheit bei akuten Schmerzen** und der **Herstellung einer stabilen Schmerzsituation bei chronischen Schmerzen.** Die stabile Schmerzsituation ist durch folgende **Kriterien** gekennzeichnet:

- Die Schmerzlinderung ist dauerhaft akzeptabel.
- Die Gesamtsituation ist durch gesundheits- oder alltagsbezogene Krisen nicht beeinträchtigt.
- Schmerzbedingte Belastungen können durch eigene Ressourcen kompensiert werden.
- Würde und Selbstbestimmung sind gewährleistet.

Sterben

Jeder Mensch muss sterben, dieser Lebensabschnitt ist Bestandteil der individuellen Lebenswelt. Menschen ziehen es vor, in ihrem eigenen Heim zu sterben, dennoch ist ein Trend zum institutionalisierten Sterben zu beobachten (Sauer, Müller und Rothgang 2015). Das Erleben des Sterbens hat der Reporter *Roland Schulz* recherchiert und eine intensive und gleichzeitig behutsame Annäherung an diese Welt erarbeitet (Schulz 2020). Für das Sterben selbst und die Verarbeitung gibt es hingegen lediglich Modelle wie das **universale Komplementär-SpiralModell** von *Erika Schuchardt* (► Kap. 16.2.4). Daher können für diese Erfahrung keine direkten Empfehlungen gegeben werden, denn Sterben ist individuell wie das Leben. Pflegefachpersonen berücksichtigen

- die Wünsche und Bedürfnisse des Sterbenden und seiner Angehörigen,
- die Angehörigen als Partner und Unterstützung im Sterbeprozess sowie
- ihre eigenen Bedürfnisse und Grenzen im Umgang mit Sterbenden.

Fallbeispiel

„Dass meine Frau von mir gehen musste, das verkrafte ich nicht …"

Die Auszubildenden Susanne Fischer und Karla Stein unterhalten sich mit Herrn Schellenberg, dem Nachbarn von Susannes Oma Frau Metzger. Seine Frau ist vor vier Wochen gestorben, was ihn sehr mitnimmt. Die beiden waren über 50 Jahre miteinander verheiratet und haben gute wie schwierige Zeiten miteinander durchgemacht. Er meint, dass sie durch diese gemeinsame Zeit sehr miteinander verbunden wurden. In den letzten Jahren wies Frau Schellenberg immer mehr Anzeichen einer Demenz auf. Ihren Mann hat sie allerdings immer noch erkannt. Herr Schellenberg hat seine Frau im Alltag unterstützt, bis er es nicht mehr geschafft und den ambulanten Dienst hinzugezogen hat. Er erzählt Susanne und Karla, dass es ihm das Herz bricht, dass seine Frau nicht mehr da ist, auch wenn die Demenz in letzter Zeit alles verändert habe. Wie ich ihn so sehen, wirkt er gebrochen und verletzlich. Dennoch scheint er sich zu freuen, dass die beiden mit ihm reden. Susanne und Karla besuchen ihn in den nächsten Wochen noch zwei Mal. Dann erfahren sie, dass Herr Schellenberg ebenfalls gestorben ist.
Was denken Sie? Welche Erfahrungen haben sie mit trauernden Menschen?

Sterbehilfe

Definition

Sterbehilfe

Verpflichtung, Sterbenden, d. h. Kranken oder Verletzten mit irreversiblem Versagen einer oder mehrerer vitaler Funktionen, bei denen der Eintritt des Todes in kurzer Zeit zu erwarten ist, so zu helfen, dass sie menschenwürdig sterben können (BÄK 2011).
Euthanasie: (griech. *eu* = gut; *thánatos* = Tod), schön bzw. annehmbar gestalteter Tod.

Im medizinischen und pflegerischen Sprachgebrauch werden die Begriffe „Hilfe im Sterben", Sterbebeistand, Sterbebegleitung und Euthanasie synonym verwendet. Der Begriff **Euthanasie** ist in Deutschland jedoch geschichtlich belastet, weil er eng mit dem Nationalsozialismus verknüpft ist. Im Dritten Reich wurden etwa 5000 Kinder und 100.000 Erwachsene mit Behinderungen als „lebensunwertes Leben" im Rahmen des „Euthanasieprogramms" getötet. Deshalb wird der Begriff oft vermieden.

Fallbeispiel

„Warum kann ich nicht einfach sterben?"

Frau Zimmermann leidet an einer unheilbaren, zum Tod führenden Erkrankung, die ihr subjektiv unerträgliche Beschwerden bereitet. Alle Therapieversuche haben keine Linderung gebracht, sodass sie sich entschlossen hat, freiwillig aus dem Leben zu gehen. Allerdings will sie dies nicht alleine, sondern nur in Begleitung einer anderen Person machen, die ihr ein tödlich wirkendes Mittel zur Verfügung stellt. Als sie sich kundig macht, stellt sie fest, dass es in Deutschland nicht einfach ist, auf diese Weise assistiert Suizid zu begehen. Es gibt zwar Vereine wie die Deutsche Gesellschaft für Humanes Sterben (DGHS), Dignitas Deutschland oder den Verein Sterbehilfe, dazu auch ein Urteil des Bundesverfassungsgerichts von 2020, aber der Weg dahin ist kompliziert. Eine Alternative sind die Sterbehilfevereine im europäischen Ausland. Schließlich nimmt sie zu einer der Organisationen Kontakt auf und wird dort Mitglied. Nach ihrem Antrag auf assistierten Suizid folgt eine längere Wartezeit, bis ihr eine Suizidassistenz vermittelt wird. Letzten Endes kann sie selbstbestimmt sterben.

Rechtlich werden vier **Formen von Sterbehilfe** unterschieden:

- **Aktive Sterbehilfe:** Absichtliche und aktive Beschleunigung oder Herbeiführung des Todeseintritts durch einen Dritten. **Strafbar** nach § 216 StGB „Tötung auf Verlangen", auch wenn sie dem Wunsch des Kranken entspricht.
- **Beihilfe zur Selbsttötung** („assistierter Suizid"): Hilfeleistung zur Selbsttötung, z. B. durch Beschaffung und Bereitstellung eines tödlich wirkenden Medikaments.
- **Indirekte Sterbehilfe** umfasst Behandlungen (z. B. *Analgesie*), die kurzfristig eine Verbesserung des Zustandes bewirken, aber auch eine Verkürzung der Lebensdauer. **Nicht strafbar.**
- **Passive Sterbehilfe** („Sterbenlassen"): Verzicht auf lebensverlängernde Maßnahmen unter Beibehaltung von palliativen Maßnahmen. **Nicht strafbar.**

Kritischer Blick

Geschäftsmäßige Sterbehilfe

Das **Urteil des Bundesverfassungsgerichtes zur „geschäftsmäßigen Förderung der Selbsttötung"** war mit Spannung erwartet worden und wurde am 26.02.2020 verkündet. Die am 16.04.2019 stattgefundene mündliche Verhandlung vor dem Zweiten Senat des Bundesverfassungsgerichts befasste sich mit sechs Verfassungsbeschwerden, die sich unmittelbar gegen § 217 des Strafgesetzbuchs richten, der die geschäftsmäßige Förderung der Selbsttötung unter Strafe stellt. Das Gericht bestätigte die Würde des Menschen, die die Freiheit, sich das Leben zu nehmen und dafür Hilfe Dritter in Anspruch zu nehmen, beinhaltet (BVerfG 2020).

Vorsicht

Legale Sterbehilfe

Wer **legale Sterbehilfe** leistet, bewältigt eine besondere Aufgabe. Diese erfordert sorgsames Beobachten des Sterbenden wie auch der eigenen Befindlichkeit und der eigenen Grenzen.

17.9 Konzepte der inter-/transkulturellen Pflege

Madeleine Leininger gilt als die Pionierin der **transkulturellen Pflege.** Diese Pflegetheorie hat zum Ziel, die Gewohnheiten der Pflegebedürftigen unterschiedlicher Kulturen zu berücksichtigen. Zentrales Instrument ist das sogenannte **„Sunrise-Modell"** (► Abb. 17.7). Mit diesem Modell werden die Besonderheiten der jeweiligen Kultur beschrieben. *Leininger* hat mit diesem Instrument viele wichtige Kulturen untersucht und die Erkenntnisse in ihre Theorie einfließen lassen. **Kernfragen** sind:

- Wie wird die Welt in der jeweiligen Kultur verstanden?
- Welche Einflussfaktoren gibt es in der jeweiligen Kultur (z. B. Einflüsse der Bildung, der Wirtschaft, der Gesellschaft oder der Religion)?
- Welche Werte und Lebensweisen sind kulturprägend und konstitutiv?
- Welchen Stellenwert hat Pflege in der jeweiligen Kultur?
- Wie weit dient der sprachliche Ausdruck der Identifikation in der Kultur?

Die **Kultursensibilität in der Pflege** berücksichtigt die Eigenheiten der Menschen, die die Pflegefachpersonen in ihre Pflegehandlungen integrieren. Daher ist ein Wissen um die kulturspezifischen Eigenheiten, die sich auf Pflegeangebote auswirken, unerlässlich. Dies zeigen die folgenden Beispiele:

- Menschen haben ggf. kulturbedingt das Bedürfnis von einem Menschen gleichen Geschlechts versorgt zu werden.
- Menschen haben möglicherweise kultur- und religionsbedingte Gewohnheiten bei den Mahlzeiten (z. B. Nahrungskarenz tagsüber im Ramadan).

Fallbeispiel

Herr Kaya und Herr Yilmaz

Der 75-jährige Herr Kaya schaut sich mit seinem drei Jahre älteren Nachbarn Herr Yilmaz Pflegeheime an. Die beiden alleinstehenden Männer wissen, dass sie bald nicht mehr daheim wohnen können, da beide gesundheitliche Einschränkungen haben, die ihnen den Alltag und das soziale Leben sehr erschweren. Ambulante Pflege kommt für sie nicht infrage. Beide Männer sind vor etwa 40 Jahren nach Deutschland gekommen und haben sich hier so sehr eingelebt, dass sie nicht wieder in die Türkei zurückkehren wollen. Sie wissen, dass ihr Vaterland nicht mehr ihre Heimat ist und sie in der Türkei auch nicht mehr als Landsmänner angesehen werden würden, sondern als „almanci" (Deutschländer) bezeichnet würden, was abwertend gemeint ist. Als sie verschiedene Pflegeheime angeschaut und mit der jeweiligen Hausleitung gesprochen haben, fällt ihnen auf, dass alle Hausleitungen besonderen Wert auf die Feststellung legen, dass es in ihrer Einrichtung problemlos Essen ohne Schweinefleisch gibt. Sie ernten jedes Mal großes Erstaunen, wenn Herr Kaya dann sagt, dass er eigentlich sehr gerne Schweinefleisch isst.
Welche Erfahrungen haben Sie mit Pflegebedürftigen aus anderen Kulturen oder Religionen gemacht?

- Die Gebräuche bei der Versorgung von Sterbenden variieren je nach Kultur und Religion.

Die Beachtung der kulturspezifischen Besonderheiten ist genau betrachtet eine Banalität, denn jeder Mensch ist kulturell geprägt (► Kap. 10) und Pflege damit immer kultursensibel. Die transkulturelle Pflege beschäftigt sich mit den Unterschieden in den Kulturen und damit mit dem, was der eigenen Kultur eher fremd und unverständlich ist. Damit befindet sich die transkulturelle Pflege auf einem **schmalen Grat** zwischen der Beachtung kultureller Unterschiede und der Abgrenzung der fremden zur eigenen Kultur. Der Begriff Kultur beinhaltet neben der **Abgrenzungstendenz** immer auch das **Potenzial zur Stereotypisierung,** indem Menschen einer Kultur ohne Differenzierung bestimmte Eigenschaften zugeschrieben bekommen.

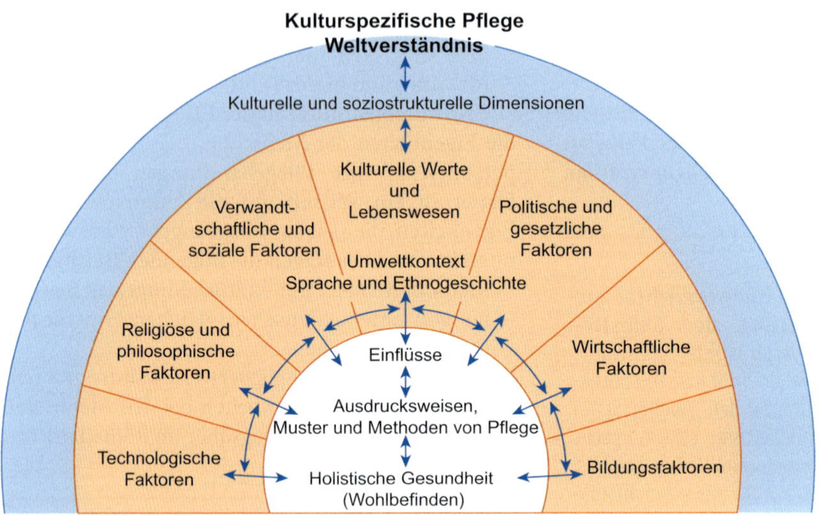

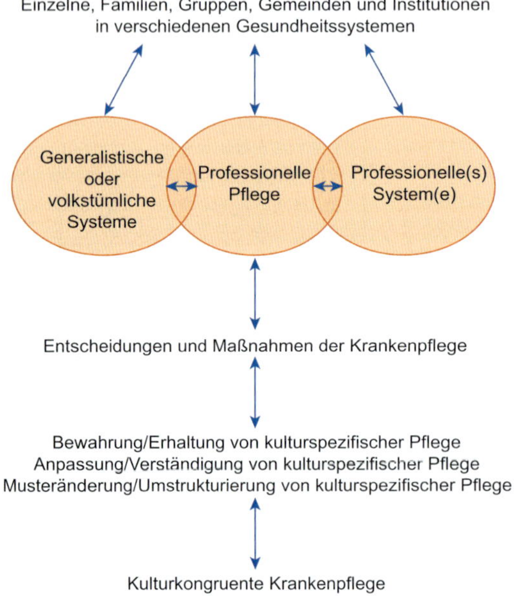

Abb. 17.7 Sunrise-Modell zur Darstellung der Theorie der kulturspezifischen Pflege nach M. Leininger [L143]

Pflegefachpersonen sind angesichts der transkulturellen Pflege **in doppeltem Sinn sensibel:**

- Sie sind sensibel gegenüber den Bedürfnissen der Pflegebedürftigen, insbesondere bei Menschen aus anderen Kulturen.
- Sie sind sensibel gegenüber ihren eigenen Stereotypisierungen aufgrund der Unterschiede zu ihren eigenen Vorstellungen und Erfahrungen von Fremdheit.

Merke

Healthy Migrant Effect

Ein Beispiel für die Diskrepanz zwischen Annahme und Wirklichkeit ist der **Healthy Migrant Effect** (auch Healthy Migrant Paradox oder Mediterranean Paradox genannt). Er bezeichnet das Phänomen, dass Menschen mit Migrationshintergrund trotz der vielfach festgestellten sozioökonomischen Benachteiligung eine geringere Sterblichkeit aufweisen als die einheimische Bevölkerung. *„Diese Ergebnisse beruhen aber, zumindest in Deutschland, möglicherweise auf Datenartefakten. So ist die Sterblichkeit von Migrantinnen und Migranten mit amtlichen Daten nicht adäquat zu analysieren" (Kohls 2008: 7).*

Praxistipp

Kultursensibilität und Transkulturalität

Eine kultursensible Haltung in der Pflege geht von einer transkulturellen Offenheit aus, die die eigenen Vorstellungen der jeweiligen Kultur durch Beobachtungen und direkte Erfahrungen ergänzt. Dabei beachten Pflegefachpersonen, dass Stereotype außerordentlich dauerhaft und schwer zu korrigieren sind.

17.10 Diversity-orientierte Pflege

Das Konzept **Diversität** *(„diversity")* umfasst primär sechs Dimensionen (Altgeld 2018):

- Alter,
- Geschlecht,
- Ethnie/kulturelle Herkunft,
- Behinderung,
- sexuelle Orientierung und
- Religion bzw. Weltanschauung.

Die **Orientierung auf Vielfalt** kann im Bereich des Gesundheitswesens und der Pflege folgende Effekte bewirken:

- genauere Definition von Zielgruppen für Prävention und Gesundheitsförderung,
- stärkere Berücksichtigung der Bedürfnisse spezifischer Zielgruppen sowie
- zielgenauer Zuschnitt der Pflegeangebote.

Diversität in der Pflege wird häufig im Zusammenhang mit anderen Kulturen im Sinne der Kultursensibilität (► Kap. 17.9) verwendet, meist aber im Kontext der sexuellen Orientierung. Die Bevölkerungsgruppe der Menschen, die lesbisch (L), schwul (S), bisexuell (B), trans- (T) bzw. intergeschlechtlich (I) oder alternativ (*) orientiert sind, ist sehr heterogen (► Abb. 17.8). Die Versorgung in der stationären Langzeitpflege ist noch längst nicht auf die Bedürfnisse dieser Menschen ausgerichtet. Neben einer patientenorientierten optimalen Pflege stehen **spezifische Bedürfnisse** von LSBTI* im Vordergrund, z. B. das Bedürfnis

- die eigene sexuelle Orientierung nicht verstecken zu müssen,
- mit Gleichgesinnten im Alter zusammenzuleben,
- nach Verständnis der eigenen Lebenswelt und
- auf eigene Weise die sexuellen Wünsche auszuleben.

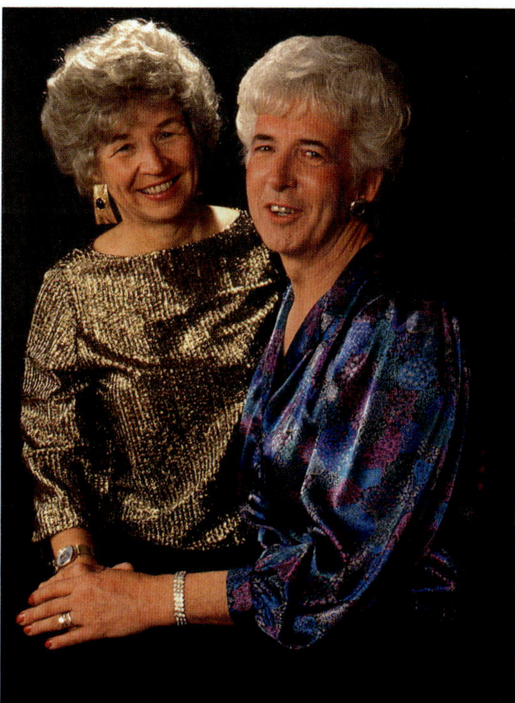

Abb. 17.8 Die Vielfalt sexueller Orientierungen ist eine zu respektierende Tatsache [G1186]

Die familiäre Unterstützung im Alter geschieht lesbischen, schwulen, bisexuellen und transorientierten Senioren meist durch Freunde oder Freundschaftsnetzwerke (Lottmann 2020). Pflegefachpersonen machen sich mit Begriffen wie sexuelle Identität und sexuelle Orientierung vertraut, beachten Diversität und sind wachsam gegenüber Diskriminierung. Sie pflegen LSBTI* vorurteilsfrei und mit Respekt wie andere Menschen auch.

Praxistipp

Praxisbeispiele

Inzwischen gibt es Beispiele für Einrichtungen der stationären Langzeitpflege für Menschen anderer sexueller Orientierung, z. B. das von der Initiative Regenbogen zertifizierte Julie-Roger-Haus in Frankfurt. Die Initiative Regenbogenpflege will:

- für das Thema „Homosexualität in der Altenpflege" sensibilisieren,
- Altenhilfeträger für die Schaffung eines Umfelds, in dem sich LSBTI*-Senioren angenommen fühlen, unterstützen und
- Qualitätsstandards für die Pflege von LSBTI* schaffen (Regenbogenschlüssel).

Reflexion

- Wie bedeutend ist das Phänomen Pflegenotstand und welche Auswirkungen hat er auf die Lebenswelt der Pflegebedürftigkeit der Betroffenen?

Wiederholungsaufgaben

- Welches sind die zwei Bedeutungen des Begriffs Pflegekonzept?
- Was bedeutet das Akronym IPPAF?
- Welches sind typische unerwünschte Arzneimittelwirkungen?
- Welche Netzwerke können Pflegefachkräfte bei ihrer Arbeit unterstützen?
- Was bedeutet der Satz *„to lift life above illness"* von *Grypdonck?*
- Welche Institutionen bieten eine gerontopsychiatrische Versorgung an?
- Warum ist die Depression im Alter ein bedeutendes Thema?
- Wann ist eine Betreuung nach § 1896 BGB erforderlich?
- In welche drei Gruppen hat *Krohwinkel* ihre ABEDL 13 unterteilt?
- Wie werden nozizeptive und neuropathische Schmerzen unterschieden?
- Was besagt das Urteil des Bundesverfassungsgerichtes zur „geschäftsmäßigen Förderung der Selbsttötung" vom 26.02.2020?
- Was bedeutet der Begriff Healthy Migrant Effect?
- Was ist ein Regenbogenschlüssel?

LITERATUR

Altgeld T. Diversity und Diversity. Management/Vielfalt gestalten. In: Bundeszentrale für gesundheitliche Aufklärung (BZgA) (Hrsg.) Leitbegriffe der Gesundheitsförderung und Prävention. Glossar zu Konzepten, Strategien und Methoden. Köln: BZgA; 2018. S. 56–61. DOI: 10.17623/BZGA:224-E-Book-2018.

alz.org Alzheimer's Association. Was ist Demenz? 2022. Aus: https://www.alz.org/de/was-ist-demenz.asp (letzter Zugriff: 31.03.2022)

Amieva H, Ouvrard C, Meillon C, Rullier L, Dartigues JF. Death, depression, disability, and dementia associated with self-reported hearing problems: A 25-year study. J Gerontol A Biol Sci Med Sci. 2018; 73(10): 1383–1389. DOI: https://doi.org/10.1093/gerona/glx250.

BAuA Bundesanstalt für Arbeitssicherheit und Arbeitsmedizin. Gute Stationsorganisation. Ein Leitfaden für Pflegeeinrichtungen. Dortmund: BAuA; 2016.

Besdine RW. Einführung in die Geriatrie. 2019. Aus: https://www.msdmanuals.com/de/profi/geriatrie/untersuchung-des-geriatrischen-patienten/einführung-in-die-geriatrie (letzter Zugriff: 31.03.2022)

Blazer DG, Hybels CF, Pieper CF. The association of depression and mortality in elderly persons: a case for multiple, independent pathways. J Gerontol A Biol Sci Med Sci. 2001; 56(8): M505–M509. DOI: https://doi.org/10.1093/gerona/56.8.m505.

BÄK Bundesärztekammer. Grundsätze der Bundesärztekammer zur ärztlichen Sterbebegleitung. Berlin: BÄK; 2011.

BGH Bundesgerichtshof. Konkretisierung der Patientenverfügung. Beschluss des XII. Zivilsenats vom 14.11.2018. AZ: XII ZB 107/18.

BMBF Bundesministerium für Bildung und Forschung. Medikamente im Alter: Welche Wirkstoffe sind ungeeignet? Berlin: BMBF; 2019.

BVerfG Bundesverfassungsgericht. Leitsätze zum Urteil wegen geschäftsmäßiger Förderung der Selbsttötung. Urteil des Zweiten Senats vom 26. Februar 2020. 2 BvR 2347/15 -, Rn. (1–343). Aus: http://www.bverfg.de/e/rs20200226_2bvr234715.html (letzter Zugriff 31.03.2022)

Corbin JM, Strauss AL. Weiterleben lernen. Verlauf und Bewältigung chronischer Krankheit. 3.A. Bern: Huber; 2010.

Fessl S. Psychiatrische Erkrankungen im Alter: Angst, Demenz & Schizophrenie. Österreichische Ärztezeitung (ÖÄZ) 2020; S. 23–24. Aus: https://aerztezeitung.at/2020/oaz-artikel/medizin/psychiatrische-erkrankungen-im-alter-angst-demenz-schizophrenie/ (letzter Zugriff: 31.03.2022).

Grypdonck M. Ein Modell zur Pflege chronisch Kranker. 2005. Aus: https://www.anil.lu/resources/pdf/EXTERN/Mme_Lair/Grypdonck2005_Ein_Modell_zur_Pflege_chronisch_Kranker.pdf (letzter Zugriff: 31.03.2022)

Holt-Lunstad J, Smith TB, Baker M, Harris T, Stephenson D. Loneliness and social isolation as risk factors for mortality: a meta-analytic review. Perspect Psychol Sci. 2015; 10(2): 227–237. DOI: https://doi.org/10.1177/1745691614568352.

Howard R, Rabins PV, Seeman MV, Jeste DV. Late-onset schizophrenia and very-late-onset schizophrenia-like psychosis: an international consensus. The International Late-Onset Schizophrenia Group. Am J Psychiatry. 2000; 157(2): 172–178. DOI: https://doi.org/10.1176/appi.ajp.157.2.172.

IASP International Association for the Study of Pain. Definition of Pain. 2022. Aus: https://www.iasp-pain.org/resources/terminology/#pain (letzter Zugriff: 31.03.2022).

Kohls M. Healthy-Migrant-Effect, Erfassungsfehler und andere Schwierigkeiten bei der Analyse der Mortalität von Migranten. Eine Bestandsaufnahme. Working Paper 15 der Forschungsgruppe des Bundesamtes für Migration und Flüchtlinge (BMAF). Nürnberg: BAMF, 2008.

Kraaij V, Pruymboom E, Garnefski N. Cognitive coping and depressive symptoms in the elderly: a longitudinal study. Aging Ment Health. 2002; 6(3): 275–281. DOI:https://doi.org/10.1080/13607860220142387.

Krüger J et al. Medikamentennachweise bei bayerischen Altenheimbewohnern – eine rechtsmedizinische Analyse. Rechtsmedizin. 2019; 29(2): 117–124.

Lottmann R. LSBT in der Altenhilfe: Soziale Arbeit am Zug. Zu sexueller und geschlechtlicher Vielfalt in der Altenhilfe und Altenpflege. Forum Sozialarb Gesundh. 2020; 1: 32–35.

Mair et al. (eds). Polypharmacy management by 2030: a patient safety challenge. n.d. Aus: https://ec.europa.eu/chafea/health/newsroom/news/documents/polypharmacy-handbook-second-edition_en.pdf (letzter Zugriff: 31.03.2022)

Orem D. Strukturkonzepte der Pflegepraxis. Berlin, Wiesbaden: Ullstein Mosby; 1997.

Pabst F. Dorothea Orem: Professionelles Handeln als Förderung der Selbstpflege und der Selbstfürsorge. München: GRIN; 2013.

Richard N, Richard M. Integrative Validation nach Richard. 2.A. Bollendorf: Eigenverlag Institut Integrative Validation; 2016.

Runge M. Demenzkonzept fünf Sinne. 2022. Aus: http://www.privatpraxis-dr-runge.de/schwerpunkte/5-sinne/ (letzter Zugriff: 31.03.2022)

Ruscin JM, Linnebur SA. Übersicht über die medikamentöse Therapie bei älteren Erwachsenen. 2018. Aus: https://www.msdmanuals.com/de/profi/geriatrie/pharmakotherapie-bei-älteren/übersicht-über-die-medikamentöse-therapie-bei-älteren-erwachsenen (letzter Zugriff: 31.03.2022)

Sauer S, Müller R, Rothgang H. Institutionalisiertes Sterben in Deutschland. Trends in der Sterbeortverteilung: zu Hause, Krankenhaus und Pflegeheim. Z Gerontol Geriatr. 2015; 48(2): 169–175. DOI: https://doi.org/10.1007/s00391-013-0547-z.

Schlereth T. et al. Diagnose und nicht interventionelle Therapie neuropathischer Schmerzen. S2k-Leitlinie. 2019. In: Deutsche Gesellschaft für Neurologie (Hrsg.). Leitlinien für Diagnostik und Therapie in der Neurologie. Aus: www.dgn.org/leitlinien (letzter Zugriff: 31.03.2022)

Schuler J. Der Umgang mit Polypharmazie und die Rolle der Hausärzte. Z Allgemeinmed. 2018; 94(4): 156–160. DOI 10.3238/zfa.2018.0156–0160.

Schulz R. So sterben wir. Unser Ende und was wir darüber wissen sollten. 2.A. München: Piper; 2020.

Stiftung Deutsche Depressionshilfe. Deutschland Barometer 2019. Aus: https://www.deutsche-depressionshilfe.de/forschungszentrum/deutschland-barometer/2019 (letzter Zugriff: 31.03.2022)

Stiftung Deutsche Depressionshilfe. Depression im Alter. 2022. Aus: https://www.deutsche-depressionshilfe.de/depression-infos-und-hilfe/depression-in-verschiedenen-facetten/depression-im-alter (letzter Zugriff: 31.03.2022)

Wallis KA, Andrews A, Anderson M. Swimming against the tide: Primary care physicians' views on deprescribing in everyday practice. Ann Fam Med. 2017; 15(4): 341–346. DOI: https://doi.org/https://doi.org/10.1370/afm.2094.

WHO Europa World Health Organization Regionalbüro für Europa. Definition einer Depression. 2022. Aus: https://www.euro.who.int/de/health-topics/noncommunicable-diseases/pages/news/news/2012/10/depression-in-europe/depression-definition (letzter Zugriff: 31.03.2022)

KONTAKTADRESSEN

Bundesamt der Justiz: Muster einer Vorsorgevollmacht: https://www.bmj.de/SharedDocs/Downloads/DE/Service/Formulare/Vorsorgevollmacht.html

Bundesministerium der Gesundheit: Textbausteine zur Abfassung einer wirksamen Patientenverfügung: https://www.bundesgesundheitsministerium.de/patientenverfuegung.html

Regenbogenpflege: https://frankfurter-verband.de/regenbogenpflege

18 Teamarbeit

Überblick

In diesem Kapitel werden die für Pflegeausbildung und -studium relevanten Inhalte des Themenkomplexes **Teamarbeit** dargestellt. Grundlage erfolgreicher Arbeit in Teams (▸ Kap. 18.1) sind unterschiedliche Kompetenzen, die sich zu einem Kompetenzprofil zusammenfügen. Das pflegerisch-therapeutische Team (▸ Kap 18.2) besteht aus Angehörigen unterschiedlicher Berufsgruppen, was ggf. die Zusammenarbeit erschweren kann. Dies macht Koordination und Kooperation (▸ Kap. 18.2.1) erforderlich. Voraussetzung für Teamarbeit und Teamentwicklung ist das Aufstellen von Arbeitsgrundsätzen (▸ Kap 18.2.2). Bei der Konfliktbewältigung in Teams (▸ Kap. 18.2.3) spielen Supervision, Intervision und die Umdeutung von Konflikten in eine Konfliktkultur eine Rolle. Schließlich werden verschiedene Versorgungsbereiche (▸ Kap. 18.3) betrachtet, in denen sich Betroffene bewegen und durch Case Manager (▸ Kap. 18.3.1) und Pflegeberatung (▸ Kap 18.3.2) begleitet werden.

Definition

Teamarbeit

Zusammenarbeit einer Gruppe von Personen, um ein gemeinsames Ziel zu erreichen. Synonym wird der Begriff **Gruppenarbeit** verwendet, tendenziell wird bei Teamarbeit der Charakter des Zusammenarbeitens stärker betont.

In der Pflege finden sich viele Konstellationen, die **Teamarbeit** erforderlich machen. Die Zusammenarbeit mit verschiedenen Berufsgruppen und unterschiedlichen Qualifikationen bedingt nicht nur vielfältige organisatorische Maßnahmen, sondern in hohem Maße auch die Notwendigkeit von Kompetenzen, die erfolgreiche Zusammenarbeit nach sich ziehen.

18.1 Voraussetzungen

Die Bereitschaft in einem Team zu arbeiten und die Zusammenarbeit erfolgreich zu gestalten wird **Teamfähigkeit** genannt. Teams in der Pflege bestehen aus Menschen mit ganz unterschiedlichen Persönlichkeiten, Eigenschaften und Kompetenzen. Für die erfolgreiche Zusammenarbeit in einem Team werden verschiedene Eigenschaften benötigt (▸ Tab. 18.1).

Tab. 18.1 Kompetenzen für erfolgreiche Teamarbeit mit Beispielen. (Mod. nach Meier 2006)

Kompetenz	Beispiele für Pflegeteams
Personale Kompetenz	Fähigkeit, innerhalb des Teams die eigene fachliche Meinung vertreten zu können
Soziale Kompetenz	Fähigkeit, mit anderen Mitgliedern des Pflegeteams eine professionelle Beziehung zur Zusammenarbeit zu gestalten
Kommunikative Kompetenz	Fähigkeit, sich innerhalb einer Fallbesprechung mit anderen Mitgliedern des Pflegeteams auszutauschen
Eigenverantwortlichkeit	Fähigkeit, in Notsituationen Verantwortung zu übernehmen
Frustrationstoleranz	Fähigkeit, anderen Meinungen innerhalb des Teams auszuhalten
Kritikfähigkeit	Bereitschaft, sich fachlicher Kritik zu stellen
Bereitschaft zum lebenslangen Lernen	Bereitschaft, die Erfahrungen der anderen Teammitglieder als wertvoll und wichtig für die Erweiterung der eigenen Kompetenz wertzuschätzen und sich durch Fort- und Weiterbildung zu qualifizieren
Emotionale Intelligenz	Fähigkeit, innerhalb eines Teams die eignen Gefühle zurückhalten zu können, wenn sie nicht angebracht sind
Interesse am Austausch	Freude an fachlicher Zusammenarbeit mit anderen am Arbeitsprozess Beteiligten
Crossfunktionale Kompetenz	Vereinigung verschiedener Fähigkeiten, wie moderieren, beaufsichtigen, Gespräche führen und eine Ordnung aufrecht erhalten zu können

Grundsätzlich erfordert Teamarbeit Regeln für eine gemeinsame Arbeitsweise, die bewusst oder unausgesprochen befolgt werden. Für eine erfolgreiche Teamatmosphäre wird ein Gleichgewicht zwischen **drei Bestimmungsgrößen** gefunden:

- dem **eigenen Leistungsniveau,**
- dem **gemeinsamen durchschnittlichen Leistungsniveau** aller Teammitglieder und
- den **Rahmenbedingungen** und Leistungsvorgaben.

Ein Team agiert umso effektiver, wie es innerhalb des Teams produktiv die Verschiedenheit von Sichtweisen und Fähigkeitsdifferenzen nutzen kann. Wenn aus den Einzelnen eine Handlungsgemeinschaft gestaltet wird, die gegenüber den Einzelnen aufgeschlossen ist und sie nicht ablehnt und die Stärken der Teammitglieder zusammenbringt, ist Teamarbeit ein starkes, dynamisches Instrument im pflegerischen Alltag.

18.2 Das pflegerisch-therapeutische Team

Für das **pflegerisch-therapeutische Team** gibt es ein weiteres oder engeres Verständnis.

Das **erweiterte Pflegeteam** ist eine Gruppe von Menschen mit unterschiedlichen Professionen und Qualifikationen, die den pflegerisch-therapeutischen Prozess gestalten:

- Pflegeteam, auch die Nachtwachen;
- Ärzte, Fachärzte;
- Therapeuten (z. B. Ergotherapeuten, Physiotherapeuten, Logopäden);
- Sozialarbeiter;
- Pflegedienstleiter;
- Einrichtungsleitung;
- evtl. Mitarbeiter aus dem hauswirtschaftlichen Bereich oder
- evtl. Mitarbeiter vom Reinigungsdienst:

Im Allgemeinen beschränkt sich allerdings das Teamverständnis auf das **Pflegeteam im engeren Sinn:**

- Pflegedienstleitung,
- Wohnbereichsleitung,
- Pflegefachkräfte,
- Auszubildende,
- Pflegehilfskräfte,
- Mitarbeiterinnen der Alltagsbetreuung sowie
- ggf. Qualitätsmanagementbeauftragte.

18.2.1 Koordination und Kooperation

Die verschiedenen Beteiligten haben unterschiedliche Rollen und Aufgaben im pflegerisch-therapeutischen Prozess, die die Grundlage für die **Koordination und Kooperation** der Beteiligten darstellen (▸ Tab. 18.2).

Darüber hinaus finden sich noch **weitere Beteiligte,** die eine Rolle im pflegerisch-therapeutischen Prozess spielen:

- **Apotheken:** sind zuständig für die Medikamentenversorgung, weisen auch auf unzulässige Lagerungsbedingungen oder Wechselwirkungen von Medikamenten hin.
- **Sanitätshäuser:** versorgen die alten Menschen mit Hilfsmitteln und übernehmen auf Rezept Reparaturarbeiten.

Tab. 18.2 Aufgaben der Beteiligten im pflegerisch-therapeutischen Prozess

Beteiligte	Rollen/Aufgaben
Pflegefachkräfte	Gestalten verantwortlich den pflegerischen Prozess
Betreuungskräfte	Zuständig für die Alltagsbetreuung
Freiwillige/Ehrenamt	Unterstützung im pflegerischen Alltag auf freiwilliger Basis, ggf. geschulte Laien
Angehörige	Unterstützung im pflegerischen Alltag nach eigenen Möglichkeiten und Kenntnissen, Experten für die Pflege des Angehörigen
Auszubildende	Zunehmender Kompetenzerwerb im pflegerischen Handeln, Verantwortung steigt mit den erworbenen Kompetenzen
Hilfskräfte	Unterstützung bei einfachen pflegerischen und hauswirtschaftlichen Tätigkeiten
Therapeuten	Mitgestaltung des pflegerisch-therapeutischen Prozesses durch eigene Fachexpertise
Ärzte, Fachärzte	Verantwortung im medizinischen Entscheidungsbereich
Angrenzende Berufe	Verantwortung für den jeweiligen Teilbereich, der an die Pflegesituation angrenzt (z. B. Küche)

- **Fußpflege** (*Podologie*)**:** übernimmt auf professioneller Basis die oft schwierige Pflege der Füße alter Menschen.
- **Stomaberaterinnen:** beraten in Versorgungssituationen im Zusammenhang mit verschiedenen Stomaformen.
- **Wundexpertinnen:** beobachten Wundkonstellationen, machen Vorschläge zur Versorgung und unterweisen Pflegefachpersonen. Darüber hinaus übernehmen sie teilweise auch die Rezept- und Materialbestellung und kommunizieren mit beteiligten Ärzten oder Chirurgen.
- **Spezialisierte Ambulante Palliativversorgung (SPAV):** unterstützt bei herausfordernden Versorgungssituation von palliativ zu versorgenden alten Menschen.

Diese unterschiedlichen Beteiligten müssen **koordiniert** werden. Dies ist in der Regel die Aufgabe der Pflegefachpersonen. Hintergrund dafür ist die Verantwortung der Pflegefachpersonen, die sich aus den **vorbehaltenen Tätigkeiten** sowie der **Fachaufsicht** ergeben.

Vorbehaltene Tätigkeiten

Im pflegerisch-therapeutischen Team gibt es eine Aufteilung von Fachaufgaben, die aus der unterschiedlichen beruflichen Qualifikation herrührt. Die Pflegefachpersonen haben die Aufgabe, den Pflegeprozess zu steuern und die daraus erwachsenen Aufgaben zu verteilen. Im Pflegeberufegesetz (PflBG) werden daher im § 4 sogenannte **vorbehaltene Tätigkeiten** ausgewiesen, die **ausschließlich** von Personen durchgeführt werden dürfen, die die Erlaubnis zum Führen der Berufsbezeichnung erworben haben. Diese Aufgaben umfassen:

- die Erhebung und Feststellung des individuellen Pflegebedarfs,
- die Organisation, Gestaltung und Steuerung des Pflegeprozesses sowie
- die Analyse, Evaluation, Sicherung und Entwicklung der Qualität der Pflege.

Altenpflegerinnen, die ihre Ausbildung nach dem Altenpflegegesetz wie auch nach dem Pflegeberufegesetz absolviert haben wie auch Gesundheits- und Krankenpflegerinnen und Gesundheits- und Kinderkrankenpflegerinnen, dürfen diese vorbehaltenen Tätigkeiten ausdrücklich ausführen.

Fachaufsicht

Die **Fachaufsicht** betrifft alle Arbeiten des nachgeordneten Pflegepersonals, welches durch Auftrag (Delegation) und auf eigene Initiative tätig wird. Sie umfasst den gesamten pflegerischen Prozess einschließlich der Evaluation der durchgeführten Pflegemaßnahmen. Die Fachaufsicht betrifft darüber hinaus auch Aspekte wie das Verhalten des nachgeordneten Pflegepersonals im Dienstleistungsprozess.
Die **Fachaufsicht in Pflegeheimen** obliegt der **verantwortlichen Pflegefachkraft.**

Definition

Verantwortliche Pflegefachkraft

Teil der Leitung eines Pflegebetriebs, der mit der Planung, Organisation und Kontrolle des gesamten Betriebs beauftragt ist.

„Für die Anerkennung als verantwortliche Pflegefachkraft im Sinne der Absätze 1 und 2 (SGB XI) ist neben dem Abschluss einer Ausbildung als

1. Pflegefachfrau oder Pflegefachmann,
2. Gesundheits- und Krankenpflegerin oder Gesundheits- und Krankenpfleger,
3. Gesundheits- und Kinderkrankenpflegerin oder Gesundheits- und Kinderkrankenpfleger oder
4. Altenpflegerin oder Altenpfleger

eine praktische Berufserfahrung in dem erlernten Ausbildungsberuf von zwei Jahren innerhalb der letzten acht Jahre erforderlich. Bei ambulanten Pflegeeinrichtungen, die überwiegend behinderte Menschen pflegen und betreuen, gelten auch nach Landesrecht ausgebildete Heilerziehungspflegerinnen und Heilerziehungspfleger sowie Heilerzieherinnen und Heilerzieher mit einer praktischen Berufserfahrung von zwei Jahren innerhalb der letzten acht Jahre als ausgebildete Pflegefachkraft. Bei Betreuungsdiensten kann anstelle der verantwortlichen Pflegefachkraft eine entsprechend qualifizierte, fachlich geeignete und zuverlässige Fachkraft mit praktischer Berufserfahrung im erlernten Beruf von zwei Jahren innerhalb der letzten acht Jahre (verantwortliche Fachkraft) eingesetzt werden." *(§ 71 Abs. 3 SGB XI)*
Die durch die verantwortliche Pflegekraft realisierte Fachaufsicht ist unverzichtbarer Bestandteil der **Sicherung und Erhaltung der Qualität in der Pflege.** Daher steht diese Leistung in unmittelbarem Zusammenhang mit der Qualitätsverantwortung der Träger der Pflegeeinrichtungen.

Merke

§ 135a SGB V Verpflichtung der Leistungserbringer zur Qualitätssicherung
(1) Die Leistungserbringer sind zur Sicherung und Weiterentwicklung der Qualität der von ihnen erbrachten Leistungen verpflichtet. Die Leistungen müssen dem jeweiligen Stand der wissenschaftlichen Erkenntnisse entsprechen und in der fachlich gebotenen Qualität erbracht werden.
§ 112 SGB XI Qualitätsverantwortung
(1) Die Träger der Pflegeeinrichtungen bleiben, unbeschadet des Sicherstellungsauftrags der Pflegekassen (§ 69), für die Qualität der Leistungen ihrer Einrichtungen einschließlich der Sicherung und Weiterentwicklung der Pflegequalität verantwortlich. Maßstäbe für die Beurteilung der Leistungsfähigkeit einer Pflegeeinrichtung und die Qualität ihrer Leistungen sind die für sie verbindlichen Anforderungen in den Vereinbarungen nach § 113 sowie die vereinbarten Leistungs- und Qualitätsmerkmale (§ 84 Abs. 5).
(2) Die zugelassenen Pflegeeinrichtungen sind verpflichtet, Maßnahmen der Qualitätssicherung sowie ein Qualitätsmanagement nach Maßgabe der Vereinbarungen nach § 113 durchzuführen, Expertenstandards nach § 113a anzuwenden sowie bei Qualitätsprüfungen nach § 114 mitzuwirken. Bei stationärer Pflege erstreckt sich die Qualitätssicherung neben den allgemeinen Pflegeleistungen auch auf die medizinische Behandlungspflege, die Betreuung, die Leistungen bei Unterkunft und Verpflegung (§ 87) sowie auf die Zusatzleistungen (§ 88).

Die **Aufgaben der Fachaufsicht** beziehen sich auf alle Bereiche der Pflege:

- Grundpflege,
- Behandlungspflege, Umsetzung ärztlicher Verordnungen,
- Aktivierung/Alltagsbetreuung,
- Leistungen der Haushaltsführung im ambulanten Bereich und
- Verantwortung für die Dokumentation und das Material- und Medikamentenmanagement.

Aufgrund der Hierarchie in der Organisationsstruktur einer stationären Pflegeeinrichtung werden all diese Aufgaben quasi weitergegeben, wobei die grundsätzliche Verantwortung immer bei der verantwortlichen Pflegekraft bleibt. Die Mitarbeiterin, die die Maßnahme der Pflege bzw. Alltagsbetreuung ausführt, übernimmt dagegen die **Durchführungsverantwortung.**

Definition

Anordnungsverantwortung

Gesamtverantwortung für übertragene pflegerische oder ärztliche Aufgaben. Die Übertragung beinhaltet Art, Ort, Zeit und Zeitdauer der Maßnahme sowie Einbezug der betroffenen Pflegebedürftigen.

Durchführungsverantwortung

Fachgerechte Ausführung ärztlicher oder pflegerischer Aufgaben im Rahmen des Verbots der Eigenmächtigkeit. Anordnungen dürfen weder über- noch unterschritten werden. Die Durchführungsverantwortung begründet sich aus der Beherrschung von Arbeitstechniken und Hygienevorschriften, die mit dem jeweiligen pflegerischen und alltagsbetreuerischen Auftrag verbunden sind (Sträßner 2006).

Die **Übertragung von Aufgaben** findet ihre Grenze in der Qualifikation der nachgeordneten Mitarbeiterin sowie der Art der zu übertragenden Tätigkeit. So darf eine Pflegefachperson die Steuerung des Pflegeprozesses in keinem Fall einer Pflegehilfskraft übertragen. Je höher die Qualifikation (Grundausbildung und Fort-/Weiterbildungen) der durchführenden Pflegenden ist, umso höher ist der Grad der Verantwortung, die sie übernimmt.
Die verantwortliche Pflegefachkraft muss sich durch regelmäßige **Kontrollen** davon überzeugen, indem sie die Arbeitsprozesse begleitend kontrolliert und den Grad der Erreichung der Pflegeergebnisse überprüft. Diese Überprüfung findet in verschiedener Weise statt:

- **Pflegevisite** (spezieller Sprachgebrauch, der die Kontrolle von Mitarbeiterinnen bei der Begleitung von Pflegehandlungen umfasst),
- Überprüfung der **Dokumentationsqualität,**
- Überprüfung der **Zufriedenheit der alten Menschen,**
- Überprüfung der Ziele und Methoden der **Alltagsbetreuung,**
- Stichprobenkontrolle der **Einhaltung von Hygiene- und Qualitätsvorschriften** sowie
- Kontrolle von **zentralen Arbeitsabläufen** (Arzneimittelmanagement, Umgang mit Betäubungsmitteln, Kontaktmanagement mit Ärzten).

Während sich die angestellten Mitarbeiterinnen in die einrichtungseigene Hierarchie eingliedern, sind die von extern kommenden Beteiligten keiner Weisungspflicht unterworfen. Hier gilt allenfalls das **Hausrecht** der Einrichtung nach § 903 Satz 1 Bürgerliches Gesetzbuch *(BGB)*. Eine Einrichtung kann in Grenzen ein Hausverbot nach § 1004 BGB erteilen. Somit gilt für die **Zusammenarbeit der verschiedenen Berufsgruppen** letztlich der fachliche Aspekt; die Zusammenarbeit orientiert sich am Wohl und der optimalen gesundheitlichen Versorgung des alten Menschen.

Vorsicht

Die Pflegefachpersonen stehen in keinem direkten vertraglichen Zusammenhang zu dem behandelnden Arzt. Die Verpflichtung zur Handlung wird über einen Umweg begründet. Eine Pflegefachperson misst bei einer Bewohnerin einen Blutdruck von 210/100 mmHg. Obwohl sie keine vertragliche Beziehung mit dem Arzt hat, die einen Anspruch des Arztes auf Information rechtfertigen würde, muss die Pflegefachperson den Arzt verständigen, weil vor dem Hintergrund des Heimvertrags die vertraglich vereinbarten Pflege- oder Betreuungsleistung nach dem allgemein anerkannten Stand fachlicher Erkenntnisse zu erbringen ist (§ 7 WBVG).

18.2.2 Teamarbeit und Teamentwicklung

Angestellte Mitarbeiterinnen in der Pflege sind einer internen Hierarchie unterworfen, die sich in einem Organigramm abbilden lässt. Diese Hierarchie ist ein Ausdruck von diversen Abstufungen von Weisungsbefugnis bzw. Weisungsgebundenheit. Das Gegenstück zur Weisungsbefugnis ist die Verantwortung, die der entsprechende Weisungsgeber jeweils abgibt. **Teamarbeit** beinhaltet also gleichzeitig eine vertikale (hierarchische) Ordnung und eine horizontale (kollaborative) Organisation.

Teamentwicklung und Teamarbeit gelingen, wenn ein grundlegendes Verständnis bestimmter Begrifflichkeiten und Vereinbarungen erzielt wird (▸ Abb. 18.1).

- **Gemeinsame mentale Modelle** *(„shared mental models")*: Gemeinsame mentale Modelle sind übereinstimmende Vorstellungen einer Gruppe, mit welchen Strategien der Bearbeitung und Rollenverteilung Aufgaben bewältigt werden. In diese Vorstellungen fließen das Wissen, die Werte und

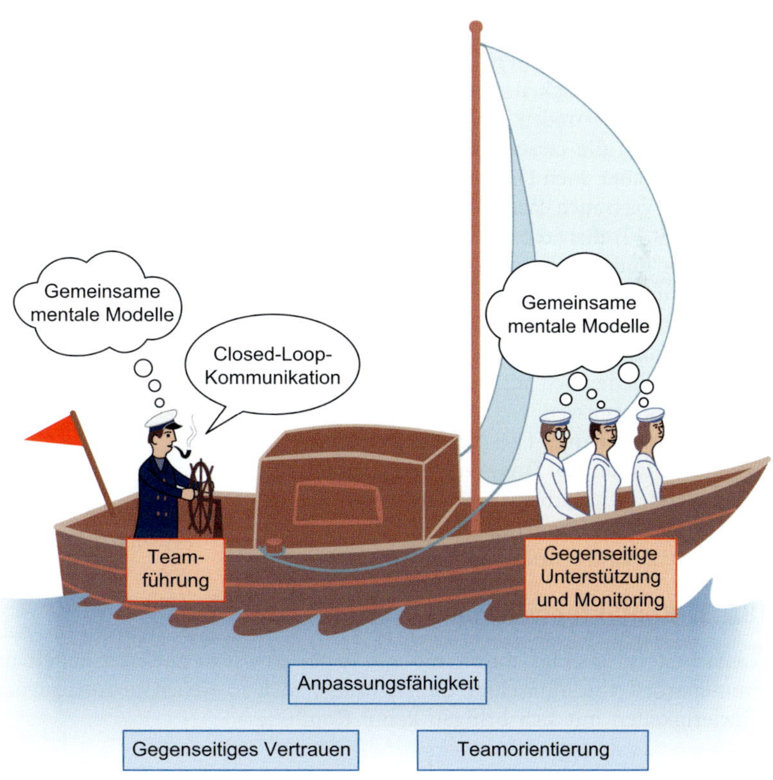

Abb. 18.1 Voraussetzungen für gelingende Teamarbeit [L231]

Erfahrungen der einzelnen Teammitglieder mit ein. Die Entwicklung gemeinsamer mentaler Modelle wird insbesondere durch die Beteiligung aller an der Entwicklung eines Projektplans, durch offene Kommunikation und die aktive Konstruktion des gemeinsamen Vorgehens gefördert.

- **Closed-Loop-Kommunikation:** Diese Form der Kommunikation beinhaltet, dass auf jede Nachricht eines Senders eine Antwort des Empfängers mit der Wiederholung der entsprechenden Nachricht folgt. Diese geschlossene Schleife *(„closed loop")* soll Verständnisschwierigkeiten in der Teamkommunikation und damit Fehler in der Teamzusammenarbeit vermeiden: *„Gemeint ist nicht gesagt. Gesagt ist nicht gehört. Gehört ist nicht verstanden. Verstanden ist nicht getan." (Henn 2020: 69).*
- **Gegenseitige Unterstützung und Monitoring:** Die gegenseitige Unterstützung zielt darauf ab, dass die Kommunikations- und Interaktionsprozesse der Teammitglieder optimiert werden, während es beim Monitoring um das eigene Verständnis und die Produktion von Sprache geht. Somit wird ein kontinuierlicher Prüf- und Verbesserungsprozess in die Teamarbeit implementiert.
- **Gegenseitiges Vertrauen:** Die Basis jeder Teamarbeit ist die Fähigkeit, den anderen Teammitgliedern zu vertrauen. Das Vertrauen bezieht sich z. B. auf die Leistungsfähigkeit, die Zuverlässigkeit, aber auch Diskretion und Verschwiegenheit. Vertrauen lässt sich durch Kultur der Offenheit, Transparenz, Klarheit, Konsequenz, Interesse und Anerkennung fördern.
- **Anpassungsfähigkeit:** Flexibilität bedingt erfolgreiche Teamarbeit, weil sich Verhältnisse im Zusammenarbeiten ändern können und die Teammitglieder sich auf wechselnde Verhältnisse einstellen müssen.
- **Teamorientierung:** Die Teamorientierung als Mindset-Faktor ist Dreh- und Angelpunkt für gelingende Teamarbeit. Sie bezieht sich auf die Bereitschaft mit anderen zielgerichtet und kooperativ zusammenzuarbeiten.

18.2.3 Konfliktbewältigung in Teams

Teamarbeit ist geprägt durch die oft enge Zusammenarbeit von Menschen, die allerdings auch Schwierigkeiten mit sich bringen kann. Konflikte sind eher ein Teil von Teamarbeit. Konflikte können in verschiedener Form auftreten:

- Konflikte wegen Sachfragen, z. B. Unstimmigkeiten über die Verteilung von Ressourcen,
- unterschiedliche Wertvorstellungen,
- persönliche bzw. Beziehungskonflikte, z. B. ein Teammitglied versteht sich nicht mit einem anderen,
- Rollenkonflikte, z. B. zwei Teammitglieder verstehen sich als Teamführer oder
- Konflikte wegen ungeklärten Missverständnissen.

Durch die Verschiedenartigkeit kommt die **Konfliktbewältigung in Teams** eine große Bedeutung zu. Klassische Methoden zur Konfliktbewältigung sind die Supervision, die Intervision und die Etablierung einer Konfliktkultur.

Supervision

Die **Supervision** ist ein von externen Anbietern geleistetes Beratungsangebot. Sie wird erforderlich, wenn im Arbeitszusammenhang Konflikte bezüglich der

> **Definition**
>
> **Supervision**
>
> Wissenschaftlich fundiertes Praxiskonzept für personen- und organisationsbezogene Beratung in der Arbeitswelt (DGSv 2022).

- **Person,** z. B. bei Teamkonflikten (► Abb. 18.2),
- **Rolle,** z. B. Unzufriedenheit mit der Begrenzung von Zuständigkeiten oder
- **Organisation,** z. B. bei Ineffektivität im Arbeitsprozess,

auftauchen. Die Supervisoren bringen eine **Außenperspektive** ein und ermöglichen u. a.

- Analyseprozesse,
- Reflexionswege,
- Konfliktklärung,
- erweiterte Wahrnehmungen der Beteiligten sowie
- Zielformulierungen.

Die Supervision soll Blockaden durch Konflikte auflösen helfen und Selbstwirksamkeit in den Arbeitsprozess zurückholen.

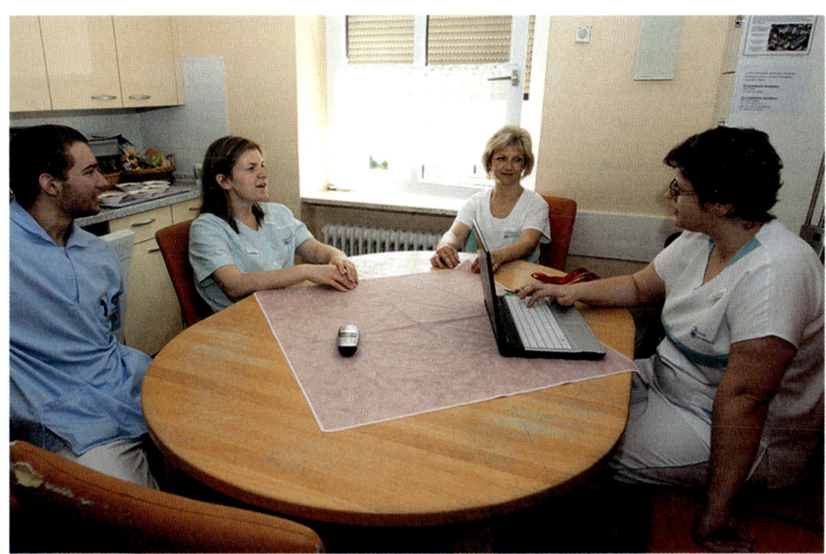

Abb. 18.2 Supervision hilft bei der Bewältigung von Teamkonflikten [K313]

Intervision

Definition

Intervision

Methode der systematischen Problemlösung durch kollegiale Beratung, die auf Gleichrangigkeit, Freiwilligkeit und Eigenverantwortlichkeit beruht, also eine professionelle und lösungsorientierte Selbsthilfeberatung (Stangl 2022).

Die **Intervision** ist eine Form der Kommunikation, die Probleme und Ergebnisse fokussiert. Damit werden Kollegen unterstützt, wenn sie Schwierigkeiten bei ihrer Arbeit haben. Die Intervision unterscheidet sich von einfachen Gesprächen unter Kollegen durch die Anleitung und Zielorientierung. Die anderen Kollegen werden ermuntert, die eigene Expertise einzubringen und für die Problemlösung zur Verfügung zu stellen.

Praxistipp

Das Hessische Institut für Pflegeforschung (HessIP) und die Hochschule RheinMain (HSRM) haben das Projekt „Partizipativ-orientierte Intervision zur betrieblichen Gesundheitsförderung in diversitären Pflegeteams" (POINTED) ins Leben gerufen. Mit diesem Projekt sollen Teams und in der Pflege Beschäftigte durch mediengestützte Intervision-Trainings gestärkt werden. Ziel ist die bessere Bewältigung der Belastungen im Arbeitsalltag. (Frankfurt UAS 2022).

Konfliktkultur

Der Umgang mit Konflikten kann im Sinne einer **Konfliktkultur** verändert werden. Üblicherweise werden Konflikte als hemmende und erschwerende Ereignisse gesehen. Konflikte können allerdings auch als notwendige Bestandteile in der Teamarbeit angesehen werden, die ein **Veränderungspotenzial** aufdecken und überhaupt bearbeitbar machen. Schließlich sind es unterschiedliche Sichtweisen, die Impulse zur Veränderung bringen. Konfliktkultur bedeutet aber nicht unkritisch mit Teamkonflikten umzugehen, sondern

- nachhaltig Konfliktfähigkeit aufzubauen,
- im Konfliktfall zeitnah zu intervenieren und Eskalationen zu vermeiden und
- Konfliktbewältigung im Sinne von Wertschöpfung zu vermitteln.

Vorsicht

Der Begriff Konfliktkultur meint hier nicht nur die Vereinbarung von fairen Regeln für Streitigkeiten, sondern die grundsätzlich veränderte Auffassung, dass Konflikte notwendig sind, um Veränderungen voranzubringen.

18.3 Versorgungsbereiche

Teamarbeit überschreitet die Grenzen der verschiedenen **Versorgungsbereiche,** die bei der

Unterstützung von kranken oder pflegebedürftigen Menschen ineinandergreifen. Neben den klassischen Bereichen

- ambulante Versorgung,
- Krankenhausversorgung,
- Rehabilitation (ambulant und stationär) sowie
- Pflege (ambulante und stationär)

differenziert sich das Angebot je nach den Erfordernissen der Betroffenen. So beinhalten Integrationshilfen für Menschen mit Migrationshintergrund im psychiatrisch-psychotherapeutischen Versorgungssystem u. a. auch die Psychosoziale Arbeitsgemeinschaft (PSAG), die Psychiatriekoordinatoren als niedrigschwellige regionale Steuerungsstellen und die Beauftragten für die Integration von Menschen mit Migrationshintergrund (► Abb. 18.3).

18.3.1 Case Management

Definition

Case Management

Fallmanagement. Fallbezogene Arbeitsweise, die hilft, die notwendige Unterstützung festzustellen, zu organisieren, zu koordinieren und ihre Ergebnisse oder Folgen zu beurteilen.

Die Angebote der medizinischen, pflegerischen und sozialen Dienste sind im Gesundheits- und Pflegewesen vielfältig und für Betroffene und ihren Angehörigen kaum zu überschauen.

Das **Case Management** strebt an, dass die von den verschiedenen Institutionen und Trägern angebotenen Dienste überschaubar gemacht werden. Mit dieser Transparenz können passenden Hilfen und Angebote für individuelle und konkrete Situationen gefunden, geplant und koordiniert werden. Damit wird eine passgenaue Versorgungssituation ohne Über-, Unter- und Fehlversorgung geschaffen. Das Case Management übernimmt folgende **Aufgaben:**

- **Gate-Keeper-Funktion:** Schaffung des Zugangs zu vorhandenen Ressourcen gemäß dem Anspruch auf qualitativ angemessene und bedarfsgerechte Leistungen. Unterstützung bei Anträgen und Widersprüchen.
- **Broker-Funktion:** Planung eines optimalen Versorgungsangebots für den Betroffenen, Vermittlung zwischen den Interessen der Dienstleister, der Kostenträger und der Betroffenen.
- **Advocate-Funktion:** Anwaltschaftliche Vertretung des Betroffenen vor dem Hintergrund seiner Bedürfnisse und des festgestellten Bedarfs. Überprüfung des zugebilligten Leistungsumfangs und der Leistungsqualität.

Die Funktionen sind meist unterschiedlich ausgeprägt (► Abb. 18.4).

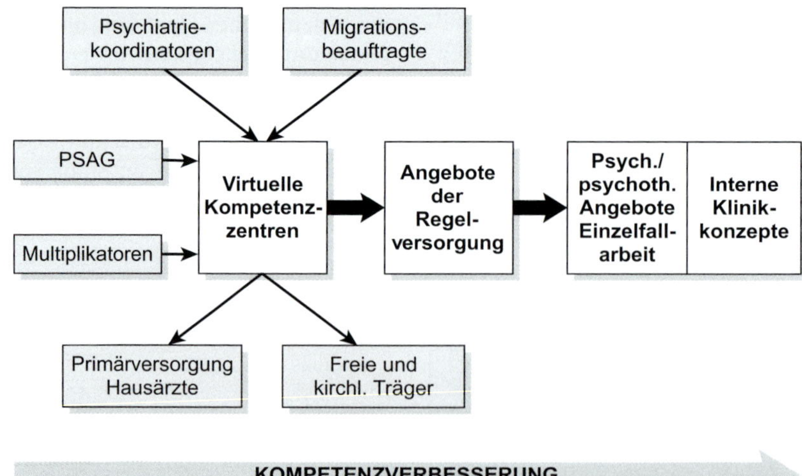

Abb. 18.3 Beispiel von Versorgungsbereichen: Integrationshilfen für Menschen mit Migrationshintergrund im psychiatrisch-psychotherapeutischen Versorgungssystem [L231]

18.3.2 Pflegeberatung

Pflegeberatung wird durch unterschiedliche Anlaufstellen realisiert (▸ Abb. 18.5):

- **Pflegekassen,** indem sie Auskunft über Leistungen und Abläufe geben,
- **Pflegestützpunkte,** die zu verschiedenen Aspekten der Pflege dezentral Beratung anbieten,
- **Service- und Beratungsstellen** der Bundesländer,
- **Pflegeunternehmen,** beispielsweise ambulante Dienste, die Pflegeberatung für pflegenden Angehörige leisten sowie

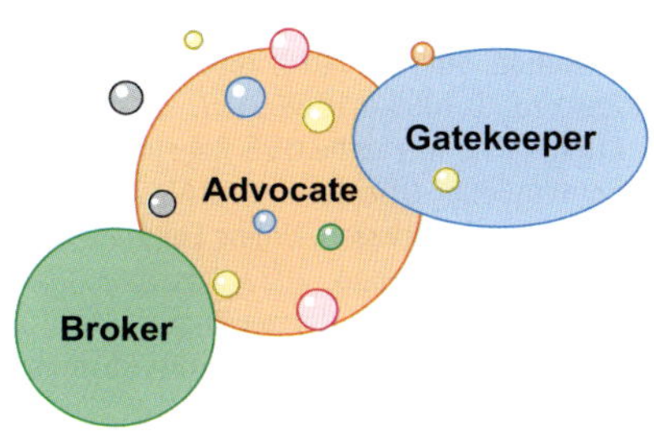

Abb. 18.4 Aufgaben des Case Managements [L143]

- **unabhängige Pflegeberatungsstellen,** die ebenfalls Auskunft über Leistungen und Versorgungsstrukturen geben.

Pflegeberatung kann auf Wunsch auch zu Hause stattfinden. Die **Beratungsleistung** umfasst u. a.

- Ermittlung des individuellen Hilfebedarfs,
- Beratung über das vorhandene Leistungsangebot,
- Begleitung in der jeweiligen Pflegesituation sowie
- Erstellung eines individuellen Versorgungsplans (BMG 2021).

Lebensweltbezug

Pflegebedürftige Menschen kommen in Kontakt mit Pflegefachpersonen. Diese arbeiten allerdings nicht isoliert, sondern im pflegerisch-therapeutischen Verbund. Dadurch ist ihre Lebenswelt auf vielfältige Weise durch die Erfahrung der im Team arbeitenden Menschen beeinflusst. Dieser Einfluss umfasst die Außenwirkung eines Teams, die koordinierte Leistung der zusammenarbeitenden Teammitglieder, die Trennung von Verantwortungsbereichen unterschiedlicher Menschen im qualifikationsheterogenen Team sowie der Umgang

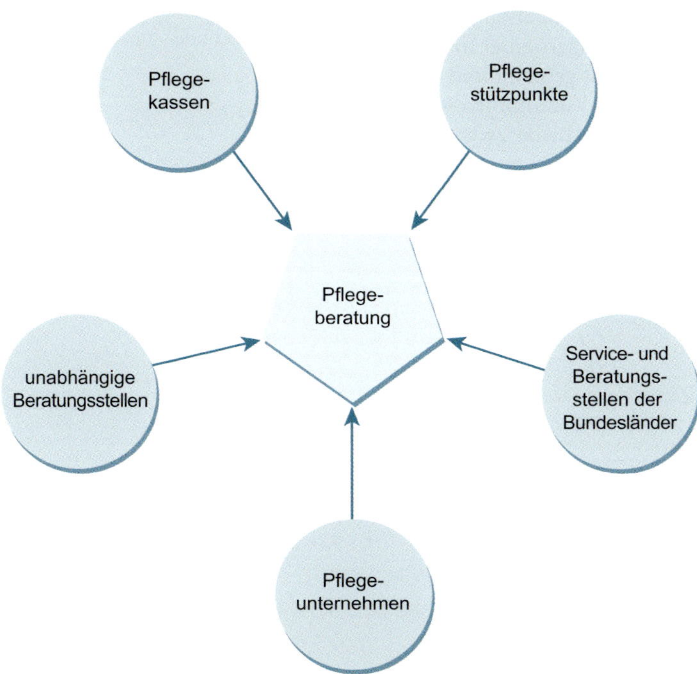

Abb. 18.5 Verschiedene Anlaufstellen für die Pflegeberatung [L138]

des Teams mit Konflikten. In den verschiedenen Versorgungsbereichen profitieren Betroffene vom Case Management und der verschiedenen Möglichkeiten der Pflegeberatung. Alle Anstrengungen dieses erweiterten Pflege-, Beratungs- und Betreuungsteams dienen dazu, dass die Lebenswelt der Betroffenen möglichst intakt bleibt, indem Hilfen für jede individuelle Situation passgenau und nachhaltig konzipiert werden.

Pflegefachpersonen sind sich der Verantwortung bewusst, dass in einer gelingenden Teamleistung der Schlüssel zur Bewahrung der weitgehend unversehrten Lebenswelt der Betroffenen liegt.

Wiederholungsaufgaben

- Was bedeutet crossfunktionale Kompetenz?
- Welche Aufgaben haben Betreuungskräfte und Ehrenamtliche im pflegerisch-therapeutischen Team?
- Was bedeutet der im Pflegeberufegesetz genannte Begriff Vorbehaltene Tätigkeiten?
- Welche Voraussetzungen benötigt die verantwortliche Pflegefachkraft?
- Die Verantwortung ist bei übertragenen Aufgaben geteilt. Was bedeuten Anordnungs- und Durchführungsverantwortung?
- Die Closed-Loop-Kommunikation beschreibt ein Verhalten des Empfängers einer Information. Welches Verhalten ist gemeint und warum gibt es die Closed-Loop-Kommunikation?
- Welches sind die Unterschiede zwischen Supervision und Intervision?
- Welche drei Aufgaben erfüllt ein Case Manager?

LITERATUR

BMG Bundesministerium für Gesundheit. Beratung im Pflegefall. 2021. Aus: https://www.bundesgesundheitsministerium.de/themen/pflege/online-ratgeber-pflege/beratung-im-pflegefall.html (letzter Zugriff: 31.03.2022)

DGSv Deutsche Gesellschaft für Supervision und Coaching e. V. Basiswissen. 2022. Aus: https://www.dgsv.de/services/praktische-hinweise/basiswissen/ (letzter Zugriff: 31.03.2022)

Frankfurt UAS Frankfurt University of Applied Sciences. Pflegeteams stärken – nicht nur in der Krise! Pressemitteilung vom 03.03.2022. Aus: https://www.projekt-pointed.de/wp-content/uploads/2022/03/2022_03_03_Pressemitteilung_Projekt-POINTED_Fra-UAS.pdf (letzter Zugriff: 31.03.2022)

Henn A. Effektive Reanimation durch richtige Kommunikation. Intensiv. 2020; 28(02): 68–72. DOI: https://doi.org/10.1055/a-1088-5117.

Meier R. Erfolgreiche Teamarbeit: 25 Regeln für Teamleiter und Teammitglieder. Offenbach: GABAL; 2006.

Stangl W. Stichwort Intervision. Online Lexikon für Psychologie und Pädagogik. 2022. Aus: https://lexikon.stangl.eu/4644/intervision (letzter Zugriff: 31.03.2022)

Sträßner H. Haftungsrecht für Pflegeberufe. Stuttgart: Kohlhammer; 2006.

KONTAKTADRESSEN

Projekt POINTED: https://www.projekt-pointed.de

19

Pflege und Gesellschaft

Überblick

In diesem Kapitel werden die für Pflegeausbildung und -studium relevanten Inhalte des Themas **Pflege und Gesellschaft** beleuchtet. Dies geschieht unter verschiedenen Perspektiven: Die Wahrnehmung von Pflege in der Gesellschaft (► Kap. 19.1) ist uneinheitlich, dennoch sind die Gesundheitsberufe ein sehr wichtiger Bestandteil und werden nicht von ungefähr als systemrelevant bezeichnet. Das Bild der Pflege in der Politik (► Kap. 19.2) bewegt sich zwischen Anspruch und Wirklichkeit, da der Pflegenotstand die Politik in immensem Maß herausfordert. Eine zunehmende Wandlung erfährt das Selbstverständnis der Pflege (► Kap. 19.3) von einem helfenden Beruf zu einer veritablen Profession, was sich in unterschiedlichen Regelungen wie dem Ethikkodex des ICN (► Kap. 19.3.2) oder dem Ausbildungsziel im Pflegeberufegesetz (► Kap. 19.3.4), aber auch in der beruflichen Selbstverwaltung (► Kap. 19.3.5) widerspiegelt.

19.1 Das Bild der Pflege in der Gesellschaft

Das **Bild der Pflege in der Gesellschaft** ist zwiegespalten. Einerseits wird – gerade in Krisenzeiten – Lob und Anerkennung für die Pflege ausgesprochen, andererseits zeigt sich eine sinkende Bereitschaft, diesen Beruf zu ergreifen (► Abb. 19.1). Die Wertschätzung ist mit der Wahrnehmung begründet,

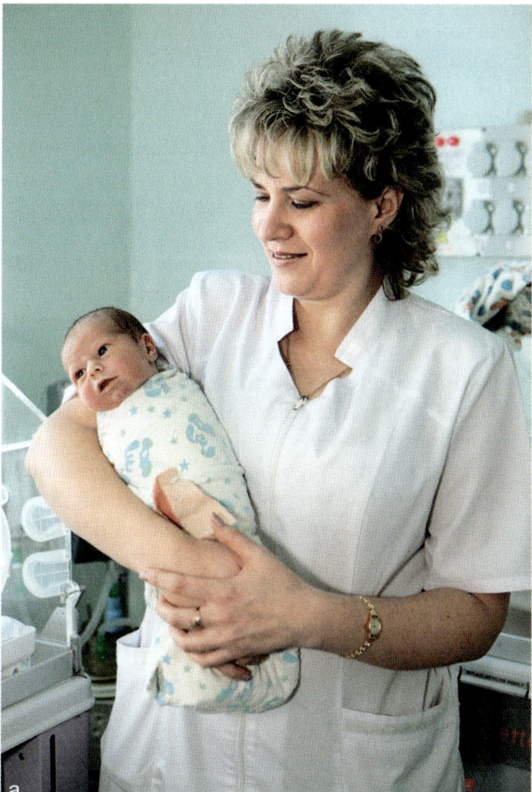

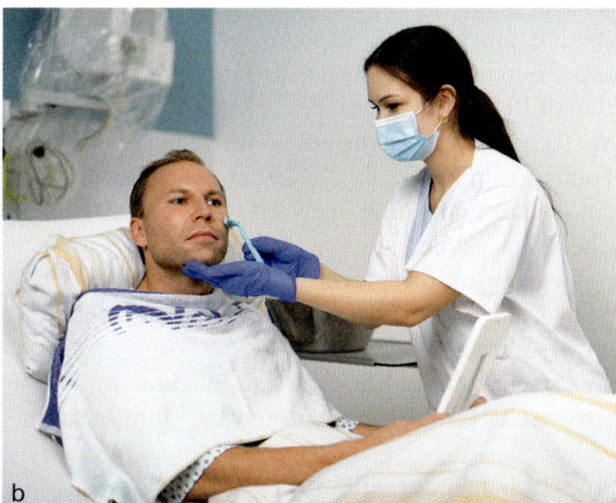

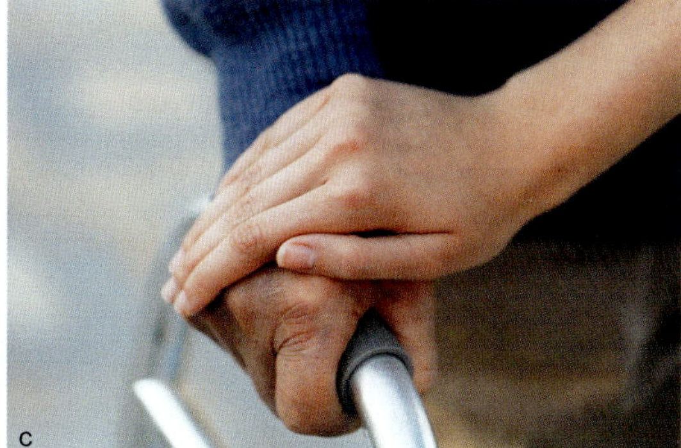

Abb. 19.1 Das Bild der Pflege in der Gesellschaft ist zwiespältig und uneinheitlich. Wahrnehmung der Angehörigen [J787-088, J803, J787-033]

dass es sich um eine gesamtgesellschaftlich wichtige Leistung handelt. Die Berufsgruppe der Pflegenden priorisiert hingegen nicht nur die Wichtigkeit der Leistung, sondern auch die spezifische professionelle Expertise, die zur Leistungserbringung notwendig ist. Darüber hinaus will Pflege erreichen, dass der aktuell dringende Bedarf an personaler und finanzieller Ausstattung ebenfalls wahrgenommen und berücksichtigt wird.

In den Medien werden tendenziell negative Berichterstattungen über Pflege transportiert. Die Schlagzeilen betreffen Skandale in der Pflege sowie schlechte Rahmen- und Arbeitsbedingungen. Das **Projekt „Kompetenzkommunikation und Wertschätzung in der Pflege"** *(KoWeP)* möchte mit Kompetenzkommunikation Expertise sichtbar machen, also *„die Fähigkeit von beruflich Pflegenden, ihr Handeln und ihre Kompetenzen adäquat zu versprachlichen und somit einen Beitrag zu leisten, das gesellschaftliche Bild des pflegerischen Berufes zu verbessern"* (Frankfurt UAS 2022). Damit soll die Berufsgruppe in ihrer Selbstwirksamkeit bestärkt werden, damit sie am Pflegediskurs teilnimmt und eine entsprechende Kompetenzentwicklung unterstützt. Bereits 2012 hatte das Kuratorium Deutscher Altershilfe im Rahmen des Projekts **PflegeWert Wertschätzung erkennen – fördern – erleben** (Fuchs-Frohnhofen et al. 2012) Handlungsanregungen zur Förderung der Wertschätzung der Pflegeberufe gegeben:

- Pflege-Erfolgsbesprechungen,
- Sprache in der Pflege – Reflexion der eigenen Darstellung,
- wertschätzendes Rückmeldemanagement,
- wertschätzende Mitarbeiterentwicklungsgespräche,
- wertschätzendes Führen,
- wertschätzendes Gesundheitsmanagement sowie
- wertschätzungsfördernde Öffentlichkeitsarbeit als Leitungsaufgabe.

Diese Anregungen zielen auf unterschiedliche Akteure in der Pflege ab. Allen ist aber gemeinsam, dass sie die gesellschaftliche Würdigung der Pflegeberufe stärken und ein positiveres Bild der Profession Pflege erwirken können.

19.2 Das Bild der Pflege in der Politik

Pflege gehört aus **Sicht der Politik** zu den systemrelevanten Berufszweigen.

Definition

Systemrelevanz

Bedeutsamkeit, die Unternehmen, Produkte, Dienstleistungen oder Angehörige von Berufsgruppen für die Aufrechterhaltung eines Systems, z. B. das Wirtschafts- oder Gesundheitssystem, haben.

Demnach beteuert die Bundesregierung, dass gut ausgebildete und ordentlich bezahlte Pflegefachkräfte gebraucht werden. Sie setzt sich dafür ein, dass

- die Arbeitssituation und die Bezahlung der Pflegekräfte verbessert werden,
- der Beruf durch die generalistische Ausbildung attraktiver wird und
- pflegende Angehörige unterstützt werden.

Die **Strategie für Pflege** des Bundesministeriums für Gesundheit umfasst folgende Eckpunkte (BMG 2018):

- mehr Unterstützung für Pflegebedürftige und Angehörige durch Pflegestärkungsgesetze,
- Verbesserung der Ausbildung durch das Pflegeberufegesetz (PflBG),
- Schaffung neuer Stellen durch das Sofortprogramm Pflege (Pflegepersonal-Stärkungsgesetz – PpSG),
- Besetzung der offenen Stellen (Konzertierte Aktion Pflege) sowie
- Definition von Standards durch Pflegepersonaluntergrenzen.

Diese Eckpunkte werden durch **flankierende Maßnahmen** wie die Corona-Prämien oder die Modellvorhaben zur Übertragung von ärztlichen Tätigkeiten auf Pflegefachkräfte ergänzt. Die **Bevollmächtigte der Bundesregierung für Pflege** *Claudia Moll* weist außerdem darauf hin, dass ab September 2022

- Versorgungsverträge nur mit Pflegeeinrichtungen abgeschlossen werden dürfen, die ihren Arbeitnehmer*innen, die Leistungen der Pflege oder Betreuung von Pflegebedürftigen erbringen, eine Entlohnung zahlen, die in Tarifverträgen oder kirchlichen Arbeitsrechtsregelungen vereinbart ist, an die die jeweiligen Pflegeeinrichtungen gebunden sind bzw. eine tarifgerechte Bezahlung vornehmen, wenn sie nicht an Tarifverträge oder kirchliche Arbeitsrechtsregelungen gebunden sind (§ 72 Abs. 3a und 3b SGB XI).

- die Mindestlöhne in der Pflege in drei Stufen erheblich steigen sollen.
- eine Refinanzierung durch die Kostenträger (§ 82c Abs. 1–3 SGB XI) erfolgt.

Dennoch sehen Experten besorgt in die Zukunft.

„Die Vizepräsidentin [des Deutschen Pflegerats] Irene Maier geht davon aus, dass bis zum Jahr 2030 weitere 500.000 Pflegende in den Ruhestand gehen. ‚Der Mangel an Pflegekräften kann zu diesem Zeitpunkt nicht mehr durch Ausbildung neuer Kräfte ausgeglichen werden. Neben neuen Anwärtern fehlt es uns auch an Lehrpersonal'".

(Maier in Pohl 2021; Ergänzung des Autors)

Praxistipp

Projekt zur Umsetzung guter Arbeitsbedingungen in der Pflege

Die Bundesregierung hat 2019 ein Pilotprojekt zur „Umsetzung guter Arbeitsbedingungen in der Pflege" initiiert. In diesem Projekt haben 25 Einrichtungen der stationären und ambulanten Langzeitpflege ihre Arbeitsbedingungen nachweislich verbessert. Anregungen zur Verbesserung sowie förderliche und hinderliche Faktoren finden sich im Abschlussbericht (Behrens, Marx und Stratmeyer 2020).

So ergibt sich ein doppeltes Bild: Auf der einen Seite politische Maßnahmen, auf der anderen Seite Forderungen von verschiedenen Seiten, beispielsweise die Forderung:

- der Deutschen Krankenhausgesellschaft nach einem „Bürokratie-Lockdown" in der Pflege (DKG 2022).
- des Deutsche Berufsverbands für Pflegeberufe (DBfK), statt Einmalzahlungen langfristig in die Profession zu investieren (DBfK 2022).
- des Deutschen Instituts für angewandte Pflegeforschung (DIP) nach einem Masterplan für die Pflege (DIP 2021).

Kritischer Blick

Die aktuelle Situation in der Pflege und die Zukunftsproblematik werden von der Wissenschaft längst in aller Deutlichkeit und Schärfe gesehen. Die politischen Konsequenzen sind nur mühsam und schleppend zu erkennen. Der Rückgriff auf Konzepte wie die Neuregelung einer Ausbildung wird mit dem trügerischen Motiv der Attraktivitätssteigerung des Berufs verbunden. Doch auch andere Berufe bemühen sich um die knapper werden Auszubildenden. Werbekampagnen wie „Ehrenpflegas": die Miniserie zur neuen Pflegeausbildung (BMFSFJ 2020), die sich als unglaublich dilettantischer und diffamierender Fehlgriff erwiesen haben, sind auf keinen Fall zielführend im Angesicht der demografischen Herausforderung.

19.3 Das Selbstverständnis der Pflege

Fallbeispiel

„Was mache ich eigentlich in der Pflege und woher kommt das alles?"

Die Auszubildenden Susanne Fischer und Karla Stein befassen sich in ihrer Pflegeausbildung mit dem Thema pflegerisches Selbstverständnis. Sie sollen sich mit der Frage auseinandersetzen, auf welchen Werten, Grundsätzen und Überzeugungen Pflege beruht. Als Anregung bekommen sie den Hinweis, sich mit der Geschichte der Pflege zu beschäftigen und darüber hinaus aktuelle Quellen ausfindig zu machen, in denen sich das Selbstverständnis von Pflege ablesen lässt. Das Thema Geschichte der Pflege ist sehr umfangreich und beginnt bereits in der Antike. Susanne und Karla bezweifeln, ob die historischen Wurzeln so wichtig sind. Die neuere Pflegegeschichte finden sie allerdings ungemein spannend, besonders die Entwicklung der Professionalisierung und insbesondere der Weg zur generalistischen Pflegeausbildung. Als sie auf verschiedene Berufsverbände stoßen, die alle Aussagen über die Pflege treffen, bekommen sie einen Eindruck, wie sich berufliches Selbstverständnis je nach dem gesellschaftlichen und historischen Zusammenhang sowie der jeweiligen Perspektive der Beteiligten darstellt.
Wie sehen Sie die unterschiedlichen Aussagen, die die Pflege über sich selbst trifft? Welches Verständnis von Pflege haben Sie?

19.3.1 Geschichtlicher Überblick

Das **Selbstverständnis der Pflege** hat sich in der Geschichte mehrfach gewandelt. Aus einem vorwiegend helfenden Beruf mit häufig konfessionellem Hintergrund haben Einflüsse des medizinischen Fortschritts zu einem erweiterten Wissensbedarf für die Berufsausübung geführt. Daher erweiterten sich die Möglichkeiten, Pflege zu lernen und einen Pflegeberuf zu ergreifen. Mit dem Ende des 19. Jahrhunderts schärfte sich das professionelle

Profil der Pflegenden. Die Ansprüche der Ärzte stiegen aufgrund erweiterter wissenschaftlicher Erkenntnisse, was zu erheblichen fachlichen Anforderungen an den Pflegeberuf führte. Anfang des 20. Jahrhunderts gab es erste Bestrebungen, die bisher nicht geordnete Pflege zu organisieren, indem *Agnes Karll* 1903 die die **Berufsorganisation der Krankenpflegerinnen Deutschlands** (BOKD) gründete. Nach der Gleichschaltung der Pflege im Nationalsozialismus ordnete sich die Pflege nach dem Zeiten Weltkrieg neu. Aufgrund der demografischen Entwicklung und der Finanzierung durch die Sozialversicherungen wuchs die Bedeutung der Pflege weiter an; es entstanden Berufsgesetze und systematische Berufsausbildungen. Unterschiedliche **Professionalisierungsbestrebungen** haben schließlich dazu geführt, dass Pflege als Heilberuf

- evidenzbasiert arbeitet,
- sich interdisziplinär positioniert sowie
- ein weitgehend professionelles Vorgehen zeigt.

Praxistipp

Eine Einrichtung, ihr Pflegeleitbild und ihr Pflegekonzept spiegeln den Grad der Professionalisierung ebenso wider wie die in der Einrichtung sichtbare Pflegekultur. Qualitätssicherung und -entwicklung helfen, die Professionalisierung in der Praxis weiterzuentwickeln.

Pflege ist durch folgende **Merkmale** charakterisiert:

- Pflege erbringt eine systemrelevante, **zentral wichtige Dienstleistung.** Ohne die Tätigkeiten der Pflege können wichtige Bereiche des gesellschaftlichen Lebens nicht aufrechterhalten werden.
- Gleichwohl ist Pflege **nur zum Teil selbstverwaltet** und keineswegs frei von fremden Interessen. Pflegekammern existieren in Deutschland nicht flächendeckend. Die Medizin verfügt über einen bedeutenden Einfluss, der aus der früheren Stellung der Pflege als Heilhilfsberuf resultiert.
- Pflege benötigt **hochspezielles Wissen** und befindet sich auf einem Weg der **Akademisierung** auch in der grundständigen Pflegeausbildung. Die Akademisierung trägt zur Professionalisierung des Berufs bei.
- Die Pflegeausbildung ist bundeseinheitlich geregelt. Daher ist Pflege den **Heilberufen** zuzurechnen, weil ihre Tätigkeit die Heilung von Krankheiten und die medizinisch-helfende Behandlung und Betreuung von Patienten umfasst.
- Pflege zeigt sich als **einheitlicher Beruf,** mit der Zusammenführung der bisherigen Berufsabschlüsse.

Die Bemühungen, dass sich Pflege einheitlich versteht, sind mühsam. Auf der einen Seite steht die **Trennung der Pflegeberufe** in

- Gesundheits- und Krankenpflege,
- Gesundheits- und Kinderkrankenpflege sowie
- Altenpflege,

die mit der **generalistischen Pflegeausbildung** überwunden wird. Diese mündet in den Abschluss Pflegefachfrau bzw. -fachmann. Auf der anderen Seite erlauben die bisherigen Berufsabschlüsse Bestandsschutz und die generalistische Ausbildung neben dem generalistischen Abschluss und der Möglichkeit des grundständigen Hochschulabschlusses mit dem Abschluss Bachelor of Arts (B. A.) Pflege noch bis 2026 die freiwillig gewählten Abschlüsse Gesundheits- und Kinderkrankenpflege sowie Altenpflege.

Kritischer Blick

Es ist abzusehen, dass bei der Evaluation der generalistischen Pflegeausbildung 2026 die Sonderwege Gesundheits- und Kinderkrankenpflege und Altenpflege entfallen werden. Dies begründet sich durch folgende Faktoren:

- Der Abschluss Pflegefachmann/Pflegefachfrau befähigt zum Arbeiten in allen Versorgungssektoren.
- Mit der Flexibilität des Abschlusses Pflegefachmann/Pflegefachfrau können auf dem Arbeitsmarkt die lukrativsten Stellen gewählt werden.
- Dieser Abschluss ist im Gegensatz zu den Sonderwegen im europäischen Ausland anerkannt.

In Deutschland können sich heute Angehörige der pflegerischen Berufsgruppe in zahlreichen **Interessenvertretungen** organisieren und berufspolitisch vertreten.

Neben den Trägerverbänden, welche hauptsächlich eigene wirtschaftliche Interessen vertreten, gibt es drei Formen von Interessenvertretungen für beruflich Pflegende in Deutschland:

- Berufsverbände,
- Pflegekammern und
- Gewerkschaften.

Während Berufsverbände und Gewerkschaften bereits eine längere Tradition in Deutschland aufweisen, gibt es Pflegekammern erst seit ein paar Jahren. Zurzeit gibt es Landespflegekammern noch bei weitem nicht in jedem Bundesland und die Aufgabenschwerpunkte von Pflegekammern, Gewerkschaften und Berufsverbänden sind sehr vielfältig (▸ Abb. 19.2).

19.3.2 ICN-Ethikkodex für professionell Pflegende

Der Ethikkodex des International Council of Nurses (ICN) versteht sich als *„Wertekompass, dem sich Pflegefachpersonen weltweit verpflichtet haben" (DBfK 2021)*. Der ICN-Ethikkodex wurde 1953 erstmalig veröffentlicht und zuletzt 2021 aktualisiert. Mit der Beschreibung der Aufgaben, der Werte und der Selbstverpflichtung der Pflegenden für Pflegefachpersonen, Lernende und Studierende stellt er eine wichtige Quelle für das Selbstverständnis der Pflege dar.

Folgende **Bereiche** spricht der ICN-Ethikkodex an:

- Pflegefachpersonen, Patientinnen und Patienten sowie Menschen mit Pflegebedarf,
- Pflegefachpersonen und die Pflegepraxis,
- Pflegefachpersonen und die Profession sowie
- Pflegefachpersonen und globale Gesundheit.

Pflegefachpersonen orientieren sich an einer **Vielzahl von professionellen Werten** (ICN 2021: 23):

- Respekt, Empathie, Privatsphäre, Fürsprache, Mitgefühl, Würde;
- Fairness, Gerechtigkeit, Chancengerechtigkeit, Solidarität;
- Vertrauen, Vertraulichkeit, Sicherheit;
- Kompetenz, Expertise, Wissen, Können, Urteilsvermögen;
- Verantwortung, Verantwortungsübernahme, Integrität;
- Dienstleistung, Verlässlichkeit, Öffentliches Wohl, Pflege, Inklusion;
- Führung, Zusammenarbeit.

Pflegefachpersonen bekommen mit dem Ethikkodex **keine fertigen Verhaltensregeln.** Sie sollen

Aufgabenschwerpunkte
Ansehen des Berufs
Berufsordnung, Registrierung
Regelung Fort- und Weiterbildung
Beratung standesrechtlich
Gutachten/Schiedsstelle
Politische Vertretung
Pflege-kammer
Gewerk-schaft
Gute Pflege durch gute Rahmenbedingungen
Berufs-verband
Tarifverhandlungen
Beratung arbeitsrechtlich
Politische Vertretung
Internationales
Ansehen des Berufs
Professionalisierung
Innovation
Beratung fachlich und arbeitsrechtlich
Politische Vertretung
Internationales
Fachzeitschrift
Interessenvertretung Unternehmen
Interessenvertretung Selbständiger Pflegefachpersonen

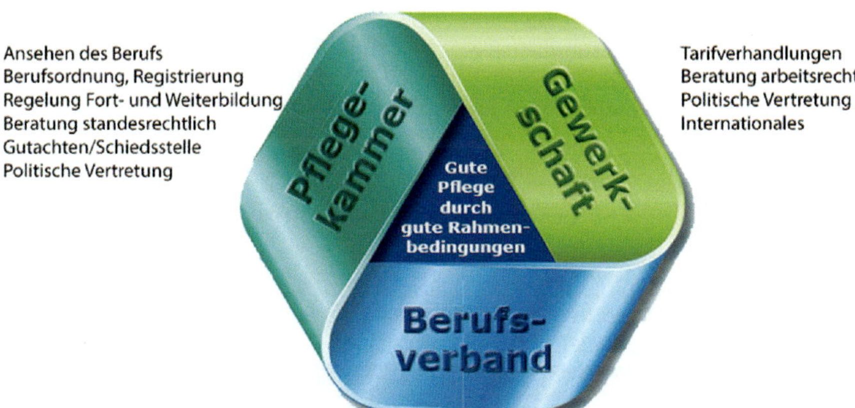

Abb. 19.2 Aufgabenschwerpunkte von Pflegekammern, Gewerkschaften und Berufsverbänden [W267]

sich vielmehr aktiv mit den Standards unter jedem Element des Kodex auseinandersetzen und die **Tragweite** sowie **Möglichkeiten des Transfers** in die Praxis reflektieren. Dabei helfen Erfahrungen aus der Praxis sowie die Auseinandersetzung mit Kolleginnen und Kollegen.

Vorsicht

Der ICN-Ethikkodex fordert immer zu aktivem Reflektieren heraus, da mit den offenen Formulierungen Fragen für die konkrete Praxis entstehen. Damit ist die kreative Chance verbunden, dass Pflegefachpersonen an der Weiterentwicklung der Pflege mitwirken und dieser Kodex immer neu belebt wird.

19.3.3 Rahmen-Berufsordnung

Im Mai 2004 hat der **Deutsche Pflegerat** (*DPR*) eine **Rahmen-Berufsordnung für professionell Pflegende** verabschiedet. Ihr Geltungsbereich bezieht sich auf Altenpfleger*innen, Gesundheits- und Kinderkrankenpfleger*innen, Gesundheits- und Krankenpfleger*innen sowie Pflegefachpersonen. In der **Präambel** werden **allgemeine Aufgaben professionell Pflegender** beschrieben (DPR 2004). Professionelle Pflegende:

- leisten ihren berufsspezifischen Beitrag zum gesellschaftlichen Auftrag zur Gesundheitsfürsorge und Krankheitsverhütung, zur Wiederherstellung von Gesundheit, zur Unterstützung und Hilfeleistung bei chronischen Erkrankungen, Behinderungen, Gebrechlichkeit und im Sterbeprozess.
- ermitteln den Pflegebedarf, führen die Maßnahmen des Pflegeplanes durch und überprüfen die Effektivität des pflegerischen Handelns.
- erhalten und unterstützen die Lebensaktivitäten und eigenständige Lebensführung des Menschen.
- kommunizieren und kooperieren mit allen am Pflege- und Betreuungsprozess Beteiligten.
- fördern durch ihr Handeln das Ansehen des Berufsstandes und durch Beteiligung an Pflegeforschungsprojekten die Pflegewissenschaft.
- stärken die berufliche Interessenvertretung, indem sie sich in einem Berufsverband organisieren.
- arbeiten an den Lösungen der gesellschaftlichen Probleme mit, die sich auf die Pflege auswirken und informieren die Gesellschaft über Gesundheitsfragen.

Die Berufsordnung **präzisiert** die obenstehenden Aufgaben im Sinne der **Abgrenzung** der Verantwortung für eigenständig erbrachte Aufgaben und Aufgaben im Rahmen der Mitwirkung im § 2 III (► Tab. 19.1).

Die Berufsordnung bietet den Leistungsempfängern und Leistungserbringern **Kriterien der Qualitätssicherung** und trägt zum Selbstverständnis sowie zur Schärfung des professionellen Profils der Pflege bei.

19.3.4 Ausbildungsziel im Pflegeberufegesetz

Im § 5 Abs. 3 des Pflegeberufegesetzes *(PflBG)* ist das **Ausbildungsziel** umfangreich dargestellt. Die Ziele der Ausbildung geben den Rahmen für die Aufgaben vor, die Pflegefachpersonen bei der

Tab. 19.1 Abgrenzung der Verantwortung im § 2 III der Rahmen-Berufsordnung für professionell Pflegende des Deutschen Pflegerats (DPR)

Verantwortungsbereich	Tätigkeitsbereiche
Eigenverantwortliche Aufgaben professionell Pflegender	• Feststellung des Pflegebedarfs, Planung, Organisation, Durchführung und Dokumentation der Pflege • Evaluation der Pflege, Sicherung und Entwicklung der Qualität der Pflege • Beratung, Anleitung und Unterstützung von Leistungsempfängern und ihrer Bezugspersonen • Einleitung lebenserhaltender Sofortmaßnahmen bis zum Eintreffen des Arztes oder der Ärztin.
Aufgaben professionell Pflegender im Rahmen der Mitwirkung	• Eigenständige Durchführung ärztlich veranlasster Maßnahmen • Maßnahmen der medizinischen Diagnostik, Therapie oder Rehabilitation • Maßnahmen in Krisen- und Katastrophensituationen

Pflege von Menschen in jedem Lebensalter ausführen und beschreiben somit einen Teilaspekt des pflegerischen Selbstverständnisses.
Die Ausbildung soll insbesondere dazu befähigen
1. die folgenden Aufgaben selbstständig auszuführen:
   a. Erhebung und Feststellung des individuellen Pflegebedarfs und Planung der Pflege,
   b. Organisation, Gestaltung und Steuerung des Pflegeprozesses,
   c. Durchführung der Pflege und Dokumentation der angewendeten Maßnahmen,
   d. Analyse, Evaluation, Sicherung und Entwicklung der Qualität der Pflege,
   e. Bedarfserhebung und Durchführung präventiver und gesundheitsfördernder Maßnahmen,
   f. Beratung, Anleitung und Unterstützung von zu pflegenden Menschen bei der individuellen Auseinandersetzung mit Gesundheit und Krankheit sowie bei der Erhaltung und Stärkung der eigenständigen Lebensführung und Alltagskompetenz unter Einbeziehung ihrer sozialen Bezugspersonen,
   g. Erhaltung, Wiederherstellung, Förderung, Aktivierung und Stabilisierung individueller Fähigkeiten der zu pflegenden Menschen insbesondere im Rahmen von Rehabilitationskonzepten sowie die Pflege und Betreuung bei Einschränkungen der kognitiven Fähigkeiten,
   h. Einleitung lebenserhaltender Sofortmaßnahmen bis zum Eintreffen der Ärztin oder des Arztes und Durchführung von Maßnahmen in Krisen- und Katastrophensituationen,
   i. Anleitung, Beratung und Unterstützung von anderen Berufsgruppen und Ehrenamtlichen in den jeweiligen Pflegekontexten sowie Mitwirkung an der praktischen Ausbildung von Angehörigen von Gesundheitsberufen,
2. ärztlich angeordnete Maßnahmen eigenständig durchzuführen, insbesondere Maßnahmen der medizinischen Diagnostik, Therapie oder Rehabilitation,
3. interdisziplinär mit anderen Berufsgruppen fachlich zu kommunizieren und effektiv zusammenzuarbeiten und dabei individuelle, multidisziplinäre und berufsübergreifende Lösungen bei Krankheitsbefunden und Pflegebedürftigkeit zu entwickeln sowie teamorientiert umzusetzen *(§ 5 Abs. 3 PflBG).*

Praxistipp

Es lohnt sich diese Ausbildungsziele innerhalb der Pflegeausbildung immer neu zu vergegenwärtigen und ihre Konkretion in Praxissituationen zu reflektieren. Damit ergeben sich für Handlungszusammenhänge und die Kompetenzorientierung immer neue Anhaltspunkte, wie die Pflegeausbildung gestaltet werden kann.

19.3.5 Berufliche Selbstverwaltung

Berufsverbände

Definition

Berufsverband

Freiwilliger Zusammenschluss von Angehörigen eines Berufs zur Durchsetzung berufspolitischer Interessen.

Die **Kernaufgabe von Berufsverbänden** besteht darin, die Interessen ihres Berufsstandes und ihrer Mitglieder zu vertreten. In der Regel ist ein Berufsverband eine **Körperschaft des öffentlichen Rechts.** Eine Mitgliedschaft ist Angehörigen des Berufszweigs vorbehalten, die eine staatliche Anerkennung besitzen.
Der Präsident des Deutschen Bundestages hat bis zum 01.03.2022 eine öffentliche Liste über die beim Bundestag registrierten Verbände geführt, die Interessen gegenüber dem Bundestag oder der Bundesregierung vertreten. Diese Liste ist in das **Lobbyregister für die Interessenvertretung gegenüber dem Deutschen Bundestag und der Bundesregierung** übergegangen. Das Register wird elektronisch geführt und ist öffentlich einsehbar. Damit soll ermöglicht werden, dass die Strukturen der Einflussnahme durch Interessenvertretungen auf politische Willensbildungs- und Entscheidungsprozesse transparent und nachvollziehbar sind. Die Eintragung in dieses Register muss beantragt werden. Die Interessenvertretung findet nur statt, wenn der jeweilige Verband verzeichnet sind. Auf diesem Wege kann ein registrierter Berufsverband bereits bei der Vorbereitung von Entscheidungen seine fachliche Expertise und seine Standpunkte einbringen.
In der Regel haben Berufsverbände aus ihrer Tradition heraus eine eigene **Entstehungsgeschichte** mit unterschiedlichen berufspolitischen und religiösen Zielen.

Zu den **Aufgaben von Pflegeverbänden** zählen:

- Angelegenheiten des Berufs in Gesellschaft und Politik vertreten,
- Durchführung von Fort- und Weiterbildungen,
- Informationen von neuesten beruflichen Inhalten über Fachzeitschriften und digitalen Medien und
- Angebot von Berufshaftpflichtversicherungen.

Im Weltpflegeverband, dem **International Council of Nurses** (*ICN*), haben sich ca. 130 nationale Pflegeverbände zusammengeschlossen. Der ICN vertritt weltweit ca. 27 Millionen Pflegende (ICN 2022) und ist damit der größte Zusammenschluss von Fachpersonen im Gesundheitswesen.

Ziel des ICN ist die Förderung und Sicherstellung einer guten Pflegequalität in allen Ländern. Gemäß den ICN-Richtlinien werden fünf grundlegende Aufgaben von Pflegenden formuliert:

1. Gesundheit fördern,
2. Krankheit verhüten,
3. Gesundheit wiederherstellen,
4. Leiden lindern und
5. Achtung vor dem Leben und vor der Würde des Menschen.

Der Sitz des ICN ist in Genf (Schweiz). Deutschland ist im ICN durch den Deutschen Berufsverband für Pflegeberufe (DBfK) vertreten. Der ICN ist vielfach tätig, u. a. durch folgende Aktivitäten:

- Entwicklung eines Ethikkodex für Pflegende,
- Entwicklung eines eigenen Pflegeklassifikationssystems (International Classification of Nursing Practice),
- Herausgabe von Positionspapieren,
- Herausgabe der Zeitschrift International Nursing Review sowie
- Festlegung von Definitionen und Leitlinien (z. B. Definition des Begriffs Nurse).

In Deutschland gibt es für die Pflegeberufe **viele verschiedene Berufsverbände,** je nachdem, welche Richtung oder weltanschauliche Position der Berufsverband vertritt.

Der größte und älteste Berufsverbund ist der **Deutsche Berufsverband für Pflegeberufe** *(DBfK)*. Als Deutscher Berufsverband für Krankenpflege wurde er 1903 durch *A. Karll* gegründet. Der DBfK ist sowohl in Landesverbänden als auch im Bundesverband organisiert. Zudem vertritt er seine Mitglieder international im International Council of Nurses (ICN).

In der Altenhilfe ist der größte Berufsverband der **Deutsche Berufsverband für Altenpflege e. V.** *(DBVA)*.

1988 wurde als Dachverband der 16 bedeutendsten Pflege- und Berufsverbände der **Deutsche Pflegerat e. V.** *(DPR)* gegründet. Der DPR vertritt die Interessen aller Pflege- und Hebammenberufe und setzt sich für eine professionelle Weiterentwicklung der Berufe ein. Als Dachverband wird der DPR bei Gesetzesentscheidungen und Änderungen im Gesundheitswesen als politische Instanz zu Rate gezogen.

Pflegekammern

Definition

Pflegekammer

Organ der Selbstverwaltung, in der alle Angehörigen der Berufsgruppe Pflege Pflichtmitglieder sind. Übernimmt für alle Mitglieder die eigenständische Klärung berufsinterner Fragen.

In Deutschland wird seit den 1980er-Jahren über die Einführung von Pflegekammern diskutiert. International gibt es Länder, die bereits Kammern im Pflegeberuf eingeführt haben, wie beispielsweise in den USA, England, Kanada, Schweden, Frankreich und auch Irland.

Die **Rechtsstellung** der Pflegekammer entspricht einer Körperschaft des öffentlichen Rechts. Sie nimmt in Stellvertretung für den Staat **gesellschaftliche Interessen** wahr und handelt zum Wohle der Bevölkerung.

Da die Selbstverwaltung der Heilberufe in Form von Kammern aufgrund der föderalen Ordnung der Bundesrepublik Deutschland in den Zuständigkeitsbereich der Bundesländer fällt, stellt sich die Verkammerung in den Bundesländern sehr unterschiedlich dar. In Deutschland hat **Rheinland-Pfalz** die **erste Landeskammer 2016** eigeführt. In anderen Bundesländern wird die Einführung der Pflegekammer vorbereitet oder die bereits bestehende Kammer wurde wieder aufgelöst (Auflösung der Pflegekammer Niedersachsen mit Ablauf des 30.11.2021).

Pflegekammern können unabhängig von pflegerischen Berufsverbänden **hoheitliche Aufgaben** übernehmen.

Zu diesen Aufgaben gehören:
- **Berufsaufsicht:** Überwachung/Durchsetzung normativ vorgegebener Standards im öffentlichen Interesse,
- **Erlass einer einheitlichen Berufsethik und Berufsordnung,** Regelung der Berufsausübung und Berufszugehörigkeit, **Einschreiten** bei Missachtung der Berufsordnung und der Berufsethik,
- **Schiedsstellentätigkeit** zur Beilegung von Streitigkeiten, die sich aus der Berufsausübung zwischen den Mitgliedern oder mit Dritten ergeben,
- **Registrierung** aller Angehörigen der Pflegeberufe,
- **Mitteilungen** an die Kammermitglieder über relevante berufsständische Informationen,
- **Förderung, Überwachung und Anerkennung** der beruflichen Fort- und Weiterbildung, Abnahme von Prüfungen,
- Festlegung von **Qualitätsstandards für Ausbildung und Praxis,**
- **Beratung** des Gesetzgebers sowie Beteiligung bei Gesetzgebungsverfahren, **Auslegung** gesetzlicher Bestimmungen im Rahmen von Sachverständigengutachten,
- Berücksichtigung und **Regelung ethischer Fragestellungen** in Berufsausübung und Pflegeforschung,
- **Kooperation** mit anderen nationalen und internationalen Institutionen im Gesundheitswesen,
- **Statistik:** Erhebung und Auswertung berufsrelevanter Daten sowie
- **Öffentlichkeitsarbeit.**

Somit hat die Pflegekammer drei **Kernziele:**
1. Standesvertretung,
2. Standesförderung und
3. Standesaufsicht.

Zur **Abgrenzung mit anderen Organen** ist eine Pflegekammer nicht zuständig für
- Tarifverhandlungen (zuständig: Gewerkschaft),
- Einschätzungen der Pflegebedürftigkeit (zuständig: Medizinischer Dienst der Krankenversicherung [MDK]),
- Aufgaben der Krankenhaus- oder Heimaufsicht und
- verbandspolitische Aufgaben (zuständig: Berufsverbände, ► Kap. 19.3.1).

Die Pflegekammer Rheinland-Pfalz hat beispielsweise wie der Deutsche Pflegerat im Januar 2022 Stellung in der Frage bezogen, wie der Corona-Bonus innerhalb der Pflege auszuschütten ist und welche Bereiche der Pflege wie begünstigt werden sollten. Die Ausgrenzung bestimmter Bereiche in der Pflege sei laut der Vizepräsidentin der Pflegekammer *Andrea Bergsträßer* die falsche Maßnahme, denn sie könnte polarisierend wirken. Weiter äußerte sie die Vermutung, dass der Bonus möglicherweise eine angemessene und faire Vergütung ersetzen sollte (Millich 2022).

Gewerkschaften

Definition

Gewerkschaft

Demokratisch gebildete Vereinigung von Arbeitnehmern zur Wahrung gemeinsamer Interessen gegenüber den Vereinigungen der Arbeitgeber (Arbeitgeberverbände).

Der Zusammenschluss der Arbeitnehmer ist freiwillig und auf Dauer. Die historischen Hauptgründe für den Zusammenschluss waren
- Verbesserung der Arbeitsbedingungen,
- bessere Löhne sowie
- Absicherung bei Krankheit, Arbeitsverlust und Unfall.

Daraus entstanden mit der Zeit in Deutschland organisierte Gewerkschaften, die sich für bestimmte Berufsgruppen engagieren. Bekannte Gewerkschaften sind beispielsweise **IG Metall** und für den öffentlichen Dienst die **Gewerkschaft ver.di.**

Das wichtigste **Druckmittel** der Gewerkschaften gegenüber den Arbeitgebern ist der **Streik.** Dabei wird über eine festgelegte Zeit die reguläre Arbeit ausgesetzt und so der Betrieb bzw. die Vertretung der Arbeitgeber unter Druck gesetzt. Für die Durchführung von Streiks benötigt die Gewerkschaft bei der sogenannten Urabstimmung die Mehrheit der Mitglieder der betreffenden Betriebe. Nur in Gewerkschaften organisierte Mitglieder dürfen streiken.

Gewerkschaften werden unterteilt in
- **Branchengewerkschaften:** alle Berufsgruppen einer bestimmten Branche werden von einer Gesamtgewerkschaft vertreten (Branchenprinzip), beispielsweise die **Vereinigte Dienstleistungsgewerkschaft ver.di**
- **Fachgewerkschaften:** Gewerkschaften, die ausschließlich für eine bestimmte Berufsgruppe zuständig sind, beispielsweise der **BochumerBund**

In der **Vereinigten Dienstleitungsgewerkschaft** *(ver.di)* als Branchengewerkschaft sind die meisten Angehörigen der Pflegeberufe organisiert. Sie hatte im Jahr 2021 ca. 1,89 Millionen Mitglieder (Rudnicka 2022). Sie fungiert als Dachverband von Arbeitnehmer*innen aus 13 unterschiedlichen Fachbereichen der Dienstleistungsbranche, darunter der Fachbereich Gesundheit, soziale Dienste, Wohlfahrt und Kirchen, worunter auch die Pflege fällt.

Mit ihrer hohen Mitgliederzahl hat die Gewerkschaft ver.di einen bedeutenden politischen Einfluss, ihre Tarifabschlüsse werden häufig von den Trägern der Kranken- und Altenhilfe übernommen.

Das **Leistungsangebot** der Gewerkschaft ver.di ist sehr vielfältig:

- Abschluss von überbetrieblichen Tarifverträgen,
- Verhandlungen mit den Arbeitgebern,
- Rechtsschutz,
- GuV-Fakulta (Einrichtung der Einzelgewerkschaften im Deutschen Gewerkschaftsbund. Die Mitglieder schützen sich damit gegen Risiken bei beruflicher und dienstlicher Tätigkeit wie Schlüsselverlust o. ä.),
- Streikunterstützung,
- Service- und Bratungsangebote wie Hilfe im Mobbing- und Konfliktfall, Arbeitszeugnisberatung und Lohnsteuerservice,
- Bildungsangebote sowie
- finanzielle Vorteile durch Partnerangebote.

Die **Gewerkschaft BochumerBund** ist am 12.05.2020 als **Fachgewerkschaft** für die Pflege gegründet worden. In der Gründungserklärung wird das Selbstverständnis der Gewerkschaft und der Pflege sehr gut verdeutlicht:

„Alle beruflich Pflegende vereinigen sich in einer eigenen, ausschließlich dem Berufsstand verpflichteten, politisch unabhängigen und von ihnen selbst organisierten und verwalteten Gewerkschaft.

Pflege wird zu einer Profession auf Grundlage einer generalistisch ausgerichteten, dualen akademischen Ausbildung weiterentwickelt. Diese Ausbildung zur Pflegefachperson sollte vier Jahre dauern. Pflegefachpersonen mit akademischem Hintergrund werden durch ihre erweiterten Fähigkeiten und Kompetenzen die pflegerische Versorgung zum Wohle der Pflegebedürftigen sowie der Angehörigen optimieren. Assistenzberufe werden in ihrer beruflichen Weiterbildung angemessen gefördert. Landespflegekammern und eine Bundespflegekammer sollen die berufsständischen Interessen aller Pflegenden gegenüber der Gesellschaft und nicht zuletzt gegenüber den Entscheidungsträgern im Gesundheitswesen vertreten. Die Kammern sind in diejenigen Gremien auf Länder- sowie Bundesebene einzubinden, die über pflegerelevante Angelegenheiten befinden. Die Vertreterinnen und Vertreter der Pflege in diesen Gremien besitzen bei allen pflegerelevanten Entscheidungen ein Mitsprache- und Mitbestimmungsrecht.

Die pflegerische Versorgung darf nicht ausschließlich wirtschaftlichen und gewinnorientierten Interessen unterliegen. Vielmehr ist sie als Bestandteil der öffentlichen Daseinsvorsorge und damit als gesamtgesellschaftliche Aufgabe zu verstehen. […]

Pflege ist interprofessionell. Die Arbeit von Pflegekräften erfolgt auf Augenhöhe mit den anderen Professionen des Gesundheitswesens. Die pflegerische Expertise steht damit neben der Expertise anderer Professionen wie Medizin, Physiotherapie, Logopädie und Hebammenkunde.

Pflegerische Handlungen erfolgen evidenzbasiert. Aktuelle Erkenntnisse aus der Pflegeforschung werden umgehend in den Einrichtungen in die pflegerische Praxis umgesetzt. Somit erhalten neue Erkenntnisse eine größere Bedeutung in der Arbeit von Pflegekräften. Forschung und Praxis werden enger miteinander verzahnt.“

(Bochumer Bund 2020).

Erläuterungen zum Fallbeispiel

„Was mache ich eigentlich in der Pflege und woher kommt das alles?“

Susanne Fischer und Karla Stein haben wesentliche Erkenntnisse für das berufliche Selbstverständnis gewonnen. Der Ansatz, aus der Geschichte zu lernen und sie kritisch zu aktualisieren, wirkt sich gewinnbringend auf das Verständnis der heutigen Situation aus. Pflege ist verschiedenen Entwicklungslinien und -motiven gefolgt und hat den Weg in Richtung Professionalisierung beschritten. Andere Länder wie die USA oder die Schweiz waren Vorreiter, die deutsche Pflege ist nachgefolgt. Ein bedeutender Meilenstein ist in der Tat die generalistische Pflegeausbildung, die den Stellenwert der Pflege in einen europäischen und internationalen Kontext einreiht.

Die pflegerische Selbstverwaltung hinkt hier ein wenig hinterher. Die Verkammerung stößt in manchen Bundesländern auf unerwartet starken Widerstand. Auch die Emanzipation vom ärztlichen Berufsstand geht mühselig vonstatten, wie das Modellvorhaben zur Übertragung von ärztlichen Tätigkeiten auf Pflegefachkräfte zeigt.
Auf der anderen Seite gibt es das gravierende Problem des Pflegenotstands, für das immer noch nicht wirksame und nachhaltige Lösungen in Sicht sind. Diese Herausforderung wird die nächsten Jahre außerordentlich prägen.

Reflexion

- Zwischen welchen Polen bewegt sich das Bild der Pflege in der Gesellschaft?
- Welche Forderungen stellen die Interessenverbände der Pflege gegenüber der Politik auf? Nennen Sie Positionen des Deutschen Pflegerats (DPR), des Deutschen Berufsverbands für Pflegeberufe (DBfK) und des Deutschen Instituts für angewandte Pflegeforschung (DIP).

Wiederholungsaufgaben

- Welche Eckpunkte umfasst die Strategie für Pflege des Bundesministeriums für Gesundheit?
- Wann hat sich das professionelle Profil der Pflege erstmals geschärft?
- Welche Formen von Interessensvertretungen für beruflich Pflegende gibt es in Deutschland?
- Welchen Stellenwert hat der Ethikkodex des International Council of Nurses (ICN)?
- Das Pflegeberufegesetz (PflBG) beschreibt das Ziel der generalistischen Ausbildung. Welche Ziele beinhaltet das Gesetz?
- Welche Funktion hat der Deutsche Pflegerat e. V. (DPR)?
- Welches sind die drei Kernziele einer Pflegekammer?
- Welches besondere Recht hat eine Gewerkschaft?

LITERATUR

Behrens L, Marx JF, Stratmeyer P. Projekt zur Umsetzung guter Arbeitsbedingungen in der Pflege. Evaluationsbericht für den Pflegebevollmächtigten der Bundesregierung. 28.02.2020. Aus: https://www.pflegebevollmaechtigte.de/files/upload/pdfs_allgemein/Evaluationsbericht%20GAP-Pflege.pdf (letzter Zugriff: 31.03.2022)

BochumerBund. Gründungserklärung des BochumerBund vom 12.05.2020. Aus: https://www.bochumerbund.de/wer-wir-sind/gruendungserklaerung/ (letzter Zugriff: 31.03.2022)

BMFSFJ Bundesministerium für Familie, Senioren, Frauen und Jugend. „Ehrenpflegas": Miniserie zur neuen Pflegeausbildung. 2020. Aus: https://www.bmfsfj.de/bmfsfj/aktuelles/alle-meldungen/ehrenpflegas-miniserie-neue-pflegeausbildung-161080 (letzter Zugriff: 31.03.2022)

BMG Bundesministerium für Gesundheit. Schritt für Schritt – So machen wir Pflege besser. Unsere Strategie für die Pflege. 2018. Aus: https://www.bundesgesundheitsministerium.de/strategie-fuer-pflege.html (letzter Zugriff: 31.03.2022)

DKG Deutsche Krankenhausgesellschaft. Pflegepersonal von Bürokratie entlasten. Pressemitteilung vom 07.01.2022. Aus: https://www.dkgev.de/fileadmin/default/Mediapool/1_DKG/1.7_Presse/1.7.1_Pressemitteilungen/2022/2022-01-07-PM-DKG_zur_MPK.pdf (letzter Zugriff: 31.03.2022)

DBfK Deutscher Berufsverband für Pflegeberufe. ICN-Ethikkodex für professionell Pflegende aktualisiert. Pressemitteilung vom 20.10.2021. Aus: https://www.dbfk.de/de/presse/meldungen/2021/ICN-Ethikkodex-fuer-professionell-Pflegende-aktualisiert.php (letzter Zugriff: 31.03.2022).

DBfK Deutscher Berufsverband für Pflegeberufe. Pressemitteilung vom 11.01.2022. Aus: https://www.dbfk.de/media/docs/presse/PM/PM-DBfK_Bonuszahlung_2022.pdf (letzter Zugriff: 31.03.2022)

DIP Deutsches Institut für angewandte Pflegeforschung. Die Pflege in Deutschland braucht jetzt einen Masterplan! Pressemitteilung vom 21.10.2021. Aus: https://www.dip.de/fileadmin/data/pdf/Pressemitteilungen_Institut/PM-DIP-Masterplan_Pflege_2022.pdf (letzter Zugriff: 31.03.2022)

Frankfurt UAS Frankfurt University of Applied Sciences. Gesellschaftliche Wertschätzung für beruflich Pflegende stärken. Projekt KoWeP möchte mit Kompetenzkommunikation Expertise sichtbar machen. Pressemitteilung vom 09.03.2022. Aus: https://daa-fue-westfalen.de/fileadmin/Standorte/daa-fue-westfalen/Publikationen/017_-_Projekt_KoWeP.pdf (letzter Zugriff: 31.03.2022)

Fuchs-Frohnhofen P. et al. (Hrsg.) PflegeWert. Wertschätzung erkennen – fördern – erleben. Köln: KDA; 2012.

ICN International Council of Nurses. Der ICN-Ethikkodex für Pflegefachpersonen. Überarbeitet 2021. Aus: https://www.dbfk.de/media/docs/download/Allgemein/ICN_Code-of-Ethics_DE_WEB.pdf (letzter Zugriff: 31.03.2022)

ICN International Council of Nurses. Who we are. 2022. Aus: https://www.icn.ch/who-we-are (letzter Zugriff: 31.03.2022)

Millich N. Pflegekammer entschieden gegen Ausgrenzung. 2022. Aus: https://www.bibliomed-pflege.de/news/pflegekammer-entschieden-gegen-ausgrenzung (letzter Zugriff: 31.03.2022)

Pohl T. „Für die alte Regierung völlig irrelevant": Die Ampel erbt ein Pflege-System vor dem Kollaps. Focus online 21.11.2021. Aus: https://www.focus.de/politik/deutschland/fachkraeftemangel-in-der-pflege-die-pflege-ruft-um-hilfe-welche-verantwortung-die-ampel-jetzt-uebernehmen-muss_id_24420515.html (letzter Zugriff: 31.03.2022)

Rudnicka J. Anzahl der Mitglieder der Gewerkschaft ver.di von 2001 bis 2021. Veröffentlicht am 17.03.2022. Aus: https://de.statista.com/statistik/daten/studie/74814/umfrage/mitglieder-der-gewerkschaft-verdi-seit-2001/ (letzter Zugriff: 31.03.2022)

KONTAKTADRESSEN

Bevollmächtigte der Bundesregierung für Pflege: https://www.pflegebevollmaechtigte.de

Deutscher Berufsverband für Altenpflege e. V. (DBVA): http://www.dbva.de

Deutscher Berufsverband für Pflegeberufe (DBfK): https://www.dbfk.de/de/index.php

Deutscher Pflegerat (DPR): https://deutscher-pflegerat.de

Gewerkschaft Bochumer Bund: https://www.bochumerbund.de

Medizinischer Dienst der Krankenversicherung (MDK): https://www.medizinischerdienst.de

Vereinigte Dienstleistungsgewerkschaft (ver.di): https://www.verdi.de

20 Lernsituation

Überblick

In diesem Kapitel werden Vorschläge für Prüfungen und Transferaufgaben gegeben, die in der Pflegeausbildung und -studium relevante Inhalte abbilden. Die Zwischenprüfung (► Kap. 20.2) als Standortbestimmung dient der Orientierung der Auszubildenden und fordert ein geringeres Kompetenzniveau als die Abschlussprüfung (► Kap. 20.3). In dieser Prüfung zeigen Auszubildende, inwieweit sie fähig sind, praktische Handlungsansätze mit theoretischen Konzepten zu verbinden. Die hochschulische Pflegeausbildung (► Kap. 20.4) verstärkt den Fokus auf der wissenschaftsbasierten Begründung und Reflexion pflegerischen Handelns mit dem Anspruch, pflegerisches Wissen systematisch auf einem wissenschaftlichen Niveau weiterzuentwickeln. Lern- und Arbeitsaufgaben (► Kap. 20.5) strukturieren die praktische Ausbildungsplanung; eine Lern- und Arbeitsaufgabe wird hier exemplarisch skizziert.

20.1 Einführung

Die generalistische Pflegeausbildung gliedert sich in drei Ausbildungsdrittel und vermittelt „die für die selbstständige, umfassende und prozessorientierte Pflege von Menschen aller Altersstufen in akut und dauerhaft stationären sowie ambulanten Pflegesituationen erforderlichen fachlichen und personalen Kompetenzen einschließlich der zugrunde liegenden methodischen, sozialen, interkulturellen und kommunikativen Kompetenzen und der zugrunde liegenden Lernkompetenzen sowie der Fähigkeit zum Wissenstransfer und zur Selbstreflexion“ *(§ 5 Abs. 1 PflBG)*. Der Aufbau der Kompetenzen geschieht mit zunehmender Steigerung des Komplexitätsgrads.

Praxistipp

Die Prüfungsvarianten können als Überprüfung des eigenen Wissens im Sinne einer Wiederholung, als Simulation oder Vorbereitung auf eine Prüfung genutzt werden. Für die Bearbeitung der Lernaufgaben wird folgendes Vorgehen empfohlen:

- Überblick verschaffen und unbekannte Begriffe klären (ca. 5 % der Zeit),
- genau lesen (ca. 10 % der Zeit),
- Aufgaben gemäß der eigenen Reihenfolge bearbeiten (ca. 70 % der Zeit) und
- Ergebnisse überprüfen (Vollständigkeit, Richtigkeit, Bezug zu den Fragestellungen; ca. 15 % der Zeit)

Für die Prüfungsvarianten werden unterschiedliche Fallsituationen vorgestellt und die Fragen nach dem Kompetenzgrad und den theoretischen Bezügen aus den vorangegangenen Kapiteln formuliert. Die nachfolgenden Lernsituationen bereiten auf die Prüfungssituationen im Verlauf der Ausbildung vor (➤ Tab.20.1). Sie stellen keine Prüfungsaufgaben dar, sondern sollen dabei helfen, Wissen zu festigen und auszubauen. Die Lernsituationen sind wie folgt aufgebaut:

- Zunehmende Steigerung der Komplexität
- Unterschiedliche Versorgungsbereiche
- Unterschiedliche Altersgruppen

20.2 Zwischenprüfung

Die **Zwischenprüfung** dient der Ermittlung des Ausbildungsstandes zum Ende des zweiten Ausbildungsdrittels und bezieht sich auf die bis dahin vermittelten Kompetenzen (► Tab. 20.2). Unabhängig vom Ergebnis der Zwischenprüfung kann die Ausbildung fortgesetzt werden. Zeigt das Ergebnis der Zwischenprüfung, dass die Erreichung des Ausbildungsziels gefährdet ist, werden im Einvernehmen mit den Beteiligten Maßnahmen zur Unterstützung geplant und ergriffen (§ 7 PflAPrV).

Tab 20.1 Prüfungen mit ergänzenden Erläuterungen (Schmal Aufbauwissen Berufl. Selbstverständnis, Elsevier 2022)

Prüfung	Zeitpunkt und Zielsetzung	Kompetenzbereiche	Konsequenzen
Zwischenprüfung	Dient der Prüfung und Ermittlung des Ausbildungsstands zum Ende des zweiten Ausbildungsdrittels	Siehe Anlage1 PflAPrV (zu § 7 Satz 2) Kompetenzen für die Zwischenprüfung nach § 7	Die Ausbildung kann zunächst unabhängig vom Ergebnis der Zwischenprüfung fortgesetzt werden. Lässt das Ergebnis allerdings darauf schließen, dass das Erreichen des Ausbildungsziels gefährdet ist, prüfen die Träger der praktischen Ausbildung und der Pflegeschule gemeinsam, welche Maßnahmen zum Erreichen des Ausbildungserfolgs erforderlich sind, und ergreifen diese
Abschlussprüfung	Dient der Ermittlung des Ausbildungserfolgs am Ausbildungsende. Sie umfasst je einen schriftlichen, mündlichen und praktischen Teil	Siehe Anlage2 PflAPrV (zu §9 Abs.1 Satz2) Kompetenzen für die staatliche Prüfung nach §9 zur Pflegefachfrau oder zum Pflegefachmann	Die staatliche Prüfung ist dann bestanden, wenn alle Prüfungsbestandteile mit mindestens „ausreichend" benotet wurden. Jede Aufsichtsarbeit kann einmal wiederholt werden. Es ist dann eine Ausbildungsverlängerung erforderlich, wenn: • Alle schriftlichen Aufsichtsarbeiten nicht bestanden wurden • Die praktische Prüfung nicht bestanden wurde • Alle Teile der Prüfung nicht bestanden wurden • Dem Vorsitzenden des Prüfungsausschusses sowie den Fachprüfern eine solche als sinnvoll erscheint
Bachelorprüfung	Dient der Ermittlung des Studienerfolgs am Ende des Studiums. Sie umfasst je einen schriftlichen, mündlichen und praktischen Teil	Siehe PflAPrV Anlage5(zu §35 Abs.2, §36 Abs.1, §37 Abs.1) Kompetenzen für die Prüfung der hochschulischen Pflegeausbildung nach §32	Die hochschulische Pflegeausbildung ist erfolgreich abgeschlossen, wenn sowohl der hochschulische als auch der staatliche Prüfungsteil bestanden sind. Jede Modulprüfung, die Teil der staatlichen Überprüfung ist, kann einmal wiederholt werden, wenn die zu prüfende Person die Note mangelhaft oder ungenügend erhalten hat

Tab. 20.2 Kompetenzen und Vorschläge für Prüfungsfragen der Zwischenprüfung (angelehnt an die schriftliche Prüfung Tag 1 mit Kompetenzen der Anlage 1 der Pflege-Ausbildungs- und Prüfungsverordnung [PflAPrV])

Kompetenzen	Fragen
I.1. Die Pflege von Menschen aller Altersstufen verantwortlich planen, organisieren, gestalten, durchführen, steuern und evaluieren.	1. Der Zustand der Beine von Frau Jablonski kann ihr Wohlbefinden beeinträchtigen und stellt möglicherweise ein Pflegerisiko dar. Welche Prophylaxe halten Sie hier für erforderlich? Welches sind die hauptsächlichen Interventionen dieser Prophylaxe?
I.5. Menschen aller Altersstufen bei der Lebensgestaltung unterstützen, begleiten und beraten.	1. Die Verwirrtheit kann bei Frau Jablonski verschiedene Ursachen haben. Erklären Sie zwei Überlegungen.
I.6. Entwicklung und Autonomie in der Lebensspanne fördern.	1. Machen Sie drei Beispiele für den Verlust der Autonomie im Krankenhaus und Förderungsvorschläge für Frau Jablonski.
II.1. Kommunikation und Interaktion mit Menschen aller Altersstufen und ihren Bezugspersonen personen- und situationsbezogen gestalten und eine angemessene Information sicherstellen.	1. Susanne merkt, dass Biografie im Krankenhaus eine untergeordnete Rolle spielt. Welche Fragen sind dennoch sinnvoll, damit die Pflege auf der Station lebensweltlich orientiert ist? 2. Wie kann – angesichts der mangelnden Deutschkenntnisse von Frau Jablonski – die Kommunikation sichergestellt werden?
IV.1. Die Qualität der pflegerischen Leistungen und der Versorgung in den verschiedenen Institutionen sicherstellen.	1. Ein Ausdruck der Qualität ist die systematische Schmerzerfassung und das Schmerzmanagement. Beschreiben Sie zwei Maßnahmen der Schmerzerfassung und das Modell des systematischen Schmerzmanagements.
IV.2. Versorgungskontexte und Systemzusammenhänge im Pflegehandeln berücksichtigen und dabei ökonomische und ökologische Prinzipien beachten.	1. Ein Aufenthalt im Krankenhaus ist ein lebensweltlicher Einschnitt. Welche Aufgaben hat der Sozialdienst im Rahmen der Versorgung der Patienten im Krankenhaus?

Fallbeispiel

„Eine verwirrte Patientin …"

Die Auszubildenden Susanne Fischer und Karla Stein absolvieren ihren Facheinsatz in der stationären Akutpflege. Sie arbeiten auf unterschiedlichen Stationen. Während Karla ihren Dienst auf der onkologischen Station versieht, ist Susanne auf der Inneren. Nach den Diensten treffen sie sich oft und tauschen sich über ihre Erfahrungen aus. Susanne erzählt von der 69-jährigen Frau Jablonski, die seit zwei Tagen auf der Station ist. Die Hausfrau kam mit Schmerzen im Unterbauch, leichter Verwirrtheit und geschwollenen Beinen mit bläulichen Krampfadern. Die Kommunikation mit Frau Jablonski war erschwert, weil sie wenig Deutsch versteht und tatsächlich etwas durcheinander wirkt. Susanne macht sich Gedanken darüber, wie sie auf Frau Jablonski so gut wie möglich eingehen kann. Leider kann sie kein Polnisch, dann wäre die Kommunikation einfacher.

20.3 Abschlussprüfung

Die **Abschlussprüfung** dient der Ermittlung des Ausbildungserfolgs am Ausbildungsende. Sie umfasst je einen schriftlichen, mündlichen und praktischen Teil (§ 9 PflAPrV). Die Kompetenzen für die Abschlussprüfungen sind in Anlage 2 PflAPrV (Pflegefachfrau/-mann), Anlage 3 PflAPrV (Gesundheits- und Kinderkrankenpflege), Anlage 4 PflAPrV (Altenpflege) und Anlage 5 PflAPrV (hochschulische Pflegeausbildung) beschrieben. Das Beispiel für mögliche Fragen einer Abschlussprüfung orientiert sich an den Kompetenzen des Abschlusses Pflegefachfrau/-mann des zweiten Prüfungstages (► Tab.20.3) und ist auf 120 Minuten ausgelegt.

Beispielprüfung

Fallbeispiel „Herr Meßmer – ein Mann, den das Schicksal hart getroffen hat …"

Die Auszubildenden Susanne Fischer und Karla Stein absolvieren ihren Facheinsatz in der stationären Akutpflege. Sie arbeiten auf unterschiedlichen Stationen, während Karla ihren Dienst auf der onkologischen Station versieht, ist Susanne auf der inneren Medizin. Nach den Diensten treffen sie sich oft und tauschen sich über ihre Erfahrungen aus. Karla berichtet von Herrn Meßmer, einem 84-jährigen Mann mit einem Rektumkarzinom. Er hat sich seit seinem Aufenthalt verändert; anfangs war er noch zugänglich und aufgeschlossen, inzwischen aber ist er launisch, reizbar und wird sehr oft ärgerlich, auch wenn es sich nur um Kleinigkeiten handelt. Er ist auch unglücklich über das Colostoma, das bei ihm angelegt werden musste. Er hat den Eindruck, dass das Colostoma ihn entstellt und die anderen Pflegefachpersonen ihn abstoßend finden. Neben dieser Erkrankung, die ihn unvermittelt getroffen hat, leidet er seit Jahren unter arterieller Hypertonie, Diabetes mellitus Typ 2 und peripherer arterieller Verschlusskrankheit (pAVK). Gerade die Blutzuckerschwankungen und die Schmerzen beim Gehen setzen ihm oft zu.

20.4 Hochschulische Pflegeausbildung

Die Abschlussprüfung der hochschulischen Pflegeausbildung legt einen Schwerpunkt auf den wissenschaftlichen und reflexiven Charakter, in dem die Pflegehandlungen eingebettet sind. Die Weiterentwicklung des evidenzbasierten pflegerischen Wissens ist ein Grundanliegen der Kombination von Pflegeausbildung und Studium und spiegelt sich in der Abschlussprüfung wider (► Tab. 20.4).

Beispielprüfung

Fallbeispiel „Ein Konzept für die geriatrische Rehabilitation"

Die Auszubildenden Susanne Fischer und Karla Stein absolvieren ihren Wahleinsatz in der geriatrischen Rehabilitation. Sie haben Glück, denn sie sind auf der gleichen Station eingeteilt und haben häufig auch gleiche Schichten. Sie sind begeistert, was in der geriatrischen Rehabilitation alles für die Patienten gemacht wird: flexible Essenszeiten, wohnliche Zimmer und Gemeinschaftsräume, ein durchgehendes Programm, das den Tagesablauf strukturiert und dazu ein umfangreiches Therapieangebot. Die demenzkrankte Hannelore Schaller ist 81 Jahre alt und seit einer Woche auf der Station, auf der Susanne unde Karla arbeiten. Frau Schaller ist wegen funktioneller Ausfälle nach einem Schlaganfall mit Hemiparese rechts in der Rehabilitation. Seit einigen Jahren leidet sie auch an eingeschränkter Mobilität aufgrund chronischer Arthrose mit instabiler Schmerzsituation, Inkontinenz und einer leichten Depression. Sie hat auch schon einige Male geäußert, dass sie am liebsten nicht mehr leben wolle. Insgesamt gestaltet sich die Kommunikation mit ihr nicht einfach, weil Frau Schaller häufig wenig versteht und ärgerlich oder verunsichert reagiert.

Susanne und Karla stellen fest, dass das bestehende Angebot für die Patienten zwar umfangreich ist, dass aber kaum konzeptionelle Überlegungen für Menschen mit Demenz im Krankenhaus angestellt wurden. Als sie mit ihrer Praxisanleiterin darüber sprechen, bestätigt diese, dass es bereits Überlegungen gab, diese aber noch nicht systematisch umgesetzt wurden. Sie gibt beiden den Auftrag, sich Gedanken zu machen, welche Elemente sie in ein solches Konzept integrieren würden. Susanne plädiert auf jeden Fall für die Integrative Validation nach Richard®, während Karla an die Grundzüge des Expertenstandards Beziehungsgestaltung in der Pflege von Menschen mit Demenz denkt.

Tab. 20.3 Kompetenzen und Vorschläge für Prüfungsfragen

Kompetenzen	Fragen
I.2. Pflegeprozesse und Pflegediagnostik bei Menschen aller Altersstufen mit gesundheitlichen Problemlagen planen, organisieren, gestalten, durchführen, steuern und evaluieren unter dem besonderen Fokus von Gesundheitsförderung und Prävention.	1. Ein Colostoma ist eine die Lebenswelt der Betroffenen beeinträchtigende medizinische Maßnahme. Bei der Versorgung eines Colostomas beachten Pflegefachpersonen fachliche und interaktive Prinzipien. Nennen und erläutern Sie drei Prinzipien. 2. Welche gesundheitsförderlichen Lebensregeln sind bei arterieller Hypertonie sinnvoll? 3. Herr Meßmer hat mehrere chronische Krankheiten. Welcher Begriff kommt hier ins Spiel? Erläutern Sie, warum die Behandlung und die Pflege bei Menschen mit mehreren chronischen Erkrankungen enorme Schwierigkeiten birgt.
II.2. Information, Schulung und Beratung bei Menschen aller Altersstufen verantwortlich organisieren, gestalten, steuern und evaluieren.	1. Die Selbstpflege eines Menschen mit Diabetes mellitus kann durch Schulungsmaßnahmen gefördert werden. Welche Maßnahmen kommen in Betracht und welche Voraussetzungen müssen gegeben sein? 2. Erklären Sie Herrn Meßmer den Zusammenhang zwischen Hypertonie und peripherer arterieller Verschlusskrankheit (pAVK) und die Auswirkungen beider Erkrankungen auf seine Lebenswelt. 3. Welche Bedingungen müssen erfüllt sein, dass eine Aufklärung wirksam ist? Gibt es Grenzen für die Aufklärung von Patienten?
V.1. Pflegehandeln an aktuellen wissenschaftlichen Erkenntnissen, insbesondere an pflegewissenschaftlichen Forschungsergebnissen, Theorien und Modellen ausrichten.	1. Eine Krebsdiagnose ist häufig eine lebensweltlich einschneidende Erfahrung. Deuten Sie Herrn Meßmers Verhalten angesichts der Krebsdiagnose mit einem passenden theoretischen Modell. 2. Welches Konzept steckt hinter der Befürchtung, das Colostoma würde Herrn Meßmer entstellen? Erläutern Sie das Konzept, seine Tragweite und Ansätze, diesem Konzept entgegenzuwirken.

Tab. 20.4 Kompetenzbereiche für die hochschulische Abschlussprüfung und Beispielfragen.

Kompetenzbereiche	Beispielfragen
I. Wissenschaftsbasierte Planung, Organisation, Gestaltung, Durchführung, Steuerung und Evaluation auch von hochkomplexen Pflegeprozessen bei Menschen aller Altersstufen.	1. Schmerzen sind Phänomene, die die individuelle Lebenswelt beeinträchtigen. Die Ermittlung von Schmerzen erfolgt durch systematische Verfahren. Beschreiben Sie je eine Vorgehensweise für Menschen, die sich adäquat bzw. nicht adäquat äußern können. 2. Die Bundesarbeitsgemeinschaft Rehabilitation (BAR) hat für die neurologische Rehabilitation ein Phasenmodell erarbeitet. Beschreiben Sie die Phasen und schätzen Sie ein, in welcher Phase sich Frau Schaller befindet. Begründen Sie Ihre Einschätzung.
II. Personen- und situationsorientierte Kommunikation und Beratung von zu pflegenden Menschen aller Altersstufen und ihren Bezugspersonen.	1. Die Kommunikation mit Menschen mit Demenz ist eine Gestaltungsaufgabe. Diskutieren Sie Vor- und Nachteile der Integrativen Validation nach *Richard*® (IVA).
III. Verantwortliche Gestaltung des intra- und interprofessionellen Handelns in unterschiedlichen systemischen Kontexten und Weiterentwicklung der gesundheitlichen und pflegerischen Versorgung von Menschen aller Altersstufen.	1. Erarbeiten Sie ein Konzept, in dem für jede Altersstufe der Übergang ins Krankenhaus erleichtert wird. Nutzen Sie dabei die Theorie der kritischen Lebensereignisse (KLE) nach *Filipp.* 2. Supervision und Intervision sind zwei Möglichkeiten der Teamstärkung. Beschreiben Sie beide Ansätze, klären Sie notwendige Voraussetzungen und vergleichen Sie sie.

Kompetenzbereiche	Beispielfragen
IV. Reflexion und Begründung des eigenen Handelns vor dem Hintergrund von Gesetzen, Verordnungen, ethischen Leitlinien und Mitwirkung an der Entwicklung und Implementierung von Qualitätsmanagementkonzepten, Leitlinien und Expertenstandards.	1. Der Expertenstandard Beziehungsgestaltung in der Pflege von Menschen mit Demenz favorisiert das Konzept von *Kitwood.* Beschreiben Sie die Grundzüge des Konzepts und entwickeln Sie begründete Vorschläge für Interventionen. 2. An welchen Kriterien wird eine instabile Schmerzsituation festgemacht und welche Maßnahmen sind geeignet, ein stabile Schmerzsituation herbeizuführen? 3. Im Rahmen des Qualitätsmanagements gibt es ein bewährtes Kreislauf-Verfahren zur Einführung von neuen Konzepten. Erläutern Sie dieses Verfahren, indem Sie es auf die Aufgabe der Einführung eines Konzepts für Menschen mit Demenz im Krankenhaus anwenden.
V. Reflexion und Begründung des eigenen Handelns auf der Grundlage von wissenschaftlichen Erkenntnissen und berufsethischen Werthaltungen und Einstellungen sowie Beteiligung an der Berufsentwicklung.	1. Der Ethikkodex des International Council of Nurses (ICN) weist eine Vielzahl von professionellen Werten aus. Reflektieren Sie an vier Beispielen, wie diese Werte nutzen können, um auf die lebensweltlichen Erfahrungen von Frau Schaller positiv einzuwirken. 2. Müssen die Pflegefachpersonen einen möglichen Suizid verhindern? Sammeln Sie Pro- und Kontra-Argumente und berücksichtigen Sie dabei berufsethische Werthaltungen.

20.5 Lösungsvorschläge

20.5.1 Fallbeispiel „Eine vewirrte Patientin ..."

Lösungsvorschlag

Fallbeispiel „Eine verwirrte Patientin..."

1. **Thromboseprophylaxe.** Hauptsächliche Interventionen nach Arztanordnung: Kompression, Mobilisation, Medikamente, Entstauung.
2. Die Verwirrtheit kann durch den **Übergang in die neue Situation Krankenhaus** entstehen, außerdem kann Frau Jablonski verwirrt erscheinen, wenn sie so **wenig versteht** und sich nicht verständlich machen kann.
3. **Keine Wahl der Pflegefachperson,** Förderungsvorschlag: Bezugsperson benennen; **keine eigenständige Gestaltung der Tagesstruktur,** Förderungsvorschlag: Interventionen früh ankündigen und Informationen über den Tagesablauf geben; **begrenzte Auswahl von Speisen,** Förderungsvorschlag: Mahlzeitenkomponenten täglich wählen lassen (unter Einsatz von Abbildungen).
4. Fragen nach **früheren Tätigkeiten, Beruf, Heimatort, Vorlieben, Gewohnheiten, Bezugspersonen.**
5. **Einbezug** von Bezugspersonen oder Mitarbeiterinnen im Haus, die polnisch sprechen können.
6. **Numerische Rangskala (NRS):** Selbsteinschätzung des Schmerzes auf einer Skala von 0 (kein Schmerz) bis 10 (stärkster vorstellbarer Schmerz). Wong-Baker-Skala *(Wong-Baker FACES® Pain Rating Scale):* Visuelle Messmethode von Schmerzen mit Bildern von Gesichtsausdrücken, die den Personen helfen, die Intensität der Schmerzen zu beschreiben. Wird bei Kindern, älteren Menschen oder bei Menschen mit mangelnden oder nicht vorhandenen Sprachkenntnissen eingesetzt.
7. **Aufgaben des Sozialdiensts:** ganzheitliche Begleitung von Patienten im Krankenhaus, Ansprechpartner, Unterstützung vor und bei der Entlassung durch Beratung, Planung und konkrete Unterstützung.

20.5.2 Fallbeispiel „Herr Meßmer ein Mann, den das Schicksal hart getroffen hat ..."

Lösungsvorschlag

Fallbeispiel „Herr Meßmer – ein Mann, den das Schicksal hart getroffen hat ..."

1. Die Versorgung geschieht unter Beachtung von **hygienischen Prinzipien,** dass keine Hautschäden beim Patienten auftauchen und unangenehme Gerüche so weit wie möglich vermieden werden.
2. **Gesundheitsförderliche Lebensumstellung:** Gewichtsabnahme, mehr körperliche Aktivität, weniger Alkohol, salzärmere Ernährung und DASH-Diät (Diätetischer Ansatz zum Stopp von Hochdruck).
3. **Multimorbidität.** Die Behandlung der Diagnosen kann sich gegenseitig beeinflussen, die Medikation könnte sich gegenseitig beeinflussen, verstärken, abschwächen oder ausschließen.
4. **Schulungsmaßnahmen bei Diabetes mellitus:** Beobachtung der Haut (z. B. auf Hautveränderungen achten), Lebensstil (z. B. nicht zu heiß baden, Übergewicht reduzieren), Ernährung (z. B. Ernährung vollwertig gestalten, glykämischen Index beachten), Veränderungen (z. B. auf Veränderungen beim Sehen oder Fühlen achten). Der Patient muss die Vorschläge verstehen und umsetzen können, dafür muss er über kognitive Voraussetzungen verfügen.
5. **Zusammenhang zwischen Hypertonie und pAVK:** Hypertonie ist ein Risikofaktor für pAVK und sollte durch Lebensstiländerung und medikamentöse Interventionen behandelt werden.
6. **Bedingungen für eine wirksame Aufklärung:** Patient muss in der Lage sein, die Bedeutung und Tragweite der eigenen Entscheidung zu erkennen und ihre Folgen angemessen zu beurteilen. Sie muss frei erfolgen.
7. **Universales KomplementärSpiralModell** nach *Schuchardt:* Herr Meßmers Verhalten entspricht der Stufe der **Aggression** („Warum gerade ich ...?") als Ausdruck der emotionalen Auseinandersetzung mit der Realität.
8. **Konzept der Stigmatisierung:** Das äußere Merkmal des künstlichen Darmausgangs von Herrn Meßmer könnte negativ bewertet und damit die Person abgelehnt werden. Dagegen wirken ggf. Aufklärung aller Beteiligten und die Stärkung des Selbstwertgefühls des Betroffenen.

20.5.3 Fallbeispiel „Ein Konzept für die geriatrische Rehabilitation"

Lösungsvorschlag

Fallbeispiel „Ein Konzept für die geriatrische Rehabilitation ..."

1. **Für Menschen die sich adäquat äußern können:** Numerische Ratingskala oder Rangskala (NRS): **Selbstauskunft** der Schmerzintensität auf einer Skala von 0 (kein Schmerz) bis 10 (stärkster vorstellbarer Schmerz). **Für Menschen die sich nicht adäquat äußern können:** Skala Beobachtung von Schmerzen bei Demenz (BESD): **Fremdbeobachtung** der Items Atmung, negative Lautäußerungen, Gesichtsausdruck, Körpersprache und Trost. Zuordnung von Punkten gemäß der Ausprägung.
2. **Phase A** Akutversorgung, **Phase B** Frührehabilitation, **Phase C** Weiterführende Rehabilitation, **Phase D** Anschlussrehabilitation, **Phase E** Nachsorge und berufliche Rehabilitation, **Phase F** Aktivierende Langzeitpflege bei anhaltend hoher Pflegebedürftigkeit (▸ Kap. 7.2.3). Phase C: Frau Schaller hat ihre Alltagsfähigkeiten wiedergewonnen.
3. **Vorteile der IVA:** Menschen mit Demenz können in allen Ausprägungen erreicht werden; es handelt sich um eine positive Interaktion; die IVA ist flexibel in allen Settings anwendbar. **Nachteile:** Die Methode muss erlernt werden und benötigt neben Kenntnissen der deutschen Sprache und Sprichwörtern auch die Fähigkeit, sich in Menschen mit Demenz einzufühlen. Es besteht die Gefahr, dass die Methode formelhaft angewendet wird.
4. **Eckpunkte des Konzepts:** In der **Erstbegegnung** Angebote der Orientierung, Information und Begleitung (die KLE führen zu einer mangelnden Person-Umwelt-Passung), **nach der ersten Eingewöhnung:** Überprüfung der Ziele der Erstbegegnung, ggf. Korrektur. Kontinuierliche Begleitung durch Bezugspersonen. Hier bereits **Entlassplanung** und Einbezug des Sozialdienstes (auch die Entlassung kann als KLE empfunden werden). Orientierung an den **Zielen des Patienten** (Fähigkeitsperspektive, Entlassperspektive). In der **Abschlussphase** ausführliches Abschlussgespräch mit wichtigen Informationen, weiterem Procedere und Eingehen auf die Fragen des Patienten. Bereitstellung von notwendigen Ressourcen zur Abmilderung des Übergangs.
5. **Supervision:** ein von externen Anbietern geleistetes Beratungsangebot zur Bearbeitung von Konflikten im Arbeitszusammenhang. **Intervision:** systematische Problemlösung durch kollegiale Beratung.

6. **Personzentrierte Pflege:** Fokussierung von fünf zentralen Bedürfnissen von Menschen mit Demenz: Trost, primäre Bindung, Einbeziehung, Beschäftigung, Identität. Die Personzentrierung geschieht durch **positive Interaktion** und stärkt so die Menschen mit Demenz. Beispiele: Anerkennen (durch Lob), Zusammenarbeiten (durch Berücksichtigung des eigenen Rhythmus des Menschen) oder durch Entspannen (Ruhe finden lassen mit Halten der Hand).
7. **Instabile Schmerzsituation:** Schmerzlinderung ist **nicht dauerhaft akzeptabel,** gesundheits- oder alltagsbezogene Krisen beeinträchtigen die Gesamtsituation, eigene Ressourcen können die Belastungen durch den Schmerz nicht kompensieren, Würde und Selbstbestimmung sind gefährdet. Medikamentöse Unterstützung nach dem WHO-Schmerzschema in Kombination mit nicht-medikamentösen Maßnahmen (z. B. Entspannungsmethoden).
8. **PDCA-Zyklus** *(Deming-Kreislauf):* **Plan** (der Prozess wird unter Betrachtung von Hindernissen und Ressourcen vorgeplant), **Do** (versuchsweise Einführung des Konzepts in Teilbereichen), **Check** (Überprüfung der versuchsweisen Einführung, Korrektur und Freigabe), **Act** (umfangreiche Einführung, Festschreibung und Überprüfung des Konzepts).
9. **ICN-Ethikkodex für Pflegefachpersonen: 1.8** Professionelle Werte wie Respekt, Fürsorge, Mitgefühl und Empathie führen zu einer aufmerksamen, offenen Haltung gegenüber Frau Schaller. **1.9** Sicherheitskultur im Gesundheitswesen führt zu einer vorbeugenden Gefahrenabwehr und damit zu einer behütenden Umgebung für Frau Schaller. **2.2** Die Aktualisierung fachlicher Kompetenzen führt dazu, dass bei Frau Schaller stets die neuesten Erkenntnisse zum Tragen kommen. **4.2** Wahrung der Würde der Pflegebedürftigen trägt dazu bei, dass nicht nur Frau Schaller, sondern alle Menschen mit Demenz gemäß ihren eigenen Bedürfnissen gepflegt werden.
10. **Pro-Argumente:** Fürsorgebestrebungen der Pflegefachpersonen sind verständlich, sind allerdings durch das Freiheitsrecht der Menschen eingeschränkt. Allerdings haben Pflegefachpersonen die Pflicht, Menschen vor Schaden zu bewahren. Dies führt zu vorbeugender Gefahrenabwehr. Auch bei Menschen mit Depression sind Äußerungen des Lebensüberdrusses ernst zu nehmen.

    Kontra-Argumente: das Recht auf Selbstbestimmung ist auch bei demenzerkrankten Menschen immer vorhanden. Würde und Selbstbestimmung müssen in jedem Fall gewahrt werden. Hintergrund sind die Grundwerte des ICN-Ethikkodex für professionell Pflegende, z. B. Respekt, Fürsprache, Mitgefühl und Würde.

20.5.4 Lern- und Arbeitsaufgabe

Das Beispiel der **Lern- und Arbeitsaufgabe** für das Thema lebensweltlich orientierter Pflege wird für den Orientierungseinsatz oder den Facheinsatz ambulante bzw. stationäre Langzeitpflege geplant (► Tab. 20.5).

KONTAKTADRESSEN

CurAP Curriculare Arbeit der Pflegeschulen in Berlin unterstützen: https://www.eh-berlin.de/forschung/curriculare-arbeit-der-pflegeschulen-in-berlin-curap

NEKSA Neu kreieren statt addieren – die neue Pflegeausbildung im Land Brandenburg curricular gestalten: https://www.b-tu.de/fg-bildungswissenschaften-gesundheit/forschung/neu-kreieren-statt-addieren

Tab. 20.5 Beispiel einer Lern- und Arbeitsaufgabe

Titel:	Lebensweltorientierte Unterstützung eines pflegebedürftigen Menschen
Facheinsatz:	Stationäre Langzeitpflege
Aufgabentyp:	Beobachtungsaufgabe, Anwendungsaufgabe
Aufgabenbeschreibung:	Die Lebenswelt eines pflegebedürftigen Menschen ist ein bedeutender Orientierungspunkt für die individuelle Pflege. Dabei beruht die Lebenswelt aus lebensaltersbezogenen Erfahrungen, Belastungen und Ressourcen sowie unterschiedlichen Bedürfnissen. Diese zu erkennen und in dem jeweiligen Pflegeangebot zu berücksichtigen, ist die Kunst des Pflegens.
Aufgabenstruktur:	1. Assessment: Erarbeiten Sie gemeinsam mit dem Pflegeempfänger folgende Aspekte der Lebenswelt: a. Biografische Erfahrungen b. Aktuelle Ressourcen c. Aktuelle Einschränkungen/Belastungen 2. Theoriegeleitete Einschätzung der Situation des Pflegeempfängers 3. Entwicklung eines lebensweltbezogenen pflegerischen Angebots 4. Durchführung des pflegerischen Angebots über fünf Tage hinweg (einschließlich der Dokumentation) 5. Theoriebasierte Evaluation der individuellen Lebensweltpassung und Zufriedenheit des Pflegeempfängers
Hilfsmittel/ unterstützende Angebote:	• Unterrichtsunterlagen • Fachliteratur • Internetrecherche • Biografiebogen • Schmerzassessment (NRS/VAS) • Assessment der Mobilität (de Morton Mobility Index [*DEMMI]*)
Ziel:	Die Auszubildenden setzen sich mit Aspekten der Lebenswelt der Pflegeempfänger auseinander und setzen diese in Bezug zu pflegerischen Angeboten.
Themenbezogene Kompetenzen:	• Die Auszubildenden berücksichtigen den Respekt vor den Pflegeempfängern bei der Ausformung des Pflegeprozesses. • Sie nutzen ihre Kenntnisse über das Konzept Lebenswelt zur Gestaltung eines individuellen pflegerischen Angebots. • Sie gewinnen verlässliche Aussagen über Ressourcen und Beeinträchtigungen unter Einbezug von theoriebasierten Assessmentverfahren.
Kompetenzen nach Anlage 1 PflAPrV	Die Auszubildenden • I.1.g) integrieren in ihr Pflegehandeln lebensweltorientierte Angebote zur Auseinandersetzung mit und Bewältigung von Pflegebedürftigkeit und ihren Folgen. • I.5.a) erheben soziale und biografische Informationen des zu pflegenden Menschen und seines familiären Umfeldes und identifizieren Ressourcen in der Lebens- und Entwicklungsgestaltung. • I.5.b) nutzen Angebote für Menschen verschiedener Altersgruppen zur sinnstiftenden Aktivität, zur kulturellen Teilhabe, zum Lernen und Spielen und fördern damit die Lebensqualität und die umfassende Entwicklung in der Lebensspanne. • I.5.c) berücksichtigen bei der Planung und Gestaltung von Alltagsaktivitäten die Bedürfnisse und Erwartungen, die kulturellen und religiösen Kontexte sowie die Lebens- und Entwicklungsphase der zu pflegenden Menschen. • II.1.d) wenden Grundsätze der verständigungs- und beteiligungsorientierten Gesprächsführung an. • II.1.e) erkennen grundlegende, insbesondere gesundheits-, alters- oder kulturbedingte Kommunikationsbarrieren und setzen unterstützende Maßnahmen ein, um diese zu überbrücken. • II.3.b) erkennen das Prinzip der Autonomie der zu pflegenden Person als eines von mehreren konkurrierenden ethischen Prinzipien und unterstützen zu pflegende Menschen bei der selbstbestimmten Lebensgestaltung.
Zeitumfang:	Eine Woche

Register